主编 · 黄宇光 薛张纲

腹腔镜手术麻醉管理
ERAS临床实践

ANESTHESIA FOR ENDOSCOPIC SURGERY

THE CLINICAL PRACTICE BASED ON
ERAS PRINCIPLE

组编 · 中华医学会麻醉学分会 ERAS 学组

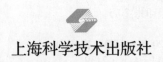

上海科学技术出版社

图书在版编目（CIP）数据

腹腔镜手术麻醉管理：ERAS临床实践 / 黄宇光，薛张纲主编. -- 上海：上海科学技术出版社，2020.8
ISBN 978-7-5478-5011-4

Ⅰ. ①腹… Ⅱ. ①黄… ②薛… Ⅲ. ①腹腔镜检—外科手术—麻醉学 Ⅳ. ①R656.05

中国版本图书馆CIP数据核字（2020）第124136号

腹腔镜手术麻醉管理：ERAS临床实践
组编　中华医学会麻醉学分会 ERAS 学组
主编　黄宇光　薛张纲

上海世纪出版（集团）有限公司
上海科学技术出版社　出版、发行
（上海钦州南路 71 号　邮政编码 200235　www.sstp.cn）
浙江新华印刷技术有限公司印刷
开本 787×1092　1/16　印张 20.5
字数 420 千字
2020 年 8 月第 1 版　2020 年 8 月第 1 次印刷
ISBN 978 - 7 - 5478 - 5011 - 4/R·2139
定价：98.00 元

本书如有缺页、错装或坏损等严重质量问题，请向工厂联系调换

内容提要

　　加速康复外科(enhanced recovery after surgery，ERAS)是围手术期管理新理念和治疗康复新模式，是一种以临床多学科诊疗合作为基础的新路径。ERAS 聚焦外科手术"无应激、无疼痛、无风险"的理想目标，最早应用于结直肠切除术，取得了明显效果。此后，ERAS 理念很快在全球临床各类手术麻醉中得到广泛采纳。

　　本书从 ERAS 和腹腔镜手术的发展历史开始，阐述 ERAS 在腹腔镜手术围手术期的应用，包括术前各项指标评估、术前准备，麻醉方式和药物选择(如麻醉药物、肌肉松弛药物，肌肉松弛残余的防范，以及镇痛药物的选择和方法)，气道管理流程，液体管理策略，以及术后疼痛、恶心和呕吐防范措施。内容凝聚多学科资源，关注 ERAS 理想目标，以改善患者预后。同时，本书还提供了实际临床病例，便于读者完成从理论到实践的转换。

　　本书适用于手术相关科室的临床医师和医护专业人员、在校医学生，也可作为广大临床医疗科研、管理等相关专业工作人员的参考书。

中华医学会麻醉学分会
ERAS 学组

编者名单

主编

黄宇光　薛张纲

编委

（以姓氏笔画为序）

仓　静　刘子嘉　李　平　张铁铮　陈国忠
罗　放　高金贵　曹学照　梁　鹏　彭沛华
储勤军　裴丽坚　廖　琴

主编简介

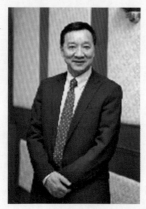

黄宇光

教授，主任医师
北京协和医院麻醉科主任
中华医学会麻醉学分会主任委员
国家麻醉专业质控中心主任
中国医师培训学院麻醉专业委员会主任委员
世界麻醉医师学会联盟（WFSA）常务理事
爱尔兰国立麻醉医师学院荣誉院士

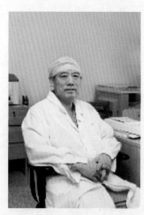

薛张纲

教授，主任医师
复旦大学附属中山医院麻醉学科带头人
复旦大学上海医学院麻醉学系主任
曾任中华医学会麻醉学分会副主任委员
中国医师协会麻醉学医师分会委员
上海市医师协会麻醉科医师分会副会长
中华医学会麻醉学分会区域阻滞学组组长
《中华麻醉学杂志》和《临床麻醉学杂志》副主编

前　言

　　自外科起步伊始，医者就期许能够让患者减少术后疼痛和各种术后并发症，帮助患者更好地恢复。随着工业革命的进步，科学技术在临床医疗广泛应用，微创手术成为常规，腹腔镜手术可帮助医者最大限度地减少术中出血，术后疼痛、恶心和呕吐，以及其他各种并发症，但人们仍期许还有更好的方法能够进一步改善患者的临床结局和预后。加速康复外科（ERAS）的理念和诊疗实践正是在此背景下应运而生。

　　ERAS是聚焦手术患者预后，将围手术期常规治疗措施进行优化和组合，达到降低并发症和病死率、缩短住院时间的目的。ERAS并非外科或麻醉科能够独立完成，而需要多学科合作，是对传统外科行为的团队协作和集体完善。如今ERAS诊疗路径在腹腔镜手术中的应用发展迅速，这离不开对多学科诊疗技术的不断探索。这也是《腹腔镜手术麻醉管理：ERAS临床实践》出版的意义所在，相信本书的出版将促进ERAS诊疗路径在临床的推进和普及。

　　本书由国内普通外科、呼吸内科、肾脏内科、妇产科、儿科、麻醉和疼痛管理科等领域的临床专家联合编写，结合临床实际病例，从多个角度对围手术期ERAS评估、诊疗、管理给出了切实可行的参考、指导和建议。内容贴近临床需求，注重分享实践经验。本书更是从麻醉医生的视角关注ERAS临床发展和临床干预，让手术患者感受更少的应激和伤害，体验舒适的医疗服务。

　　感谢为本书出版而努力的中华医学会麻醉学分会ERAS学组的全体成员，感谢编写本书的全体同道，感谢为本书出版辛勤奉献的朋友们，感谢上海科学技术出版社的支持。任何作品难免留有遗憾，感谢同道的关注和支持，也谢谢读者的包容与海涵。我们将不忘初心，砥砺前行。

黄宇光　薛张纲

2020年6月

目 录

第九章 · 腹腔镜手术 ERAS 管理案例及讨论   215

第一章
ERAS 的发展历史

第一节　ERAS 的概念

　　加速康复外科(enhanced recovery after surgery,ERAS)最初是由丹麦的外科医生 H. Kehlet 教授于 20 世纪 90 年代基于结直肠手术的快速通道(fast track surgery)经验,提出的围手术期管理新理念。其认为围手术期病死率和并发症是多种原因导致的,而依靠单模式干预措施无法改善患者预后。2001 年,H. Kehlet 教授与 Wilemore 共同提出 ERAS 概念,其核心思想是通过一系列有循证医学证据的术前、术中、术后措施,最大限度地减少患者围手术期的应激反应,促进器官功能的早期恢复,使机体尽快恢复到术前状态,减少术后并发症,提高手术安全性和患者满意度,加快术后康复。起初,ERAS 方案将许多住院手术转变为门诊"日间手术"。随着这些方案的经验逐渐积累,越来越复杂的手术已开始应用加速康复原则,以缩短住院时间,并让患者快速恢复基线健康和功能状态。

　　随着对围手术期病理和生理认识的深入,大量 ERAS 有效促进术后康复的研究被一系列权威期刊报道,其理念在国际上得到普及和快速发展。加速康复外科正在形成一门专注于围手术期优化处理的新型学科。2010 年,北欧 5 个国家或地区(苏格兰、荷兰、瑞典、挪威和丹麦)在斯德哥尔摩成立欧洲加速康复外科(ERAS)协会。2015 年 5 月美国加速康复外科协会(American Society for Enhanced Recovery,ASER)在美国华盛顿成立。2012~2014 年,欧洲 ERAS 协会对围手术期管理做了详尽的循证医学回顾,在《世界外科杂志》《临床营养》等杂志,发布了关于结肠切除术、直肠/盆腔切除术、胰腺十二指肠切除术、膀胱癌根治术和胃切除术的 5 个 ERAS 管理指南,并不断更新。其中,2013 年欧洲 ERAS 协会联合国际外科代谢和营养协会、欧洲临床营养和代谢学会,共同发布了《结直肠癌手术 ERAS 围手术期管理指南》,该指南是最为经典和成熟的 ERAS 流程的临床实践指导,涵盖术前优化、预防血栓、预防性应用抗生素、围手术期镇痛、麻醉方式、微创手术、液体管理、体温保护、避免使用鼻胃管和腹腔引流、积极处理术后恶心和呕吐，以及尽早经口进食和下床活动等20个方面。

近10余年来，国内的各个外科专业和麻醉专业也开始逐步认识、理解、尝试和实践ERAS围手术期管理。2012年，人民卫生出版社出版的《普通外科学》（主编：赵玉沛 姜洪池）首次将加速康复外科内容写入教科书。2018年，由中华医学会外科学分会与中华医学会麻醉学分会共同撰写的《加速康复外科中国专家共识及路径管理指南（2018版）》的发布，标志着中国在推进加速康复外科方面向前迈出了重要一步。

第二节 ERAS 与麻醉

ERAS作为一种综合性多学科策略，需要患者、外科医生、麻醉医生、疼痛学专家、护理人员、理疗师、作业治疗师、社会服务机构和医院管理系统，甚至患者本人的参与和投入。除了多学科协作，同时需要注意，ERAS管理中应强调个体化管理，针对不同情况的患者，应用ERAS的多项措施也可以适当增减。例如针对高龄、器官功能不全或营养不良的患者，ERAS十分重视术前器官功能的准备（包括营养支持和心肺功能锻炼等），待器官功能改善后再进行加速康复外科治疗，其效果令人满意。《结直肠癌手术ERAS围手术期管理指南》中，麻醉在ERAS的各个环节中，都发挥着重要的作用，包括患者宣教、术前准备与优化、麻醉方式及用药、液体治疗、体温监控、术后镇痛等。可以说，麻醉贯穿ERAS围手术期管理，麻醉科与外科等多学科通力协作是实现ERAS的前提与基础。

一、ERAS 与术前评估及准备

ERAS管理中强调早期麻醉介入，建议在麻醉门诊为患者进行全面的评估与宣教。在术前麻醉门诊，麻醉医生对患者进行健康及风险评估，决定术前行哪些检查，尽快回顾并优化术前用药，并调整最佳的用药及健康状态，给出相应的调整方案或专科就诊建议。更好的功能状态和生理储备，可以获得更好的预后。对于一些患者，包括可得到优化的心律失常、未控制的左心心力衰竭、可逆的凝血功能障碍、严重贫血、血糖控制差的严重糖尿病、严重电解质紊乱、肺炎等，术前优化可能得到收益。

术前关于手术方式和麻醉过程的细致教育可以减轻患者的恐惧心理，减低焦虑情绪加快术后恢复，缩短住院时间。基于ERAS理念的预康复，其概念是指在术前阶段，通过提高患者的功能以优化其生理储备，使其适应和承受手术应激的过程。在大部分ERAS方案中，预康复时间建议为术前4~8周。运动、营养和心理支持是预康复三个重要的组成部分。术前麻醉门诊是为患者提供预康复治疗指导的一个良好快捷途径，内容可包括：家庭自主训练运动指导，术前营养情况分析与营养储备优化，手术方式和麻醉过程的细致教育,倾听和解答患者的疑问,消除焦虑并给予患者简单的家庭心理治疗建议。

术前禁食和碳水化合物补充治疗方面,术前 1 天夜间开始禁食一直是传统标准治疗,主要目的是保证胃排空,减少择期手术的误吸风险。循证医学证据提示,术前夜间开始禁食与术前 2 小时前还可以饮水的患者相比,并不减少胃容量,也没有增加胃液 pH。欧洲麻醉学协会推荐,术前 2 小时禁水,6 小时禁固体食物。通过术前 2～3 小时给予含有碳水化合物的液体,使患者在非饥饿状态下渡过手术,从而减少术后胰岛素抵抗和体重减轻,可以加快术后恢复,缩短住院时间,但此种干预措施仍需要根据患者个体及预行手术来具体决策。

二、ERAS 与麻醉方式

ERAS 麻醉多采用短效麻醉镇痛药物。习惯上应用短效诱导药物(如丙泊酚)和短效阿片类药物(如芬太尼)结合,短效肌肉松弛药可通过神经肌肉功能监测来调整用量,而麻醉维持可以应用短效吸入麻醉药物(如七氟醚),或通过静脉靶控输注丙泊酚行全静脉麻醉。有研究表明,使用全吸入七氟醚麻醉与全静脉丙泊酚麻醉相比,老年患者术后谵妄的发生率显著增加。谵妄是增加患者术后住院时间、花费以及围手术期死亡的高危因素。

由于阿片类药物相关不良事件具有剂量依赖性,ERAS 推荐采用多模式策略来减少阿片类药物的需求量。通过限制阿片类药物的用量避免恶心、呕吐、便秘和肠梗阻。围手术期的替代方案包括:采用区域麻醉;使用非阿片类镇痛药,如对乙酰氨基酚、非甾体抗炎药(nonsteroidal anti-inflammatory drug, NSAID)或环氧合酶(cyclooxygenase, COX)-2 特异性抑制剂;使用具有镇痛作用的辅助药,如地塞米松和氯胺酮。其他可减少围手术期阿片类药物需求量的药物有:α_2-肾上腺素能受体激动剂,如右美托咪定和可乐定;新一代钙离子通道调节剂,如普瑞巴林。此外,利多卡因"老药新用",即术中小剂量静脉持续输注,在开腹前列腺切除术、胸科手术和多节段脊柱手术中,利多卡因可有效减轻术后疼痛,并且改善预后功能。在乳腺手术中,利多卡因可有助于减少术后慢性疼痛的发生。

麻醉方式的选择也是 ERAS 管理的重点。随着麻醉医生技术和专业培训的进步,以及对神经生理学的理解不断加深,同时对患者个体情况和具体手术方式的认识加深,局部麻醉和区域麻醉(包括神经阻滞和椎管内麻醉)被广泛认可和推崇。ERAS 方案提倡联合麻醉,即全身麻醉＋局部麻醉或区域麻醉(包括单次脊椎麻醉、腹横筋膜阻滞、局部切口麻醉药物浸润等多种形式)。联合麻醉可以减少全身麻醉药物的用量,提供满意的镇痛和抗炎作用,减轻手术应激反应,减轻分解代谢,有利于呼吸循环功能稳定,改善组织灌注,保护免疫功能,促进肠功能恢复,减少膈肌麻痹,减少疼痛慢性化,利于早期活动和早期经口进食,对患者的早期康复起到积极作用。

神经阻滞麻醉在四肢手术应用越来越广泛。以全膝关节置换术和全髋关节置换术为例,行股神经阻滞(单次或连续)麻醉,术后首日即可开始活动,减少血栓栓塞和认知功能障碍的发生,并明显改善患者预后,包括输血率、住院时间、住院花费,以及短期和长期病死率。

对于开腹手术,硬膜外镇痛曾是公认的最佳镇痛策略,在多方面优于传统阿片类药物为基础的镇痛,包括促进胃肠功能恢复、降低疼痛评分、不增加肠梗阻发生率、减少术后恶心和呕吐的发生等。也有研究表明,与其他方式相比,硬膜外镇痛并不缩短住院天数,且术后并发症方面无差异。因此,硬膜外镇痛可能正在受到挑战。而对于腹腔镜手术,较开腹手术后疼痛时间短,且经口进食时间早。目前,越来越多的证据表明,ERAS 中硬膜外镇痛并不作为腹腔镜手术后的推荐镇痛方式,因为其并不能使患者受益更多(如减少并发症或缩短住院时间),反而可能存在降低患者血压等风险。其他微创镇痛方法,如椎旁阻滞、腹横肌平面阻滞、腹直肌鞘导管及切口局部浸润麻醉等,亦可以减少阿片类药物的使用。总之,联合麻醉即全身麻醉+局部麻醉或区域麻醉,具有镇痛良好、减少全身麻醉药用量等优点,其优势已被大量随机对照试验证实,是许多 ERAS 指南中所推荐的麻醉方式。

三、ERAS 与术中液体治疗

术中液体管理的目的是恢复并保持正常血容量。液体量不足会导致氧运输不足,太多则会导致水钠潴留,致使外周及肠道水肿,这两种极端情况都会损害患者的组织氧合。继传统补液治疗和限制性液体治疗后,更加精准的目标导向液体治疗(goal-directed fluid therapy, GDT)理念得到广泛认可。GDT 是指通过监测血流动力学指标,判断机体对液体需求量,进行个体化的补液疗法,以监测患者每搏量,指导静脉液体治疗。

经食管超声(esophageal doppler, ED)或经食管超声心动图(transesophageal echocardiograph, TEE)是通过放置于食管的超声探头,测量心输出量(cardiac output, CO)、每搏量(stroke volume, SV)和降主动脉校正流量时间(corrected flow time, FTc)等指标,作为心脏前负荷的量度。热稀释法指应用温度作为指示剂,一定时间内血液温度变化与血流成反比。通过 Swan-Ganz 导管与 PiCCO 行热稀释法,可计算出 CO 等指标监测机体血流动力学变化。动脉压波形分析装置 Flo-trac/Vigileo、LiDCO 等是通过动脉穿刺置管或无创传感器监测动脉波形,通过物理学和数学原理分析动脉波形计算血流动力学指标。

患者术中晶体/胶体的输注应当在血流动力学监测下以最佳心输出量为原则。目前已有较多高质量的临床研究表明,术中使用 ED 或 TEE 进行 GDT 可改善患者预后,根据食管多普勒超声监测的每搏量,进行术中静脉液体管理及电解质管理,结果优于根据临床表现补液,能够降低总体术后并发症及脓毒血症的发生率。液体管理应该以生理指标为终点,在保证容量的情况下利用升压药维持平均动脉压,尤其对于脊椎麻醉的患者,可以保证腹腔脏器的血供。曾有研究根据对文献及指南的系统回顾,提出 ERAS 血流动力学管理方案的目标为:通过液体治疗达到每搏量最优化;通过血管紧张素治疗维持目标平均动脉压;通过强心治疗维持目标心脏指数 ≥ 2.5 L/(min·m²)。根据此目标导向进行的 ERAS 血流动力学管理方案,可改善患者预后,包括减少呼吸机使用时间、减少住院天数和降低医疗费用。对 ERAS 临床路径执行越好则效果越理想;并且应避免术后液体过量,每增加 1 L 液体,术后并发症增加约 32%,延长约 24 小时的住院时间。此外,中心静脉压对液体反应性的指导意义有限,除非需要中心静脉通路来使用药物,否则不建议放置中心静脉导管。

四、ERAS 与体温保护

围手术期体温保护也是 ERAS 麻醉管理中的重点之一,维持正常体温对机体内稳态十分重要。目前围手术期意外低体温是手术和麻醉过程中常见的情况,有报道其发生率高达 50%~90%。麻醉后机体热量由核心向外周再分布,是导致围手术期意外低体温发生的主要原因,加之手术患者产热减少、散热增加等因素,使围手术期意外低体温成为手术患者常见并发症。手术时间超过 2 小时、老年人、体脂少以及有合并症的患者最可能出现低体温。

大量研究表明,手术期间因身体暴露和麻醉药对体温调节的改变而出现的低体温(低于 36℃),可导致凝血功能障碍、心脏不良事件和对手术伤口感染的抵抗力下降。在麻醉恢复阶段,术中低体温延长患者在恢复室停留的时间,术后寒战也会增加机体氧耗。围手术期意外低体温可导致术后认知功能障碍、病死率和并发症发生率增高等在内的一系列不良后果。因此,维持患者体温在 ERAS 管理中是十分必要的,应尽量避免患者体温出现波动的情况。

对患者监测体温并常规使用保暖设备,可促进患者围手术期恢复。在等候区对患者进行预保暖,可减少麻醉诱导前核心部位热量到外周的再分布,对于术前需要长时间麻醉操作(如中心静脉穿刺、硬膜外置管等)的患者尤为重要。术中应用温毯等加热装置、预热输液等,都有助于维持患者体温。同时,对于手术时间较长、覆盖较多,尤其是小儿或者合并全身感染的患者,要注意预防术中高体温的发生。

五、ERAS 与术后镇痛

术后镇痛不充分,将导致患者下床活动困难、睡眠不足及产生应激反应等。而患者术后早期下地活动和尽早恢复经口摄食摄饮是 ERAS 的核心目标,最佳的术后疼痛管理通过促进术后下床活动,从而加快术后康复。目前,ERAS 提倡根据患者的个体情况及手术创伤,实现围手术期多模式、多元化的镇痛方案,提高镇痛效果,促进患者生理和心理的尽快恢复,尽可能减少阿片类药物的使用。

术后低阿片/去阿片多模式镇痛方案可保证患者术后早期神志清醒、下地活动时视觉模拟评分(visual analogue scale/score, VAS)小于 3 分、不影响患者的胃肠道功能、无术后恶心和呕吐等风险。基于包括术前超前非甾体抗炎药镇痛、硬膜外镇痛、静脉患者自控镇痛泵、静脉利多卡因、持续伤口浸润渗透、鞘内注射、神经阻滞等方法,是实现去阿片多模式镇痛的核心,可达到降低阿片类药物总用量的目的,并由此降低阿片类药物导致肠梗阻、恶心、呕吐、头晕等的风险。在确保患者意识清醒、运动时疼痛可控、无恶心和呕吐、全身状况稳定，护理人员应鼓励、协助患者尽早下地活动，采取循序渐进的方式增加下地活动时间。

六、ERAS 与预防术后恶心和呕吐

为实现患者尽早经口进食，增强患者摄食摄饮的耐受性，预防术后恶心和呕吐（postoperative nausea and vomiting，PONV）在 ERAS 管理中至关重要。PONV 是患者不满意和延迟出院的首要原因，PONV 的发生率为 25%～35%。PONV 的危险因素包括：① 女性。② PONV 或晕动症病史。③ 非吸烟者。④ 术后阿片类药物使用。⑤ 使用吸入麻醉药。⑥ 成年人<50 岁。⑦ 腹腔镜手术方式（胆囊切除术、妇产科手术）。

降低 PONV 基础风险的推荐策略包括：① 应用局部麻醉，避免全身麻醉。② 避免使用吸入麻醉药。③ 静脉麻醉药首选丙泊酚。④ 术前禁饮时间尽可能缩短，补充碳水化合物。⑤ 尽量限制使用阿片类药物。可预防性给予地塞米松及高选择性 5 - 羟色胺拮抗剂，行多模式预防 PONV 策略。

第三节 ERAS 与患者转归

ERAS 已应用于胃肠外科、胸心外科、泌尿外科及骨科等领域，均取得了良好的效果。有研究显示，应用 ERAS 方案还提高了结直肠癌患者的术后 5 年生存率，患者术后 2～3 天就可以出院，并不增加术后并发症发生率；相反，它能减少心功能不全、静脉血栓形成及肺部感染等并发症的发生。加速康复外科是以患者为中心、强调高质量的医疗与护理，对患者而言，可以更快捷地康复，能很快重回正常生活状态，整个治疗流程满意度提高，痛苦经历减少；尤其对于高龄、大手术的患者，应用 ERAS 可能获益更多。对医疗工作者及医院管理者而言，在增进多学科的互动、提升服务质量的同时，可以减少治疗费用、缩短患者住院时间、减少床位需要量、提高床位周转率。

一、短期及长期预后概念

加快术后恢复是每位患者和医师的期望。以往我们对于预后的传统认识为病死率、并发症、住院时间和住院花费等。然而手术应激对于术后功能状态的影响可以持续数周，超出康复早期和出院时间。从患者的角度来讲，他们希望得到的加速康复不仅仅是快速出院，更期望尽快消除临床症状，恢复到日常的生活和工作，提高生活质量。因此短期预后应转变为以患者为中心的评估，其评估的核心是患者术后能否回到基础的生活状态和功能状态。

2012 年美国麻醉学医师学会（American Society of Anesthesiologists，ASA）专家委员会提出了"围手术期患者之家"（perioperative surgery home，PSH）的概念，重新定义了围手术期管理的理念，成为手术诊疗的新模式，对围手术期的概念重新加以定义，其时间跨度从外科医生与患者决定手术治疗的当天开始，到患者术后出院第 30 天。将患者早期甚至中远期康复质量纳入医疗质量安全评价系统。

二、减少手术并发症及提高器官功能

ERAS 给予患者围手术期充分的准备，并改善围手术期的处理措施，可减少患者术后并发症。术后并发症不仅与患者手术病死率有关，还将影响患者长期疗效。因此，减少术后并发症是影响手术患者预后的中心环节。术后 30 天内并发症的发生率比术前风险和术中因素对大手术患者最终的生存影响作用更显著。

手术患者需经历手术应激反应（如内分泌、代谢、炎性反应等），这些是大手术后患者能否生存的关键。术后大量儿茶酚胺释放、蛋白质丢失、高糖血症、全身炎症反应以及显著的免疫抑制，这些都不利于患者康复。糖皮质激素、外周阿片受体阻滞剂、术中保温及早期口服营养制剂等 ERAS 措施，可改善患者的手术应激反应。ERAS 早期下床活动有助于减少肺功能不全及血栓形成等并发症。肠道功能的早期恢复将维护肠屏障功能、调控肠微生态、降低分解代谢及改善肌肉功能，减少手术应激反应及延长生存时间。因此，ERAS 可以使患者很快地康复并出院，减少应激反应及并发症，其长期优势可能对患者的生存时间产生影响。ERAS 在更广泛地应用于延长患者生存时间，以及提高生命质量的后续研究中具有广阔的前景。

三、影响肿瘤患者生存时间

ERAS 具有广泛的作用，不仅可减少术后并发症及应激反应，而且可能促进免疫功能的恢复，进而影响肿瘤患者的短期和长期生存状态。施行腹腔镜手术联合 ERAS 方案的患者，与单独施行腹腔镜手术或施行开腹手术联合 ERAS 方案的患者比较，前者的免疫功能保护最佳。免疫功能的保护可能有利于患者长期生存，特别是术后早期对循环中肿瘤细胞的处理，这可能对恶性肿瘤患者有潜在的优势。

近年来，越来越多的研究证据表明，麻醉方法对肿瘤的发生、发展、转移和长期预后有重要的影响。麻醉方法与细胞免疫、NK 细胞以及肿瘤患者预后具有相关性。区域麻醉可延长乳腺癌、前列腺癌患者的生存时间。有研究显示，该作用机制可能与阿片类药物的使用量减少及减少神经内分泌应激反应有关。阿片类药物尤其是吗啡，可抑制 NK 细胞的活性，能够对细胞免疫和体液免疫产生抑制作用，阿片类药物的用量可以影响肺癌、乳腺癌患者手术后肿瘤的复发。此外，吸入麻醉药对免疫细胞的抑制作用呈剂量和时间依赖性。在乳腺癌和前列腺癌人群中，使用区域麻醉、区域麻醉＋全身麻醉的患者，较单纯全身麻醉的患者术后复发率低。而且，临床剂量的丙泊酚可抑制癌细胞的侵犯和转移，增强癌细胞对化疗药物的敏感性，抑制肿瘤生长并诱导癌细胞凋亡。此外，β受体阻滞剂、非甾体抗炎药能够降低乳腺癌患者肿瘤的转移和复发。除了麻醉药物，术中麻醉管理也影响肿瘤患者的免疫功能。术中低血压、低血容量、低氧血症、低体温、高血糖和异体输血都可引起相关的免疫抑制，诱发肿瘤的复发。因此，对于肿瘤患者，加强围手术期麻醉管理应最大限度减轻炎症反应，保护免疫功能，维持围手术期内稳态平衡。麻醉方式及麻醉药物可能改善肿瘤患者预后，这一潜在优势可能将 ERAS 拓展应用到辅助化疗中。ERAS 对肿瘤患者预后的影响仍有待进一步的研究结果加以证实。

第四节　ERAS 的发展与挑战

ERAS 是以多学科协作为背景的创新围手术期临床路径，开展十几年来，已被证实其可降低术后并发症、减少住院费用、缩短术后住院时间、提高生存率和术后生活质量、改善患者预后。ERAS 提倡全面的评估和术前教育，减少禁食禁饮时间，以患者为中心选择区域麻醉或联合麻醉，术中以目标导向进行液体治疗和体温监控，以及根据患者的个体情况和手术创伤进行术后多模式镇痛，从而实现改善围手术期麻醉管理和转归的目标。麻醉在 ERAS 中的作用贯穿于整个围手术期。

一、腹腔镜手术的 ERAS 策略

腹腔镜手术已成为很多腹部外科手术操作的标准方法。与开腹手术相比，腹腔镜手术可使切口更小。腹腔镜外科微创技术对于 ERAS 方案至关重要，可减少术后应激反应、减少对肠管的操作、减少炎症介质释放、改善肺功能、减少术后疼痛、加快肠道功能恢复并缩短住院时间。腹腔镜还可用于存在一系列围手术期心脏和肺部不良事件风险及手术并发症风险的外科手术。但也需注意，某些腹腔镜操作花费的时间比开放性操作长。

有关进行腹腔镜手术 ERAS 策略中麻醉相关的一些问题，与进行开放性腹部手术的患者不同。这些问题包括气腹的生理学效应、CO_2 的吸收、手术所需的体位以及更佳的肌肉松弛。另外，在 ERAS 策略下行腹腔镜手术时，椎管内麻醉是否也能带来如开腹手术一样显著的获益，尤其是在镇痛效果和消化道功能早期恢复方面，目前国际上还没有明确的结论，椎管内麻醉是否仍具有优势还有待大规模的随机对照试验证实。

虽然结直肠手术的临床随机研究证据表明，腹腔镜手术联合 ERAS 的处理方案，其术后临床疗效较好，但腹腔镜手术的 ERAS 研究还需要进一步高质量的研究证据，如腹腔镜对免疫功能的保护作用，可转化为减少术后感染及改善肿瘤预后的关系。

二、加强 ERAS 的临床实施

目前 ERAS 的临床推广应用仍然有不够令人满意的地方,传统的不合理围手术期措施,将阻碍术后患者的正常康复,如鼻胃减压管、术后较长时间的卧床和术后非必要的禁食禁饮。消化道每天分泌胃肠液体 6 000～8 000 mL,研究显示术后早期口服 50 mL 清流质和水,不会增加吻合口的负担,也不会引起恶心和呕吐,可增加患者的舒适性,还可以促进肠蠕动功能的恢复。接受 ERAS 方案的患者术后早期出院不会增加或延误诊断吻合瘘等并发症,亦不会增加再住院率。此外,ERAS 中的部分处理措施未能得到患者较好的依从性,较难在临床开展推广。我国 ERAS 仍是个别中心的方案,还没有拓展形成全国的指南与共识。

ERAS 的应用使得患者更快地康复,术前饮用碳水化合物饮品、尽量少使用阿片类镇痛药、避免水钠过量等,这些措施的集成,形成了一套完整的临床路径方案,以保证患者围手术期采取的 ERAS 措施具有一致性。ERAS 方案一致性越高,其改善患者的临床效果越好。因此,ERAS 方案需有严格的临床路径来保证实施才能发挥其真正的优势。对于目前蓬勃发展的 ERAS 来说,仅仅制订和建立规划是不够的,还需要在患者管理的整体质量方面做出更多的努力和改变,并提供可持续改进的目标。

三、ERAS 未来发展的方向

ERAS 是一门蓬勃发展的学科,补充高质量的研究证据,推动 ERAS 的多学科培训及教育计划,以及进一步转化临床实践应用将是 ERAS 未来发展的方向。目前,结直肠外科、骨科、泌尿外科、妇产科及乳腺外科等多个领域推广应用 ERAS 的理念,各个地区和国家新近成立了加速康复外科协会并发表相应的指南。近年来新的研究也不断涌现,出现一些新的观点和认识。虽然各专科专用的 ERAS 途径可宽泛地应用于大多数接受其他大型手术的患者,但仍需对这些 ERAS 途径进行个体化调整,而个体化流程也是 ERAS 的核心。比如,针对老年患者的 ERAS 研究很少,老年人生理性贮备减少、合并疾病增多,这些患者的 ERAS 方案可能与普通人群有所不同,同时他们更能从 ERAS 中获益。

ERAS 的未来发展之路,培训、研究及进一步的转化应用非常重要。多学科的培训及实践,在其他许多医学领域已获得成功,同样 ERAS 领域也可以参考执行。为了保证 ERAS 持续性及成长性,需推动培训及教育计划,在大学及研究生培养阶段,可试行 ERAS 设立为考试课程、专科继续教育甚至是职业认证考试的一部分。相信随着近年来的宣传与推广,ERAS 的应用情况有很大的改善,会受到越来越多医生的重视与应用。ERAS 不仅仅是一个单纯的指南,而是需要多学科团队合作的新治疗方式,做好从"疾病管理"到"健康促进"的转变。

(李天佳　刘子嘉)

参考文献

［1］ 刘子嘉,黄宇光,罗爱伦.麻醉与加速术后康复[J].中华麻醉学杂志,2016,36(8)：909－912.

［2］ Ljungqvist O，Scott M，Fearon K C. Enhanced recovery after surgery：a review [J]. Jama Surgery，2017，152(3)：292.

［3］ Altman A D，Helpman L，Mcgee J，et al. Enhanced recovery after surgery：implementing a new standard of surgical care [J]. Canadian Medical Association Journal，2019，191(17)：E469－E475.

［4］ Parks L，Routt M，De Villiers A. Enhanced recovery after surgery [J]. J Adv Pract Oncol，2018，9(5)：511－519.

［5］ Abeles A，Kwasnicki R M，Darzi A. Enhanced recovery after surgery：current research insights and future direction [J]. World Journal of Gastrointestinal Surgery，2017，9(2)：37－45.

第二章
腹腔镜技术与机器人手术的发展历史

微创外科(minimally invasive surgery，MIS)技术是加速康复外科的重要组成技术之一，也是外科手术发展趋势中更加重视整体治疗观念的体现。微创外科的目的是在保证治疗效果的前提下，尽量减少手术对机体局部解剖和整体内环境造成的近期和远期的创伤、干扰及痛苦，以达到在生理和心理上(生活质量、美观等)最大限度、尽快康复的目标。微创外科的范畴在广义上不仅包括腹腔镜技术、内镜技术和各种介入治疗技术，甚至还包括各种缩小切口的外科治疗技术。但从微创外科的发展和被医学界认知的过程来看，腹腔镜外科手术技术的广泛应用在推动微创外科发展中具有代表性意义，而随后发展起来的机器人手术则将以往外科手术复杂的操作变得更加精细化、功能化。

第一节　腹腔镜手术的发展

21 世纪无疑是微创外科手术治疗的时代。腹腔镜作为微创外科手术的工具，是用于腹腔内检查和治疗的内镜，其实质是一种纤维光源内镜，也是内镜中用途最为广泛的一种。

腹腔镜所代表的微创理念的起源及发展历程可以追溯到公元前两千多年。早在希波克拉底时期，就有人描述用窥器窥视直肠。此时的人们渴望能看清黑暗体腔内的各类脏器及组织，以期对疾病做出明确的诊断。而真正意义上的现代内镜始于 1806 年，Bozzini 发明了一种导光体用来反射烛光，将烛光导入一个类似花瓶样的管状器械。通过这个装置，医生首次用来观察活体动物的体腔，并用其观察到宫颈。此时人们才开始认识到，通过管状器械的照明光源是内镜不可缺少的一部分。1879 年，Nitze 发明了光学膀胱镜，并将最初使用的头戴铂金照明装置改换成爱迪生的电灯泡，随后他用这种新型的膀胱镜定位膀胱内结石，并且在镜下取出结石，避免了切开腹壁。

腹腔镜技术真正起源于 19 世纪末。此后，腹腔镜外科手术的发展经历了三个时代：

诊断腹腔镜、手术腹腔镜及现代腹腔镜时代。

位于德国德累斯顿的外科医生 GeorgKelling 为了测量胃容积在动物和人的尸体上进行了 100 多项试验，他首次把空气注入胃内，并准确地测量出将胃充满所需的气体量。20 世纪初，Kelling 开始尝试采用一种有别于剖宫探查的"非手术"治疗方法来处理胃肠道出血，他向腹腔内注入过滤后的空气，成功制造了气腹，并称其为"空气填塞法"（lufttamponade）。虽然 Kelling 在狗身上进行了大量的试验来证明该方法的安全有效，但他未有机会在患者身上尝试这种方法。1901 年，为了观察空气填塞法对腹内器官的影响，Kelling 使用 Nitze 发明的膀胱镜，直接通过腹壁插入狗的腹腔进行观察，并称其为"体腔镜检查"，（koelioskopie）。1 年后，Kelling 发表了有关动物手术的全过程及手术器械的文章，标志着"腹腔镜"技术的正式诞生，而且 Georg Kelling 使用的向腹腔内充气的方法一直沿用至今。

自腹腔镜诞生起的很长一段时间里，临床医生主要将其用于疾病诊断，此阶段即诊断性腹腔镜时代（1901～1933 年）。首次使用腹腔镜观察人体腹腔的是瑞典内科医生 Hans Christian Jacobaeus，他在没有使用气腹的情况下对腹腔积液患者进行了检查。此后，腹腔镜检查法迅速在欧洲传播开来。1911 年，来自约翰·霍普金斯医院（Johns Hopkins Hospital，JHP）的 Bertram M. Bernheim 第一次在美国介绍了腹腔镜，他将直肠镜通过腹壁小切口插入上腹部，并借助耳鼻喉镜检查了胃前壁、肝脏及膈肌的一部分。

随着医学界对腹腔镜诊断价值的逐渐认可，腹腔镜及其应用技术得以不断改进。1918 年 O. Goetze 介绍了一种使用上更安全的自动气腹针；美国的 Orndoff 于 1920 年设计了锥形套管针以方便穿刺；瑞士的 Zollikofer 在 1924 年利用二氧化碳来建立气腹；德国胃肠病学专家 Heinz Kalk 设计了一种 135° 视角的窥镜，并于 1929 年率先提倡在腹腔镜检查中运用双套管针穿刺技术，这为腹腔镜手术的发展开辟了道路。1939 年匈牙利的 Veress 介绍了一种弹簧注气针，可以安全地建立气胸来治疗肺结核，此注气针只经过一些小的改进便成为沿用至今的气腹针。

第一例腹腔镜外科手术的实施引领着手术腹腔镜时代（1933～1987 年）的到来。1933 年，普外科医生 Fervers 报道，在腹腔镜下使用活检装置和烧灼法可松解腹腔内粘连。由于使用了氧气来建立气腹，当进行腹腔内烧灼时他看到腹内爆炸时所发出的闪光，并听到爆炸发出的声音。在此之后至 20 世纪 80 年代初，妇产科医生和内科医生对诊断及手术腹腔镜的发展作出了重要贡献。John Ruddock 在 1934 年介绍了带有活检钳及单极电凝的腹腔镜系统，1936 年德国的 Boesch 首次用腹腔镜单极电凝技术进行输卵管绝育术。这一时期，腹腔镜技术在多个国家得到了不同程度的发展。在美国，从 20 世纪 40 年代早期至 60 年代末，腹腔镜手术的发展几乎停滞，但大多数医疗中心仍在进行后穹隆镜检查。而在欧洲，Raoul Palmer 等则继续进行着腹腔镜的实践。1962 年，Palmer 普及了腹腔镜单电极电凝输卵管绝育术，该手术虽然很有效，但陆续出现了较多并发症，导致后来被双电极电凝及机械方式绝育术所取代。

腹腔镜技术方面的两个重要发展出现在 20 世纪 50 年代。1952 年 Fourestier 制造出

"冷光源"玻璃纤维照明装置,该装置可以在较低温度下为腹腔内提供满意的照明而不会造成热灼伤。另一个是 Hopkins 设计的柱状石英腹腔镜,这种腹腔镜的光传输能力是过去的两倍,图像亦更加清晰,它也成为现代腹腔镜外科所用的硬质内镜的基础。在随后的发展过程中,德国基尔的 Kurt Semm 设计了众多腹腔镜器械并改进了许多技术,比如自动气腹机(1963 年)、新颖的热传递系统(1973 年)、Roeder 打结法(1978 年)、冲洗装置和腹腔镜手术模拟器等。此外,他还设计了一系列的腹腔镜手术以替代传统的开腹手术,如可用于处理异位妊娠的缝合术、内凝固输卵管绝育术、输卵管切开术、卵巢切除术、输卵管松解术、肿瘤切除术、网膜粘连松解术、肠缝合术、异位内膜凝固术、肿瘤活检和分期及子宫穿孔修补术等。

直至 20 世纪 70 年代末、80 年代初,大多数外科医生仍然忽视了腹腔镜外科存在的必要性,但腹腔镜在外科的使用价值正逐渐展现出来。1979 年,德国的 Frimberger 第一次在猪身上完成了腹腔镜胆囊切除术,英国外科医生 John E. A. Wickham 于 1983 年首先提出微创外科的概念。1985 年,德国的 Erich Muhe 使用 Semm 的仪器设备以及他自己设计的手术腹腔镜"galloscope",第一次在人身上实施了胆囊切除术,至此席卷全球的腹腔镜外科大发展即将到来。

电子内镜与电视的结合,为腹腔镜手术带来了新的革命。1987 年,法国里昂医生 Philippe Mouret 完成了世界首例电视腹腔镜胆囊切除术,标志着现代腹腔镜手术时代的开端。之后不久,两位法国医生 Francois Dubois 及 Jacques Perissat 也各自成功开展了腹腔镜胆囊切除术。由此引起了世界外科领域的极大震动,使腹腔镜外科一跃成为最具活力的领域。短时间内各种腹腔镜手术相继出现,如食管切除术(Buess,1989)、高选择性迷走神经切断术(Dubois,1989)、胃部分切除术(Goh,1992)、胃空肠吻合术、脾切除术、肾上腺切除术、经胆囊管胆管造影术、胆总管切开取石及 T 管置入术、肝转移病灶切除术、结肠切除术、疝成形手术等。

此后,随着腹腔镜技术的不断成熟和进步,愈来愈多的腹部手术可以通过腹腔镜来完成,腹腔镜微创手术在外科手术中的占比亦逐年增高。与传统开腹手术相比,腹腔镜手术具有更好的术野显露、更小的手术切口、更少的感染率以及更短的住院和康复周期。然而,腹腔镜技术也存在一定的局限性,如操作器械缺乏触觉力度的反馈和自然的手眼协调,且其活动的幅度和角度均不及人类的手腕和手;二维视频下进行三维操作影响对术中操作的判断,以上因素都限制了外科医生进行更为精细的解剖分离和吻合。

近年来新型图像传感器、数字图像处理等技术的发展和应用,加速了新型腹腔镜的出现。3D 立体腹腔镜使术中定位的操作更加准确;新型成像方式与新型结构设计满足了临床的更多需求,比如前端可弯曲的电子腹腔镜、微型腹腔镜的出现,腹腔镜与光学技术(NBI 技术、PDD 技术、ICG 技术)的融合使术中诊断成为可能。

在手术技术方面,单孔腹腔镜技术(single-port laparoscopic surgery, SILS)和经自然孔道内镜手术(nature orifice transluminal endoscopic surgery,NOTES)近年来亦受到了广泛关注。NOTES 手术因为手术入路、感染、切口及空间定位等局限而无法得到广泛应用。而单孔腹腔镜手术因为取自人体唯一的自然瘢痕——脐作为手术入路,故又被称为"无瘢痕手术"或经脐单孔腹腔镜技术(TUSILS)。目前国内外已成功开展单孔肝囊肿开窗引流、单孔腹腔镜阑尾切除术、单孔腹腔镜胆囊切除术等。

随着腹腔镜外科的发展,目前面临的问题已不是腹腔镜能够做什么手术,而是就某种疾病而言,腹腔镜手术与传统开腹手术相比哪种对患者更有利。腹腔镜外科只是外科历史长卷中的一个篇章,随着科技的飞速发展,将使腹腔镜技术本身更趋现代化,模拟手、机器人和网络化代表了腹腔镜技术的几个发展方向。

第二节 机器人手术的发展

随着外科学微创理念的不断深入,对于外科手术的精准性和安全性提出了越来越高的要求,以期最大限度地改善外科患者的术后结局。为了使外科医生能够更容易地进行复杂而精细的手术,人们开始探讨如何在外科手术中引入机器人技术来进一步改善手术效果,机器人手术正是在这样的背景下诞生并逐渐发展的。

20世纪70年代,相关硬件及软件技术的革新促使医疗机器人技术的应用悄然兴起,机器人开始被研究并首先运用于美军的军事医疗领域。至20世纪80年代,机器人等自动化设备已在工业领域获得了广泛应用,在操作灵活性、稳定性及准确性方面显示出了明显优势,由此便诞生了多个基于工业平台的机器人,如Puma560(世界上第一台医用机器人)、NeumMate等,但它们当时主要用于神经外科手术过程中的导向定位。1994年,美国Computer Motion公司推出了第一种能够用于微创手术的医用机器人产品AESOP(伊索)机器人。两年后该公司又推出了功能强大的ZEUS(宙斯)机器人外科手术系统,并于2001年借助远程协作系统遥控完成了机器人胆囊切除术,这标志着外科手术跨时代的飞跃。

2000年初,美国Intuitive Surgical公司也成功地开发出da Vinci(达·芬奇)外科手术机器人系统,该系统在2001年获得美国FDA认证并开始用于腹腔微创外科手术。达·芬奇外科手术机器人系统作为一种高级机器人平台,其设计理念是通过使用微创方法来实施复杂的外科手术,该系统主要由医生控制台(console)、机械臂系统(surgical cart)和视频图像处理系统(vision tower)三个部分组成。手术过程中,外科医生位于远离患者的控制台中,通过双手操作两个主控制器并配合脚踏板,分别控制机械操作臂和一个3D高清内镜。

与传统腹腔镜手术相比,达·芬奇外科手术机器人系统具有明显优势:① 视野角度增加,在同样小切口的情况下可以更好地识别和分离微小的解剖结构。② 消除手术操作者的生理性震颤。③ 机器人"内腕"较腹腔镜更为灵活,能以不同角度在靶器官周围操作。④ 能够在有限的手术空间内工作。⑤ 更符合人体工程学设计的工作平台能减少主刀医生的疲劳。⑥ 可实施远程手术。

迄今为止,达·芬奇外科手术机器人系统是世界范围内应用最多的智能型内镜微创手术系统,也是唯一一个商业化的机器人系统。经过十余年的发展,第一代达·芬奇外科手术机器人系统(da Vinci Standard,2000)、伊索(AESOP,1994)和宙斯(ZEUS,1999)等初代手术机器人已逐渐被淘汰,第二代(da Vinci S,2005)以及第三代达·芬奇外科手术机器人系统(da Vinci Si,2008)占据了目前临床手术机器人的主流,而第四代达·芬奇外科手术机器人系统(da Vinci Xi)也已于2014年被FDA批准投入使用。新一代的达·芬奇手术机器人系统拥有的技术包括:配备供两位外科医生同时操作的双操控台(具有主从关系)、达·芬奇手术模拟训练器、术中荧光显影技术、单孔手术设备等。达·芬奇外科手术机器人系统仍在继续发展中,包括研发与之配套的新设备器械,以便更好地满足外科手术的需求。

目前,达·芬奇外科手术机器人系统已被广泛应用于泌尿外科、普外科(肝胆胰外科、胃肠外科)、妇产科和心胸外科等多种类型的手术中。它不仅保留了腹腔镜手术的众多优势,包括切口更小、术后疼痛减轻、切口并发症更少、术后恢复更快以及住院时间缩短,同时它也克服了传统腹腔镜手术的一些缺陷,比如摄像镜头对手术野的显露不够稳定、二维平面的视野限制、有限的操作范围等。然而,针对机器人手术系统的广泛应用也存在一定争议,特别是对于肿瘤外科手术,在肿瘤根治性和远期安全性方面还有待更多研究来证实。

总之,机器人手术的发展极大地推动了微创外科理念的实践。机器人手术系统集成了图像导航、机器人定位、遥控操作等多项先进技术,为微创外科提供了一个全新、高效、精准的操作平台。它作为第三代微创外科手术的代表,不仅是传统腹腔镜技术的延伸,也是外科手术未来发展的方向。

第三节　腹腔镜与机器人手术对患者病理和生理的改变

腹腔镜手术有气腹腔镜手术和非气腹悬吊式腹腔镜手术两种形式,以前者更为常见,通过向腹腔内注入气体造成人工气腹和调节体位来暴露术野。向腹腔内充气的速度、腹内压、CO_2的吸收及体位变化等均可引起患者呼吸系统、循环系统等多系统功能发生改变,在原发疾病引起的生理功能改变和内环境紊乱的基础上,使得患者病理和生理状态改变更为复杂。与腹腔镜手术类似,涉及腹部脏器的机器人外科手术通常也在CO_2人工气腹下完成。由于完成机器人手术所需的时间相对较长,亦使气腹时间延长。长时间的气腹将导致跨腹吸收过多的CO_2,引起显著的高碳酸血症和酸血症。

腹腔镜与机器人手术对患者病理和生理的影响主要来自两方面,即人工气腹和体位。

一、CO_2人工气腹对生理的影响

人工气腹在腹腔镜及机器人手术中的作用是形成足够的手术空间,以便于窥视与操

作。制备人工气腹的气体要求具有弥散性好、溶解度高、刺激性小、不燃烧爆炸等特点，目前 CO_2 是应用最广泛的气体。

腹腔和腹膜后 CO_2 气腹均可引起充气压依赖的血流动力学和内环境改变。两种气腹对生理功能影响的差异尚无定论，但相比较而言，腹腔气腹对血流动力学、气道压力和肾功能影响较大，对血气影响小；腹膜后气腹对血气和术侧肾功能的影响较大，而对对侧肾功能和血流动力学影响较小。

研究表明，腹腔镜及机器人手术的许多并发症并非由手术本身操作不当所致，而与人工气腹所用的 CO_2 及其产生的腹腔内高压对机体生理功能的影响有密切关系，特别是对于病情复杂或手术时间较长的患者尤为明显。

（一）对呼吸系统的影响

CO_2 气腹对呼吸系统的影响主要包括呼吸动力学改变、气道解剖形态学改变、CO_2 吸收导致的动脉血 CO_2 分压（$PaCO_2$）增高等。

1. **呼吸动力学改变**　气腹引起腹内压（intro-abdominal pressure，IAP）增高，使膈肌上抬，胸腔内压力增加，胸廓活动受限，胸廓及肺的顺应性降低 30%～50%，功能残气量降低，肺泡无效腔增大，吸入气流减少，同时因气道压增加，肺泡通气量减少即有效通气量减少，从而导致通气/血流比失调，进而影响肺通气和气体交换功能，但此时监测患者压力-容量呼吸环的形态通常无明显改变。

临床研究表明，对于心肺功能正常者，当腹内压不超过 14 mmHg，且保持头高位或头低位在 10°～20°时，肺生理无效腔量无明显增加，通气/血流值基本不变，可维持氧合充足及酸碱平衡。而在有基础心肺疾病的患者中，气腹对通气功能的影响则较为明显，严重者可出现肺不张、低氧血症、高碳酸血症和酸中毒等。由于肥胖患者常需要向腹腔内充入更多气体并采取极度头低位，以便更好地显露盆腹腔内的脏器，此时肺容量减少、通气/血流比例失调和相应的低氧血症更为明显，甚至可能成为腹腔镜手术的禁忌证。

2. **气道解剖形态学改变**　随着腹腔充气压力的逐渐增高，膈肌会发生不同程度的上抬。研究报道，当腹腔充气压力升至 25 mmHg 时，对膈肌产生的推力可高达 30 g/cm^2，而头低位将使膈肌和腹内容物进一步向头侧移位。膈肌上抬所产生的推动力经心脏和肺传递至隆突，可使隆突向头侧移位。由于气管为一弹性管状结构，受外力作用时其解剖形态可发生变化，故膈肌上抬间接对气管形成一个向头侧的推动力，使得气管长度缩短。全身麻醉后气管插管的患者可能出现气管导管扭曲、打折或误入支气管导致单肺通气。

3. **$PaCO_2$ 增高**　CO_2 在体内具有很强的组织穿透性并顺浓度梯度弥散。气腹建立后，CO_2 可经腹膜、肠黏膜、皮下组织及手术创面开放的血窦吸收入血，约 93% 的 CO_2 在体内碳酸酐酶的作用下通过红细胞转运，其余 7% 则以物理溶解的形式存在。CO_2 的吸收量与气体溶解度、IAP 大小、气腹时间长短有关，在腹膜毛细血管受压不严重的情况下，IAP 越高、气腹时间越长，CO_2 吸收入血越多；当 IAP 进一步增高时，腹膜毛细血管严重受压，血流量减少，可相对减少 CO_2 继续吸收入血。除了主要通过肺排出体外，吸收的 CO_2 亦可储存于体内。因此当气腹停止后，仍可见较长时间的 $PaCO_2$ 升高。因人体具有强大的转运、储存及清除 CO_2 的能力，过量的 CO_2 负荷对于健康患者仅引起轻度的 $PaCO_2$ 升高。

当全身麻醉下保留自主呼吸时，因麻醉相关的呼吸抑制作用及气腹引起的胸肺顺应性下降，常导致通气代偿不足，因而 $PaCO_2$ 逐步上升。但在接受机械通气且保持分钟通气量不变的情况下，$PaCO_2$ 渐进性升高一般在 15～30 分钟内达到平衡，之后便不继续升高；若在此之后 $PaCO_2$ 仍持续升高，则需排除是否存在 CO_2 皮下气肿等其他原因。

对于行腹膜后腹腔镜手术的患者，由于后腹膜腔吸收 CO_2 更快，故在气腹建立后约 10 分钟后即可达到 CO_2 平衡，$PaCO_2$ 稳定于某一高水平范围。此外，腹膜外巨大的 CO_2 气肿常导致术后异常的高碳酸血症，需要在手术结束后适当延长机械通气时间，促使体内过量的 CO_2 得以清除。

（二）对循环系统的影响

当气腹压力超过 10 mmHg 时可影响循环功能，通常表现为心排血量（cardiac output，CO）下降、血压升高、体循环和肺循环血管张力升高，其影响程度与 IAP 高低有关。

另一方面，CO_2 对心血管系统既有直接作用，亦有间接作用，且两者作用相反。高碳酸血症可直接导致心肌抑制和动脉扩张，其间接作用是增加交感神经张力，释放儿茶酚胺类物质增加，两者的最终作用结果是心排血量上升，且与 $PaCO_2$ 大致成正比。轻度的高碳酸血症（$PaCO_2$ 为 40～50 mmHg）对心功能影响不大，但当 $PaCO_2$ 达 50～65 mmHg 时，收缩压、心率及心排血量将会显著上升，这可能与交感神经张力升高有关，此时血浆儿茶酚胺上升 2～3 倍，对心脏产生正性肌力及速率作用。由于 CO_2 作用使总的外周血管阻力下降，心排血量增加，而血压上升不明显。当 $PaCO_2$ 进一步升高时，将会产生心肌抑制、心动过缓和低血压。

1. 心排血量的变化　多数情况下，气腹后的心排血量下降 10%～30%，此变化通常发生在充气期，且与充气速度有关。心排血量下降的主要原因为气腹后腹内压增高，腹腔内脏血管及下腔静脉回流受阻，且膈肌上升使胸腔内压力增高，从而使回心血量减少，对于低血容量的患者此种变化尤为显著。此外，由于心脏舒张及收缩均受限，亦导致心排血量降低。由于受到应激等因素的影响，引起交感神经系统兴奋，心排血量一般能恢复到正常水平，对于无严重心肺疾病的患者均可耐受此种心排血量降低。

由于气腹后胸腔内压增高，心室舒张末期压力、右房压和肺动脉压这些能够反映心脏容量负荷的指标在气腹状态下意义有限，其数值有时不能正确反映当时真实的循环功能变化。

2. 外周血管阻力的变化　气腹时心排血量下降引起交感功能兴奋，同时人工气腹使体内儿茶酚胺、血管升压素分泌增加，肾素-血管紧张素系统激活，导致外周血管阻力增高。但在交感神经系统未受刺激的情况下，CO_2 对心肌的直接作用是导致心排血量和外周阻力下降，在此种情况下将有可能发生低血压。

3. 对心律的影响　在腹腔镜手术过程中，有 25%～47% 的患者会发生心律失常。高碳酸血症可使心肌易激性增强，常引起窦性心动过速和室性早搏。由于 CO_2 栓塞或腹腔的过分牵张致迷走神经张力增高（刺激腹膜牵张感受器）可出现心动过缓甚至停搏，这在服用 β 受体阻滞药的患者或麻醉过浅者中更易发生，处理措施包括暂停气腹、使用抗胆碱能药物和适当加深麻醉等。

4. 对冠状动脉血流的影响　$PaCO_2$ 升高还可导致血 pH 下降，使冠状动脉扩张，但是由于心肌氧耗增加和冠脉灌流时间缩短，抵消了冠脉系统扩张的有利作用，最终结果是心肌相对低灌注。

5. 对内脏血流的影响　人工气腹使心排血量降低，同时气腹对腹腔脏器的直接压迫导致血流阻力升高，可使腹腔脏器的血流灌注减少，内脏脏器均处于缺血状态，继而影响脏器功能。但也有研究认为，CO_2 的扩血管作用部分对抗了 IAP 增高引起的腹腔内脏血流下降，故总的影响不大。

（三）对中枢神经系统的影响

腹内压增高使腰静脉丛回流减少，脊髓腔压力升高。另一方面，CO_2 是影响脑血液循环的重要因子。$PaCO_2$ 升高时，脑血管阻力降低，脑血流量增加。当 CO_2 气腹压力达 10 mmHg 时，脑血流速度增加 30%，脑灌注增加而回流减少，导致脑脊液压力上升。因此，合并脑部病变的患者在施行腹腔镜手术人工气腹时，应注意到颅内压增高的可能。

（四）对消化系统的影响

腹内压增加使内脏血流不同程度地减少，但在 IAP 不超过 12 mmHg 时，对胃肠血流及功能的影响不明显。头低位和腹内压增高可增加患者胃内容物反流的风险，通过术中胃肠道减压能减少反流误吸及穿刺时损伤内脏的危险性。

（五）对肾功能的影响

当 IAP 超过 12 mmHg 时，肾总血流量、肾皮质血流量以及肾小球滤过率均下降。无肾功能障碍的患者，此种程度的血流量减少并不影响肾功能；但对肾功能障碍患者的影响目前尚无定论。动物试验已发现，当 IAP 达 20 mmHg 时，肾血流量及肾小球滤过率分别为基础值的 21% 和 23%，肾血管阻力显著增加。

（六）气腹相关的并发症

气胸和纵隔气肿等均可在腹腔镜手术过程中发生，经迅速处理后，这些并发症很少导致死亡。Wolf 和 Stoller 认为纵隔气肿、心包腔积气和气胸产生的原因可能为：① 胎儿时的通道遗留。② 气体自具有完整膜屏障结构的薄弱处溢出，如膈肌裂孔处、肺门处及沿着大血管进入胸腔或纵隔。有时穿刺部位漏气会导致皮下气肿，尤其是实施腹膜外腔手术，皮下气肿逐步扩大可能致呼吸性酸中毒，这时需延长术后机械通气的时间。

另一个较严重的并发症是 CO_2 气体栓塞。以气腹建立时多见，亦可发生于手术期间。当气体栓塞量较大，致右心室流出道受阻时临床表现为发绀。用于早期诊断最敏感的监测方法是心前区彩色多普勒超声，其次是呼气末 CO_2。其他有助于诊断 CO_2 气体栓塞的征象包括：血压突然降低、心律失常、双肺啰音、肺动脉压升高及经食管听诊可及心脏"水车轮杂音"。一旦怀疑气体栓塞，须立即终止气腹，必要时可尝试将患者置于极度头低位和左侧卧位，使 CO_2 气体由肺动脉进入右心室，再经中心静脉导管插管至右心房吸出气泡。

二、体位改变对生理的影响

与传统的开放手术不同,腹腔镜或机器人手术中常需要根据手术部位的不同,采取特殊的体位来改善术野的暴露和增加操作空间。

对于上腹部手术,常采取头高足低位,此种体位变化对肺顺应性及气道形态学的影响与人工气腹作用相拮抗。头高足低位时,膈肌受重力影响向足侧移位,部分抵消了气腹对膈肌向头侧推动的作用,肺顺应性增加,对通气功能有一定改善作用,且减小了隆突向头侧的移位幅度。体位变化对循环功能的影响主要是通过重力作用,头高足低位时回心血量进一步减少,加重了心排血量的降低,适度的容量扩充有助于提高回心血量。有研究表明,头高位时外周血管阻力高于平卧位与头低位。

当进行下腹部及盆腔手术时,则较多地采用头低足高位(即 Trendelenburg 体位),有时甚至达到极度的屈氏位(steep Trendelenburg position),也就是使患者处于30°乃至45°的头低脚高位,在人工气腹存在的情况下会加剧患者的生理功能改变。通常认为Trendelenburg 在一定程度上可抵消气腹压力的机械压迫对回心血量的减少作用,即该体位时由于重力的影响使得下肢的血液迅速回流,导致心脏的前负荷显著增加、CVP 和 MAP升高,使心输出量增加,同时脑血流量亦增加。在血管张力及血容量正常的患者,通过主动脉弓压力感受器调节,引起的交感神经反射减弱,使血管扩张(SVR 下降),心率减慢。但全身麻醉时此种压力调节作用受到抑制,特别是对于冠状动脉硬化性疾病尤其是伴有心室功能下降的患者,此种体位可能引起剧烈的容量和压力变化,增加心肌耗氧。头低位引起的静脉回心血量增加,可使左心房压及肺泡压升高,导致肺不张、肺淤血和继发性肺水肿,采用呼气末正压通气可以减少这些并发症的发生,但会增加气道压力。此外,头低位时头面部静脉压力升高,导致脑静脉回流受阻、血脑屏障功能障碍、脑血管自动调节功能和脑氧供需失衡等,长时间的极度屈氏位甚至可能引起脑水肿,导致患者术后出现神经系统并发症。

第四节　深度肌肉松弛的概念与腹腔镜手术

在过去的数十年里,腹腔镜手术在临床上日益得到普及。与传统开腹手术相比,腹腔镜外科术后疼痛减轻、住院时间缩短,患者满意度提高。但如前所述,建立人工气腹时造成的腹腔压力升高可影响机体稳态,引起心血管、呼吸等生理功能的改变。目前腹腔镜手术时的气腹压力大多为 12～15 mmHg(最高达 18 mmHg),而正常门静脉压力为 7～10 mmHg。因此,人工气腹尤其是长时间的气腹,还会使腹腔内脏血液和淋巴回流受阻,导致脏器缺血和炎性因子释放,腹内脏器缺血-再灌注损伤和全身炎性反应以及对腹壁的压力增加等。此外,研究表明气腹可能是引起术后肩部疼痛的重要因素之一。鉴于伴随气腹所发生的生理变化,降低手术时的腹内压是很有必要的,它能减少腹腔镜手术相关并发症的发生,进一步减轻患者术后疼痛,但过低的气腹压力必然会影响手术野的显露,亦会由此增加术中并发症或中转开腹术的概率。

腹腔镜手术中影响术野显露程度的因素包括两类:不可控性因素(如肥胖、妊娠史和腹部手术史等)和可控性因素(如麻醉相关因素、气腹压力及患者体位等)。全身麻醉期间肌肉松弛药的常规应用使腹腔镜手术可以在较低的气腹压力下进行,以减少或避免一些气压相关的损伤和并发症。理论上,神经肌肉阻滞药可通过松弛腹壁肌肉,降低腹壁张力,防止突发性的肌肉收缩,改善腹腔顺应性和手术条件,尤其是在达到深度肌肉松弛使腹肌和膈肌彻底放松的情况下。来自 Bruintjes 等的系统性综述结果表明,在深度肌肉松弛下,即便是采用低压气腹也可使术野获得足够的暴露。与中度肌肉松弛相比较,深度肌肉松弛可改善不同类型腹腔镜手术中的术野显露,对手术时间无影响,且有利于低压气腹的实施,扩大腹腔空间。深度肌肉松弛下,低压气腹时术野显露满意,且较少中转为高压气腹。此外,深度肌肉松弛相关的并发症未见报道。深度肌肉松弛能减轻麻醉恢复后疼痛程度,但无证据显示深度肌肉松弛可缩短住院时间。

然而,另一些研究则更谨慎地考虑了这些改变(降低腹内压和扩大腹腔容积)对手术条件和患者预后的实际影响,并对腹腔镜手术中是否需要常规实施深度肌肉松弛有异议。Kopman 等通过文献综述后认为,虽然腹腔镜手术中的吸气峰值、腹内压等不会受到肌肉松弛深度的影响,但深度肌肉松弛仍存在减少气栓、提高血流动力学稳定性、改善肾功能和减少术后疼痛的潜在优势。对于深度肌肉松弛是否可以降低术中并发症发生、改善术后转归,则有待进一步研究。

尽管存在争议,目前在腹腔镜手术时绝大多数学者仍推荐采用深度肌肉松弛。通过神经肌肉功能监测仪测量 4 个成串刺激(TOF)来判断神经肌肉阻滞深度:给予非去极化肌肉松弛药(如罗库溴铵)后,未达到或达到浅肌肉松弛时 TOF 计数为 4(表示 TOF 后出现 4 个肌颤搐),神经肌肉接头的乙酰胆碱受体阻滞率低于 75%;达到中度肌肉松弛时 TOF 计数为 1~3,受体阻滞率 75%~90%。达到深度肌肉松弛时 TOF 计数为 0,强直刺激后单刺激肌颤搐计数(PTC)≤2。研究表明,在深度肌肉松弛条件下,可以提高心胸外科、神经外科、眼科、显微外科等精细操作的安全性。腹腔镜手术采用深度肌肉松弛后,可显著提高手术野的评分,并且能避免外科医生不可接受的手术条件。

为了维持术中较深而稳定的肌肉松弛程度,有必要在腹腔镜手术时实施肌肉松弛作用监测。监测结果可以用于在术中指导单次追加肌肉松弛药的时机,也可以提示调整持续输注药物的剂量,还可以根据肌肉松弛作用监测情况和手术进展选择合适的停药时机,减少术毕时残余肌肉松弛的发生率。值得注意的是,机体不同部位的骨骼肌对肌肉松弛药的敏感性不同。躯体肌、四肢肌对肌肉松弛药的敏感性要高于喉内收肌和膈肌。这是由于喉内收肌和膈肌的血供比外周肌丰富,故两者的肌肉松弛起效时间比拇内收肌快;同样这些肌肉内的血药浓度降低也较迅速,因此其恢复也早于拇内收肌。临床上一般使用拇内收肌监测肌肉松弛程度,其结果并不能完全反映腹部肌群的张力。要达到相同深度的肌肉松弛,膈肌比拇内收肌所需的有效剂量更大,恢复时间也更快。有文献报道,罗库溴铵的 ED_{95} 在拇内收肌仅为 0.24 mg/kg,而在膈肌为 0.5 mg/kg,颤搐高度恢复至 90% 的时间在膈肌仅为 35 分钟,在拇内收肌为 64 分钟。

在深度肌肉松弛下实施腹腔镜手术的另一个主要问题是术后肌肉松弛残余。残余肌肉松弛是指全身麻醉手术后发生肌肉松弛作用残留。最新研究表示,只有当 4 个成串刺激比值(TOFr)≥0.9 时,咽喉肌肉的协调能力才能够完全恢复正常,且颈动脉体对缺氧性通气反应才能不受损害。因此,目前将 TOFr<0.9 作为残余肌肉松弛的诊断标准。残余肌肉松弛作用将延迟患者呼吸功能的恢复,并增加围手术期反流、误吸、上呼吸道梗阻、低氧血症的风险。由于腹腔镜手术期间的深度肌肉松弛通常需维持到手术标本切除、止血、结扎、吻合等主要外科手术步骤完成之后,且此类手术通常不存在逐层关闭的腹部切口,故当手术结束时绝大多数患者的肌力未达到完全的自然恢复。此外,对神经肌肉功能监测不充分、神经肌肉阻滞药物的过量使用亦增加了肌肉松弛残余的可能性。术毕如果无明确指征显示残余肌肉松弛作用已完全消退,应常规进行肌肉松弛拮抗,并注意在复苏期严密观察患者,精准评估肌肉松弛药的消退情况,确保适时拔除气管导管,避免残余肌肉松弛造成的并发症,保障患者安全。

舒更葡糖钠是近年来在麻醉领域逐渐崭露头角的新型选择性肌肉松弛拮抗剂,它的出现为腹腔镜手术中的持续深度肌肉松弛管理提供了新的理念。目前临床上广泛使用的非选择性肌肉松弛拮抗剂(如新斯的明),在发挥拮抗作用时存在局限性。原因在于,此类药物通过抑制胆碱酯酶增加神经肌肉接头处的乙酰胆碱浓度,使其与非去极化类肌肉松弛药竞争乙酰胆碱受体,从而达到拮抗肌肉松弛的目的。当增加胆碱酯酶抑制剂的剂量,使胆碱酯酶完全被抑制时,再继续加大剂量已不能增强其拮抗作用,此时便出现封顶效应,这决定了其不能迅速有效地拮抗深度神经肌肉阻滞。此外,非选择性肌肉松弛拮抗剂还存在毒蕈碱样副作用,包括心动过缓、分泌物增加、支气管痉挛、恶心和呕吐等。舒更葡糖钠作为一种特异性的甾类肌肉松弛药拮抗剂,其药物分子可以高选择、高亲和性地包裹罗库溴铵或维库溴铵并促使其经肾脏排出,从而令血液和组织中的罗库溴铵/维库溴铵浓度急剧下降,神经肌肉接头功能迅速恢复正常。临床上正确及合理地使用舒更葡糖钠能够帮助全身麻醉患者精准、快速地逆转深度和中度肌肉松弛状态,促进患者自主呼吸和肌肉功能恢复,明显降低术后残余肌肉松弛的发生率,显著提高罗库溴铵/维库溴铵临床应用的安全性,帮助改善患者的术后转归。同时,舒更葡糖钠与罗库溴铵的组合还能够减少麻醉时间、缩短恢复时间和住院时间,故其有充分理由成为加速康复外科(ERAS)临床实践的推荐举措之一。

总之,深度肌肉松弛可改善腹腔镜手术条件,降低术后疼痛程度,有利于术中外科医生的精准操作及术后患者的预后。深度肌肉松弛的实施对进一步完善腹腔镜手术的"ERAS"措施具有重要的临床价值;也是立足"临床麻醉"而着眼于"术后患者转归"的具体体现,为麻醉医生如何从麻醉学迈向围手术期医学,提供了思维模式的样板。

(凌晓敏 仓静)

参考文献

［1］ Lau W Y, Leow C K, Li A K C. History of endoscopic and laparoscopic surgery ［J］. World J. Surg, 1997, 21(4): 444-453.

［2］ 吕平,刘芳,戚昭恩,等.腹腔镜外科百年发展史[J].中华医史杂志,2001,31(4): 217-220.

［3］ 李春雨,王建武,贾晋太,等.机器人手术发展历史回顾[J].中华医史杂志,2010,40(4): 229-233.

［4］ Tsuda S, Kudsi O Y. Robotic-assisted minimally invasive surgery ［M］.Switzerland AG: Springer Nature, 2019: 3-11.

［5］ Hasukic S, Mishra R K. CO_2- Pneumoperitoneum in laparoscopic surgery: pathophysiologic effects and clinical significance ［J］. World Journal of Laparoscopic Surgery with DVD, 2014, 7(1): 33-40.

［6］ Grabowski J E, Talamini M A. Physiological effects of pneumoperitoneum ［J］. Journal of Gastrointestinal Surgery, 2009, 13(5): 1009-1016.

［7］ Ackerman R S, Cohen J B, Getting R E G, et al. Are you seeing this: the impact of steep Trendelenburg positionduring robot-assisted laparoscopic radical prostatectomy on intraocular pressure: a brief review of the literature ［J］.Journal of Robotic Surgery, 2019, 13(1): 35-40.

［8］ Bruintjes M H, Van Helden E V, Braat A E, et al. Deep neuromuscular block to optimize surgical space conditions during laparoscopic surgery: a systematic review and meta-analysis ［J］. Br J Anaesth, 2017, 118(6): 834-842.

［9］ Park S K, Son Y G, Yoo S, et al. Deep vs. moderate neuromuscular blockade during laparoscopic surgery ［J］. Eur J Anaesthesiol, 2018, 35: 867-875.

［10］ Kopman A F, Naguib M. Laparoscopic surgery and muscle relaxants: is deep block helpful? ［J］. Anesthesia & Analgesia Journal of the International Anesthesia Research Society, 2015, 120(1): 51-58.

［11］ Cho Y J, Paik H, Jeong S Y, et al. Lower intra-abdominal pressure has no cardiopulmonary benefits during laparoscopic colorectal surgery: a double-blind, randomizedcontrolled trial ［J］. Surg Endosc, 2018, 32(11): 4533-4542.

［12］ Boon M, Martini C H, Aarts L P H J, et al. The use of surgical rating scales for the evaluation of surgical working conditions during laparoscopic surgery: a scoping review ［J］.Surg Endosc, 2019, 33(1): 19-25.

［13］ Martini C H, Boon M, Bevers R F, et al. Evaluation of surgical conditions during laparoscopic surgery inpatients with moderate vs deep neuromuscular block ［J］. Br J Anaesth, 2014, 112: 498-505.

［14］ Staehr-Rye A K, Rasmussen L S, Rosenberg J, et al. Surgical space conditions during low-pressure laparoscopic cholecystectomy with deep versus moderate neuromuscular blockade: a randomized clinical study ［J］. Anesthesia & Analgesia, 2014, 119: 1084-1092.

［15］ Van Wijk R M, Watts R W, Ledowski T, et al. Deep neuromuscular block reduces intra-abdominal pressure requirements during laparoscopic cholecystectomy: a prospective observational study ［J］. Acta Anaesthesiologica Scandinavica, 2015, 59(4): 434-440.

［16］ Dubois P E, Putz L, Jamart J, et al. Deep neuromuscular block improves surgical conditions during laparoscopic hysterectomy: a randomised controlled trial ［J］. Eur J Anaesthesiol, 2014, 31: 430-436.

第三章
腹腔镜手术的术前评估及术前准备

腹腔镜具有手术切口小、创伤及术后应激反应较轻的特点,已成为很多腹部以及盆腔外科手术操作的标准方法,是术后加速康复策略的重要内容之一。腹腔镜手术患者除腹腔镜的建立可对呼吸、循环及其他器官功能产生一系列影响,同时外科并存疾病和内科合并症又会导致相应的病理、生理改变。充分的术前评估和术前准备是保证手术和麻醉安全性的前提,在此基础上,根据患者及手术情况制订麻醉策略,降低手术应激,促进术后康复。本章将介绍腹腔镜手术患者常规术前评估、术前准备的相关内容及进展,结合腹腔镜相关生理改变,介绍常见腹腔镜手术及特殊类型腹腔镜手术的术前评估要点。

第一节　术前一般情况与合并症的评估

麻醉药物、麻醉相关操作、手术创伤、出血、患者合并症等诸多因素均与手术安全息息相关。为了评价患者身体状况和耐受拟行手术麻醉的能力、降低麻醉及手术的风险、使患者做好手术准备,临床医师应在手术麻醉前对患者的全身情况和重要器官功能做出评估。充分开展患者术前评估可提高患者满意度,并降低并发症、手术推迟、手术取消、增加不必要的医疗支出及死亡的可能性。参照美国麻醉学医师协会(American Society of Anesthesiologists,ASA)的麻醉前评估实践建议,麻醉前评估至少应包括:患者访谈;重点检查气道、肺和心脏;回顾相关病历;按需开展术前检查;必要时请专科医生会诊。本节中,我们将讨论患者术前的一般情况及合并症评估。

一、一般情况评估

(一) 病史评估

1. 现病史　明确患者当前外科疾病及手术方式。除评估患者当前外科疾病带来的病理、生理性改变外，还可与外科医师沟通，明确手术目的、部位、切口、切除脏器范围、手术难易度、预计出血量、手术时长、手术潜在危险、是否需要特殊麻醉技术辅助。择期手术患者可做好充分的麻醉前准备；对限期手术、急症手术患者应抓紧术前有限的时间，完善检查、调整全身状况和脏器功能，尽可能保证手术安全施行。

2. 个人史　个人史包括活动耐量、吸烟史、饮酒史、药物滥用史、过敏史、有无妊娠等。

(1) 活动耐量：运动能力良好的患者[至少 4 个代谢当量（metabolic equivalents, MET）]无须行心脏疾病相关检查（见后文"辅助检查"）。能耗≥4 MET 的活动包括：爬一段楼梯、爬上山丘、在地面上以约 6.5 km/h 的速度步行或在家进行重体力劳动。

(2) 吸烟、嗜酒及咖啡饮用等：须询问每日摄取量及持续时间。术前应劝说患者至少戒烟 2 个月，但术前停止吸烟 24 小时对患者也是有益的。嗜酒、长期饮用咖啡、茶等兴奋性饮料，麻醉后可能出现戒断症状。

(3) 药物滥用史：询问有无应用违禁药品，是否已形成习惯。对滥用药物患者，围手术期应预防或治疗戒断综合征。对已出现戒断综合征的患者，除急诊手术外，应延期手术。如应用或滥用阿片类药物，围手术期阿片类药物用量可考虑增加。

(4) 过敏史：对既往任何药物过敏史都应该有详细的文字记录，并判定过敏反应的真实性。麻醉期间最常见的过敏反应由肌肉松弛药、乳剂和抗生素引起。青霉素与头孢霉素之间的交叉过敏反应率可达 10%。阿曲库铵可引起组胺释放，导致心率增快、血压下降以及皮肤潮红等类过敏反应，对并存哮喘的患者应避免使用。对既往有麻醉药过敏史的患者，术前有必要请过敏学专家会诊，慎重施行皮内过敏试验。

3. 既往史和既往麻醉史　了解既往疾病史，特别注意与麻醉有关的合并症。参见本节后段"合并症评估"。此外，还需了解既往手术、麻醉史。既往做过哪种手术，用过何种麻醉药和麻醉方法，麻醉中及麻醉后是否出现特殊情况，有无意外、并发症和后遗症。既往手术可能影响麻醉方案，例如既往颈椎固定手术史对其气道的影响。

4. 用药史　全面检查用药情况，以决定是否继续用药或停止使用、术中注意事项。合并内科疾病的患者，常使用降压药、β 受体阻滞剂、抗凝药、糖皮质激素、洋地黄、利尿药等治疗。应了解其药名、用药时间和用量，有无特殊反应；明确哪些药物与麻醉药之间可能存在相互不良作用。

(二) 体格检查

麻醉前体格检查至少包括：全身情况、生命体征（血压、心率、呼吸频率和血氧饱和度）；身高、体重及 BMI；心脏、肺、基础神经功能检查；气道评估。

1. 一般情况　通过快速视诊患者观察全身情况，包括有无发育不全、畸形、营养障碍、贫血、脱水、水肿、发绀、发热、消瘦或过度肥胖等。例如患者表现发绀，与心血管系统和呼吸系统状况有关，需做进一步检查。

2. 气道　对拟经口腔插管患者，对气道应做精确的重点检查，包括颈椎活动度、颞颌关节功能和牙齿情况，尽可能识别出可能存在困难气道的患者，以降低发生紧急困难气道的风险。应评估患者有无牙齿松动、牙冠和牙齿损伤、缺牙和假牙，这些因素会增加气道管理期间受损风险。应记录异常情况,并与患者确认。

3. 肺脏　麻醉前对急慢性呼吸系统疾病或呼吸功能减退患者,行一定的评估和治疗准备,可降低围手术期呼吸系统并发症发生率和病死率。详尽的肺部查体可对呼吸系统疾病行初步评估。

4. 心脏　对心脏检查应包括血压、心率、心律(规则、不规则、期前收缩等)、是否存在心脏杂音(如瓣膜的反流、脱垂、关闭不全、狭窄等)或其他心音(如第三心音)、颈外静脉充盈情况。此外还应检查皮肤黏膜颜色和温度,以及周围浅动脉、眼底动脉等外周循环情况。

(三) 辅助检查

术前评估通常需要做的具体辅助检查包括心电图、胸部 X 线片、全血细胞分析、电解质、肾功能、肝功能、凝血功能等。下文将讨论这些检查以及特定人群和手术的使用指征。

1. 心电图　目前认为年龄小于 40 岁、无心脏基础疾病的患者,术前常规行心电图检查并非必要。以下患者常规检查心电图:如心肌梗死病史、稳定型心绞痛、充血性心力衰竭、心律失常病史、动脉瘤、气胸、哮喘、睡眠呼吸暂停综合征、糖尿病、惊厥、脑出血或脑梗死、甲状腺疾病、病理性肥胖。

2. 胸部 X 线片　推荐合并心肺疾病患者和即将接受腹主动脉瘤手术或上腹部手术的 50 岁以上者,接受后前位普通胸部 X 线检查,严重肥胖者(BMI≥40)接受后前位和侧位胸部 X 线检查。

3. 全血细胞分析　全血细胞计数适用于合并血液系统疾病,既往或当前出血、肾病,放射治疗或化学治疗患者,激素或抗凝药物治疗者,以及大手术等患者。

4. 电解质　一般不推荐进行常规电解质测定,除非患者的病史提示电解质异常的可能。

5. 肝功能　肝功能检查适用于各型肝炎或肝硬化、门脉高压、胆道疾病、肿瘤、免疫损伤及出血性疾病、长期应用肝脏毒性药物者等。

6. 肾功能　肾功能检查适用于各型肾脏疾病、高血压、糖尿病、恶心和呕吐、脱水、血尿、多尿或少尿,心功能、肝功能或肾功能损害,以及既往肾移植病史等。

7. 凝血功能　凝血功能检查适用于:出血史、肝肾疾病、血液病、营养不良、应用影响凝血功能药物者及拟采用椎管内麻醉者。

8. 肺功能检查　如肺活量计检查、动脉血气分析。健康患者在术前无须进行常规肺功能检查。此类检查通常适用于:经详细临床评估后仍无法解释的呼吸困难患者。临床检查比肺功能检查更能预测术后肺部并发症的风险,包括呼吸音减弱、呼气相延长、啰音、干啰音或哮鸣。

9. 心脏疾病相关检查　临床上对不能有效控制的充血性心力衰竭,或近 6 个月内有心肌梗死病史的患者,宜推迟择期手术,内科治疗后再重新评估手术时机。无创的冠状动脉 CT 检查和有创的冠状动脉造影术,是对已知或怀疑冠状动脉心脏病患者的有效评估手段。无创心脏功能检查技术对术前心脏状况评估提供了更多的选择,如超声心动图、冠状动脉 CT 检查、核素放射检查、踏车运动试验等。下列患者需行静息超声心动图检查：存在未诊断杂音且有呼吸困难、胸痛、晕厥或近乎晕厥症状的患者；存在未诊断杂音且心电图异常的患者；以及存在未诊断杂音的 50 岁以上患者。

10. 综合检查与会诊 对拟施行复杂大手术、常规检查有明显异常，或并存多种内科疾病的患者，需做相应的综合性实验室检查。除上述辅助检查外，还可包括基础代谢率测定及内分泌功能检查等，必要时请专科医师会诊，协助诊断与评价有关器官功能状态，商讨术前进一步准备措施。有的医疗中心已建立麻醉医师术前会诊制度，由麻醉医师提出麻醉安危问题，通过会诊方式有助于防止择期手术患者临时暂停和推迟手术的问题。

（四）心理与精神检查

患者的焦虑程度与原因必须加以分析与评估。多数面临手术的患者都表现不同程度的恐惧，有些因素特别容易诱发恐惧，许多患者对面临的手术，主要的顾虑是手术及手术后疼痛，由此可产生焦虑和恐惧不安。因此，麻醉医师在术前访视中，在不违背知情同意原则的前提下，对患者充分告知全身麻醉手术术中无痛、局部麻醉手术中可用镇静药保持患者处于睡眠状态、术后有完善镇痛措施，从而缓解患者的焦虑情绪。

对仍有明显焦虑或恐惧的患者，可评估其恐惧程度，询问其对手术和麻醉有何顾虑与具体要求，酌情进行解释和安慰。有明显精神症状者，应邀请心理科医师或精神科医师确诊并予治疗。

二、合并症评估

（一）ASA 健康情况分级

ASA 于麻醉前根据患者体质状况进行分类，共将患者分为以下 6 级。① ASA Ⅰ级：无器质性、生化或心理疾病的健康人。② ASA Ⅱ级：有轻度系统性疾病，对日常生活无严重影响，对麻醉手术无影响。③ ASA Ⅲ级：重度系统性疾病，显著影响日常生活，对麻醉手术很可能有影响。④ ASA Ⅳ级：严重系统性疾病，威胁生命或需要加强治疗，日常活动严重受限，对麻醉手术有重要影响。⑤ ASA Ⅴ级：危重患者，手术与否都可能在 24 小时内死亡。⑥ ASA Ⅵ级：脑死亡的器官捐献者。

ASA 分级系统能够界定患者整体健康状况，可供麻醉医生、外科医生和其他参与围手术期治疗的临床医生使用。ASA 分级有一定主观性，不同医生得出的评分结果可能存在一定差异。尽管如此，ASA 分级较高与并发症、医疗费用增加、门诊手术后意外住院、术后入住 ICU、住院时间延长以及病死率升高相关。

（二）合并症评估

1. 高龄 老年人围手术期并发症风险高于年轻患者，这主要归咎于共存疾病。校正共存疾病后，年龄对围手术期结局的影响稍有减少。老年患者术前评估需要特别关注的问题包括：虚弱、认知功能障碍、跌倒史、用药史、术前检查异常、患者对治疗效果的期望等。

2. 心血管疾病

（1）高血压：高血压会增加围手术期心血管并发症风险，但术前纠正血压能否降低围手术期风险尚无定论，只有极少证据表明围手术期并发症减少与术前收缩压＜180 mmHg 或舒张压＜110 mmHg 有关。长期高血压会引起心血管并发症，包括舒张功能障碍、心力衰竭、肾功能损害、脑血管疾病和冠状动脉疾病等，从而增加围手术期风险。近年来，由于血管活性药物的进展，未经控制的高血压已不再是手术推迟的指征。

（2）心力衰竭：心力衰竭是术前评估风险分层模型中的重要危险因素。做出关于是否手术及何时手术、术前评估和术前医疗管理的决策时，应该综合考虑手术急缓、患者心力衰竭的稳定性以及其他可能的治疗选择。术前合并颈静脉怒张、第三心音、既往充血性心力衰竭病史，这三者是术后并发心力衰竭最有用的预测指标。心电图、经胸壁超声心动图、胸片、利钠肽水平和运动试验等辅助检查也可协助评估心力衰竭程度。

（3）冠状动脉疾病：冠心病是围手术期心肌缺血、心肌梗死和死亡的危险因素。轻微且稳定的冠心病几乎不会影响围手术期结局，但重度冠心病可在麻醉期间引起严重并发症。术前评估旨在识别少数合并不稳定或相当严重冠心病的患者，拟行手术会因此带来显著风险。在心肌梗死 6 个月内施行手术的患者，围手术期心肌再梗死的发生率显著增高。近年来，由于溶栓或冠脉支架植入术等急性心肌梗死的介入治疗发展，冠心病患者接受不同类型的手术时机选择原则已发生显著变化。

（4）心律失常：各种性质、程度的心律失常对麻醉和手术风险影响不一。有些心律失常会增加围手术期风险，如有症状的心动过缓、有症状的室性心律失常、莫氏 Ⅱ 型和三度房室传导阻滞，并且可能与基础心脏病有关，而室上性心动过速和无症状性室性心律失常的围手术期风险尚不明确。临床状况稳定、无快速心室率的心房颤动患者，通常无须特殊评估或改变医疗管理，但可能需要调整抗凝治疗。如果术前心电图或体格检查新发现心房颤动，则需推迟非急诊手术以行评估，必要时请心脏内科会诊协同评估。一般认为年龄超过 40 岁的患者，术前应常规行心电图检查，但这一说法的实际价值仍存在争议。

（5）心脏瓣膜疾病：狭窄性心脏瓣膜病，即主动脉瓣狭窄和二尖瓣狭窄，会增加围手术期并发症风险。反流性瓣膜病变，即主动脉瓣关闭不全或二尖瓣关闭不全，患者对手术的耐受程度通常优于狭窄性瓣膜病变。有机械心脏瓣膜的患者通常继续使用抗凝药。最大限度降低麻醉及手术风险的措施包括：准确诊断疾病的类型和严重程度；合适的麻醉方案；启动更高水平监测，例如动脉导管、经食管超声心动图检查或肺动脉导管等。

（6）心内植入式电子装置：装有起搏器和埋藏式心脏转复除颤器的患者通常年龄较大，可能存在心力衰竭、缺血性疾病、瓣膜病、心肌病或可能致命的心律失常。心内电子装置会在术中受到干扰，因此，带有这些装置的患者需要更系统性的术前评估和干预。

3. 呼吸系统疾病

（1）慢性阻塞性肺疾病（chronic obstructive pulmonary disease，COPD）：COPD 是公认围手术期肺部并发症的危险因素，与术后限制性肺功能减退有密切关系。不少研究指出，混合性肺功能测验包括用力肺活量、第 1 秒用力呼气容积和最大通气量是预测术后呼吸功能不全的最佳指标组合。

（2）哮喘：哮喘患者的气流受限可发生在麻醉的任何阶段，其哮鸣音通常为一过性，但支气管痉挛可引起严重并发症甚至死亡。术前评估时，为确定哮喘的严重程度和控制情况，应详细询问病史，包括患者自觉哮喘严重程度、过敏原、诱发因素、哮喘药物使用情况、近期上呼吸道感染史、就诊史、肺功能检查结果等。对哮喘控制情况欠佳的择期手术患者，应建议其延期手术、内科就诊控制哮喘；哮喘控制良好的患者，应建议其继续常规药物治疗方案直至手术当日，茶碱类药物应在术前一晚停用。对哮喘患者宜避用全身麻醉和气管内插管。哮喘患者在气道操作前 20～30 分钟应接受短效 β_2 受体激动剂治疗；术前用药缓解麻醉前焦虑，也可减少支气管痉挛发生率，如右美托咪定、小剂量咪达唑仑等；对麻醉诱导前可能引起疼痛的操作，可考虑小剂量阿片类药物；抗胆碱能药物可减少气道分泌物、降低迷走神经反应，如阿托品、格隆溴铵等。

（3）阻塞性睡眠呼吸暂停（obstructive sleep apnea，OSA）：OSA 患者的围手术期并发症发生率增至 2～4 倍，其中低氧血症、呼吸衰竭、计划之外的再插管等呼吸系统并发症最常见。对 OSA 患者进行的评估应包括：近期睡眠检测结果、OSA 治疗的详情、OSA 的当前症状和体征，以及是否存在 OSA 相关医学问题（如肥胖、气道异常和心血管疾病）。

4. 脑血管疾病　脑血管病患者在围手术期发生心脑血管事件的风险增加，且通常标志着患者合并其他心血管病。对于卒中近期发作患者，应考虑手术时机并推迟择期手术。

5. 内分泌疾病

（1）糖尿病：糖尿病会增加围手术期感染风险，以及术后心血管疾病发病率和病死率。糖尿病可导致多系统并发症，影响围手术期管理。糖尿病术前血糖监测、糖化血红蛋白测量及血糖管理尤为关键，HgA_{1c} 可以预测围手术期血糖水平。

（2）甲状腺疾病：对大部分患者而言，麻醉前评估仅需要确证患者的甲状腺功能是否正常。对于近期诊断为甲状腺疾病的患者，以及存在临床甲状腺功能亢进或甲状腺功能减退的患者，应推迟择期手术。对于有重度甲状腺功能亢进或甲状腺功能减退，以及需要接受限期手术或紧急手术的患者，应在术前立即接受治疗。

（3）肾上腺疾病：库欣病和肾上腺皮质功能减退症患者需要接受降低围手术期风险的管理，嗜铬细胞瘤患者很可能在术中出现血流动力学不稳定和心律失常，使用糖皮质激素的患者面临围手术期肾上腺皮质功能减退的风险。

（4）垂体异常：垂体异常可致激素分泌不足或过多，因此可能增加围手术期风险。例如，肢端肥大症和库欣综合征均会增加困难气道风险，还与心血管疾病及 OSA 有关。

6. 其他疾病

（1）贫血：术前贫血即使程度轻微，也会增加术后 30 日病死率，还会增加围手术期输血需求。对镰状细胞病患者、地中海贫血患者，需详细询问病史，关注辅助检查，评估术前输血的必要性，是否存在合并症，包括骨骼异常、心脏或肝脏并发症。

（2）静脉血栓栓塞性疾病：静脉血栓栓塞，包括深静脉血栓形成和肺栓塞，常见于术后住院患者，其中肺栓塞是最常见且可避免的术后院内死因之一。对于长期面临较高血栓栓塞风险的患者,即存在心房颤动、人工心脏瓣膜以及近期/既往血栓栓塞性事件的患者,警惕其围手术期中断抗凝引起的血栓风险升高,或考虑围手术期桥接抗凝策略。

第二节　腹腔镜手术术前准备与优化策略

术前准备是加速康复外科理念的重要环节,目的是通过完善的术前准备使患者在手术前具备充分的心理准备和良好的生理条件。本节将介绍患者宣教、术前机械性肠道准备与禁食禁饮原则、术前营养筛查、术前用药的管理方案,以及预康复策略的概念和常用方案。

一、患者宣教

术前对患者进行个体化的手术相关宣传教育是多数加速康复外科指南及专家共识中推荐执行的术前准备环节。

大多数患者在术前并不了解手术,对手术安全、术后生活质量等存在担心,甚至出现不同程度的恐慌、焦虑、悲观情绪,这种焦虑情绪在肿瘤患者中尤其显著,并可能造成不良的应激反应,妨碍手术顺利进行和术后康复。因此推荐医护人员在术前通过口头或书面形式向患者及家属详细介绍麻醉、手术流程,并解答患者及家属对麻醉、手术存在的疑问,从而尽可能缓解患者焦虑情绪。

部分患者存在不良的生活习惯,如吸烟、酗酒等。这些生活习惯本身也可能与其需要外科手术处理的病因存在相关性。多项研究表明,术前不戒烟可显著增加气道炎症反应,从而导致术后肺部并发症的发生率显著增高,而术前戒烟 4 周以上可显著降低围手术期术后并发症的发生。研究表明酗酒显著增加术后病死率,增加术后出血、伤口感染、循环及呼吸系统并发症的发生率,可见不良的术前生活习惯可导致患者术后并发症发生率增加、住院时间延长、住院费用增加等不良后果。因此,生活习惯方面的宣教也是术前宣教的重要部分,应向患者及家属宣教术前戒烟、戒酒的重要性。

患者宣教中还应该有对于加速康复外科策略的目的、意义和实施方案的讲解。部分加速康复外科策略中可能包括营养评估和相关干预、心理评估和干预、运动方面的预康复策略等。对于这些患者,尤其应在宣教环节中使其理解进行诸多术前准备、术后康复策略的重要性,解答其对加速康复外科策略的问题,从而使患者及家属更加积极的配合,促进术后加速康复。

二、营养评估及支持

术前营养评估及必要的营养宣教和治疗,在加速康复外科策略中具有重要意义。营养不良是术后并发症的独立危险因素,患者术前营养不良与术后并发症发生率、病死率、延长住院时间和 ICU 停留时间具有相关性。而接受外科手术的患者时常发生营养不良,原因包括原发病本身可存在消耗性、慢性炎症状态、消化道功能异常或情绪问题所致。因此在术前筛查出营养不良的患者,并在条件允许情况下对其进行营养支持是十分有必要的。

2002 年 6 月,欧洲临床营养与代谢协会根据 128 项随机对照试验的结果提出了适用于住院患者的营养风险筛查方法,称为营养风险筛查 2002(nutritional screening 2002, NRS 2002)。2004 年在我国三级甲等医院的 15 098 例住院患者进行营养风险筛查报告显示,NRS 2002 适用于大部分中国住院患者的筛查。NRS 2002 分为两部分。首次营养状况筛查的问题包括: ① BMI<18.5。② 患者 3 个月内体重是否下降。③ 患者过去 1 周内是否存在摄食减少。④ 前白蛋白<200 mg/L(无法获取 BMI 时依据此指标)。⑤ 患者是否患有严重疾病。筛查问题若有任意一项回答为"是",则进入营养风险筛查。营养风险筛查对疾病严重程度(0~3 分)、营养状态受损程度(0~3 分)、年龄评分(>70 岁为 1 分)进行整合评分。营养筛查风险评分≥3 分者存在营养风险,需要营养科会诊,必要时予营养干预。

推荐对于存在重度营养风险的患者在营养科医生指导下根据个体情况给予营养支持,优选经口或肠内营养,达到每日营养目标。对于营养不良风险调查评分≥5 分即重度营养不良者,进行个体化的术前营养支持,可将术后并发症发生率降低 50%。而对于营养不良风险调查评分低于 4 分的患者,术前的营养支持治疗的获益在不同研究中存在差异。有研究提示,术前营养不良评分 3~4 分的患者,术前的营养支持不降低术后并发症的发生率或缩短住院时间。同时亦有证据提示,术前每日适量补充乳清蛋白,有助于改善患者术前营养贮备,减少炎症应激,在免疫调节等方面发挥作用。一般认为蛋白质的摄入量应占能量消耗的 20%。

术前的营养筛查和必要的营养支持可改善术前的营养状态,为术后分解代谢提高建立能量储备基础。同时,如患者同时进行术前预康复,高蛋白质的营养支持有助于提高肌肉力量,增加运动训练的受益。

三、术前肠道准备

对于接受消化道手术的患者,传统术前准备需要进行机械性肠道准备,包括顺行性机械准备和逆行性机械准备。① 顺行性机械准备,即服用导泻药。② 逆行性机械准备,即灌肠法。但目前普遍认为,这种机械性肠道准备对于患者是一种刺激,可能导致肠道内环境紊乱,加重患者术前应激反应,且可能导致脱水和水电解质平衡紊乱,在老年患者中尤其显著。且目前对于接受胃肠道手术的患者,暂无相关研究结果明确提示机械性肠道准备可使患者在降低术后感染发生率等方面获益,而进行结肠手术的患者行机械性肠道准备与术后吻合口瘘的发生存在相关性。

因此,对于不需要进行术中内镜检查、合并严重便秘且拟行胃部手术或结肠手术的患者,目前的指南不推荐常规应用机械性肠道准备。但对于一些特殊患者,指南也做出了相关推荐:① 对于合并幽门梗阻的拟行胃部手术患者,推荐术前置入鼻胃管并予温盐水洗胃以减少胃潴留。② 对于拟行联合脏器切除的消化道手术患者,建议术前行肠道准备。③ 对于慢性便秘的患者,建议术前予生理盐水灌肠,从而避免术后排便困难。

四、术前禁食禁饮原则

目前普遍认为传统的消化道手术术前禁食禁饮时间过长,且无研究证据支持过长时间的禁食禁饮可降低反流误吸的风险。而研究表明,长时间的术前禁食不能降低术后并发症的发生率,反而会引起胰岛素抵抗及术后不适。因此,目前许多国家的麻醉学会均推荐,对于无胃肠动力障碍或肠梗阻的患者,麻醉前 6 小时前允许进食固体食物,2 小时前可饮清饮料。

同时,基于高级别循证医学证据,国内外加速康复外科指南普遍推荐,对于不合并糖尿病的患者,麻醉前 2 小时口服 12.5%碳水化合物清饮料 400 mL,术前 12 小时饮 12.5%碳水化合物饮品 800 mL。目的是降低术后胰岛素抵抗的发生率,改善患者术后的代谢状态,减少术后高血糖等并发症的发生,同时减少术前饥饿、口渴、焦虑等。

五、术前用药

1. 术前麻醉用药 除特殊患者,一般不推荐常规予镇静、抗胆碱药等术前麻醉用药。如需术前放置硬膜外导管,可适当予抗焦虑药缓解操作过程中的紧张、焦虑情绪。

2. 预防性使用抗生素 预防性抗生素需要在明确切口性质的前提下应用。清洁手术(Ⅰ类切口)通常不需要预防性应用抗生素。清洁手术仅在如下情况考虑预防性应用抗生素:手术范围大、时间长、污染机会多;涉及异物植入;存在感染的高危因素,如高龄、糖尿病、免疫功能低下(尤其是接受器官移植者)、营养不良等。清洁污染手术(Ⅱ类切口)和污染手术(Ⅲ类切口)需要预防性使用抗生素。

大部分国内外指南推荐胃肠道手术中预防性使用抗生素,有利于减少术后伤口感染的风险。推荐对于胃肠手术患者:① 同时应用针对需氧菌及厌氧菌的预防性抗生素。② 预防性抗生素应在切皮前 0.5~1.0 小时给予。③ 若手术时间超过 3.0 小时,或超过所用抗生素半衰期的 2 倍,或成年患者术中出血量超过 1 500 mL,术中需要追加单次抗生素剂量,除以上情况,多剂量方案的抗感染效果不优于单一剂量方案。

3. 预防性抗血栓治疗 术前应常规评估患者的深静脉血栓形成风险。静脉血栓栓塞症的危险因素包括:恶性肿瘤高凝状态、复杂性手术、化学治疗和长时间卧床等。对于高危患者,如未予预防性抗血栓治疗,术后下肢深静脉血栓形成的发生率高达 30%,致死性肺栓塞发生率近 1%。因此指南推荐中、高危患者(Caprini 评分≥3 分),术前 2~12 小时开始预防性抗血栓治疗,持续用药至术后 14 天。必要时,对于高危患者,可同时予间歇性充气压缩泵或弹力袜等机械防血栓措施。

4. 支气管扩张剂的应用　术前应对患者的呼吸系统进行细致评估。对于存在气道高反应性和肺功能下降的高危患者(如年龄>65 岁、肥胖、有吸烟史、支气管哮喘、慢性阻塞性肺疾病等),指南推荐术前至术后 3 个月行雾化吸入支气管扩张剂及糖皮质激素治疗,以预防支气管痉挛等围手术期气道并发症。

六、预康复策略

传统的优化术后加速康复的策略主要集中在术中(腹腔镜手术、硬膜外麻醉、术中液体管理策略等)和术后(镇痛、早期进食、康复活动等)阶段。而如何在术前阶段进行干预并加速术后康复,正成为 ERAS 研究的热点。"预康复(pre-habilitation)"正是基于 ERAS 优化理念提出的术前管理新策略,旨在术前有效的优化患者的整体功能状态,使患者能够更好地承受随之而来的手术应激的过程,进而加速术后康复。

处于术后急性期的患者,其功能状态由于手术创伤、炎症、原发病和卧床而出现迅速下降,在康复期得到缓慢恢复。近十余年,随着对于围手术期医疗认识的加深,康复的概念得到了延伸。"康复"的传统认识逐渐转变为以患者为中心的评估,其核心是患者术后是否能够回到基础的生活状态,或者恢复术前的体力活动能力——功能状态(functional capacity)。尽管手术技术、麻醉及围手术期管理有了长足的进步,使得手术变得更为安全,但仍有相当一部分患者术后并不能恢复到他们术前的功能状态。

传统观念认为促进康复始于手术之后,且术后康复存在伤口疼痛、担心康复锻炼影响伤口愈合、心情焦虑或抑郁、需要继续接受化学治疗或放射治疗等干扰因素。相比之下,术前患者心情相对平静,身体状况也较术后急性期更好,可能可以更好地进行康复锻炼。术前进行运动等预康复策略也可一定程度的缓解患者焦虑心理,尤其当患者感到自己的参与可能促进预后时,会进一步降低他们的焦虑情绪。同时对于大部分医疗机构,择期、限期手术前会有一段等待时间以完善术前检查。而在未经充分宣教的前提下,大部分患者在术前准备期间的功能状态不会提高,甚至会因情绪、饮食等在术前活动量减低,功能状态下降。因此,患者在术前进行康复锻炼时机是合理、可行的。

制订预康复方案最适宜的时间是门诊术前评估时期。在这段时期内,包括内科、老年科、麻醉科、外科、营养科、运动/理疗科、护理的多科团队将根据制订的危险分层模型,以识别具有高危因素的患者,在平衡干预的潜在获益与推迟手术的潜在风险后,确定预康复方案的持续时间。

研究表明,术前运动功能降低与术后病死率、术后并发症发生率升高、术后恢复延迟相关。因此,大部分预康复策略主要基于术前进行有氧运动,以提高患者术前运动功能储备。多项关于结直肠手术患者实行预康复策略的临床研究结果提示,术前通过基于体力活动的预康复,患者术前功能状态可提高至基线水平以上,术后恶化程度更低,且可更快恢复到基线水平。

对基于运动的预康复策略的随机对照研究提示,多模式的预康复计划(包括运动、药物优化、戒烟、减少酒精摄入、饮食咨询、营养补充、认知强化、心理支持以及教育),比单一模式的预康复计划可能更为有效。目前倡导三联预康复策略,即中高强度的有氧及力量锻炼、蛋白补充为主的营养支持和心理支持消除焦虑。国际上对于三联预康复治疗策略的研究刚刚起步。随着该理念逐渐为麻醉医生和外科医生了解和认可,一些观察性研究和随机对照试验相继在结直肠手术开展。但目前仍需要更多高质量的临床研究进一步探究不同人群适用的预康复策略。

术前多学科干预以手术类型和患者的代谢状况为基础,以提升患者体力、营养和心理储备为目的,为患者制订个体化的预康复计划。预康复计划对于患者应安全、可行。因此制订的计划应以患者为中心,确定患者无预康复计划执行的禁忌(如严重的心肺功能异常、蛋白质过敏等),选择患者容易接受的、可在家庭环境方便执行的运动方案等。大部分预康复策略需在院外实施,因此在预康复计划开始前应充分对患者进行宣教,使其了解预康复策略实施的重要性和实施要点。在预康复实施过程中应由医护人员对其预康复的实行情况及存在的问题进行调查随访,从而提高患者的依从性,进而保证预康复的效率。术后是预康复发挥效应的时期,术前所提升的储备应有助于患者术后功能状态的恢复,对于肿瘤患者术前预康复还可能有利于术后辅助治疗。

第三节 常见腹腔镜手术评估要点

腹腔镜途径已成为很多腹部以及盆腔外科手术操作的标准方法。与开腹手术相比,腹腔镜手术可减少术后疼痛、缩短恢复时间、切口更小,并减少术后应激反应。腹腔镜手术需向腹膜内或腹膜外充气,以建立一个观察并进行手术操作的空间,通常充 CO_2,维持气腹压力 $12\sim15$ mmHg。腹腔镜的建立可对呼吸、循环及其他器官功能产生一系列影响,对于拟行腹腔镜手术的患者,术前评估时应重点关注患者呼吸、循环等系统合并症、手术方式以及手术相关的原发病情况。

一、腹腔镜相关生理变化

1. 呼吸系统　气腹导致腹内压增加,膈肌和纵隔结构向头侧移位,从而减少功能残气量和肺顺应性,导致肺不张并增加气道峰压。在角度更大的头低脚高仰卧位时(如在盆腔手术期间),将加重这些影响,腹膜后充气时肺顺应性的改变相对较少(如在肾脏或肾上腺手术期间)。FRC 减少及肺不张理论上可能导致分流及通气/灌注不匹配。

CO_2 高度可溶,在腹腔镜手术充气期间可快速吸收进入循环中。必要时须增加通气以维持正常的呼气末 CO_2 和动脉血 CO_2 分压。对于慢性阻塞性肺疾病、哮喘和病态肥胖的患者，过度通气可能较困难，尤其是当患者处于头低脚高仰卧位时。在 COPD 和高龄患者中，呼气末 CO_2 可能不能准确反映动脉血的 CO_2 分压，需测量动脉血气以监测通气。

气腹及头低脚高仰卧位可能导致气管隆嵴向头端移位，从而导致气管内导管向主支气管移动，引起肺不张、缺氧和高气道压。

2. 循环系统　气腹及相伴的腹内压升高可通过神经内分泌和机械性作用对心血管系统产生影响。腹内压增加促进儿茶酚胺释放和肾素-血管紧张素系统激活，并释放升压素，同时由于气腹压迫动脉血管结构，导致平均动脉压、外周血管和肺血管阻力增加。插入 Veress 针或充入气体牵拉腹膜引起的迷走神经刺激，可导致缓慢性心律失常、心动过缓。CO_2 吸收引起的高碳酸血症也可能使体循环及肺循环阻力升高，并抑制心肌收缩，增加心律失常风险。

腹腔镜操作期间的心血管反应多变且呈动态性。健康患者通常可较好地耐受这些影响。然而高龄的患者及合并心肺疾病的患者（如充血性心力衰竭、肺高压、心脏瓣膜病），术中可能出现心功能不全。

3. 局部循环的改变　气腹的机械性影响和神经内分泌影响可减少内脏循环，导致肝血流量和肠灌注下降。肾实质受压、肾静脉血流量减少及升压素水平升高，肾灌注及尿排出量减少。当腹内压维持在 15 mmHg 以下时，肾功能和尿排出量通常在气腹排气后不久恢复正常，不产生病理学改变。腹内压和胸内压增加、高碳酸血症及头低脚高仰卧位，均可增加脑血流量、颅内压及眼内压，对于存在颅内占位病变、脑血管疾病（如颈动脉粥样硬化和颅内动脉瘤）、眼部合并症的患者，可能产生不良的临床后果。

因此对于腹腔镜手术患者需进行充分的心肺以及重要脏器功能评估，警惕气腹可能引起的循环、呼吸功能不全和脏器损伤。在此基础上，根据手术类型及患者合并症，针对各专科的腹腔镜手术特点，全面评估患者手术麻醉风险、完善术前准备。

二、腹腔镜妇科手术

Reich 于 1988 年完成第一例腹腔镜下子宫切除术，彻底改变了妇科领域开腹手术的传统方式。腹腔镜手术具有减少术中失血、镇痛药用量，促进肠道功能和日常活动的恢复等优点，在妇科手术中得到了广泛推广。常见的腹腔镜妇科手术包括子宫及附件切除术、子宫肌瘤剔除术、异位妊娠切除术、盆腔肿瘤根治术、巨大盆腔占位切除术。

（一）患者评估

充分的术前麻醉评估可以建立患者对手术和麻醉的合理预期，提供术后康复相关信息。通过术前评估和访视缓解患者焦虑，提高患者满意度。

1. 贫血　妇科手术患者可能由于长期失血或恶性肿瘤，常伴有贫血，应在术前对贫血原因进行诊断。中老年患者可能伴有循环或呼吸系统疾病，慢性贫血可进一步导致器官功能损害，因此应重视麻醉前对贫血状态的纠正。如血红蛋白低于 70 g/L，应及时处理。

2. 预防恶心和呕吐 腹腔镜妇科手术患者已经具备两个独立的术后恶心和呕吐（post operative nausea and vomitting，PONV）的危险因素，即腹腔镜和女性。因而，在术前评估中应特别注意患者是否吸烟、既往晕动病病史或 PONV 史等其他 PONV 危险因素，预防性应用两种及以上止吐药物，并在术中避免应用笑气及大剂量阿片类药物以降低 PONV 风险。

3. 巨大盆腔占位切除术 巨大盆腔占位可引起一系列病理、生理变化，包括膈肌上抬、通气功能受限，增加肺部感染风险；肿瘤压迫腔静脉、腹主动脉，降低回心血量同时增加心脏后负荷，手术操作可能引起明显的循环波动；对胃肠道的压迫可导致患者出现营养不良、电解质紊乱。对此类妇科手术患者，麻醉前应重点评估肺功能、动脉血气分析、心电图和超声心动图了解心肺功能储备，评估患者的营养、代谢和容量情况，麻醉前尽可能予以纠正。

4. 心理状态评估 大部分进行妇科肿瘤手术的患者处于围绝经期，术前应特别注意患者的情绪和精神状态，对患者进行充分的心理支持和术前沟通，以消除患者对麻醉和手术的疑惑与恐惧心理。术前积极心理辅导对减轻围手术期应激、加速术后康复意义重大。

5. 术前禁食禁饮及肠道准备 ERAS 指南中不推荐对腹腔镜妇科肿瘤手术患者术前常规进行机械性肠道准备，如计划在术中进行肠道切除或结肠镜检查等特殊情况而必须行机械性肠道准备时，术前评估中应特别留意患者术前的容量状态，及是否合并电解质紊乱。推荐术前 2 小时清饮和术前 6 小时服用适量碳水化合物，有助于减少术后应激，改善术后胰岛素紊乱。

（二）手术相关评估

术前评估时还应与手术医生充分沟通，了解手术难易程度、出血程度、手术用时长短、手术体位要求等。对于需头低脚高位体位进行手术的患者，要特别注意其术前肺功能状态，是否有肥胖、气道狭窄、不完全梗阻等通气功能障碍，进行相应的术前和术中处理，降低术后肺不张、肺部感染等呼吸系统并发症风险。

三、腹腔镜普通外科手术

（一）腹腔镜消化道手术

1. 术前一般状况评估 消化道溃疡和肿瘤出血的患者多伴有营养不良、贫血、低蛋白血症。胃肠道可潴留大量血液，失血量难以估计。对合并贫血和营养不良的患者，如为择期手术，术前血红蛋白应纠正到 9 g/dL 以上，必要时多次输血或补充白蛋白治疗。同时对患者采用营养风险评分 2002（NRS 2002）进行全面的营养风险评估，当合并以下任一情况者考虑为存在严重营养风险：6 个月内体重减轻＞10%；疼痛数字评分法（numerical rating scale，NRS）评分＞5 分；BMI＜18.5；血清白蛋白＜30 g/L。对于这类患者应给予肠内或肠外营养支持，术前营养支持时间一般为 7～10 天，严重风险者可能需要更长，以改善患者营养状况，提高患者对手术和麻醉的耐受性，降低术后并发症发生率。

消化道疾病患者由于呕吐、腹泻或肠内容物潴留，易发生水、电解质、酸碱平衡紊乱，出现脱水、血液浓缩和低钾血症，其中上消化道疾病易出现低氯血症及代谢性碱中毒，下消化道疾病易出现低钾血症及代谢性酸中毒等。术前肠道准备可进一步加重水电解质紊乱。术前应充分评估患者原发病严重程度、容量、电解质水平，麻醉前予以充分调整。

2. 反流误吸风险评估　在术前评估中对于可疑肠梗阻、既往有胃食管反流病史或反流误吸高风险患者，包括肥胖、糖尿病控制不佳、食管裂孔疝等患者，应给予相应的预防手段，如术前应用止吐、抗酸及促进胃排空药物，术前使用快速顺序诱导插管。腹腔镜手术中气腹的使用导致腹内压升高，同时也使胃内压升高，增加胃内容反流、误吸的危险，术中宜持续胃肠减压。但在 ERAS 途径中，消化道手术不常规留置胃管，如必须使用，可在术中留置，如吻合口满意建议在 24 小时内拔除，以促进术后胃肠功能恢复。

(二) 腹腔镜肝脏手术

手术部位本身可导致肝血流量明显减少，是肝病患者术后发生肝衰竭的一项重要危险因素，采用创伤性较小的术式可降低风险，例如采用腹腔镜而非开腹手术。此外还有研究表明，腹腔镜手术可降低肝衰竭发生率、减少术后肠梗阻、减少住院费用。因此，对于适宜的患者，可进行腹腔镜肝切除术，特别是肝左外叶切除术和肝脏前段病灶切除。

ERAS 指南强烈推荐在肝切除术前，向患者提供常规的专科咨询，向患者及家属针对肝切除手术方案、麻醉选择、疼痛控制和呼吸功能锻炼等相关内容进行沟通和宣教，有助于促进患者术后早期恢复及顺利完成 ERAS 相关康复内容。

肝病患者的术前实验室检查应包括可能影响患者麻醉管理的项目，包括血常规、电解质、血糖、血尿素氮、肌酐、凝血功能、转氨酶水平、胆红素和白蛋白。影像学检查测量肝体积有助于估计肝切除术后残肝大小。

1. 肝功能评估　肝脏具有重要的代谢功能，包括生成并分泌胆汁、代谢营养物质、参与药物、毒素的生物转化，以及合成多种血浆蛋白和凝血因子。对肝功能障碍患者进行完整的术前评估，对于手术的成功以及术后康复至关重要，首先应详细询问病史和体格检查，包括瘙痒、黄疸、凝血问题、精神异常、饮酒史等，了解可能提示肝功能不全的病史及症状体征。由于常用的肝功能检查方面敏感性和特异性都有一定局限性，只能反映肝功能的某一方面，需将实验室检查与临床相结合，准确评估肝功能。

根据实验室检查结果，可以将肝脏病变分为肝实质病变和梗阻性病变，实质性病变通常导致肝细胞整体功能损害，梗阻性病变主要影响体内物质通过胆汁的排出（表 3-1），多数患者同时合并两种病变类型。肝细胞损伤后氨基转移酶释放入血，通常测定的两种转氨酶包括：天冬氨酸氨基转移酶（aspartate aminotransferase，AST）和丙氨酸氨基转移酶（alanine aminotransferase，ALT）。除免疫球蛋白外，肝脏合成绝大部分血浆蛋白（包括白蛋白、各种蛋白酶、凝血因子），其中血浆白蛋白参与维持正常血浆渗透压，药物的结合、转运，可用于评估肝实质的储备功能及治疗效果。肝细胞持续向胆小管分泌胆盐、胆固醇、结合胆红素和其他物质。其中胆红素主要来自血红蛋白代谢的终产物，在肝细胞内与以葡萄糖醛酸为主的物质结合后，最终经胆总管排泄。胆盐的形成和分泌可影响脂肪和脂溶性维生素的吸收,维生素 K 缺乏影响凝血因子Ⅶ、Ⅸ、Ⅹ合成,表现为凝血功能异常。除冯·维勒布兰德因子(von willebrand factor, VWF)外,其余凝血因子均在肝脏内合成,因此肝功能不全通过维生素 K 或直接影响凝血因子合成,导致 PT 和 INR 延长。

表 3-1 肝功能异常

实 验 室 指 标	肝实质(肝细胞)功能异常	胆道梗阻或胆汁淤积
AST	↑～↑↑↑	↑
ALT	↑～↑↑↑	↑
白蛋白	0～↓↓↓	0
凝血酶原时间	↑↑↑	
胆红素	↑↑↑	0～↑↑↑
碱性磷酸酶	↑	↑～↑↑↑

注:0 不变;↑增高;↓降低。

通过多种肝功能试验,结合患者临床表现,可评估肝损伤程度。

无肝硬化的轻至中度慢性肝病患者通常能耐受手术,如患者合并肝硬化,可通过定量记分法来评估手术风险,其中最广泛应用的是 Child-Turcotte-Pugh(CTP)分级(表 3-2)和终末期肝病模型评分(model for end-stage liver disease, MELD)。CTP 分级 5～6 分的患者为 Child-Pugh A 级肝硬化(代偿良好的肝硬化);7～9 分为 Child-Pugh B 级肝硬化(肝功能显著受损);10～15 分为 Child-Pugh C 级肝硬化(失代偿期肝硬化),分别对应 3 个月内病死率 4%、14% 和 51%。MELD 评分是基于患者血清胆红素、肌酐、钠和 INR 为变量并赋予相应权重的公式,其值为连续分值,分值越高,则肝硬化程度越严重。一般来说,MELD 评分为 10～15 分表示围手术期风险增加;MELD 评分>15 分的患者不应接受择期手术。对于肝损伤较轻患者则主要参考血清酶学检查,通过血清肝酶水平变化了解肝脏病变的性质和程度,辅助诊断肝胆系统疾病。

表 3-2 Child-Turcotte-Pugh(CTP)分级

临床与生化检查	疾病严重程度		
	1	2	3
脑病(程度分级)	无	1～2	3～4
胆红素(μmol/L)	<25	25～40	>40
白蛋白(g/L)	>35	28～35	<28
凝血酶原时间延长(秒)	1～4	4～6	>6

2. 凝血功能评估 肝功能减退既影响促凝血功能又影响抗凝功能。肝病患者的凝血功能常规实验室检查常存在异常,包括 PT、INR 及 aPTT 延长,以及轻度血小板减少和 D-二聚体升高,尤其是肝脏合成功能受损和门静脉压力升高时。PT 测定纤维蛋白原、凝

血酶原,以及 V 因子、VII 因子、X 因子活性,VII 因子半衰期较短,因此 PT 和 INR 对于评价急、慢性肝病患者的合成功能有一定价值。通常正常凝血因子活性的 20%～30% 即可维持正常凝血功能,因此 PT 延长通常反应严重的肝损伤或维生素 K 缺乏。肝功能受损情况下,抗凝血因子(即蛋白 C、凝血酶和组织因子抑制物等)的合成同时减少,单独某项凝血检查预测肝病患者实际出血风险的能力较差,仅反映了促凝血因子的变化。因此对于某一特定时刻,血栓弹力图(thromboelastography,TEG)可更准确地反映患者凝血系统总体状态。TEG 通过分析全血的黏弹特性评价整体凝血功能,对促凝和抗凝系统、纤溶和抗纤溶系统状态的整体影响进行准确描述并指导治疗。

3. 其他系统功能评估　心血管并发症在肝病患者中较常见,是术后并发症和死亡的主要危险因素。肝硬化患者通常处于高动力循环状态,即低全身血管阻力及高心输出量。心血管异常随肝功能恶化而增加,高达 50% 的晚期肝硬化患者有心功能不全的表现,静息状态下心输出量和心肌收缩力正常或增强,但对药物、生理性或病理性应激的反应迟钝,应激状态下可能导致显性心力衰竭。严重肝硬化患者,合并腹水,可出现呼吸急促、通气-血流灌注比值失调、胸腔积液和肺容量减少。

肝病可导致肾功能进行性减退,表现为水钠潴留、肾脏灌注不足和肾小球滤过减少,应注意评估患者术前肌酐水平。避免出现高钾血症和酸中毒,并限制肾毒性药物使用。肝硬化可出现低钾血症、低钠血症和代谢性碱中毒,严重肝硬化患者应该评估术前电解质水平。

肝性脑病是慢性肝病患者可能合并的神经系统异常。缺氧、低血容量、碱血症、低血糖、低钾血症和低钠血症均可诱发和加重肝性脑病,肝病患者应避免上述情况。镇静剂(尤其是苯二氮䓬类)可加重肝性脑病,应避免使用。

(三)壶腹周围占位的腹腔镜手术

壶腹周围占位病变包括下段胆管癌、胰头癌、十二指肠占位等多种疾病,这类疾病的患者有着类似的临床表现,包括梗阻性黄疸、肝功能异常等,患者多主诉尿色加深、陶土色大便、皮肤黄染、瘙痒、恶心厌食、消瘦乏力。壶腹周围肿瘤在手术治疗上多采用胰十二指肠切除术,近些年腹腔镜胰十二指肠切除术因其术中出血少、肠道功能恢复快、住院时间短等诸多优点得到了广泛推广,但总体而言胰十二指肠切除术仍然是普通外科较为复杂的手术,存在手术时间长、并发症发生率高、术后恢复慢等客观因素。

1. 术前多学科综合治疗协作组诊疗模式　鉴于壶腹周围肿瘤特别是胰头癌患者诊断及治疗的复杂性,术前应常规联合影像、内镜、病理、肿瘤、放疗、消化、麻醉等专业的医生组成多学科综合治疗协作组(multiple disciplinary team,MDT),围绕诊断、鉴别诊断、需要进一步完善的检查、手术指征、可切除性评估、术前新辅助治疗、并存疾病的处理等问题展开讨论,制订个体化治疗方案,避免治疗不足及治疗过度,是开展 ERAS 的前提和基础。

2. 一般情况评估　术前应采用 NRS 2002 对所有患者进行营养风险筛查,对营养不良患者行营养支持治疗,首选肠内营养支持治疗。麻醉实施前应保证足够的胃排空时间。

术前服用碳水化合物饮料有助于患者康复,但胃肠道动力不足或消化道梗阻者应谨慎应用。

3. 围手术期风险及脏器功能评估　梗阻性黄疸患者发生一些围手术期并发症的风险增高,其中包括感染、应激性溃疡、弥散性血管内凝血以及肾衰竭。与术后病死率相关 3 个预测指标包括：术前血细胞比容<30%;初始血清胆红素水平>11 mg/dL(200 μmol/L);梗阻的恶性病因(如胰腺癌或胆管细胞癌),门脉高压也可能会增加手术风险。不良手术结局的其他几个术前预测指标,包括氮质血症、低白蛋白血症和胆管炎。

梗阻性黄疸患者通常合并肝功能异常,应充分评估患者肝功能和凝血状态,并对合并疾病特别是高血压、冠心病、肺部感染、糖尿病等给予全面评估和内科治疗。了解水电解质紊乱、营养不良、低蛋白血症等继发病理和生理改变情况,及时给予纠正。

4. 术前胆道引流　ERAS 指南上指出,拟行胰十二指肠切除术的患者常合并梗阻性黄疸,虽然目前在术前减黄指征与减黄方式上仍存在争议,但对于严重梗阻性黄疸(直接胆红素水平>200 μmol/L)、梗阻时间超过 1 个月的高位胆道梗阻,以及合并胆管炎或重要脏器功能不全的患者,术前减黄仍然具有积极作用,采用支架内引流更有助于患者消化系统功能的改善。而对于其他情况的梗阻性黄疸患者,建议术前进行多学科讨论,根据黄疸的严重程度、全身状况、医疗团队的技术条件等情况,综合决定是否行术前胆道引流及引流方式。

四、腹腔镜泌尿外科手术

泌尿系统疾病多伴有肾功能障碍,慢性肾功能障碍可继发高血压、尿毒症、贫血、低蛋白血症、水电解质和酸解失衡,也常发生心血管系统、代谢、造血系统异常,可表现为发热、贫血、高血压、肝功能异常等。麻醉药的抑制、手术创伤、低血压或脱水等因素,都能导致肾血流减少、肾功能进一步减退。腹腔镜下的气腹导致腹内压增加,对肾实质和静脉的压迫作用也是引起肾脏低灌注、功能损伤的主要原因。尤其对于手术时间长,或术前患者肾功能已有受损的情况下,如出现术中大出血,可导致肾灌流量进一步减少,甚至出现术后肾衰竭。保护肾功能的基本原则是维持正常的肾血流量和肾小球滤过率,尽可能做到：① 术前补足血容量,防止因容量不足所致的肾脏缺血。② 避免应用血管收缩药。③ 保持充分的尿量,必要时可给予呋塞米。④ 避免使用肾毒性药物和经肾排泄的药物。⑤ 术前有效控制泌尿系统感染。

(一) 一般情况评估

泌尿外科手术患者年龄跨度大,但多为有合并症的高龄患者,且术前多合并肾功能不全。术前应充分了解患者需手术治疗的原发病状态、心肺功能储备、其他并存疾病的程度。

(二) 肾功能评估

肾脏参与许多重要的生理过程,通过排出代谢废物(如尿素、肌酐和尿酸)、调节尿液中水和电解质,维持细胞外环境稳定。同时肾脏所分泌的激素参与调节全身及肾脏的血流动力学(肾素、前列腺素和缓激肽)、红细胞的生成(促红细胞生成素),以及钙、磷和骨的代谢(1,25-二羟维生素 D_3 或骨化三醇)。

在肾脏病患者中,部分或全部上述功能可能会减退或完全丧失。例如,肾性尿崩症患者的尿液浓缩能力下降,但其他功能可完全正常。终末期肾病(end-stage renal disease, ESRD)患者的所有肾脏功能可能都明显减退,从而导致尿毒症毒素堆积、水电解质平衡明显紊乱、贫血及代谢性骨病。

1. 肾小球滤过率和血清肌酐测定　肾小球滤过率(glomerular filtration rate, GFR)是指单位时间由肾小球滤过后进入肾小囊的超滤液容积,男性 GFR 的正常值为 120 ± 24 mL/min,女性为 95 ± 20 mL/min。肌酐来源于骼肌中肌酸的代谢及膳食中肉类的摄入,它以相对恒定的速率释放进循环中。肌酐可自由通过肾小球滤过,不被肾脏重吸收及代谢,同时 10%~40%的尿肌酐是通过近端小管分泌。因此血清肌酐浓度与人体肌肉质量成正比,与肾小球滤过率呈反比。血清肌酐浓度正常值在男性为 0.8~1.0 mg/dL,女性为 0.6~1.0 mg/dL。在肌肉量相对恒定的前提下,血清肌酐浓度测定可反映肾小球滤过率,且由于测定方便,目前多利用肌酐清除率(式 3-1)估算 GFR,并对患者的肾小球功能进行分级(表 3-3)。

$$肌酐清除率 = \frac{[(140 - 年龄) \times 瘦体重]}{(73 \times 肌酐浓度)}(女性 \times 0.85) \qquad (式 3-1)$$

表 3-3　肾小球功能分级

分　　级	肌酐清除率(mL/min)
正常	100~120
肾功能储备降低	60~100
轻度肾功能受损	40~60
中度肾功能不全	25~40
肾衰竭	<25
终末期肾病	<10

使用肌酐清除率时,需注意饮食和药物对肌酐的影响,导致其不能准确反映肾功能,如高蛋白质饮食、西咪替丁治疗与乙酰乙酸增多的情况下,血清肌酐升高而肾小球滤过率不变。由于重症患者体内肌酐生成速率及其体内分布容积异常,血清肌酐作为肾小球滤过率的指标在重症患者中也有所限制。GFR 改变后血肌酐浓度需要 48~72 小时达到平衡,不能准确反映急性肾损伤(acute kidney injury, AKI)患者肾功能。尽管如此,血清肌酐与尿量相结合的标准依然是肾功能评估的重要指标,如急性肾损伤分级系统(表 3-4)。

表 3-4　急性肾损伤分级系统(AKIN)

分　级	血清肌酐标准	尿　量　标　准
1	血清肌酐升高≥0.3 mg/dL(≥26.4 μmol/L),或较基础值升高≥1.5～2 倍	少于 0.5 mL/(kg·h),超过 6 小时
2	血清肌酐较基础值升高≥2～3 倍	少于 0.5 mL/(kg·h),超过 12 小时
3	血清肌酐较基础值升高≥3 倍(或绝对值≥354 μmol/L),且急性升高至少 44 μmol/L	少于 0.3 mL/(kg·h),超过 24 小时或 12 小时无尿

2. 尿素氮　血尿素氮与蛋白质分解代谢成正相关,与肾小球滤过率呈负相关。尿素产生率不恒定,高蛋白质饮食以及出血、创伤或糖皮质激素治疗造成的组织分解增加,均会使尿素产生增加。40%～50%滤过的尿素氮经被动重吸收,当容量不足引起近端小管钠和水的重吸收增强时,尿素氮的重吸收也会同时增多,而肌酐排泄则不受影响,导致血尿素氮/肌酐增加。血尿素氮/肌酐>15∶1,常提示血容量不足、与肾小管尿流缓慢相关的水肿性疾病(如充血性心力衰竭、肝硬化、肾病综合征)和尿路梗阻。

3. 尿液分析　尿液分析是肾功能常用检查之一,对肾小管功能的肾外疾病的评估有重要意义。尿常规检查包括尿 pH、尿比重、尿糖、尿蛋白、尿沉渣等,尿 pH 与动脉血 pH 结合评估患者酸碱平衡状态,鉴别诊断肾小管酸中毒;尿比重和渗透压反映肾脏浓缩功能;尿糖是肾糖阈降低或血糖升高的结果;尿蛋白可提示肾实质病变;尿沉渣镜检可发现红细胞、白细胞、管型、细菌等,红细胞常见于肿瘤、结石、感染、外伤,白细胞和细菌提示泌尿系感染。

4. 肾血浆流量和滤过分数　肾血浆流量通常通过对氨基马尿酸的清除率计算,GFR 与肾血流量(renal blood flow,RPF)的比值被称为滤过分数,正常值为 20%,虽然不作为常规检查,但对于了解患者病理、生理改变有重要意义。肾脏通过自身调节、管球平衡、激素及神经体液调节,将 RPF 维持在相对恒定水平。

目前对于急慢性肾功能不全的评估多侧重于评价肾功能不全的严重程度以及预后的相关性,对于围手术期麻醉管理的指导意义尚不明确。目前根据肾功能检查项目的异常程度判断肾功能受损的部位和程度,提示麻醉医师需注意调整围手术期用药,维持水、电解质和酸碱平衡,同时加强围手术期肾功能保护。

(三) ERAS 应用前景

ERAS 策略由一系列有循证医学证据支持的康复方案构成,可有效降低结直肠手术的手术应激、促进术后康复。研究显示,ERAS 方案可使结直肠术后并发症降低 50%、住院时间缩短 2.5 天。改良后的 ERAS 成功用于多种类型专科手术,包括妇科、胸外科、血管外科和骨科手术,但在泌尿外科手术中的应用尚处于起步阶段。开放性根治性膀胱切除术后病死率可高达 30%～64%,仍然是泌尿外科手术中的一大挑战,是应用 ERAS 指南的良好切入点,因此指南中对此类泌尿外科手术患者做出了相关推荐。

1. 微创手术　开放根治性膀胱癌切除术和盆腔淋巴结清扫是治疗非转移性浸润性膀

脱癌的金标准,但由于其病死率可高达 64%,为降低发生率,通过微创途径降低手术应激逐渐得到推广,如机器人辅助腹腔镜根治性切除术。

2. 术前咨询和教育　在腹部手术中,通过详尽的评估和咨询来降低患者的焦虑程度,促进伤口愈合和术后恢复,降低并发症。

3. 术前用药和优化　药物优化,包括高血压、贫血、糖尿病患者加强锻炼、戒烟、戒酒等。超过 33% 的泌尿外科手术患者有不同程度的营养问题风险。对于根治性切除患者,术前营养不良是术后病死率增加的独立危险因素,术前口服营养支持对于泌尿外科患者并发症和病死率的改善,还有待研究。

第四节　特殊腹腔镜手术评估要点

一、减重手术术前评估

肥胖发病率在世界范围内逐年上升,减重手术已成为病态肥胖公认的有效治疗手段之一,目前应用最为广泛的为腹腔镜胃减容手术和腹腔镜 Roux-en-Y 胃旁路手术。肥胖引起的病理、生理改变,使得肥胖患者困难气道风险增加、氧合维持困难,同时肥胖继发的各种器官损害使麻醉医师面临更大的挑战。

(一) 肥胖患者生理特点

1. 肥胖的定义　肥胖是一种慢性疾病,成人、青少年和儿童的肥胖患病率都在不断上升。体重指数(body mass index, BMI)即患者的体重(kg)除以身高(m)的平方,是评估患者体重状态最常用的衡量指标。世界卫生组织定义 BMI≥25 为超重,≥30 为肥胖;我国肥胖的标准:BMI 24~27.9 为超重,BMI≥28 为肥胖。与 BMI 相比,腹腔内脂肪与代谢综合征相关性更为明确,腰围可以简单直接地衡量脂肪在腹部蓄积程度。

2. 肥胖患者的生理变化　肥胖引起的呼吸、心血管、内分泌、消化系统生理改变,对麻醉和围手术期管理均存在影响。

(1) 肥胖对上气道的影响:肥胖患者脂肪组织可在咽喉壁堆积,使咽腔容积减小、咽腔轴线改变,咽部前方肌群(腭帆张肌、颏舌肌和舌骨肌)对咽腔扩张作用减弱,因此肥胖患者易合并阻塞性睡眠呼吸暂停。

(2) 肥胖对呼吸生理的影响:① 肺通气改变,由于胸壁脂肪组织的增加以及腹部增大导致的膈肌上抬,肥胖患者的肺容积会发生明显改变,FVC、FEV_1 绝对值下降,FEV_1/FVC 无明显下降,多数单纯性肥胖症患者呼吸频率增加,血二氧化碳水平正常,但阻塞性睡眠呼吸暂停综合征患者易出现周期性夜间出现的低通气,而肥胖低通气综合征和匹克威克综合征的患者,可存在持续性的肺泡低通气,动脉血二氧化碳分压升高。② 通气血流比失调,肺动脉高压肥胖患者功能残气量下降,当功能残气量低于闭合容量,呼气时小气道过早闭合、生理无效腔增加,导致通气血流比失调,将增加低氧血症的风险;而长期低氧血症可进一步导致肺小动脉收缩、肺动脉压升高,进一步加重通气血流比失调。③ 呼吸运动做功增加、氧耗增加,肥胖同时可导致胸部顺应性下降,尽管肺组织顺应性变化不大,但仍可导致气道阻力升高,呼吸运动做功显著增加,呼吸运动耗氧量增加。

(3) 肥胖对循环生理的影响:肥胖患者循环血容量增加、血管阻力下降、心输出量增加、心率变化不大,主要通过增加每搏量而增加心输出量,肥胖者氧耗量增加显著降低了心血管储备功能,增加围手术期风险。长期前负荷增加会导致心肌肥厚、扩大,心室顺应性下降,进而发展为左心功能不全。而对于长期存在低氧血症和高碳酸血症的患者,低氧可刺激肺血管收缩,增加肺循环阻力,慢性肺动脉高压同时会导致右心功能不全。另外,心脏传导系统脂肪浸润,也增加了肥胖患者心律失常和猝死风险。

(4) 肥胖对内分泌系统的影响:肥胖患者同时具有内分泌和代谢紊乱,出现糖耐量下降、脂代谢紊乱等,合并非胰岛素依赖性糖尿病、高脂血症等。

(5) 肥胖对消化系统的影响:肥胖患者胃容积增大、胃排空减慢、胃液 pH 降低,禁食状态下的肥胖患者仍有大量和 pH<2.5 的胃液。肥胖患者腹内压增高,食管裂孔疝发生率较高,麻醉过程中出现误吸及吸入性肺炎的发生率均高于非肥胖患者。此外肥胖患者发生肝胆疾病的风险也有所增加。

(6) 肥胖患者的并存疾病:肥胖患者多合并代谢综合征,如血脂代谢异常、血糖升高或胰岛素抵抗、高血压等,肥胖患者处于高凝状态,围手术期血栓形成的风险是体重正常者的 10 倍,肥胖也是冠心病、充血性心力衰竭的重要危险因素。肥胖患者发生睡眠呼吸暂停综合征(obstructive sleep apnea,OSA)和肥胖低通气综合征(obesity hypoventilation syndrome,OHS)比例较 BMI 正常者显著升高,另外患者罹患乳腺癌、前列腺癌、宫颈癌、结直肠癌和退行性关节病的风险均有所增加。

(二) 肥胖患者腹腔镜手术的术前评估

对于肥胖患者的麻醉计划,必须考虑肥胖所引起的生理改变以及肥胖相关的合并症;因此,肥胖患者麻醉前应进行全面的术前评估,应着重于对呼吸系统、气道及心血管系统的评估,重点识别和筛查肥胖相关并存疾病和高血栓风险的患者。术前对减肥手术死亡风险分层(obesity surgery mortality risk stratification,OS-MRS,表 3-5)的评估可以指导术后监测和治疗,OS-MRS 同样适用于非减肥手术。

表 3-5　减肥手术死亡风险分层(OS-MRS)

危　险　因　素	评　　分
BMI>50	1
男性	1
年龄>45 岁	1
高血压	1

（续表）

危 险 因 素	评 分
肺栓塞危险因素	1
既往静脉血栓形成	
置入腔静脉滤器	
低通气（睡眠呼吸障碍）	
肺动脉高压	

评 分	死亡风险（%）
A 级，0～1 分	0.2～0.3
B 级，2～3 分	1.1～1.5
C 级，4～5 分	2.1～3.0

1. 呼吸系统　约 10% 肥胖患者存在面罩通气困难，1% 肥胖患者存在气管插管困难，有研究显示 BMI>30 为面罩通气困难的预测因素之一。由于肥胖患者氧储备下降使耗氧量增加，呼吸暂停期间去氧饱和较快，出现失败的气道情况时留给麻醉医生的反应时间较短。因此，术前应进行完善的呼吸系统评估，不仅要常规询问既往 OSA、困难通气、困难插管等病史，评估张口度、甲颏距、Mallampati 分级、颈后仰、下颌前伸等，更要结合患者面部、牙列和患者颈围充分进行气道评估，尽可能识别有困难气道风险的患者。在肥胖患者中 OSA 经常未被诊断，因此肥胖患者的术前病史和体格检查应明确地评估有无 OSA 的症状和体征，可采用 STOP-Bang 问卷调查表（表 3-6）进行初步评估，除限期手术或小手术（需要最轻度镇静），OSA 高风险的患者应该转诊至睡眠医学专家处和/或进行睡眠测试，以明确诊断以及在手术前开始治疗的可能性。

表 3-6　STOP-Bang 问卷调查表

S＝Snoring	是否打鼾，比讲话声音大或在隔壁房间可听到
T＝Tiredness	是否经常疲倦或白天嗜睡
O＝Observed Apnea	是否有人观察到睡眠呼吸暂停综合征
P＝Pressure	是否高血压
B＝BMI	>35
A＝年龄	>50 岁
N＝颈围	>40 cm
G＝男性	

注：≥3 个问题回答"是"，为 OSAHS 高危；<3 个问题"是"，为 OSAHS 低危。

病史采集和体格检查应尽量识别提示呼吸性疾病的症状和体征，需要完善血液检查、胸部 X 线、肺功能检查、血气等，如血气提示患者存在明显二氧化碳潴留，则需要睡眠专家或肺专科医生进一步完善检查，并进行术前优化。

2. 循环系统 循环系统的术前评估主要集中于患者是否患有高血压、冠心病、充血性心衰、房颤、肺动脉高压等并存疾病，应询问患者有无胸痛、劳累性呼吸困难、端坐呼吸、疲劳和晕厥及睡眠时体位，注意左心衰或右心衰的症状体征，如颈静脉怒张、心脏杂音、肝大、水肿等。部分减重药物（苯基类）会导致二尖瓣反流。由于肥胖患者部分症状体征不易识别，术前心电图的 P 波、ST 段和 QRS 波形对评估心室肥厚、心律失常、心肌缺血或梗死有提示意义，必要时可行动态心电图及超声心动图等检查评估心血管状况。综合患者活动耐力、合并症以及预期手术部位和时长，进行心肺运动试验，预测术后并发症风险。

3. 其他 必须了解空腹血糖、糖耐量；如果发现有糖尿病或酮血症时，应该在手术前给予治疗。此外由于肥胖患者较高反流误吸风险，术前应询问病人是否有食管反流症状。

（三）肥胖患者腹腔镜手术的术前准备

1. 减重手术 成人减重手术的指征为 BMI≥40 且没有合并症，或 BMI 为 35.0～39.9 且至少合并一项严重的共存疾病，如 2 型糖尿病、高血压或 OHS 等。对于亚裔患者，这一 BMI 标准可能需要适度降低。减重手术主要是通过进行容量限制、吸收不良或改变胃肠道激素水平等达到减重作用，常用手术类型包括：Roux-en-Y 胃旁路术、胆胰分流＋十二指肠转位术、袖状胃切除术和腹腔镜下可调式胃束带术等。腹腔镜手术相较开腹手术而言，有失血少、切口疝发生率低、伤口感染率低、术后恢复更快以及住院时间更短等优势，逐渐成为减重手术的首选。

2. 腹腔镜操作的生理学效应及其对肥胖患者的影响

（1）循环系统：① 插入气腹针或充入气体牵拉腹膜可刺激迷走神经，导致缓慢性心律失常。② 气腹压迫动脉、激活儿茶酚胺和肾素-血管紧张素系统和高碳酸血症均可增加全身血管阻力和肺血管阻力，其对心排血量和血压取决于患者目前的容量状态、充气压力和体位。③ 头高脚低降低回心血量，在容量不足的患者中，容易导致低血压的发生。

（2）呼吸系统：① 气腹导致膈肌向头侧移位，减少功能残气量和肺顺应性，导致肺不张并增加气道峰压。② 腹腔镜手术充气期间 CO_2 快速吸收进入循环，须增加通气以维持正常的呼气末 CO_2；而病态肥胖的患者气道压较高，过度通气较困难。

3. 腹腔镜减肥手术术前准备 术前充分评估共存疾病，如高血压、糖尿病、OSA、营养不良和限制性肺病等，如可以术前进行优化，则充分进行优化。① 对于有 OSA 或 OHS 的肥胖患者，如已在使用持续正压通气或双水平气道正压通气治疗的，应继续坚持其治疗方案。② 对于已经存在高血压、糖尿病和心力衰竭等问题的患者，应充分进行围手术期心脏风险评估，通过积极内科治疗进行优化。同时需要充分评估患者的术前心理状态，使患者明确改变生活方式的必要性，鼓励患者尽早开始锻炼。

由于肥胖患者使用少量镇静药物即可出现上呼吸道梗阻的风险增加，因此术前应尽量避免应用麻醉性镇痛药，可选用对呼吸抑制作用较小的苯二氮䓬类药物进行镇静。肥胖患者误吸风险增加，但是否术前使用抑酸剂和 H_2 受体阻断剂目前仍存在争议。肥患者术后感染和深静脉血栓形成风险均增加，术前预防性使用抗生素和预防剂量低分子肝素是有必要的。另外肥胖患者手术可能需要加宽手术床以保证患者安全，避免压伤和坠床。加宽的血压计袖带可使血压监测更为准确。

二、嗜铬细胞瘤患者的术前评估

（一）嗜铬细胞瘤概述

1. 嗜铬细胞瘤的流行病学　嗜铬细胞瘤是来源于肾上腺髓质和交感神经节嗜铬细胞的肿瘤，其发病率在高血压患者中约 0.1％。大多数嗜铬细胞瘤为散发、单发于肾上腺的良性肿瘤。但 10％ 的嗜铬细胞瘤与家族性常染色体显性遗传疾病相关，包括：von Hippel-Lindau(VHL)综合征、多发性内分泌腺肿瘤 2 型以及 1 型神经纤维瘤病等。约 10％ 分泌儿茶酚胺的嗜铬细胞瘤分布于肾上腺外，10％ 可为多发性的，约 10％ 可为恶性。

2. 嗜铬细胞瘤临床表现　约 50％ 的嗜铬细胞瘤患者有症状，在家族性嗜铬细胞瘤患者中无症状患者比例更高。但随着影像学进步，越来越多的患者通过影像学检查偶然发现。嗜铬细胞瘤最常见体征为持续性或阵发性高血压，其他症状包括头痛、大汗、心悸、震颤、苍白、惊恐发作样症状、直立性低血压（可能反映低血浆容量）等。罕见情况下，嗜铬细胞瘤患者可出现阵发性低血压或高血压与低血压的快速周期性波动。

3. 嗜铬细胞瘤病理、生理改变　嗜铬细胞瘤症状的产生是由于肿瘤过多分泌以下 1 种或多种儿茶酚胺类物质：去甲肾上腺素、肾上腺素和多巴胺，大部分分泌去甲肾上腺素为主，多数为混合分泌，不受神经支配的调节，其对循环和内分泌系统存在一定程度影响。嗜铬细胞瘤患者由于血儿茶酚胺水平过高，可达到正常人的 10 倍，其分泌以去甲肾上腺素为主，因此 α-肾上腺素能受体激活的症状占主导地位，表现为外周血管收缩、外周阻力增加、反射性心动过缓和血容量不足等。长时间常处于高儿茶酚胺水平，可造成心血管系统肾上腺素能受体的减少，应激情况下循环系统反应消失。此外，儿茶酚胺可抑制胰岛素的释放，促进肝糖原分解。因此，部分患者可出现糖代谢异常，但大部分可在切除肿瘤后改善。

4. 嗜铬细胞瘤潜在终末器官损害　嗜铬细胞瘤分泌的过量儿茶酚胺类物质会引起心血管系统和其他系统的病理、生理性改变。过度分泌的儿茶酚胺具有一定心脏毒性，其可导致心肌纤维膜渗透性改变、钙过度内流；其代谢产物具有毒性和氧自由基损害；可导致冠状动脉收缩、有潜在心肌缺血可能；长期高血压导致后负荷过重，也加重了心肌肥厚的进展，早期去除儿茶酚胺刺激，心肌病是可逆的，反之持续性的高血压会导致充血性心力衰竭的发生。严重高血压可导致主动脉夹层、过度血管收缩、氧供需失衡可造成多脏器灌注不足等问题，如出现心绞痛、心肌梗死、脑梗死、肾衰竭、视乳头水肿、肠道缺血和失明等问题。

（二）嗜铬细胞瘤患者术前评估

手术切除是治疗嗜铬细胞瘤的主要手段，大多数患者都需要接受麻醉。在嗜铬细胞瘤未经治疗或未被发现的患者中，25％～50％ 的院内死亡都发生于麻醉诱导期间或因其他疾病而接受的手术操作期间，因此麻醉医生需要提高对该疾病的警惕性。

1. 术前评估　所有嗜铬细胞瘤患者均应进行全面的术前评估,外科医生、麻醉科医生和内分泌科医生应开展多学科协作,完成患者的术前评估和准备。外科医生需要进行根据肿瘤大小、位置评估手术的难度,选择合适的手术方式。除常规病史采集和体格检查外,麻醉科医生的评估应重点关注儿茶酚胺过量分泌引起的潜在终末器官损伤,与麻醉风险最为相关的是心血管系统的损伤,儿茶酚胺分泌过量可造成容量不足、直立性低血压、器官或肢体缺血、主动脉夹层、心绞痛、心肌梗死、急性或慢性心肌病、充血性心力衰竭和心律失常。术前应进行充分心脏评估,需通过心电图检查 ST 段和 T 波改变,评估可能发生的缺血性改变和心律失常风险;同时应通过超声心动图检查来评估心室功能、心腔大小及心室壁运动等。极少数需要对患者进行动态心电图监测以评估心律失常。内分泌科医生通过术前药物准备,最大限度降低儿茶酚胺释放带来的病理、生理变化,如高血压和容量不足。

2. 术前准备　对于嗜铬细胞瘤患者,手术前应预留出充足的时间来进行治疗调整,目前常用的方案是应用 α 受体阻滞剂以控制高血压和逆转容量不足,初步阻断儿茶酚胺的毒性作用,逆转终末器官损伤。酚苄明作为非竞争性 α 受体阻滞剂,可有效改善患者术前高血压情况,是传统一线用药,由于其作用时间长,切除肿瘤易出现低血压,需要血管活性药物进行血压支持。目前也有研究显示,选择性 α_1-肾上腺素能受体阻滞剂如多沙唑嗪、哌唑嗪及特拉唑嗪等,可有效控制术前和手术期间的血压和心率,患者术前直立性低血压风险更低,瘤体流出静脉钳闭后需要给予的液体也更少。对于心动过速或心律失常的患者,可术前联合 β 受体阻滞。绝对不能在使用 α 受体阻滞剂之前用 β 受体阻滞剂,因为在 α 受体未被阻滞的情况下,阻滞 β 受体介导的外周血管扩张将导致血压进一步升高,出现高血压危象。由于 β 受体阻滞剂的负性肌力作用,隐匿性儿茶酚胺心肌病患者可能会出现充血性心力衰竭症状,因此 β 受体阻滞应谨慎使用,以低剂量开始。在 α 受体和 β 受体联合阻滞但血压控制不充分或患者不能耐受时,钙通道阻滞剂可作为补充方案。甲基酪氨酸可抑制儿茶酚胺合成,用作术前 α 受体阻滞的辅助用药,可比单独给予酚苄明的患者围手术期过程更加平稳,但由于长期治疗会造成严重的副作用,如镇静、抑郁、尿石症和锥体外系症状,应谨慎使用,部分研究中心用于术前短期准备。为扩充血容量,减轻直立性低血压,应鼓励患者高钠饮食,但对于充血性心力衰竭或肾功能不全患者应慎用。

3. 术前药物充分准备的标准　① 患者血压控制正常或基本正常,无明显直立性低血压。② 血容量恢复,血细胞比容降低,体重增加,肢端皮肤温暖,微循环改善。③ 高代谢症候群和糖代谢异常改善。术前药物准备需要 2~4 周,对于较难控制的高血压和其他并发症患者,应适当延长准备时间。

三、机器人手术的术前评估

(一) 机器人手术特点

随着微创手术的发展,机器人手术的应用也逐渐广泛,目前最为广泛使用的机器人系统是美国 Intuitive Surgical 公司研发的达·芬奇外科手术机器人系统。相对于传统腔镜手术，机器人手术具有多种优势，可以完成远程操控，提供三维视觉，同时可以通过动作较正、抖动过滤完成更为精细的操作，有减少手术创伤、减少出血量和患者术后疼痛，促进患者术后康复等优势。目前已在泌尿外科、妇科、普外科、心胸外科等多个领域开展手术。由于机器人手术与传统腹腔镜手术有一定相似性，因此麻醉管理方面也基本一致。但由于机器人手术也有其特殊性，麻醉管理也需要进行相应调整。首先机器人装置的建立使得麻醉医师难以近距离观察患者的情况，因此需要维持稳定的气道、静脉通路和监测手段。机器人腹腔镜手术为了提供较好的视野，气腹压力相对较高，部分手术维持特殊体位（如屈氏体位等），对患者血流动力学影响较大，同时手术过程中需要保持患者绝对无体动，因此需要麻醉医师维持充分的麻醉深度和肌肉松弛程度，同时保证患者血流动力学稳定。

（二）机器人手术的术前评估

实施机器人手术前需要对患者进行全面的术前评估。心肺功能的评估是非常必要的，如果患者存在基础心肺疾病或有血栓栓塞等，无法耐受较长时间的气腹或特殊体位带来的血流动力学变化，传统开腹手术可能是更为安全的选择。而术前具有下肢深静脉血栓患者，可能由于气腹或体位变化等因素，造成栓子脱落、术中肺栓塞风险增加，术前需要充分评估。由于长时间气腹或特殊体位均可能造成颅内压和眼内压的显著变化，因此对于术前具有青光眼和颅高压的患者，术后可造成症状的恶化，失明或围手术期卒中的风险增加，因此应尽量避免。同时在手术方面，术前需充分评估肿瘤大小、侵犯范围以及患者自身解剖结构是否存在异常，因为机器人缺乏对手术医师触感的反馈，在操作时可造成周围组织的损伤。如肿瘤过大、与周围组织粘连紧密或者患者自身解剖结构异常等，均会增加机器人手术的难度和损伤周围组织的风险。

（蓝国儒　刘宇超　黄会真　郎珈馨　王维嘉）

参考文献

［1］ 郭曲练,姚尚龙.临床麻醉学[M].4 版.北京：人民卫生出版社,2016.

［2］ Tobias J D. Preoperative anesthesia evaluation [J]. Semin Pediatr Surg, 2018, 27(2)：67-74.

［3］ Apfelbaum J L, Connis R T, Nickinovich D G, et al. Practice advisory for preanesthesia evaluation: an updated report by the American Society of Anesthesiologists Task Force on Preanesthesia Evaluation [J]. Anesthesiology, 2012, 116(3)：522-538.

［4］ Fleisher L A, Fleischmann K E, Auerbach A D, et al. 2014 ACC/AHA guideline on perioperative cardiovascular evaluation and management of patients undergoing noncardiac surgery: a report of the American College of Cardiology/American Heart Association Task Force on practice guidelines [J]. J Am Coll Cardiol, 2014, 64(22)：e77-e137.

［5］ Hartle A, Mccormack T, Carlisle J, et al. The measurement of adult blood pressure and management of hypertension before elective surgery: Joint Guidelines from the Association of Anaesthetists of Great Britain and Ireland and the British Hypertension Society [J]. Anaesthesia, 2016, 71(3)：326-337.

［6］ 中国加速康复外科专家组.中国加速康复外科围手术期管理专家共识(2016 版)[J].中华消化外科杂志, 2016,14(6)：527-533.

［7］ 中国医师协会麻醉学医师分会.促进术后康复的麻醉管理专家共识［J］.中华麻醉学杂志,2015,35(2)：141－148.

［8］ 中华医学会肠外肠内营养学分会加速康复外科协作组.结直肠手术应用加速康复外科中国专家共识(2015版)［J］.中华胃肠外科杂志,2015,18(8)：785－787.

［9］ 中国研究性医院学会机器人与腹腔镜外科专业委员会.胃癌胃切除手术加速康复外科专家共识(2016版)［J］.中华消化外科杂志,2017,16(1)：14－17.

［10］ Jie B, Jiang Z M, Nolan M T, et al. Impact of preoperative nutritional support on clinical outcome in abdominal surgical patients at nutritional risk［J］. Nutrition, 2012, 29(10)：1022－1027.

［11］ Nelson G, Bakkum-Gamez J, Kalogera E, et al. Guidelines for perioperative care in gynecologic/oncology：Enhanced Recovery After Surgery (ERAS) Society recommendations－2019 update［J］. Int J Gynecol Cancer, 2019.

［12］ Mortensen K, Nilsson M, Slim K, et al. Consensus guidelines for enhanced recovery after gastrectomy：Enhanced Recovery After Surgery (ERAS(R)) Society recommendations［J］. Br J Surg, 2014, 101(10)：1209－1229.

［13］ Gustafsson U O, Scott M J, Hubner M, et al. Guidelines for perioperative care in elective colorectal surgery：Enhanced Recovery After Surgery (ERAS) Society Recommendations：2018［J］. World J Surg, 2019, 43(3)：659－695.

［14］ Melloul E, Hubner M, Scott M, et al. Guidelines for perioperative care for liver surgery：Enhanced Recovery After Surgery (ERAS) Society Recommendations［J］. World J Surg, 2016, 40(10)：2425－2440.

［15］ Lassen K, Coolsen M M, Slim K, et al. Guidelines for perioperative care for pancreaticoduodenectomy：Enhanced Recovery After Surgery (ERAS) Society recommendations［J］. World J Surg, 2013, 37(2)：240－258.

［16］ Nasrallah G, Souki F G. Perianesthetic management of laparoscopic kidney surgery［J］. Curr Urol Rep, 2018, 19(1)：1.

［17］ Glatt D, Sorenson T. Metabolic and bariatric surgery for obesity：a review［J］. South Dakota Journal of Medicine, 2011, Spec No：57－62.

［18］ Lukosiute A, Karmali A, Cousins J M. Anaesthetic Preparation of Obese Patients：Current Status on Optimal Work-up［J］. Current Obesity Reports, 2017, 6(3)：229－237.

［19］ Nightingale C E, Margarson M P, Shearer E, et al. Peri-operative management of the obese surgical patient 2015：association of anaesthetists of great britain and ireland society for obesity and bariatric anaesthesia［J］. Anaesthesia Journal of the Association of Anaesthetists of Great Britain & Ireland, 2015, 70(7)：859－876.

［20］ Pappachan J M, Tun N N, Arunagirinathan G, et al. Pheochromocytomas and Hypertension［J］. Current Hypertension Reports, 2018, 20(1)：3.

［21］ Rossitti H M, Soderkvist P, Gimm O. Extent of surgery for phaeochromocytomas in the genomic era［J］. The British journal of surgery, 2018, 105(2)：e84－e98.

［22］ 中华医学会内分泌学分会肾上腺学组.嗜铬细胞瘤和副神经节瘤诊断治疗的专家共识［J］.中华内分泌代谢杂志,2016,32(3)：181－187.

第四章
腹腔镜手术麻醉方式及药物选择

第一节 麻醉方式的选择

自 1987 年第一例腹腔镜胆囊切除术以来,腹腔镜手术目前已经得到了广泛的应用。从麻醉的角度来说,体位和气腹是影响腹腔镜手术的两个因素。腹腔镜手术中气腹的应用、CO_2 吸收以及特殊体位造成麻醉监护困难都会带来挑战。同时,在麻醉状态下,患者正常的保护调节机制被麻醉状态削弱。这些生理上的改变能否被耐受,取决于患者的年龄、BMI、服用的药物以及合并的疾病。

在腹腔镜手术中,CO_2 气腹是最常采用的气腹技术,它对患者的通气和呼吸存在不良影响。CO_2 从腹膜吸收入血,气腹产生对膈肌的向上的压力,静脉回心血量减少,对患者的心肺循环功能都是一种挑战。麻醉科医生必须清醒地认识到气腹所导致的各种呼吸系统并发症,包括 CO_2 皮下气肿、气胸、纵隔气肿、心包积气、气栓,以及腹内压增加和特殊体位所带来的对机体病理、生理的不良影响,如血流动力学改变、误吸胃内容物、恶心和呕吐发生增加、神经损伤和眼内压增高等。随着手术方式的改良以及麻醉科医生围手术期管理水平的提高,很多以前认为不适合做腹腔镜手术的高危患者(肥胖、老年以及合并心肺疾病)也纳入了腹腔镜手术的范围。麻醉管理的目的是要在术前做出正确的评估并进行相应的准备,设法阻止或减轻这些异常改变所引起的不良后果,减少腹腔镜及合并疾病带来的风险,使患者安全渡过围手术期,术后尽快恢复到正常功能状态。

对不同种类的手术必须仔细选择合适的麻醉方式,可以根据手术方式及具体情况选择全身麻醉、局部麻醉和区域阻滞麻醉。

一、全身麻醉

全身麻醉是快通道麻醉技术的重要组成部分,可增加患者舒适度、防止术中知晓。采用包括几种静脉麻醉和吸入麻醉药物复合肌肉松弛剂的全身麻醉,进行气管插管和控制呼吸,可保持血流动力学稳定并能使患者快速复苏,是最安全的麻醉方式,推荐住院患者和手术时间相对较长的患者采用。

气腹期间,采用肺保护性通气策略,即低潮气量(6~8 mL/kg),中度呼气末正压(PEEP)5~8 cmH$_2$O,吸入气氧浓度(F$_i$O$_2$)<60%,吸呼比 1∶(2.0~2.5)。术中调整呼吸参数,维持呼气末二氧化碳分压(P$_{et}$CO$_2$)在 35 mmHg 左右,一般可考虑增加潮气量或呼吸频率来满足需要。但在 COPD 患者、肺大泡或有自发性气胸病史的患者,应通过增加呼吸频率来达通气要求,或调整 COPD 患者的吸呼比为 1∶(3~4),而不应采取增加潮气量的方法,以免发生肺泡过度膨胀或发生气胸。间断性肺复张性通气为防止肺不张的有效方法,应该至少在手术结束拔管前实施一次。CO$_2$气腹以及特殊的体位可能影响 P$_{et}$CO$_2$评价动脉血二氧化碳分压(PaCO$_2$)的准确性,推荐在腹腔镜长时间手术的患者中应进行桡动脉穿刺,以行气腹后的动脉血气测定,便于指导通气参数的调整,避免潜在的严重高碳酸血症。

腹内压监测也是必不可少的,在满足手术要求的前提下,应采用尽量低的腹内压,一般不超过 15 mmHg,如发生 CO$_2$皮下气肿,则需调低气腹压力。适当加深麻醉有助于避免腹内压过高。

二、喉罩全身麻醉

腹腔镜短小手术如腹腔镜胆囊切除术、腹腔镜阑尾切除术、腹腔镜疝修补术,以及腹腔镜妇科短小手术等也可考虑使用喉罩。2017 年发表的一篇综述在综合分析 109 篇文献后发现,与气管插管相比,使用 LMA Classic 并不能降低咽痛的发生率,但使用 LMA Proseal 喉罩后咽痛的发生率明显降低,而使用 LMA Supreme 喉罩后咽痛、术后吞咽困难和发声困难的患者明显降低。关键还在于是否选择和患者相匹配的喉罩以及气囊的充气容积或压力,这些参数也和术后的结果密切相关。上述综述指出,只有 7 篇文章把喉罩尺寸选择和气囊压力做了详细的描述。而手术时间的长短、手术的种类以及选择不同肌肉松弛药也会影响术后结果。在儿科腹腔镜手术中,有小样本量研究表明,使用喉罩也未发现比气管插管有更多的低通气、胃潴留以及误吸的风险。有学者比较了第三代喉罩和气管插管在腹腔镜手术中的应用后发现,置入喉罩前后,患者心血管方面的反应并无显著差异性,而气管导管插入后则引起明显的心率加快、血压上升等心血管反应,说明喉罩在减少插管应激反应方面优于气管插管;拔管期间气管插管组出现了明显的心血管应激反应,心率和血压显著上升,而喉罩组则无这些明显的刺激反应,说明患者在拔除通气装置阶段对喉罩的耐受性良好,这也体现了喉罩在患者苏醒拔管期的优越性。

虽然喉罩并不能防止误吸的发生,但可以实施控制呼吸和准确的 PetCO$_2$监测。需要注意的是,在腹腔镜手术中,气腹以及肺顺应性降低常使气道压力超过 20 cmH$_2$O,在这样的压力下,喉罩对气道的密封性并不可靠,将可能影响通气效果,若发生胃内容物反流,也不能确保不发生误吸。腹腔镜手术中,发生误吸风险可能和头低脚高位(Trendelenburg 体位)、手术中腹膜刺激及腹内压增加有关。因此,喉罩应用于腹腔镜手术控制呼吸,仅限于一般情况良好、体型偏瘦者以及短小手术。关于喉罩全身麻醉和气管插管全身麻醉的优劣,需更大样本量、高质量的随机研究来进行评估,在比较气道并发症时需要强调将所选喉罩的尺寸以及气囊的充气量考虑在内。

三、全身麻醉复合椎管内麻醉(硬膜外和蛛网膜下腔阻滞)

硬膜外和蛛网膜下腔阻滞是许多 ERAS 流程的一部分,可以有效地镇痛、抑制手术应激、加快肠功能恢复,并且可以减少心血管事件、肾功能损害、血管栓塞事件,从而降低整体术后并发症和病死率。

有综述表明,椎管内麻醉技术无论在开腹和腔镜手术中都是有效的,但是对每个单独的患者而言,腔镜手术中应用这项技术的风险-效益比要进行充分的评估。

腹腔镜手术中可降低腹壁创伤,尤其是现代打洞器的使用对肌纤维的钝性分离取代了锐性切割。腹腔内的手术部分在开放和腹腔镜手术中类似,但是提高外科技巧可以减少腹膜和浆膜损伤,减少肠运动抑制、出血、粘连等。2015 年中国医师协会麻醉学医师分会《促进术后康复的麻醉管理专家共识》中提出对于腹腔镜手术,推荐单次蛛网膜下腔阻滞或吗啡 PCA 替代硬膜外阻滞。最近有研究发现,全身麻醉复合连续输注右美托咪定与全身麻醉复合中胸段硬膜外阻滞具有同等的抗应激效果,可作为替代使用。基于腹腔镜手术微创的特征,全身麻醉复合连续输注右旋美托咪定也可作为一种选择。

四、全身麻醉复合区域神经阻滞技术

超声技术的普及使区域神经阻滞技术,如椎旁神经阻滞或腹横肌平面神经阻滞(TAP),在麻醉管理中使用得越来越广泛,也提高了外周神经阻滞的速度和成功率,同时减少了并发症的发生。在腹腔镜手术中,将双侧 TAP 阻滞整合入 ERAS 流程,可以降低术中麻醉药的用量和术后阿片类药的用量,减少术后恶心和呕吐的发生率以及术后疼痛的程度。有研究表明,在腹腔镜手术中应用双侧 TAP 技术和硬膜外镇痛一样有效,留置 TAP 导管可持续输注局部麻醉药行术后较长时间的镇痛。在一个腹腔镜胃底折叠术的 ERAS 研究中,TAP 技术可以显著缩短该手术患者的平均住院日。尽管 TAP 技术被很多研究证实有效,但有多种因素可以影响它的镇痛效果,包括确定神经位置以及穿刺针位置的方法、人种、手术的种类、手术医生的技术,局部麻醉药的种类、剂量和总容量,以及注射的时间和临床评估的质量等。

手术切口部位局部麻醉药的浸润,可以减少腹腔镜手术如阑尾切除术、胆囊切除术、疝修补术和胃底折叠术的术后阿片类药物的用量。但是,尚缺乏对于局部麻醉药浸润可以提供有效的术后镇痛的循证依据,其原因可能是剂量不足、给药的方式不统一以及局部麻醉药的相对短效性。长效的局部麻醉药如脂溶性布比卡因,可能会提高局部麻醉浸润、TAP 阻滞和神经阻滞的效果。

有研究表明,在腹腔镜结肠手术 ERAS 流程中整合入 TAP 技术和局部切口阻滞,可以更好地进行术后镇痛,减少术后阿片类药物的用量,降低术后恶心和呕吐的发生率,加快肠功能恢复,提前导尿管拔除时间以及正常进食时间。

五、不插管全身麻醉(MAC)

不插管、保留自主呼吸全身麻醉可以避免气管插管的刺激和使用肌肉松弛药。据报道,因腹腔镜手术死亡的患者中,大约 1/3 与不插管全身麻醉中麻醉药的并发症有关。因此,这种麻醉技术应严格限于低气腹压力下的短时间腹腔镜手术,患者的体位不能过于倾斜,为提高安全性,最好置入喉罩。由于风险较高,这种麻醉方式目前在临床上已极少采用。

六、局部和区域麻醉

局部麻醉后患者术后恶心、呕吐等并发症少,血流动力学变化轻微。局部麻醉下手术容易引起患者紧张、疼痛和不适,要求手术医生操作精细、轻柔。因此,局部麻醉时常需要联合静脉镇静,但气腹和镇静的联合作用可能会引起通气不足和氧饱和度下降。尽管输卵管结扎术是实施局部麻醉的较好指征,但由于其本身的局限,妇科实际上也较少采用。以下情况不适合局部麻醉:① 任何需要多处打孔的腹腔镜手术。② 需要对器官进行手术操作。③ 要求患者体位倾斜度大,以及大容量气腹患者自主呼吸发生困难等。

区域麻醉包括硬膜外麻醉和蛛网膜下腔阻滞,联合头低位可应用于妇科腹腔镜手术,如管理得当不会严重削弱患者的通气功能。对于门诊患者实施盆腔内的腹腔镜检查,可以选择区域阻滞来代替全身麻醉。总体上讲,它具有与局部麻醉同样的优缺点。但区域麻醉能减少镇静、镇痛药的使用量,提供更好的肌肉松弛条件。除了绝育手术外,它也可用于其他腹腔镜手术。硬膜外麻醉下实施腹腔镜手术时,要求较为广泛的阻滞平面($T_4 \sim L_5$),即使如此,仍不能完全阻滞刺激膈肌引起的肩部疼痛和腹部膨胀引起的不适。长时间的手术最好不要选择区域麻醉。

在各种麻醉方式中,全身麻醉控制呼吸是腹腔镜手术最为安全的麻醉选择,没有任何一种麻醉方法比全身麻醉更优越。在全身麻醉的基础上可以联合各种神经阻滞,使得复苏质量更高。随着对腹腔镜手术患者内环境变化认识的不断深入,一些患有严重心肺疾病的患者也可以较安全地接受腹腔镜手术,而获得腹腔镜技术所带来的好处。

第二节　ERAS 管理中全身麻醉药物的选择原则

全身麻醉是快通道麻醉技术的重要组成部分,可增加患者舒适度、防止术中知晓。

ERAS理念下的全身麻醉管理中,需要结合短效的镇静、镇痛及肌肉松弛药,并尽可能地减少阿片类药物的用量以减少术后各种不良反应,这样才能达到快速复苏并最大限度地减少对器官功能的干扰。具有理想的药物效应动力学和药物代谢动力学可控性好的静脉和吸入麻醉药常被选为诱导和维持药物。ERAS流程中理想的麻醉药应具有快速起效、短效、副作用少的特性。丙泊酚具有较短的时量相关半衰期(context-sensitive half-time),七氟烷、地氟烷在血中溶解度很低(低的血/气分配系数),几乎完美地符合了这些指标。

合适的镇痛药能够阻断手术部位疼痛刺激传入。瑞芬太尼的代谢不受肝、肾功能的影响,它的时量相关半衰期短,长时间输注不会在体内蓄积,这些药物代谢动力学特征使其成为术中阿片类的首选药物。芬太尼和舒芬太尼是另外两种可替代的阿片类药物。

由于丙泊酚和瑞芬太尼具有独特的药物代谢动力学特征及容易调控的特点,许多医疗中心都将两者合用作为微创腹腔镜手术常用的麻醉药物。研究表明,全凭静脉麻醉和吸入麻醉药复合短效阿片类麻醉比较,前者在患者的苏醒时间上并没有显著的优势,吸入麻醉药地氟烷(3%～6%)和七氟烷(0.75%～1.5%)较丙泊酚和异氟烷,可缩短麻醉恢复时间及PACU停留时间,并减少相关费用。丙泊酚具有抗呕吐效应,使其在腹腔镜手术这类高呕吐风险的操作中有着不一般的意义。

静脉使用利多卡因和α_2-肾上腺素能受体激动剂(右美托咪定)可以减少全身麻醉中阿片类药物的用量,也可以作为降低应激反应、稳定血流动力学的手段。也有一些研究者提出使用区域神经阻滞如腹横筋膜阻滞(TAP)来减少阿片类药物的用量,减少它们的副作用。对于腹腔镜手术而言,完善的肌肉松弛是保持腹腔顺应性、允许气腹顺利形成、提供外科医生理想手术条件的重要前提。该类手术要求麻醉科医生在术中维持患者完善的肌肉松弛直至最后缝皮结束,随后使患者尽快恢复自主呼吸。这就需要选用短效的非去极化类肌肉松弛药,最好使用神经肌肉功能监测仪。2017年国内上市的特效肌肉松弛拮抗剂舒更葡糖钠注射液可以在手术结束即刻拮抗相应的肌肉松弛药,快速恢复肌力。由于新斯的明有强烈致呕吐的效应,应尽量避免使用。关于肌肉松弛药的使用,后面将详细叙述。以下就全身麻醉药中镇静药和镇痛药分别展开详述。

一、镇静药

理想的镇静药物其药物代谢动力学特点包括：快速起效、简单滴定、高效清除。药物效应动力学取决于效应室内药物的浓度和作用,通过常数 Ke_0 来表述血浆和效应室靶点的浓度达到平衡的时间。临床单次注射后的达峰效应时间(TPE)与药物代谢动力学模型无关且可预见量效关系。消除半衰期在多室模型中的应用受到限制。因此,提出了时量相关半衰期,其定义为在停止输注后血浆药物浓度减少50%所需要的时间。较短的时量相关半衰期和高效清除是满足镇静药物快速消除和快速恢复的必要条件。

(一) 丙泊酚

丙泊酚是一种快效、短效的静脉麻醉药,持续输注后无蓄积,患者苏醒迅速而完全,没有兴奋现象,是目前最接近理想的镇静药物,其被证实具有剂量依赖性的镇静效应,且没有剂量相关性的抗焦虑作用。部分患者会有遗忘效应,但与咪达唑仑相比,这种遗忘是不完整的和低效的。丙泊酚的镇痛作用较差。

丙泊酚 TCI 麻醉或镇静时,效应室浓度需达到 $2\sim5$ μg/mL,效应室浓度低于 1.0 μg/mL 可以苏醒。静脉注射丙泊酚 2.5 mg/kg,约经 1 次臂-脑循环时间便可发挥作用,$90\sim100$ 秒其作用达峰值。催眠作用的持续时间与剂量相关,$2\sim2.5$ mg/kg 丙泊酚的持续 $5\sim10$ 分钟。单次静脉注射丙泊酚的半数有效量(ED_{50})为 $1\sim1.5$ mg/kg。静脉注射丙泊酚($1.5\sim2.5$ mg/kg)是快通道麻醉诱导的最佳选择。与吸入麻醉药相比,丙泊酚可降低术后 6 小时内 PONV 的发生率。

丙泊酚最主要的优点在于其药物代谢动力学的类型。丙泊酚可以快速诱导,快速改变镇静水平和快速恢复,以 $100\sim200$ mg/h 的速度输注时,会产生血流动力学波动,表现为动脉压降低、心动过缓发生率增加,应用低剂量的氯胺酮可以轻微改善血流动力学的稳定性。丙泊酚可抑制呼吸,降低通气反应,显著降低呕吐的发生。

(二) 右美托咪定

右美托咪定是一种高选择性 $α_2$-肾上腺素能受体激动剂,具有中枢性抗交感、抗焦虑和剂量依赖性镇静作用;有一定的镇痛、利尿作用,能延长感觉阻滞时间,影响体温的调节过程,减少术后寒战;对呼吸无明显抑制,但剂量过大可引起显著的血流动力学变化,导致恶心和呕吐。右美托咪定与其他镇静催眠药的作用机制不同,可产生自然非动眼睡眠,在一定剂量范围内,机体的唤醒系统功能仍然存在。接受右美托咪定患者(OAA/S≤4 分),受到刺激时可观察到觉醒反应。越来越多的文献支持右美托咪定在区域麻醉中的应用。

静脉泵注右美托咪定后,其分布半衰期($t_{1/2α}$)约 6 分钟,消除半衰期($t_{1/2β}$)约 2 小时,时量相关半衰期($t_{1/2cs}$)随输注时间增加显著延长,若持续输注 10 分钟,则 $t_{1/2cs}$ 为 4 分钟;若持续输注 8 小时,则 $t_{1/2cs}$ 为 250 分钟。静脉泵注负荷剂量 1 μg/kg(10 分钟),右美托咪定的起效时间为 $10\sim15$ 分钟;如果没有给予负荷剂量,起效时间和达峰时间均延长。成人一般负荷剂量为 1 μg/kg(10 分钟),以 0.3 μg/(kg·h)维持,达中、深度镇静/镇痛时,需 $20\sim25$ 分钟;以 0.2 μg/(kg·h)维持,达中、深度镇静/镇痛时,需要 $25\sim33$ 分钟。

(三) 咪达唑仑

咪达唑仑又名咪唑安定,呈水溶性,具有抗焦虑、催眠、抗惊厥、肌肉松弛和顺行性遗忘等作用,因其快速起效和快速失效而受到临床青睐。该药的临床个体差异较大,可能与血浆蛋白浓度、表观分布容积以及是否使用术前药物等因素有关。咪达唑仑无镇痛作用,但可增强其他麻醉药的镇痛作用,有剂量相关的呼吸抑制作用,对心血管系统影响轻微,无组胺释放作用,不抑制肾上腺皮质功能,可透过胎盘。咪达唑仑的镇静作用短暂,除与其再分布有关外,主要与其生物转化迅速有关。氟马西尼是其特异性的拮抗剂,但氟马西尼的消除快于咪达唑仑,所以拮抗后可能再次出现镇静。

咪达唑仑单次静脉注射后分布半衰期为 0.31±0.24 小时,消除半衰期 2.4±0.8 小时,血浆蛋白的结合率为 94%±1.9%,稳态分布容积为 0.68±0.15 L/kg。血液总清除率

为 502 ± 105 mL/min，相当于正常肝血流量的 1/3，故清除受肝脏灌注的影响。

二、镇痛药

(一) 瑞芬太尼

在阿片类药物中，瑞芬太尼是一种具有非常好的药物代谢动力学的镇痛药，是真正的短效阿片类药物。瑞芬太尼达峰时间 1.5 分钟，消除时间 5.8 分钟，半衰期较短，时量相关半衰期不受输注时间的影响，即使输注 4 小时也无蓄积作用，时量相关半衰期仍为 3.7 分钟。其稳态分布容积 0.39 L/kg，清除率 41.2 mL/(kg·min)，终末半衰期为 9.5 分钟。瑞芬太尼作用消失快主要是由于代谢清除快，被组织和血浆中非特异性酯酶迅速水解，而与再分布无关。瑞芬太尼对呼吸有抑制作用，但停药后恢复更快，停止输注后 3～5 分钟可恢复自主呼吸。瑞芬太尼可使动脉压和心率下降 20% 以上，下降幅度与剂量并不相关，不引起组胺释放，可引起恶心、呕吐和肌肉僵硬，但发生率较低。

瑞芬太尼静脉输注速率 >0.2 $\mu g/(kg\cdot min)$ 时，或者以 0.1 $\mu g/(kg\cdot min)$ 复合丙泊酚时，容易引起呼吸抑制，恶心、呕吐和瘙痒是常见并发症。瑞芬太尼在正常剂量下较少引起肌肉僵硬，当其大于 1 $\mu g/(kg\cdot min)$ 时其发生概率大大增加，镇静剂量时很少引起血流动力学的改变。多项临床试验的 meta 分析表明，0.1 $\mu g/(kg\cdot min)$ 瑞芬太尼是权衡其副作用和镇静效应的最佳剂量。较之丙泊酚，其抗焦虑和遗忘的效应较弱。

瑞芬太尼镇静效应较差，但达到镇静水平时，可产生明显的副作用，特别是显著的呼吸抑制。镇静是阿片类药物的副作用，作为镇静药的辅助药，阿片类药物可提供更好的镇痛，这可能是在区域麻醉后应用阿片类药物的原因。

术中应用瑞芬太尼会导致痛觉过敏、急性阿片耐受，增加术后镇痛药物的需求量。因此，有些研究者提出用右美托咪定替代瑞芬太尼。使用 NMDA 受体拮抗剂（如氯胺酮或硫酸镁）可预防急性阿片耐受的发生，选择性 COX-2 抑制剂及静脉应用利多卡因则可以调节阿片诱导的痛觉敏化。

一项最新发表的关于术中镇痛药物瑞芬太尼和右美托咪定的综述和 meta 分析表明，有中等强度的证据显示和瑞芬太尼相比，全身麻醉术中右美托咪定可以降低术后 24 小时内疼痛程度，并且副作用更小。该研究指出，关于术中和术后使用阿片类药物受到的关注度越来越高，入选了 21 项研究共包含 1 309 例患者，其中 9 项研究针对腹腔镜手术患者，14 项研究使用了吸入麻醉药维持麻醉，7 项研究使用丙泊酚维持麻醉。瑞芬太尼单次剂量 0.01～2 $\mu g/kg$，术中 0.01～1 $\mu g/(kg\cdot min)$ 持续输注；右美托咪定单次剂量 0.1～1 $\mu g/kg$，术中 0.2～1.2 $\mu g/(kg\cdot h)$ 持续输注，比较术后 2 小时静息痛，右美托咪定组 VAS 评分显著低于瑞芬太尼组，术中维持药物不管是丙泊酚或吸入麻醉药结果都是一样的。试验序贯分析提示右美托咪定优于瑞芬太尼的证据是可靠的，根据 GRADE 系统该结果属于中等强度的循证依据。瑞芬太尼组发生低血压、寒战、术后恶心和呕吐的频率至少是右美托咪定组的两倍，只有发生窦性心动过缓的比例是相似的，而右美托咪定组拔管时间和恢复室停留时间则显著延长。

这项综述和 meta 分析最后得出结论：与瑞芬太尼相比,右美托咪定在术后早期直至24 小时,都有更好的镇痛效果,并且发生低血压、寒战、术后恶心和呕吐的比例更低。目前临床麻醉的趋势更倾向于减少围手术期阿片类药物的使用,甚至选择无阿片类的麻醉。右美托咪定减少术后疼痛,有潜在减少阿片类使用的作用,对推进减少术中阿片类药物使用意义重大。

（二）芬太尼

芬太尼合成于 1960 年,为合成的苯基哌啶类药物,是当前临床麻醉中最常用的麻醉性镇痛药。芬太尼的镇痛强度为吗啡的 75～125 倍,作用时间约 30 分钟。芬太尼对呼吸有抑制作用,主要表现为频率减慢,静脉注射 5～10 分钟后呼吸频率减慢至最大限度,持续约 10 分钟后逐渐恢复,剂量较大时潮气量也减少,甚至呼吸停止。芬太尼对心血管系统的影响轻微,不抑制心肌收缩力,一般不影响血压,可引起心动过缓,此作用可被阿托品对抗。小剂量芬太尼可有效减弱气管插管的高血压反应,其机制可能是孤束核以及第 9、10 颅神经核富含阿片受体,芬太尼与这些受体结合后可抑制来自咽喉部的刺激。芬太尼也可引起恶心、呕吐,但没有引起组胺释放的作用。芬太尼的脂溶性很强,易于透过血-脑脊液屏障而进入脑,也易于从脑重新分布到体内其他组织,尤其是肌肉和脂肪组织。单次注射芬太尼的作用时间短暂,与其再分布有关,若反复多次注射,则可产生蓄积作用,其作用持续时间延长。快速静脉注射芬太尼可引起胸壁和腹壁肌肉僵硬而影响通气。由于其药物代谢动力学特点,芬太尼反复注射或大剂量注射后,可在用药后 3～4 小时出现延迟性呼吸抑制,临床上应引起警惕。

（三）舒芬太尼

舒芬太尼是芬太尼的衍生物,其作用与芬太尼基本相同。舒芬太尼的镇痛作用更强,为芬太尼的 5～10 倍,作用持续时间约为其 2 倍。此药对呼吸也有抑制作用,其程度与等效剂量的芬太尼相似,只是舒芬太尼持续时间更长;对心血管系统的影响很轻,也没有引起组胺释放的作用,可引起心动过缓;引起恶心、呕吐和胸壁僵硬等作用也与芬太尼相似。舒芬太尼的亲脂性约为芬太尼的两倍,更易透过血-脑脊液屏障,与血浆蛋白结合率较芬太尼高,而分布容积则较芬太尼小。

（四）氯胺酮

氯胺酮呈高度脂溶性,能迅速透过血脑屏障进入脑内。氯胺酮静脉注射后 1 分钟、肌内注射后 5 分钟血浆药物浓度达峰值,单独注射时不像其他全身麻醉呈类自然睡眠状,而呈木僵状,麻醉后患者眼睛睁开,虽然各种反射如角膜反射、咳嗽反射与吞咽反射依然存在,但无保护作用。氯胺酮对心血管的影响主要是直接兴奋中枢交感神经系统,对呼吸的影响轻微,其具有支气管平滑肌肉松弛作用,剂量较大时可致唾液分泌增多,不利于保持呼吸道通畅。

低剂量的氯胺酮可以提供较弱的镇静和极好的镇痛作用。氯胺酮并不减少丙泊酚的使用剂量,通过其交感活性可以使血流动力学更稳定,其中枢效应与丙泊酚导致的呼吸抑制相拮抗。氯胺酮导致的恶心、呕吐和大剂量应用时药效的消除时间延长，仍然是限制其临床应用的因素。镇静剂量的氯胺酮（0.25 mg/kg）不会导致噩梦和幻觉。

氯胺酮单次静脉注射后药物代谢动力学参数符合二室开放模型，其消除半衰期为2.5～2.8 小时，稳态表观分布容积 3.1 L/kg，相对短的分布半衰期（11～16 分钟）反映此药在体内的快速分布，相对大的分布容积提示其脂溶性高。

三、吸入麻醉药

（一）七氟烷

七氟烷是一种卤族类吸入麻醉药，具有芳香味，对呼吸道刺激小。麻醉效能较弱，MAC 为 1.5%～2.2%，合用氧化亚氮可使其 MAC 显著降低。血气分配系数为0.63，调节吸入浓度可迅速改变麻醉深度，麻醉诱导和苏醒均较迅速。经 4～5 次自发呼吸后，患者意识即可消失。七氟烷部分经肝脏代谢，其代谢产物可被重吸收并经肺排出，停止吸入后患者苏醒迅速，平均为 10 分钟，苏醒过程平稳，恶心或呕吐少见。通过对个体缓慢的滴定，可以防止七氟烷呼吸抑制的发生。

七氟烷对心肌有轻微的抑制作用，麻醉加深时血压下降，减浅麻醉和手术刺激可使血压回升，不增加心脏对肾上腺素的敏感性。七氟烷存在浓度相关的呼吸抑制，可抑制乙酰胆碱、组胺引起的支气管收缩，增强非去极化神经肌肉阻滞剂的肌肉松弛作用，使其作用时间延长。七氟烷未见肝、肾毒性。

七氟烷比咪达唑仑产生更好的、剂量依赖性的镇静，可使患者快速从镇静中恢复。患者对七氟烷接受度和满意度均较高，但会引起患者兴奋和手术室污染，如果面罩大小合适、废气系统完善，空气中七氟烷浓度仍在安全范围内（$<10\times10^{-6}$）。

（二）地氟烷

地氟烷作为第 3 代新型的卤代类吸入性麻醉剂，具有血气分配系数和组织溶解度最低、起效快和麻醉效果可控性强的特点，并且同时具有镇痛、镇静和肌肉松弛的作用。与其他吸入性麻醉剂比较，地氟烷组织溶解度低，在长时间手术及肥胖患者应用中，由于体内药物累积少，能在停药后迅速消除，与其他麻醉药比较，地氟烷苏醒时间短，患者思维能力、识别能力和定向力的恢复更迅速，苏醒质量高，减少在麻醉恢复室停留时间并进行早期的术后评估。在成人麻醉中，麻醉诱导后，地氟烷可以 0.5～1.0 MAC 为起始量，建议每2～3 次呼吸后将地氟烷浓度增加 0.5%～1.0%（流量 4～6 L/min）直到达到所需麻醉深度。一旦达到足够麻醉深度后，新鲜气体流量可减少到 1～3 L/min。地氟烷肺泡浓度能迅速达到其吸入浓度。当地氟烷呼气末浓度为 4%～11% 时，在 2～4 分钟内即可产生麻醉效应。在停药时几乎不需要逐渐减量，在手术结束时完全停药即可。地氟烷作为一种新型的吸入性麻醉剂，在老年、肥胖和肝肾功能不全等特殊人群，以及日间手术、长时间手术中将有更大的应用价值。

四、全凭静脉麻醉还是复合吸入麻醉

全凭静脉麻醉是指所有的药物都通过静脉给予,而复合吸入麻醉是指有至少有一种药物是通过呼吸道给予。

全凭静脉的优点是术后恶心和呕吐的风险降低,以及对手术室和外界环境的污染较吸入麻醉药少。而复合吸入麻醉优点则是麻醉监护和管理更容易,苏醒更快,而且吸入麻醉药具有心脏保护作用。在一项综述中,全凭静脉麻醉和复合吸入麻醉的两组患者,术后疼痛强度或者需要额外镇痛药物的患者数都没有显著差异;而在手术结束后 6 小时之内接受含有丙泊酚的全凭静脉麻醉患者,恶心和呕吐的发生率和严重程度较复合吸入麻醉患者明显降低,6 小时以后则差异不明显,与吸入麻醉药(七氟烷、地氟烷)比较,丙泊酚可能有术后短时间内减少恶心和呕吐风险的作用,与七氟烷比较,丙泊酚还可能有预防气腹和头低脚高位引起的眼压升高的作用。

在一项包含 3 项研究 10 696 例患者的综述中,比较了全凭静脉麻醉和吸入麻醉对肿瘤预后的影响,显示全凭静脉麻醉更有利于肿瘤患者的生存,并且可能会降低术后呼吸道的并发症,这项研究显示的循证依据级别较低,需要更多的随机对照研究来证实。

在腹腔镜泌尿外科、妇科、胃肠道、前列腺切除术中,究竟全凭静脉麻醉是否优于吸入麻醉的证据还不够确凿,循证级别也不高。希望将来有多中心随机对照研究,探讨全凭静脉麻醉或吸入麻醉对术后疼痛、恶心和呕吐、副作用、呼吸循环的并发症、术后认知功能、术后恢复室停留时间、病死率以及住院费用方面的影响并进行比较。

第三节　静脉靶控输注的应用与 ERAS 管理

靶控输注法(target controlled infusion,TCI)是指在输注静脉麻醉或镇痛药时应用药物代谢动力学和药物效应动力学原理,通过调节目标或靶位(血浆或效应部位)的药物浓度来进行计算机控制的静脉给药法,用于诱导或维持麻醉或者进行镇静或镇痛。必须强调,TCI 是一种静脉输注麻醉或镇痛药的方法,并不是完全由微机控制的麻醉,麻醉科医生可以根据临床的各种需求来调节靶位药物浓度,并维持麻醉、镇痛或镇静的稳定。

TCI 输注系统自第一代 TCI 泵在 1996 年首次在欧洲被允许上市,即由 Kenny Gavin 推出的第一个商业化的靶控输注泵"Diprifusor"TCI,到目前为止第一代 TCI 泵在全世界范围内被售出约 25 000 台。第一代 TCI 泵被设计成只能输注得普利麻商标的丙泊酚,而且只能使用有得普利麻芯片的特殊针筒。第二代 TCI 泵在 2003 年被允许上市,到目前为止售出了约 35 000 台。第二代 TCI 泵被定义为"开放的 TCI",因为它可以使用任何类型的注射器,也可以输注一系列药物(如丙泊酚、瑞芬太尼),也可以使用不同的药物代谢动力学模型。另

外,第二代 TCI 泵还可以设置血浆或效应室的靶控药物浓度。目前,TCI 泵已经得到广泛的应用,TCI 技术已经从专家手里的研究工具转变为许多临床麻醉医生日常工作的一部分。虽然 TCI 泵也包含了小儿的注射模型,包括 Kataria 模型适用于 3 岁以上小儿,Paedfusor 适用于 1 岁以上小儿。但 TCI 技术在小儿人群中仍然受限,可能的原因主要为:缺乏在小儿人群应用的经验,以及害怕成人和儿童模型在同一台机器上可能会带来安全隐患。

本节从 TCI 理论基础、TCI 与传统的给药方法的差异、TCI 的分类、TCI 的优点、TCI 应用的注意事项以及腹腔镜手术 ERAS 与 TCI 这几方面加以阐述。

一、TCI 的理论基础

(一) 效应室

效应室是指药物作用的靶部位,如受体、离子通道或酶等,是反映药物临床效果的部位。从药理学来说,效应室如同中央室、周边室一样,是理论上的空间组合,是一抽象名词。在研究静脉注药后血浆药物浓度与其效应之间的关系时发现,有些药物的效应滞后于血药浓度,血药浓度达峰值时,其效应并未达到高峰。因此,引出了效应室的概念,这对研究血药浓度药物效应之间的关系,以及如何计算静脉给药,都是非常重要的。

(二) Ke_0

Ke_0 为效应室药物消除速率常数,即药物从效应室由转运和代谢等方式消除的速率。Ke_0 是影响药物在效应室和中央室之间平衡的主要因素,Ke_0 越大的药物在血浆和效应室之间发生平衡的速度越快;相反,Ke_0 越小的药物,发生平衡的速度越慢。药物从静脉注射后,其临床效应发生的时间主要由效应室药物浓度上升的速率所决定,而麻醉恢复速度主要取决于靶位(脑)药物浓度降低的速度。如果血-脑平衡速度快,血浆药物浓度就可反映脑内浓度。因此,Ke_0 对于预测药物在效应部位的作用、起效及恢复时间是非常有用的。在 TCI 时,无论是以血药浓度还是以效应室浓度为靶浓度,都必须考虑到特定药物的 Ke_0 特性,与 Ke_0 大的药物相比,Ke_0 小的药物要在相同时间内达到相同效应室浓度,其初始量就必须高。这样,由于血药浓度过高而引起的副作用也表现出来。可见,有些药物发生效应滞后也是与其 Ke_0 相关的。

(三) $t_{1/2}Ke_0$

$t_{1/2}Ke_0$ 是指血浆和效应部位药物浓度发生平衡达 50% 所需的时间,$t_{1/2}Ke_0=0.639/Ke_0$。是描述药物自血浆到效应室或自效应室消除 50% 的时间常数,也是影响药物最大效应滞后于血浆浓度峰值的主要因素。如果 Ke_0 小,$t_{1/2}Ke_0$ 则大,药物在效应室达峰浓度的时间则长,表示最大效应出现的时间明显滞后;如果想获得与 Ke_0 大,$t_{1/2}Ke_0$ 小的药物的相同效应,其所需药物剂量则大。但若增加用药量,可因血浆浓度明显增加而增加副作用。因此,在选择 TCI 的药物时,以 Ke_0 大而 $t_{1/2}Ke_0$ 小者为宜。

(四) 时量相关半衰期

时量相关半衰期(context-sensitive half time)是指持续静脉输注某种药物一定时间

停药后,血浆或效应部位药物浓度降低50%所需要的时间,可以理解为与输注时间相关的半衰期,反映了持续输注时间与药物消除之间的关系。半衰期是指单次静脉注药后,血药浓度降低了50%所需要的时间,仅反映单次注入的药物通过生物转化和排泄从体内消除的特性,而不能反映药物在机体内三室之间的转运和分布。研究表明,随输注时间延长,许多药物的时量半衰期也延长,不同药物的时量半衰期也是不同的。因此,时量半衰期对于TIVA的药物选择和预测麻醉恢复时间是非常重要的。

二、TCI与传统的给药方法的差异

(一) 单次静脉注入法

单次静脉注入法是按体重单次静脉注入某种静脉麻醉药,但麻醉时间有限,对手术时间较长者需要重复注药,这种注药方法的主要缺点是血药浓度波动很大。由于不同药物的血浆与效应部位药物浓度发生平衡的时间不同,血浆浓度在峰值时容易产生副作用,血药浓度低时又不能满足临床要求。这不仅难以维持麻醉的稳定性,长时间麻醉还很容易引起药物的蓄积而导致麻醉后效应时间延长,如清醒延迟、呼吸抑制等。尤其在复合用药时,给药的时机很难掌握。

(二) 持续静脉输注法

持续静脉输注法是根据患者的情况,将静脉麻醉药按一定量和速度以微量泵持续静脉输入。如果要达到稳态浓度则需要4~5倍的分布半衰期时间,使麻醉诱导时间明显延长。有的药物随着输注时间的延长,清除的速率减慢,血药浓度也逐渐升高,产生蓄积作用。而且很难根据患者的反应和手术刺激强度随时调节血药浓度。

(三) TCI法

1983年Schutter首先采用BET方法以计算机辅助给药进行全凭静脉麻醉,即先注射负荷量,再根据药物从机体排除的速率与药物从中央室向周边室转运的速率,向中央室补充给药。研究发现,与血药峰浓度相比,临床效应有滞后现象,于是引出了效应室的概念。1985年Alvis根据药物的药物代谢动力学三室模型,以血浆药物浓度为靶浓度设计了以计算机控制的静脉输注系统(CACl)。TCI法先快速给予一定的负荷量,使之迅速充满中央室,随后计算药物在房室间的分布、代谢和消除量,并通过与计算机相连的注射泵进行补充,以维持需要的靶浓度,使靶浓度维持稳定且不易引起药物蓄积,停止输注后可以预测苏醒时间,另外还可减少药物用量,节约费用。

三、TCI的分类

(一) 根据靶控目标分类

1. *血浆靶控输注法* 以药物的血浆浓度为靶控目标的输注方法,开始先给予一定的负荷剂量,当血浆的计算浓度达到预定的靶浓度时就维持在这一浓度,而后效应室的浓度逐渐升高,较血浆浓度迟滞一定时间,最终与血浆浓度达到一致。血浆靶控输注法的特点：适用于 $t_{1/2}Ke_0$ 小的药物,这样平衡时间较短,而对于 $t_{1/2}Ke_0$ 大的药物则会造成平衡时间长而导致诱导慢;它适合年老体弱的患者,因其负荷量较小所以循环波动较小。

2. 效应室靶控输注法　是以药物的效应室的浓度为靶控目标的输注方法,给予负荷量后暂时停止输注,当血浆浓度与效应室浓度达到平衡一致时再开始维持输注。效应室靶控输注法的特点：适用于 $t_{1/2}Ke_0$ 大的药物以及年轻体健的患者,与血浆靶控输注相比,使用同一药物时平衡时间短,诱导快;但因负荷量大而使循环波动较大,不适合循环副作用较大的药物。

(二) 根据靶控环路分类

1. 开放环路法　指无反馈装置,由麻醉科医生根据临床需要设定目标浓度进行调控。

2. 闭合环路法　指通过反馈信号如血压、心率或 BIS 值等自动调节给药系统进行给药,目前比较流行的是以 BIS 值作为反馈信息实现闭环 TCI。首先,BIS 操作系统通过传感器获取患者的基本数据,然后 TCI 注射泵通过 BIS 操作系统获取患者相应的 BIS 数据,最后 TCI 注射泵对 BIS 值进行实时判断,在即将达到或超过规定范围时提示,并自动调整输注浓度。

四、TCI 的优点

(一) 麻醉深度容易控制

可根据临床所需和患者对药物的反应及时调整靶位浓度,以适应不同麻醉深度的需要。麻醉过程平稳,可减少因血药浓度的过度改变而引起的循环剧烈波动。通过麻醉诱导期的观察,可预测麻醉维持的效果。麻醉结束后,可以预测患者清醒的时间。

(二) 使用方便

操作简便,从麻醉诱导到维持可连续控制,如同吸入麻醉药的蒸发器一样,容易使麻醉深度达到临床的需要。TCI 以血浆或效应室的药物浓度为标准来控制药物输注速度,靶药物浓度的变化可以曲线显示,给药时间和输注药物总量也可以数据显示。能自动补偿中断的药物输注,节省计算药量或输注速度的时间。

五、TCI 应用的注意事项

要确保设置正确,如患者信息、药物名称和浓度等;其次,要保证 TCI 泵正常工作;此外,还要保证静脉道路通畅,确保药物尽快进入患者体内,运行过程中要密切监测和观察各项指标;对老年或危重手术患者,推荐使用麻醉深度监测仪,如 BIS 监测等。

在应用 TCI 行 TIVA 时,要获得满意的麻醉效果,必须熟悉所选择药物的血药浓度-效应的关系,如使患者神志消失和对切皮无反应的 CP50 和 CP95,以便在临床上设置靶浓度。

药物的起效时间是麻醉诱导时合理用药的关键,理论上讲,起效慢者先输入,起效快者后注入,当所有药物发挥峰效应时插管最好。否则,气管插管时的反应很大,而插管后又出现显著的低血压。

在选用靶位时,应充分考虑到药物的起效时间。Ke_0 大、$t_{1/2}Ke_0$ 小的药物,血浆浓度和效应室浓度能很快平衡,以血浆浓度为靶浓度同样能很好地控制麻醉深度。相反,则宜选择效应室浓度为靶浓度,以效应室药物浓度为靶浓度时,输注的速度可能很快,血浆药物浓度峰值很高,如果该药对循环功能的影响较大,可引起明显的副作用。因此,对副作用大的药物,仍以血浆浓度为靶浓度为好。

在选用复合用药时,注意药物之间的相互作用,以最小的药量达到最佳效果,同时避免或减少药物的副作用。

进行闭环 TCI 操作时,在麻醉诱导阶段,要采用个性化的诱导方案,维持理想的血流动力学状态;在麻醉维持阶段,选择合适的目标 BIS 值,维持合适的镇痛、肌肉松弛及容量管理;对于 BIS,要确保 BIS 连接正确,还要了解不同药物对 BIS 的影响。

六、腹腔镜手术 ERAS 与 TCI

在腹腔镜手术 ERAS 的全身麻醉管理中要求对各种麻醉和镇痛药物进行精确的输注,以满足外科手术的需要并抑制创伤所致的应激反应。在手术结束后,应使患者快速苏醒,无麻醉药物残留效应,为术后加速康复创造条件。在《加速康复外科中国专家共识及路径指南(2018 版)》中提到,"腹腔镜手术,基于其微创特征,全凭静脉麻醉可满足外科的创伤应激"。

用丙泊酚和阿片类药物进行全凭静脉麻醉可以有效抑制气管插管和外科手术刺激引起的应激。TCI 技术可以快速到达和保持血浆或效应室(脑)的静脉麻醉药物的浓度,在手术过程中使血流动力学更加平稳,避免长效阿片类药物引起的药物蓄积,使得全身麻醉患者能够快速复苏。

丙泊酚起效快、消除快,减少术后恶心和呕吐,该药影响心血管系统主要通过外周血管扩张。瑞芬太尼是强效的超短效阿片类药物,可快速恢复,与给药剂量、输注时间或肝肾功能相对无关。因此,可以在气管内全身麻醉下使用较大剂量而不至于引起呼吸抑制和延迟术后复苏。瑞芬太尼的时量半衰期较短,尤其适合 TCI 输注。舒芬太尼是一个比瑞芬太尼更强效的阿片类,它的镇痛效果更持久,舒芬太尼和瑞芬太尼相比,有一个更长时量半衰期,但仍可用 TCI 进行输注。

在一项全凭静脉麻醉的腹腔镜结直肠手术的研究中,比较舒芬太尼和瑞芬太尼复合丙泊酚 TCI 进行全身麻醉后发现,瑞芬太尼组的苏醒时间和拔管时间显著早于舒芬太尼组,而定向力恢复时间无显著差异。麻醉维持过程中,手术开始后瑞芬太尼组心率和血压波动较大,舒芬太尼组则较平稳,显示舒芬太尼 TCI 可以较好地抑制手术应激。应激指标显示,血浆可的松、血糖、IL-6、IL-10 水平在舒芬太尼组较瑞芬太尼组平稳,后者在术后较长时间后才恢复。术后恢复中舒芬太尼组的咳嗽和躁动发生率显著低于瑞芬太尼组,显示在腹腔镜结直肠手术中,舒芬太尼 TCI 优于瑞芬太尼 TCI。在另一项肠道手术的研究中,两组患者分别使用瑞芬太尼 TCI 和舒芬太尼 TCI 进行诱导和维持麻醉。在气管插管时两组的血压和心率并无差异。在麻醉维持时,瑞芬太尼组需调整血浆浓度的次数较舒芬太尼组更为频繁。两组的拔管时间没有显著差异,但瑞芬太尼组患者在拔管后疼痛评分更高,需使用术后镇痛药物频率较高。

也有研究认为丙泊酚在脂肪中容易蓄积,因此在肥胖患者中可以采用先丙泊酚 TCI 和瑞芬太尼或舒芬太尼 TCI 诱导,再用吸入药物如七氟烷或地氟烷加上瑞芬太尼或舒芬太尼 TCI 进行麻醉维持的方法进行全身麻醉,以期能快速复苏。

在挪威的一项 500 例肥胖患者进行腹腔镜胃分流手术的快通道流程中,患者的 BMI≤40 或 BMI≥35 并且有合并疾病,采用预先给氧、芬太尼 0.1 mg,丙泊酚和瑞芬太尼 TCI(血浆靶浓度分别为 6 μg/mL 和 8 ng/mL),肌肉松弛采用维库溴铵 0.1 mg/kg,气管导管插入后采用地氟烷和瑞芬太尼进行维持麻醉,BIS 维持在 45～55。术中使用氟哌利多、地塞米松和昂丹司琼进行预防性止吐,并用扑热息痛和布比卡因切口阻滞进行镇痛。患者在手术室内拔除气管导管后送入 PACU,2～3 小时后就在恢复室下地行走,在经过站立测试和行走 20 m 到厕所的测试以后回病房。患者的平均住院天数为 3 天(2～6 天)。在麻醉诱导以后,维持麻醉的药物尽可能少地在脂肪组织积聚。虽然丙泊酚和瑞芬太尼都是高度脂溶性的,持续输注后有可能会积聚在脂肪组织。但瑞芬太尼很快被血和细胞外液中非特异性酯酶水解,实际上并没有在脂肪组织中的蓄积出现。因此,瑞芬太尼可以用于肥胖患者的麻醉维持。由于丙泊酚有脂肪蓄积效应,应由地氟烷替换丙泊酚,在此类手术中,地氟烷比七氟烷更有优势。

在一项胃癌根治术的随机对照研究中,分别用丙泊酚 TCI 和七氟烷进行麻醉维持,发现 TCI 组拔管时间和定向力恢复时间均较七氟烷组显著提早。在另一项择期颅内动脉瘤手术的随机对照研究中,丙泊酚和瑞芬太尼 TCI 组与异氟烷组比较发现,患者拔管后即刻和拔管后 30 分钟意识状态评分在 TCI 组显著高于异氟烷组,而 TCI 组拔管时间提早,麻醉科医生在放射线中暴露时间缩短。在一项择期妇科腹腔镜手术的随机对照研究中,丙泊酚 TCI 组与异氟醚吸入组比较发现,TCI 组在拔管即刻和拔管后 1 小时意识状态评分均显著高于异氟醚组,定向力恢复时间显著缩短,术后认知功能评分也显著高于异氟醚组,显示全凭静脉麻醉和吸入麻醉比较具有术后认知功能恢复较快的效果。有研究表明在腹腔镜妇科手术中,使用丙泊酚 TCI 和瑞芬持续输注后监测术中 BIS,使其维持在 30～40、40～50 或 50～60,术后发现 30～40 组对术后认知功能影响最小。

术后认知功能和定向力的快速恢复是 ERAS 患者早期康复的有利条件和基础,便于患者早期下床活动,恢复各项器官功能。

一项腹腔镜胆囊手术的随机对照研究发现,接受丙泊酚 TCI 或人工推注进行全凭静脉麻醉,在气管插管时发现丙泊酚 TCI 组的插管时循环波动更小,调节丙泊酚的输注速率和效应室靶浓度以维持一定的麻醉深度,即平均动脉压和心率较基线变化在 20% 以内且无躯体和自主神经症状,发现 TCI 组在麻醉维持中平均动脉压和心率变化更小,而在麻醉复苏时睁眼时间和对指令做出动作时间均较人工输注组显著提前。在一项 160 例行脊柱后凸矫正和侧弯矫正手术的随机对照研究中,人工输注采用丙泊酚和瑞芬太尼静脉注射和诱导,TCI 组采用丙泊酚 3 μg/mL,瑞芬太尼采用 4 μg/L 靶控输注,发现 TCI 组在关键手术步骤时 BIS 值波动幅度更小。在一项 60 例行择期乳突手术的随机对照研究中,人工输注组采用常规剂量输注法,TCI 组采用丙泊酚 4 μg/mL 和瑞芬太尼 4 ng/mL 效应室浓度,评估两组的血流动力学、恢复情况、术后恶心和呕吐以及手术满意度发现,TCI 组术后恶心和呕吐发生率更低,丙泊酚和瑞芬太尼的药物使用总体剂量和单位体重和时间剂量显著下降。

维持麻醉的平稳以及减少术后恶心和呕吐都是 ERAS 流程中很重要的内容,也是患者加速康复的有利条件。

虽然到目前为止,还没有证据表明用 TCI 进行药物输注会比手工输注取得更好的效果。但麻醉科医生认为,TCI 技术是一种能精准给药、维持平稳麻醉的好手段。今后应对这方面内容进行更多的前瞻性的随机对照研究,尤其在小儿和高龄患者或肥胖人群中的药物模型,以及计算机控制的麻醉如 BIS 调控的丙泊酚和瑞芬太尼等合用的闭环式麻醉,以充分展示其在 ERAS 患者中的优势。

第四节　ERAS 管理中肌肉松弛药的选择

ERAS 与微创外科技术是影响 21 世纪现代外科进程的两个重要发展方向。腹腔镜及机器人等微创外科技术因创伤小、术后疼痛轻、恢复快等优势,在临床上广泛使用,不断推动着临床实践的变革,是 ERAS 得以实现的重要前提。

全身麻醉是微创外科手术最主要的一种麻醉方法,肌肉松弛药是全身麻醉不可或缺的辅助用药。肌肉松弛药能消除声带活动,便于顺利和安全地置入通气设备;能消除患者自主呼吸与机械通气的不同步,便于通气管理;能抑制膈肌运动,方便外科医生在胸腔或腹腔内进行精细操作;能扩大术野,便于深部手术的操作。肌肉松弛药应用于临床麻醉后改变了靠加深全身麻醉获得肌肉松弛满足手术的要求,在浅全身麻醉下应用肌肉松弛药即可获得满意的肌肉松弛,从而减少了麻醉药的用量,以及长时间深麻醉对机体的不利影响。

腹腔镜等微创外科手术的麻醉管理有别于一般手术,目前主流观点是提倡深度肌肉松弛与低气腹压力。这种观点优化了微创手术临床路径和麻醉管理路径,减轻了患者的创伤应激反应,加速机体组织与器官功能的恢复,促进 ERAS 临床实践的开展。本节就如何进行 ERAS 腹腔镜手术肌肉松弛药管理进行阐述。

一、深度肌肉松弛策略

近年来,深度肌肉松弛在麻醉领域得到了大力推崇。以往普通的开胸、开腹手术,对肌肉松弛要求相对低一些；现在高精细化的微创外科手术，如胸腔镜手术、腹腔镜手术和机器人手术，对肌肉松弛要求高。Bruintjes 等[1]针对"深度肌肉松弛对腹腔镜手术中术野显露和临床转归影响"进行的 meta 分析，发现与中度肌肉松弛比较，深度肌肉松弛不仅可优化腹腔镜手术中术野显露，有利于低气腹压力的实施，还可降低麻醉恢复后疼痛程度。《肌肉松弛药合理应用的专家共识（2017）》建议，腹腔镜手术全身麻醉时给予肌肉松弛药应达到腹部肌群充分麻痹，拇内收肌强直刺激后计数（post tetanic count stimulation，PTC）为 1～2，同时 CO_2 气腹压力维持低于 10 mmHg。深度肌肉松弛及低气腹压力状态下，可以获得更佳的手术窥视和操作空间，减少和避免腹内脏器缺血再灌注损伤和全身炎性反应以及对腹壁的压力伤，明显减少术后腹壁和肩部疼痛的发生率，保持机体抗过氧化能力和满意的腹膜组织氧分压，有利于加速术后康复。而中度阻滞——拇内收肌 4 个成串刺激（train of four stimulation，TOF）计数 1～3，同时 CO_2 气腹压力达到 12～15 mmHg 时，虽能获得满意的手术窥视和操作空间，但当气腹压力明显高于正常门静脉压（7～10 mmHg）时，可影响胃、肠、肝、胰、脾等内脏静脉血回流，引起内脏缺血再灌注损伤和全身炎性反应。

深度肌肉松弛的实施，对进一步完善腹腔镜手术的 ERAS 措施，具有重要的临床价值，这也是立足临床麻醉而着眼于术后患者转归的具体体现，为麻醉科医生如何从麻醉学迈向围手术期医学，提供了思维模式的样板。

目前国内外在腹腔镜手术中使用深度肌肉松弛策略的并不多，临床上对肌肉松弛药的使用大多是凭麻醉科医生个人经验用药，使用方法大多是单次静注，因此对肌肉松弛的判断和调控缺乏精确性和稳定性。深度肌肉松弛必然导致术后肌肉松弛恢复时间延长、肌肉松弛药残余的风险增大，考虑到术后安全苏醒等问题，许多麻醉科医生不愿意采用深度肌肉松弛策略。全身麻醉是镇静、镇痛、肌肉松弛的有机统一，丙泊酚和瑞芬太尼等镇静和镇痛药，以及七氟烷、地氟烷等吸入麻醉药，均是超短效药物，为全身麻醉后患者的快速苏醒康复创造了前提条件。但遗憾的是，目前尚缺少超短效的、无蓄积作用的非去极化肌肉松弛药。米库氯铵虽维持时间最短（约 20 分钟），但在起效时间、副作用方面远不如罗库溴铵。特异性肌肉松弛拮抗剂——舒更葡糖钠已在中国面世，但因价格昂贵，目前在临床上的普及程度远不如非特异性肌肉松弛拮抗剂——新斯的明。以上各种原因导致深度肌肉松弛策略在腹腔镜手术中普及度并不高。

腹腔镜等微创外科手术术中需要维持深度肌肉松弛，而且深度肌肉松弛必须维持到标本切除、止血、结扎、吻合等主要外科手术步骤完成之后。此外，腹腔镜手术不需逐层缝合腹部切口，关腹速度快，手术结束时患者可能还处于较深的肌肉松弛状态。术后肌肉松弛残余引起的肌无力可导致呼吸梗阻、窒息、低氧血症、高碳酸血症、误吸、肺炎、肺不张，甚至患者死亡。如果肌力远没有恢复到正常的状态，大大阻碍了 ERAS 提倡的术后早拔管以及加速康复的临床路径的实施。若要在临床腹腔镜等微创手术中开展深度肌肉松弛策略，首先要解决术后肌肉松弛药残余，有关术后肌肉松弛药残余问题将在下一节中另作描述；其次是优化肌肉松弛药管理的临床路径，合理选择并规范应用肌肉松弛药；应该根据肌肉松弛药的药理学特点、患者病理和生理情况、与其他药物之间的相互作用和神经肌肉功能监测结果，来选择合适的肌肉松弛药并规范使用。下文将就以上四方面，阐述如何在 ERAS 中进行肌肉松弛药的优化管理。

二、肌肉松弛药的优化管理

(一) 熟练掌握各种常用肌肉松弛药的药理学特点和给药方法

1. 常用肌肉松弛药药理学特点　临床上对肌肉松弛药的要求，是作用强、起效快、时效短、恢复快、无组胺释放和心血管不良反应，以及非去极化阻滞等特性，但目前所有非去极化肌肉松弛药都或多或少地有着各种不足。肌肉松弛药可不同程度地作用在位于神经节细胞的 N_1 乙酰胆碱受体和 M(毒蕈碱样)乙酰胆碱受体，通过兴奋或抑制周围自主神经系统产生心血管效应。去极化类中最常用的琥珀胆碱，能激动所有的胆碱能受体，可引起各种一过性心律失常(如窦性心动过缓、结性心律和室性心律不齐等)，应严格掌握其适应证和禁忌证。泮库溴铵具有一定的心脏 M 乙酰胆碱受体阻滞作用，用药后可致心率增快及血压升高。某些肌肉松弛药还具有组胺释放作用，非去极化肌肉松弛药中阿曲库铵、米库氯铵可促使肥大细胞释放组胺，引起血压下降。非去极化肌肉松弛药中的顺阿曲库铵、罗库溴铵和维库溴铵均无心血管不良反应及组胺释放作用，是比较理想的肌肉松弛药。

全身麻醉诱导应选用起效快和对循环功能影响小的肌肉松弛药，尽量缩短置入喉罩或气管内导管的时间，及时维护气道通畅，预防反流误吸，减轻诱导期血流动力学变化。目前起效最快的肌肉松弛药是去极化肌肉松弛药——琥珀胆碱，琥珀胆碱引起不良反应较多，应严格掌握其适应证和禁忌证。使用非去极化肌肉松弛药置入喉罩时，其剂量为 1~2 倍 ED95；气管内插管时，其剂量为 2~3 倍 ED95，插管剂量的肌肉松弛药一般经外周静脉 5 秒匀速注入，增加剂量可在一定程度上缩短起效时间，但会相应延长作用时间并可能增加不良反应。在药理学上，米库氯铵是目前最短效的非去极化肌肉松弛药，但因注药过快可致组胺大量释放，故而限制了其在诱导时发挥快速起效的优点。米库氯铵推荐注药时间应不少于 30 秒，剂量不超过 2~3 倍 ED95。综合考虑，罗库溴铵是目前起效最快的非去极化肌肉松弛药。《肌肉松弛药合理应用的专家共识(2017)》罗列了常用肌肉松弛药的 ED95 及气管内插管剂量、起效时间和临床作用时间(表 4-1 和表 4-2)。

表 4-1　常用肌肉松弛药的 ED95(mg/kg)

肌肉松弛药	新生儿 (<1 个月)	婴幼儿 (1 个月~3 岁)	儿童 (3~12 岁)	成　人
琥珀胆碱	0.625	0.729	0.423	0.30
米库氯铵		0.065	0.103	0.078

（续表）

肌肉松弛药	新生儿 （<1 个月）	婴幼儿 （1 个月～3 岁）	儿童 （3～12 岁）	成　人
阿曲库铵	0.226	0.226	0.316	0.23
顺阿曲库铵		0.043	0.047	0.05
罗库溴铵		0.225	0.402	0.30
维库溴铵	0.047	0.048	0.081	0.05
泮库溴铵	0.072	0.066	0.093	0.07

注：表内数据是 N_2O/O_2 麻醉时肌肉松弛药的 95% 有效剂量。

表 4-2　常用肌肉松弛药插管剂量、起效时间和临床作用时间

肌肉松弛药	插管剂量（mg/kg）	起效时间（分钟）	临床作用时间（分钟）
琥珀胆碱	0.6～1.0	1.0	7.3～7.6
米库氯铵	0.2～0.25	2.5～3.0	19.7～21.0
阿曲库铵	0.5～0.6	2.7～3.2	30～46
顺阿曲库铵	0.15～0.2	2.7～5.2	46～68
罗库溴铵	0.6～1.0	1.0～1.7	36～53
维库溴铵	0.1～0.2	2.4～2.9	41～44
泮库溴铵	0.08～0.12	2.9～4.0	86～100

注：表内数据是静脉麻醉时的剂量和时间。因吸入麻醉药与肌肉松弛药的协同作用，吸入麻醉时其临床作用时间将延长。

　　ERAS 胃肠肝胆等消化系统、前列腺、子宫等泌尿生殖系统手术，常在腹腔镜或机器人下手术，手术时间较长，术中需要追加肌肉松弛药以维持深度肌肉松弛。全身麻醉维持期间，建议全程只使用同一种肌肉松弛药。不同种类的肌肉松弛药复合应用时，药物之间由于神经肌肉接头处的相互作用影响，会表现出相加或协同作用；而且两种不同时效的肌肉松弛药序贯应用时，药物的药物代谢动力学和药物效应动力学特性也会发生改变。全身麻醉维持期间常见的给药方法有以下几种。

　　2. 常用的给药方法

　　（1）间断静脉注射：按照肌肉松弛药临床作用时间，全身麻醉期间按需追加 1/5～1/3 初始剂量的同种肌肉松弛药。由于间断静脉注射难以维持稳定的血药浓度，肌肉松弛程度不稳定，肌肉松弛深度随间断注药周期而明显波动，追加肌肉松弛药的间隔时间和剂量直接影响肌肉松弛的深度，与外科手术所需的肌肉松弛程度难以密切配合，故用于需要持续深肌肉松弛的腹腔镜等手术不是最佳方法。常用非去极化肌肉松弛药间断静脉注射剂量见表 4-3。

表4-3 麻醉维持期常用肌肉松弛药间断静脉注射剂量和持续静脉输注速率

肌肉松弛药	间断静脉注射剂量 （mg/kg）	持续静脉输注速度 [$\mu g/(kg \cdot min)$]
米库氯铵	0.05～0.1	3～15
阿曲库铵	0.10	4～12
顺阿曲库铵	0.02	1～2
罗库溴铵	0.10	9～12
维库溴铵	0.02	0.8～1.0
泮库溴铵	0.02	

注：表内数据是在静脉麻醉时的剂量和输注速率。

（2）持续静脉输注：按手术期间对肌肉松弛深度的不同要求，调整肌肉松弛药静脉注射速率。诱导时给予插管剂量肌肉松弛药，当 TOF 中的第 1 个肌颤搐（T_1）恢复到基础值 5% 或 10% 时，开始静脉持续输注肌肉松弛药，调整输注速率，维持 T_1 在预定阻滞水平。过去一直认为肌肉松弛药不适用于持续静脉输注，但近年来随着对非去极化肌肉松弛药给药方式及药物效应动力学的研究逐渐成熟，有学者认为持续输注也不失为一种可行的、合理的给药方式。肌肉松弛药个体差异大，持续静脉注射时应监测肌力变化。短时效肌肉松弛药可持续静脉注射，对于中时效肌肉松弛药则应慎用持续静脉注射，长时效肌肉松弛药不宜持续静脉注射。需注意的是，改变肌肉松弛药静脉注射速率到出现肌肉松弛效应的变化有一个滞后过程。多次追加或持续输注琥珀胆碱，时间超过 30 分钟以上有可能发生阻滞性质变化，目前不主张使用。常用非去极化肌肉松弛药持续静脉输注速率见表4-3。

（3）闭环静脉输注：该输注系统是运用神经肌肉传导监控技术和微型计算机控制技术的闭环反馈控制自动输注装置，可实现肌肉松弛药的个体化用药。事先输入患者的基本信息、选用的肌肉松弛药和拟达到的肌肉松弛程度，拇内收肌颤搐反应的位移信号可反馈到注药泵，用监测获得的信号控制输注速率。如信号高于指令水平，注药泵自动加速；反之则减速甚至暂停注药，形成闭环系统，使肌肉松弛程度维持在指令水平。闭环靶控注射方式下肌肉松弛药用量更少，恢复更快，但临床使用经验有限。

（二）结合患者病理、生理特点

1. 儿童 神经肌肉接头的发育需在出生 6 个月后逐步完成，新生儿对去极化肌肉松弛药较不敏感，而对非去极化肌肉松弛药相对敏感。目前尚不推荐罗库溴铵、米库氯铵和顺阿曲库铵用于新生儿。大龄儿童对肌肉松弛药的量效关系与成年人已非常相似。小儿的生理特性表现出按体重（kg）计算的剂量会大于成人，按体表面积计算的剂量往往与成人相近。多数新生儿和婴幼儿使用标准插管剂量维库溴铵可维持肌肉松弛约 1 小时，而 3 岁以上患儿肌肉松弛作用只能维持 20 分钟左右。

2. 老年人 神经肌肉接头处乙酰胆碱受体对非去极化肌肉松弛药的敏感性并不随年

龄增加而改变,因此相同血浆浓度的肌肉松弛药在老年人和年轻人间产生的肌肉松弛程度相同。但由于老年人肝肾功能减退等原因,罗库溴铵、泮库溴铵、维库溴铵等主要依靠肝脏或肾脏代谢清除的药物,在老年人体内的血浆清除率降低,作用时间也相应延长。

3. 肥胖患者 肥胖患者体脂率明显增加,肌肉所占体重比减少,肌肉松弛药药物代谢动力学参数有所改变,因此计算肥胖症患者肌肉松弛药用量时,需用理想体重或瘦体重作为计算体重的依据,达到个体化准确用药目的。若患者有困难气道可能,可选择琥珀胆碱作为诱导时的肌肉松弛药。

4. 孕妇 妊娠行非产科腹腔镜手术的研究很少,全身麻醉时要注意肌肉松弛药有无致畸、致流产及致早产的副作用。肌肉松弛药是水溶性大分子季铵化合物,理论上较少透过胎盘类脂膜屏障,可以安全地应用于妊娠早期的非产科全身麻醉。体外受精-胚胎移植(IVF-ET)后宫内外同时妊娠的患者,孕早期接受罗库溴铵等全凭静脉麻醉下腹腔镜手术,与IVF-ET后正常妊娠未进行任何手术的孕妇相比,孕期自然流产率、早产率、活产率、新生儿出生体质量、Apgar评分差异无统计学意义。中晚期妊娠实施全身麻醉诱导时要注意评估有无困难气道,原则上选用起效快、时效短的肌肉松弛药,并要警惕诱导期反流误吸的发生。

5. 肝肾功能受损的患者 需评估脏器受损程度,明确肌肉松弛药在体内的主要消除途径。肝脏疾病通常伴随分布容积的增加,结果使患者对泮库溴铵、阿曲库铵、罗库溴铵的诱导耐量明显增加。肝功能受损时,肌肉松弛药推荐的初始剂量比肝功能正常者为大,随之恢复时间延迟。肝肾功能对肌肉松弛药消除有相互代偿作用,但肝或肾功能严重受损时应避免使用主要依赖肝脏或肾脏消除的肌肉松弛药,如长时效肌肉松弛药哌库溴铵的消除主要经肾脏排出,因此应避免用于肾功能受损患者。肝肾功能受损或行肝肾手术的患者,在肝内转化的维库溴铵和主要经胆汁排泄的罗库溴铵应避免使用,建议选择不经肝肾代谢而依赖Hofmann消除的顺阿曲库铵。

(三) 注意与其他常用药物之间的相互作用

1. 吸入麻醉药 吸入麻醉药达到一定深度即能产生肌肉松弛作用,氟烷、安氟烷、异氟烷、七氟烷和地氟烷与非去极化肌肉松弛药合用时,非去极化肌肉松弛药的用量减少,时效延长且存在量效关系,安氟烷可减少肌肉松弛药剂量的1/3～1/2。吸入麻醉药增强非去极化肌肉松弛药作用的顺序从小到大依次为异氟烷、安氟烷、地氟烷、氟烷,增强各种肌肉松弛药时效的作用从小到大依次是长时效非去极化肌肉松弛药、中时效非去极化肌肉松弛药、去极化肌肉松弛药。因吸入麻醉药与肌肉松弛药的协同作用,吸入麻醉时肌肉松弛药临床作用时间将延长,追加肌肉松弛药间隔时间亦应延长,静脉输注速率应适当降低。

2. 局部麻醉药 局部麻醉药能增强肌肉松弛药的作用。ERAS提倡全身麻醉复合椎管内或各种神经阻滞麻醉。高浓度、大剂量的局部麻醉药本身就可以阻滞神经肌肉传导,肌肉松弛药应酌情减量。

3. 抗生素 一些抗生素能增强肌肉松弛药作用。氨基糖甙类抗生素中的新霉素、链霉素、妥布霉素、依替米星和丁胺卡那霉素可抑制神经肌肉传导功能。多黏菌素、四环素、林可霉素和克林霉素均有增强肌肉松弛药的作用。青霉素和头孢菌素在临床剂量范围无明显增强肌肉松弛药作用。

(四) 尽可能推广应用神经肌肉功能监测

肌肉松弛药的个体差异较大,神经肌肉功能监测仪能客观、定量、定性、及时地反映肌肉松弛药的神经肌肉阻滞程度,建议临床上尽可能推广应用神经肌肉功能监测仪。

1. 神经肌肉传导功能监测仪和神经刺激模式　临床常用神经肌肉传导功能监测仪有两种,简便的神经刺激器和加速度肌肉松弛测定仪(如：TOF Watch SX)。临床常用神经刺激模式除前文提到的 TOF 外,还有单次颤搐刺激(single twitch stimulation，STS)、强直刺激后计数(post-tetanic count，PTC)和双短强直刺激(double burst stimulation，DBS)。

2. 肌肉松弛深度的描述和评估　根据诱发颤搐反应评估神经肌肉传导阻滞程度。① 极深阻滞：TOF 计数为 0,PTC＝0。② 深度阻滞：TOF 计数为 0,PTC≥1。③ 中度阻滞：TOF 计数为 1～3。④ 肌力开始恢复：T_4 再现。PTC 主要监测深度阻滞,TOF 和 DBS 主要监测是否存在肌肉松弛药残留阻滞作用。

3. 其他情况　存在下列情况者尤应加强神经肌肉功能监测,合理指导肌肉松弛药应用,有效避免术后肌肉松弛药残留阻滞作用。

(1) 术中多次间断静脉注射或持续静脉输注肌肉松弛药患者。

(2) 严重肝、肾疾病患者,以及重症肌无力患者。

(3) 要求绝对无体动或深度肌肉松弛的手术患者。

(4) 术毕需拔除气管内导管但无法确定有无肌肉松弛残留作用的患者。

(5) 术后长时间呼吸功能延时恢复,需除外肌肉松弛残留作用的患者。

综上所述,应根据肌肉松弛药的药理学特点、患者病理和生理状态、与其他药物之间的相互作用和神经肌肉功能监测结果,个性化地选择合适的肌肉松弛药并规范使用。要优化肌肉松弛药管理的临床路径,才能促进腹腔镜手术 ERAS 临床实践的实施。

第五节　肌肉松弛药拮抗及残余肌肉松弛的防范

腹腔镜等微创外科手术术中需要深度肌肉松弛,且深度肌肉松弛必须维持到主要外科手术步骤完成之后,但腹腔镜手术关腹速度快,手术结束时患者可能还处于较深的肌肉松弛状态。这种肌肉松弛远没有恢复到正常的状态,大大阻碍了 ERAS 提倡的术后早拔管以及实施加速康复的临床路径。若要使患者从深度肌肉松弛状态中快速恢复,最重要的是要解决术后残余的肌肉松弛药,本节就肌肉松弛药拮抗及残余肌肉松弛的防范做一概述。

一、非去极化肌肉松弛药残留阻滞作用的拮抗

(一) 胆碱酯酶抑制剂

新斯的明为胆碱酯酶抑制剂，与胆碱酯酶的亲和力远大于乙酰胆碱，竞争性地与胆碱酯酶结合，使神经肌肉接头处乙酰胆碱的浓度增加，从而取代其后膜的非去极化肌肉松弛药，发挥兴奋传导作用而使肌力恢复。新斯的明的不良反应主要是蕈碱样胆碱能受体兴奋的表现，会出现肠蠕动增强、分泌物增多、支气管痉挛和心率减慢等，因此须同时应用抗胆碱药。其他胆碱酯酶抑制剂如毒扁豆碱，有明显的中枢作用，主要用于催醒；溴吡斯的明的抗胆碱酯酶作用较弱，拮抗非去极化肌肉松弛药的作用不可靠，主要用于治疗重症肌无力。目前临床上普遍使用新斯的明与阿托品组合，以拮抗非去极化肌肉松弛药的残余作用。新斯的明拮抗残余肌肉松弛作用的效果与其剂量和拮抗时机密切相关。

1. 拮抗时机　通常给予中时效肌肉松弛药后 30 分钟以上、长时效肌肉松弛药 1 小时以上，TOF 计数 ≥2 或开始有自主呼吸时拮抗肌肉松弛药残留阻滞作用。

2. 拮抗药剂量　新斯的明 0.04～0.07 mg/kg，最大剂量 5 mg，起效时间 2 分钟，达峰时间 7～15 分钟，作用持续时间 2 小时。若用量偏小，则难以达到满意的拮抗效果，肌力恢复不完全；但新斯的明的拮抗作用有封顶效应，不能无限增加其剂量，如果已达最大剂量，再予追加时，既不能进一步拮抗非去极化肌肉松弛药残留阻滞作用，还会出现过大剂量新斯的明引起的肌肉松弛效应以及可能出现的胆碱能危象（睫状肌痉挛、心律失常、冠状动脉痉挛）。因此，已经给予最大剂量新斯的明后，若患者呼吸仍不能够满足要求，应进行有效的人工通气，认真分析影响肌肉松弛药拮抗效果的原因，采取相应的措施。阿托品和新斯的明用同一注射器缓慢静脉注射，阿托品的剂量一般为新斯的明的半量或 1/3，需根据患者心率调整阿托品的剂量。静脉注射阿托品后 10～30 秒起效，达峰时间 12～16 分钟，作用持续时间可达 4～6 小时，故给予拮抗药后患者心率通常会增快。

3. 拮抗药使用注意事项　因新斯的明及其配伍合用的阿托品可能导致的不良反应，以往临床上并非常规进行肌肉松弛拮抗。

(1) 下列情况禁用或慎用新斯的明：支气管哮喘、心律失常（尤其是房室传导阻滞）、心肌缺血、瓣膜严重狭窄、机械性肠梗阻、尿路感染或尿路梗阻、孕妇、对溴化物过敏等。

(2) 下列情况禁用或慎用阿托品：痉挛性麻痹与脑损伤的小儿、心律失常、充血性心力衰竭、冠心病、二尖瓣狭窄、反流性食管炎、食管与胃的运动减弱、青光眼、溃疡性结肠炎、前列腺肥大及尿路阻塞性疾患等。

(3) 电解质异常和酸碱失衡、肾功能衰竭、高龄和同时接受肌肉松弛协同作用药物患者，新斯的明对肌肉松弛药残留阻滞作用的拮抗效果并不理想。

(4) 给予胆碱酯酶抑制剂拮抗残留肌肉松弛作用后，须严密监测患者的肌力恢复情况，严防出现再箭毒化，特别是接受长时效或大剂量肌肉松弛药时。

(5) 凡禁用胆碱酯酶抑制剂或抗胆碱药者，可选用甾类肌肉松弛药特异性拮抗剂，在

肌力未充分恢复之前应进行有效人工通气。

（二）特异性甾类肌肉松弛药拮抗剂

布瑞亭（舒更葡糖钠、Sugammadex）是目前唯一一种特异性结合性神经肌肉阻滞拮抗药，且仅是氨基甾类肌肉松弛药的特异性拮抗剂，为修饰后的 γ-环糊精。布瑞亭以一个分子对一个分子的形式选择性、高亲和性地包裹罗库溴铵或维库溴铵后，经肾脏排出，从而使血液和组织中罗库溴铵或维库溴铵的浓度急剧下降，神经肌肉接头功能恢复常态，其快速逆转神经肌肉阻滞的作用是既往神经肌肉拮抗药物所无法比拟的。布瑞亭对顺阿曲库铵等苄异喹啉类肌肉松弛药无拮抗作用，如果给予布瑞亭后手术意外需要肌肉松弛，可使用苄异喹啉类肌肉松弛药。

1. 拮抗时机及剂量　布瑞亭可以快速拮抗任意程度的肌肉松弛，以剂量依赖的形式拮抗罗库溴铵和维库溴铵任意时机的肌肉松弛作用，但拮抗剂量与肌肉松弛药作用的时机不同而不同。麻醉诱导后立即逆转极深阻滞（PTC=0），需静脉注射布瑞亭 16 mg/kg；逆转深度阻滞（PTC=1～2），需 4 mg/kg；当 TOF 监测 T_2 再现时需 2 mg/kg，2 分钟内 TOFr 可恢复到 0.9；当 TOFr=0.5 时 0.2 mg/kg，亦可在 2 分钟内消除肌肉松弛残留阻滞作用。给予布瑞亭不需要联合抗胆碱药物，避免了抗胆碱药物可能引起的不良反应。

2. 特殊患者肌肉松弛拮抗　神经肌肉疾病患者对非去极化肌肉松弛药敏感且作用时间延长。布瑞亭能快速有效地逆转强直性肌营养不良症和重症肌无力患者的肌肉松弛残余作用，术毕使用布瑞亭可将患者的深度肌肉松弛状态在 2～3 分钟恢复到 TOFr>0.9。因此，神经肌肉疾病患者手术若需要肌肉松弛药，推荐选择氨基甾类肌肉松弛药，以便术后予以布瑞亭进行快速有效拮抗。

3. 其他作用及注意事项　布瑞亭除可特异性拮抗罗库溴铵等甾类肌肉松弛药的肌肉松弛作用外，还可减轻其过敏症状。当采用常规措施处理罗库溴铵过敏反应效果不理想时，应立即静脉注射布瑞亭 16 mg/kg，机制可能与布瑞亭包裹罗库溴铵后其抗原活性降低有关。但应注意，布瑞亭本身也可能引起过敏反应，有使用布瑞亭 1.9～3.2 mg/kg 后出现过敏性反应的个案报道。

国外大量数据表明，在成人、儿童、老年人，以及肾功能衰竭、肺部或心脏疾病患者中，布瑞亭耐受性良好，不良反应少。但国内布瑞亭价格昂贵，应用并不普遍，经验有限，对其潜在的不良反应和对各器官功能可能的不良影响需要更多研究来证实。

二、残余肌肉松弛的防治

尽管临床上已广泛应用中、短时效肌肉松弛药，并对其药理作用的认识逐步深化，但术后肌肉松弛药残留阻滞作用仍时有发生，且其发生率被显著低估。近几年，国内外多项多中心调查研究结果显示，全身麻醉腹部手术患者拔除气管导管时肌肉松弛残留的发生率约 60%，PACU 入手术室时的肌肉松弛残留约 50%。术后肌肉松弛残余引起的肌无力可致患者呼吸梗阻、窒息、低氧血症、高碳酸血症、误吸、肺炎、肺不张，导致住院时间延长，甚至患者死亡。在腹腔镜手术普遍实施深度肌肉松弛的当下，全身麻醉手术结束时，等待患者自然恢复肌力，显然不符合卫生经济学效益，也不符合ERAS的理念。在超短效的肌肉松弛药发明之前，减少甚至避免残余肌肉松弛的发生，除前文所提使用肌肉松弛拮抗剂外，还要做好以下几点防范措施。

（一）残余肌肉松弛的诊断

1. TOFr<0.9　神经肌肉功能监测仪能够及时、客观和定量地了解肌肉松弛药是否存在残留阻滞作用。早期认为，TOFr>0.7时肌肉松弛药的残留作用就已经消除，但进一步研究证实呼吸肌对肌肉松弛药较不敏感，呼吸肌从肌肉松弛药作用中恢复较早，当TOFr>0.7时，呼吸功能已经基本恢复，但咽喉部肌肉肌力恢复较晚；在TOFr≥0.9咽喉部肌肉的协调功能才能够完全恢复正常，且颈动脉体缺氧性通气反应才能够不受损害。因此，TOFr<0.9提示存在肌肉松弛药残留阻滞作用。

2. 无肌肉松弛残余的临床指征　以下4项为肌肉松弛药残留阻滞作用基本消除较为可靠的临床指征。① 意识清醒，呛咳和吞咽反射恢复。② 头能持续抬离枕头5秒以上（反映肌肉强直收缩力）。③ 呼吸平稳，呼吸频率 $10\sim20$ 次/分，最大吸气压≤-50 cmH_2O。④ $PetCO_2$和$PaCO_2\leq45$ mmHg。

3. 排除中枢性肌肉松弛　苯二氮䓬类药及吸入麻醉药物能够产生中枢性的肌肉松弛作用，且此作用并不能被新斯的明和布瑞亭所拮抗。术中新发卒中、脊髓压迫等中枢神经系统并发症时，也会有肌力减退的症状，需注意鉴别并紧急处置。

（二）发生残余肌肉松弛的危险因素

1. 患者病理生理特点　老年人较青壮年更易发生肌肉松弛残余阻滞，且该残余阻滞作用对老年人不良影响更显著。女性肌肉含量较男性少，对肌肉松弛药更敏感。吸入麻醉药与静脉麻醉药有中枢性的肌肉松弛作用，可以增加非去极化肌肉松弛药的阻滞效果及临床作用时间。肝肾功能严重受损时非去极化肌肉松弛药的消除半衰期延长。糖尿病患者由于神经肌肉出现退行性变，接头前乙酰胆碱储存和释放减少，接头下间隙距离增加，血浆胆碱酯酶活性降低，容易发生肌肉松弛残余作用。当患者的生理特点无法改变、合并的病理状态短期不能改善情况下，麻醉科医生应个性化地应用肌肉松弛药，关注术后残余肌肉松弛，尽量避免肌肉松弛残余的发生。

2. 不同种类肌肉松弛药合用　不同种类的肌肉松弛药复合应用时，药物之间由于神经肌肉接头处的相互作用影响，会表现出相加或协同作用；而且两种不同时效的肌肉松弛药序贯应用时，药物的药物代谢动力学、药物效应动力学特性也会发生改变。这种协同作用的机制一方面可能是由于不同种类肌肉松弛药与突触后膜受体结合位点的亲和力有所差异所致，另一方面可能与前一种肌肉松弛药的突触前作用增加了突触后膜对后一种肌肉松弛药的敏感性有关。

3. 低温　低温是术后残余肌肉松弛的重要影响因素。低温影响乙酰胆碱的释放，降低胆碱酯酶活性，改变突触后膜对乙酰胆碱和肌肉松弛药的敏感性，影响肌肉松弛药与受体的亲和力，改变了肌细胞收缩功能。此外，低温影响肌肉松弛药在体内的药物代谢动力学及其降解代谢过程,低温本身还直接影响肝脏中参与药物代谢的酶的作用。术中及术后应该持续体温监测,尤其是暴露较多、手术时间较长的患者,术中应该加强保温措施。

（三）肌肉松弛药残留阻滞作用的原因

（1）未能够根据患者病情特点和手术需求合理选用肌肉松弛药。

（2）长时间或多次应用中、长时效非去极化肌肉松弛药,或多种不同肌肉松弛药合用。

（3）复合应用与肌肉松弛药有协同作用的药物。

（4）特殊人群如老龄、女性、肌肉不发达和慢性消耗患者肌肉松弛药作用时间延长。

（5）发生低体温、水电解质紊乱及酸碱失衡时,延长肌肉松弛药的代谢和排出,乙酰胆碱的合成和神经末梢乙酰胆碱囊泡释放受损。

（6）肝、肾功能严重受损,导致体内肌肉松弛药代谢、清除障碍。

（7）神经肌肉疾病。

（四）肌肉松弛药残留阻滞作用的危害

1. 通气不足　呼吸肌无力,肺泡有效通气量不足,导致低氧血症和高碳酸血症。

2. 呼吸道梗阻　舌和咽喉部肌无力、舌后坠致上呼吸道梗阻;分泌物积聚,吞咽肌群协调功能未完全恢复正常,易导致上呼吸道梗阻,增加反流误吸的风险。

3. 增加术后肺部并发症　咳嗽无力,无法有效排出呼吸道内分泌物,引起术后肺部并发症增加。

4. 低氧血症　颈动脉体缺氧性通气反应受抑制,导致低氧血症。

5. 其他　患者术后出现乏力、复视等不适征象。

（五）肌肉松弛药残留阻滞作用的预防

ERAS腹腔镜手术,尤其施行深度肌肉松弛策略者,建议采取以下措施防止肌肉松弛残余的发生。

1. 个性化选择肌肉松弛药　根据患者生理特点、病理状态和手术需要,个性化地选择合适的肌肉松弛药种类、剂量和给药方式,应给予能满足手术要求的最低剂量,并全程使用同一种肌肉松弛药。术中改善患者全身情况,维持体温、电解质和酸碱平衡正常。

2. 加强神经肌肉功能监测　神经肌肉功能监测在临床上使用并不普遍,应用神经肌肉功能监测的在英国约为53%、法国为37%、德国为12%、我国不到10%。一项多中心的调查研究结果显示,不到15%的麻醉科医生会在术中常规使用神经肌肉功能监测,仅有18%的麻醉工作场所具备神经肌肉功能监测设备,很大一部分麻醉科医生在日常工作中根本不使用任何神经肌肉功能监测手段。除了设备配置问题外,神经肌肉功能监测方法烦琐,技术要求高,不能像获取SpO_2那样便利地得到神经肌肉功能监测的正确结果是更为重要的原因,且在依据临床经验气管拔管后即使存在残余肌肉松弛,也能及时发现问题,经补救较少酿成恶果,使得神经肌肉功能监测更难普及。腹腔镜等微创手术需要在深度肌肉松弛下进行,只有持续客观地进行神经肌肉功能监测,才能既满足手术需求,又可掌握术后患者肌肉松弛状态并做出相应的处理。

3. 术毕常规进行肌肉松弛拮抗 肝肾功能正常者,建议选择罗库溴铵等甾体肌肉松弛药,术后根据神经肌肉功能监测结果或肌肉松弛药作用时机,常规用布瑞亭进行特异性拮抗。因各种原因使用顺阿曲库铵等喹啉类肌肉松弛药的,在排除禁忌的前提下,也应常规用新斯的明拮抗。罗库溴铵和布瑞亭联合使用,能够明显降低术后肌肉松弛药残留阻滞作用的发生率,显著提高临床应用的安全性,同时也明显提高麻醉质量。这个组合具有广阔的应用前景,能减少麻醉时间、缩短恢复时间、缩短住院时间,应当成为 ERAS 临床实践的推荐举措之一。

综上所述,麻醉科医生应结合患者与手术特点选择合适的肌肉松弛药,术中加强神经肌肉功能监测,术后常规使用肌肉松弛拮抗剂,减少术后肌肉松弛残余的发生率及其带来的危害,促进患者加速康复。

第六节　ERAS 管理中镇痛药物的选择

术后使用多模式镇痛进行优化管理是 ERAS 的一个核心组成部分。疼痛对于术后恢复非常不利,可延长恢复时间和术后住院时间。另外,术后镇痛方案中过度依赖阿片类药物可导致很多不良反应,如过度镇静、术后恶心或呕吐、尿潴留、肠梗阻和呼吸抑制等,致使出院延迟。多模式镇痛即联合使用不同作用机制的镇痛药物或不同的镇痛措施,通过多种机制产生镇痛作用,以获得更好的镇痛效果,而使药物相关的副作用减少到最低。多模式镇痛已经成为加速康复的基石,包括药物镇痛和非药物镇痛。药物中包括阿片类药物和非阿片类药物。非阿片类药物包括扑热息痛、非甾体抗炎药、利多卡因、NMDA 受体拮抗剂、抗惊厥药、β 受体阻滞剂、α_2 受体激动剂、辣椒素（$TRPV_1$激动剂）、糖皮质激素,下面我们将一一进行详述。

一、阿片类药物

阿片类药物是术后镇痛的重要基础。虽然阿片类药物对于中-重度疼痛非常有效,但在使用中受到了剂量-相关性副作用的限制,包括恶心、呕吐、尿潴留、肠梗阻、瘙痒以及最危险的呼吸抑制,促使我们采取多模式镇痛的措施,以减少阿片类药物的需求,只有在非阿片类药物不能满足镇痛要求时才把阿片类药物作为补救的镇痛药来使用。

阿片类药物通过激动外周和中枢神经系统(脊髓及脑)阿片受体发挥镇痛作用。目前已证实的阿片类受体包括 μ、κ、δ 和孤啡肽四型,其中 μ、κ 和 δ 受体与手术后镇痛关系密切。

根据镇痛强度的不同可将阿片类药物分为强阿片类药物和弱阿片类药物。世界卫生组织(WHO)治疗癌痛的三阶梯原则将阿片类药物分为二阶梯药(弱阿片类药物)或三阶梯药(强阿片类药物)。弱阿片类药物有可待因、双氢可待因等,主要用于轻、中度急性疼痛镇痛。强阿片类药物包括吗啡、芬太尼、哌替啶、舒芬太尼、羟考酮和氢吗啡酮等,主要用于手术后中、重度疼痛治疗。激动-拮抗药和部分激动药,如布托啡诺、地佐辛、喷他佐辛、纳布啡、丁丙诺啡,主要用于手术后中度疼痛的治疗,也可作为多模式镇痛的组成部分用于重度疼痛治疗。

强效纯激动阿片类药物镇痛作用强,无器官毒性,无封顶效应,使用时应遵循在不产生难以忍受不良反应的前提下充分镇痛的原则。由于阿片类药物的镇痛作用和不良反应为剂量依赖和受体依赖,故提倡多模式镇痛,以达到节约阿片类药物和减低阿片类药物副作用的效应。

阿片类药物的副作用主要有恶心、呕吐、呼吸抑制、耐受以及身体依赖和精神依赖、瘙痒、肌肉僵硬、肌阵挛和惊厥、镇静和认知功能障碍等。大多数副作用为剂量依赖性,除便秘外多数副作用在短期(1~2 周)可耐受,但就手术后短期痛而言,必须防治副作用。副作用处理原则是:停药或减少阿片类药物的用量,治疗其副作用。

二、对乙酰氨基酚(扑热息痛)

扑热息痛是一种轻-中度疼痛的有效镇痛剂,它属于乙酰苯胺衍生物。本品镇痛作用的机制尚未十分明了,可能通过抑制中枢神经系统中前列腺素的合成(包括抑制前列腺素合成酶)以及阻断痛觉神经末梢的冲动而产生镇痛作用,后者可能与抑制前列腺素或其他能使痛觉受体敏感的物质(如 5-羟色胺、缓激肽等)的合成有关,镇痛作用较阿司匹林弱,仅对轻、中度疼痛有效。其解热作用可能通过抑制环氧化酶,选择性抑制下丘脑体温调节中枢前列腺素的合成,导致外周血管扩张、散热增加,其解热作用强度与阿司匹林相似。该药物无明显抗炎作用。作为阿片类药物的辅助剂,口服或塞肛使用可以降低疼痛强度,使阿片类药物用量减少达 30%,多篇综述和 meta 分析显示并不能同时减少阿片相关的副作用。可优先使用口服制剂,因为塞肛使用的吸收不稳定可使镇痛效果不稳定。

目前静脉使用扑热息痛增多,其药物代谢动力学显示较口服和经肛使用有优势(血浆和脑脊液的峰值出现更早),但费用相对比较高。目前尚没有口服和静脉用药的对比研究,临床上可以开展有关静脉扑热息痛的研究。静脉扑热息痛同样也可以减少阿片类药物至多 30%的用量,但它也不能降低阿片类药物引起的副作用。最近有一项 meta 分析发现,在术前预防性静脉使用扑热息痛(特别 1 g 剂量时)作为多模式镇痛措施的一部分,可以减少恶心,但如疼痛症状出现后再给药则无此效果,虽然减少恶心(和安慰剂比)同时伴有疼痛降低,但却不能减少术后阿片类药物药的用量。

扑热息痛的另外一个价值在于多模式镇痛中与非甾体抗炎药(NSAID)具有明显的协同作用。扑热息痛-NSAID 联合应用在无阿片类药物的多模式镇痛措施中得到有效的使用。如在牙科手术后,单次剂量的扑热息痛(0.5~1 g)复合布洛芬(200~400 mg)可以提供比任何单一药物使用更好的术后急性疼痛的镇痛效果,且可以减少其他镇痛药物的使用和副作用。

扑热息痛比其他的镇痛药如 NSAID 更安全，它很少有恶心、呕吐（<1％个体）、皮肤刺激征（如荨麻疹、红斑、皮炎）（<0.1％）的副作用，其他更严重的副作用（如血小板减少、白细胞增多、粒细胞缺乏和肝脏增大）发生率更低（<0.01％）。

三、非甾体抗炎药

非甾体抗炎药包括非选择性 NSAID 和选择性 COX-2 抑制剂。此类药物具有解热、镇痛、抗炎、抗风湿作用，主要作用机制是抑制环氧合酶（COX）和前列腺素（PG）的合成。对 COX-1 和 COX-2 作用的选择性是其发挥不同药理作用和引起不良反应的主要原因之一。具有两种机制的非选择性 NSAID 药物有互补的药理作用。该类药物的口服剂型一般均可用于可口服患者的手术后轻、中度疼痛的镇痛，或在术前、手术结束后作为多模式镇痛的组成部分。在我国临床上用于手术后镇痛的口服药物主要有布洛芬、双氯芬酸、美洛昔康、塞来昔布和氯诺昔康；注射药物有氟比洛芬酯、帕瑞昔布、酮咯酸、氯诺昔康、双氯芬酸等。常用口服及注射 NSAID 剂量和作用见表 4-4 和表 4-5。非选择性 NSAID 抑制体内所有前列腺素类物质生成，在抑制炎性前列腺素发挥解热、镇痛、抗炎效应的同时，也抑制了对生理功能有重要保护作用的前列腺素，由此可导致血液（血小板）、消化道、肾脏和心血管副作用。其他副作用还包括过敏反应及肝脏损害等。选择性 COX-2 抑制药的上述不良反应比非选择性 NSAID 药物有不同程度减轻，但也可能加重心肌缺血，对心脏手术的患者和有心脑卒中风险的患者应视为相对禁忌证或禁忌证。

表 4-4　常用口服 NSAID 药物

药　　物	每次剂量（mg）	次/天	每日最大剂量（mg）
布洛芬	400～600	2～3	2 400～3 600
双氯芬酸	25～50	2～3	75～150
美洛昔康	7.5～15	1	7.5～15
塞来昔布	100～200	1～2	200～400
氯诺昔康	8	3	24

表 4-5　常用注射 NSAID 类药物

药　　物	剂量范围（mg）	静注起效时间（分钟）	维持时间（小时）	用法和用量
氟比洛芬酯	50～250	15	8	IV：50 mg/次，每天剂量不超过 200～250 mg
帕瑞昔布	40～80	7～13	12	IM/IV：首次剂量 40 mg，以后 40 mg/12 h，连续用药不超过 3 天

（续表）

药　物	剂量范围（mg）	静注起效时间(分钟)	维持时间（小时）	用法和用量
酮咯酸	30～120	50	4～6	IM/IV：首次剂量 30 mg,以后 15～30 mg/6 h,最大量 120 mg/d,连续用药不超过 2 天
氯诺昔康	8～24	20	3～6	IV：8 mg/次,2～3 次/天,日剂量不超过 24 mg

　　NSAID 主要的不良反应包括以下几个方面。① 对血小板功能的影响：血小板上仅有 COX-1 受体,阿司匹林是高选择性 COX-1 受体抑制剂,导致血小板功能改变,可能加重术中出血倾向。其他 NSAID 药物导致血小板可逆性改变,术前停药 1～2 天即可恢复。② 对消化道的影响：非选择性 NSAID 药物的消化道损害发生率高于选择性 COX-2 抑制药,但手术后 3～5 天内短期使用该类药物的消化道并发症危险性尚未确定。有报道,长期使用非选择性 NSAID 药物可能影响肠愈合,甚至增加肠瘘的发生率,有待于进一步证实。③ 对肾脏的影响：所有非选择性 NSAID 和选择性 COX-2 抑制药对肾功能都有影响,在脱水、低血容量等肾前性或肾实质性损害患者,短时间用药可能导致肾功能衰竭。④ 对心血管的影响：非选择性 NSAID 和选择性 COX-2 抑制药都可能通过 COX-2 而增加心血管风险,该类药物禁用于冠状动脉搭桥手术。

　　COX-2 抑制剂没有传统的非选择性 NSAID 药物相同的副作用,即引起 COX-1 抑制,以及和手术相关的出血风险增加、胃肠道溃疡以及肾功能不全。在腹腔镜胆囊切除术和膝关节置换术中,COX-2 抑制剂可以降低阿片类药物的用量,减少阿片类药物相关的不良反应,更快地进行功能恢复。但是由于担心 COX-2 抑制剂会引起血栓前的心血管不良反应,导致某些药物如罗非考昔(rofecoxib)和伐地考昔(valdecoxib)被停用了。总之,长期大量使用该类药物所产生的不良反应既与药物特性有关,更与使用剂量、使用时间及有否使用 NSAID 药物产生的危险因素有关。原则上,对具有危险因素的患者应慎重考虑选用此类药物。

　　COX 抑制剂的危险因素包括：① 年龄＞65 岁(男性易发)。② 原有易损脏器的基础疾病：上消化道溃疡、出血史;缺血性心脏病或脑血管病史(冠状动脉搭桥围手术期禁用,卒中或脑缺血发作史慎用);肾功能障碍;出、凝血机制障碍和使用抗凝药(使用选择性 COX-2 抑制剂不禁忌)。③ 同时服用皮质激素或血管紧张素转换酶抑制剂及利尿剂。④ 长时间、大剂量服用。⑤ 高血压、高血糖、高血脂、吸烟、酗酒等。

　　NSAID 药物均有"封顶"效应,故不应超量给药;缓慢静脉滴注不易达到有效血药浓度,应给予负荷量再给维持量;氟比洛芬酯、酮咯酸等可与阿片类药物联合泵注给药,维持有效药物浓度;除对乙酰氨基酚等少数药物外,NSAID 药物的血浆蛋白结合率高,故不能同时使用两种药物;但同类药物中,一种药物效果不佳,可能另外一种药物仍有较好作用。

非甾体抗炎药包括 COX-2 抑制剂在多模式镇痛中起重要作用，可以降低阿片类药物的用量和阿片类药物相关不良反应，但也需考虑它的相关风险。有研究发现，酮咯酸和吻合口瘘增加有显著相关性。另外，动物模型的证据表明 NSAID（特别是选择性 COX-2 抑制剂）可能会影响骨愈合，甚至会引起骨质重吸收，虽然临床研究的数据模棱两可，甚至有些研究还发现 NSAID 药物使用会减少骨质重吸收。根据这些研究，NSAID 药物用在有吻合口瘘风险增高的患者身上（如用切割闭合器进行吻合的患者），应该权衡利弊。而在大多数患者中 NSAID 药物被推荐作为多模式镇痛的基本用药。

NSAID 药物用于手术后镇痛的主要指征是：① 中、小型手术后镇痛或作为局部镇痛不足时的补充。② 与阿片类药物或曲马多联合或多模式镇痛用于大手术镇痛，可显著地节约阿片类药物。③ 停用阿片类药物 PCA 后，大手术残留痛的镇痛。④ 术前口服选择性 COX-2 抑制剂塞来昔布，有增强手术后镇痛作用和节约阿片类药物的作用，有研究表明静注帕瑞昔布或氟比洛芬酯也有同样的作用。其他 NSAID 药物的作用仍未证实。

四、利多卡因静脉输注

一项关于静脉利多卡因输注的随机对照试验（RCT）的 meta 分析，发现它可以降低术后 6 小时的急性疼痛，在静息、咳嗽和运动时都能有效镇痛，并可以减少术后阿片类药物（吗啡）的用量和相关不良反应，静脉利多卡因可以缩短第一次排气时间、缩短第一次肠道运动时间，同时还能减少术后恶心或呕吐发生，减少住院时间，最大优点是在腹部手术中。虽然同一个 meta 分析中 29 个可获得的研究中只有 12 个研究中的不良反应被收集，心脏和神经系统的不良反应在对照组和实验组是类似的。

五、NMDA 受体拮抗剂

(一) 氯胺酮

氯胺酮是一种 NMDA 受体拮抗剂，可以减少术后阿片类药物的用量。在快通道结肠切除术研究中，布比卡因复合氯胺酮硬膜外镇痛比布比卡因复合芬太尼更有优势，可以缩短 PACU 停留时间和住院天数、减少阿片类药物相关的不良反应。在阿片类药物用量很大或阿片类药物依赖的术后患者中，氯胺酮可能是多模式镇痛手段中一种特别有用的方法。因为 NMDA 受体参与病理性疼痛的形成，如痛觉过敏。在全膝关节置换术中，切皮前 0.5 mg/kg 氯胺酮静脉注射＋2 μg/(kg·min)24 小时静脉输注，可以降低慢性术后疼痛的发生率和阿片类药物用量，甚至在阿片类药物依赖的腰椎间盘手术患者中也有这样的作用。

(二) 其他 NMDA 受体拮抗剂

其他 NMDA 受体拮抗剂包括右美沙芬、美金刚胺和硫酸镁。在有关这三个药的综述中，67％关于右美沙芬(0.5～1 mg/kg)的研究及 58％关于氯胺酮(0.15～1.0 mg/kg)研究表明,它们可以降低术后疼痛和/或减少阿片类药物的用量,而有关硫酸镁的研究中并没有发现镇痛效果。

美金刚胺(20~30 mg/d)耐受性良好且效果更好,并且比氯胺酮消除更慢(半衰期分别是:60~80 小时 *vs*. 2.5 小时),因可减少术后慢性疼痛发生,可在术后急性镇痛中作为阿片类药物的辅助用药。术前 50 mg/kg 和术中 8 mg/(kg·h)硫酸镁同样显示是通过 NMDA 受体拮抗,阻止钙离子内流。虽然某些研究已经发现镁可以降低术后阿片类药物需求,但在一项 meta 分析中表明,没有证据显示它在降低术后阿片类药物需求和镇痛是有效的。NMDA 受体拮抗剂具有潜在的不可预测的令人不愉快的副作用,如精神错乱。但低剂量(如<1 mg/kg)硬膜外或静脉氯胺酮,能够帮助控制疼痛却没有这些副作用。总结起来,低剂量的氯胺酮和美金刚胺应该可以考虑用在多模式镇痛措施中,包括患者有阿片难治性的疼痛、阿片依赖或耐受,以及没有精神错乱风险的个体(如精神异常、精神分裂症等)。

六、抗惊厥药

加巴喷丁和普瑞巴林在很多手术中作为多模式镇痛的一种手段,减少术后阿片类药物的用量。虽然它们的结构和 GABA 相似,但它们的作用机制是通过和电压依赖的突触前钙离子通道的 α_2-d 亚单位结合,从而减少兴奋性的神经递质释放和相应的突触后钙离子内流。

(一) 加巴喷丁

加巴喷丁可以减少阿片类药物的需求,降低急性和慢性术后疼痛。有证据表明术前 1 小时口服 600~1 200 mg 加巴喷丁,对精索静脉曲张、耳鼻喉科手术和腹腔镜手术患者有益。而在腰椎椎板切除术的临床观察中发现,在切皮前和切皮后用药有同样的效果,它都可以减少吗啡 PCA 的量和术后疼痛评分。口服加巴喷丁 900 mg 和 1 200 mg 的剂量是同样有效的,比安慰剂和 600 mg 的剂量镇痛效果明显。一项子宫切除术的镇痛研究中,对比了加巴喷丁(术前口服 1 200 mg 加巴喷丁+术中静脉泵注)、氯胺酮(术前口服安慰剂+0.3 mg/kg 单次剂量静脉注射+术中 0.05 mg/kg 静脉泵注直至手术结束)、对照组(术前口服安慰剂+术中安慰剂静脉泵注)的镇痛效果,结果发现术前加巴喷丁口服和应用氯胺酮都可以减轻术后疼痛和 PCA 吗啡用量,可分别减少 42% 和 35%,而只有加巴喷丁组可以减少术后 1、3、6 个月的慢性切口和相关性疼痛。

(二) 普瑞巴林

与加巴喷丁相比,普瑞巴林有更好的生物活性,可以更快地达到治疗血药浓度。一项 meta 分析证实,术前和术后使用普瑞巴林虽然不能减轻术后疼痛,但都可以减少术后镇静药的使用,减轻术后恶心或呕吐的发生,这项研究也对不同口服剂量的普瑞巴林进行了分析,口服剂量小于 300 mg(主要是 75 mg 或 150 mg)的普瑞巴林可以减少 8.8 mg 吗啡用量,300~600 mg 则可以减少 13.4 mg 吗啡用量。但它们也存在如镇静、视觉干扰、头晕、头痛等副作用。

关于这类药还需要进行更多的研究以确定其最佳剂量，作为多模式镇痛的一部分，既可以减轻疼痛，同时产生最小的副作用。

七、β 受体阻滞剂

有少量证据显示，β 受体阻滞剂（如艾司洛尔）由于有抗伤害作用，可以减少术中和术后的阿片类药物用量。β 受体阻滞剂有阻断手术刺激引起的心血管反应、降低术后心血管事件的优势。另外，围手术期艾司洛尔还可作为瑞芬太尼的替代品，用于维持术中血流动力学的平稳。一项关于门诊腹腔镜胆囊切除术的研究显示，术中进行艾司洛尔持续静脉输注[$5\sim15\ \mu g/(kg \cdot min)$]，代替术中阿片类药物[瑞芬太尼 $0.1\sim0.5\ \mu g/(kg \cdot min)$]，即术中无阿片类药物，与术中间断用芬太尼相比，可以降低术后恶心或呕吐、减轻术后疼痛、缩短住院时间。

八、α₂ 受体激动剂

可乐定和右美托咪定作为辅助镇痛药已经受到了越来越多的关注，因为该类药通过激动中枢和外周 α₂ 受体产生镇痛作用。一项综述和 meta 分析证实，在阿片类药物的基础上加上全身应用 α₂ 受体激动剂（可乐定或右美托咪定），可减少术后阿片类药物用量、疼痛强度以及阿片类药物相关的副作用（如恶心）。

α₂ 受体激动剂可通过口服、静脉、经皮等途径给药，可以在术前、术中、术后给药。临床上需要更多的研究来确定最佳的途径、剂量以及给药时间。可乐定也可以作为区域神经阻滞中多模式用药的一种有效的补充药物。一项小的择期肛肠外科手术随机对照研究中发现，在用吗啡（$0.1\ mg/mL$）和 0.2% 罗哌卡因（$100\ mL$）混合药液进行硬膜外自控镇痛时，加用硬膜外可乐定（术前 30 分钟在 $9\ mL$ 生理盐水中加入 $150\ \mu g$ 进行硬膜外注射，术后加入 $1.5\ \mu g/mL$ 在硬膜外镇痛的混合药液中），可以使肛门排气时间提早，而对住院时间没有影响。在局部麻醉药中加入右美托咪定可以延长镇痛时间和运动阻滞时间。在腹腔镜减肥手术中，切口关闭前静脉使用右美托咪定[$0.2\sim0.8\ \mu g/(kg \cdot h)$]可以减少术后恢复室（PACU）阿片类药物的使用量，减少在 PACU 停留时间以及术后恶心或呕吐的发生。

九、辣椒素（辣椒素受体 TRPV1 激动剂）

辣椒素是一种作用于外周 TRPV1 受体的非镇静性药物。它选择性地刺激无髓鞘的 C 纤维传入神经元，引起 P 物质持续释放继而清空，最终降低 C 纤维活性。辣椒素的优点在于镇痛时间长，对运动和自主神经功能无影响。因此，它对于骨科手术早期恢复和功能性康复有潜在的价值。在全膝关节置换术中,在切口缝合前输注 15 mg 辣椒素可以减轻术后疼痛、减少阿片类药物用量和副作用。需要注意的是,由于辣椒素会产生一种急性烧灼样感觉,必须在麻醉状态下使用。

十、糖皮质激素

糖皮质激素在减轻术后疼痛的同时还可以减少阿片类药物用量和副作用,如恶心或呕吐。它们表现出的镇痛效应源于多种机制,在脊髓水平具有抗伤害效应,阻止和炎性痛相关的细胞因子产生,阻止花生四烯酸产生从而抑制炎性前列腺素和白三烯形成。对糖皮质激素的顾虑主要在于它对于术后患者潜在的副作用,如果大剂量(地塞米松 1 mg/kg)、长时间(>21 天)可以增加感染的风险,影响伤口愈合。有研究显示,单次预防剂量的地塞米松可以导致术后 24 小时的高血糖。最近一项随机对照研究驳斥了有关单次小剂量(诱导时最多应用 8 mg)会升高血糖的观点,因为血糖的水平和生理盐水对照组无异。究竟用多少糖皮质激素会使潜在的危害大于获益还不明了。尽管如此,目前的文献支持诱导时使用 4 mg 单次剂量注射预防术后恶心或呕吐,8 mg 剂量可以用来提供额外的减少阿片用量和更快复苏的效应,并且不增加术后不良反应,如感染、伤口愈合不良或裂开等。

十一、未来的方向

(一)长效局部麻醉药局部浸润

长效局部麻醉药包括脂质体布比卡因,这是一种 FDA 批准用于单次手术部位浸润的布比卡因制剂,使用后维持疗效至 72 小时,使长时间的镇痛成为可能。和传统的盐酸布比卡因相比,脂质体布比卡因在痔切除等手术中可减轻术后疼痛、减少阿片类药物用量以及阿片类药物相关的副作用。在腹腔镜结肠切除术中,与术后单纯阿片类药物 PCA 相比(吗啡或氢吗啡酮),复合脂质体布比卡因 266 mg 局部浸润的多模式镇痛措施,可以减少术后阿片类药物用量、住院时间及相关的副作用。在快通道回肠造口回纳术中,应用脂质体布比卡因 266 mg 可以显著减少术后阿片类药物用量(38 mg vs. 68 mg)、住院天数(减少 0.8 天,21%)和住院费用(6 611 美元 vs. 6 790 美元),还需要进一步的研究来证实它的安全性和有效性,评估除了局部浸润以外的给药途径,如蛛网膜下腔、硬膜外和神经周围浸润。

SABER®-布比卡因是另一种等待 FDA 批准的缓释配方,它是将 12% 布比卡因混合在可吸收的半黏滞状的蔗糖乙酸异丁酯(SAIB)中的复合物,可以使局部镇痛效果长达 72 小时。在一项开放腹股沟疝修补的多中心随机对照研究(RCT)中,和安慰剂相比,在手术切口局部应用 5 mL SABER®-布比卡因可显著减轻术后疼痛,减少 26% 额外使用的阿片类药物用量。

（二）利多卡因贴片

利多卡因贴片通常是 10 cm×14 cm 透皮贴片，内含 5％水溶性利多卡因 700 mg。透皮利多卡因通过阻断伤害性受体的钠离子通道来减轻疼痛感觉。5％利多卡因贴片已经在许多慢性疼痛和一些急性疼痛如创伤性骨折中使用，急性术后疼痛中使用 5％利多卡因的证据还很有限。一项关于利多卡因贴片的 meta 分析显示，利多卡因贴片有可能不是急性疼痛和术后疼痛的有效辅助药物，利多卡因和安慰剂组相比，术后疼痛强度、阿片类药物用量和住院时间上都没有显著差异。其可能的原因是，由于弥散障碍（皮肤）、贴片位置不佳（在伤口附近但不在伤口上）和吸收差（不同于芬太尼贴片）等致使伤口内利多卡因的浓度不够。

（三）新型阿片类药物和阿片类药物使用技术

1. Tapentadol　Tapentadol 是作用于中枢神经的镇痛剂，具有双重协同机制，可作用于 μ 阿片受体并抑制去甲肾上腺素的再摄取。Tapentadol 和强阿片类药物（如羟考酮）有同样的镇痛效果，其优点在于可减少术后恶心、呕吐，对胃肠道干扰更小，不容易成瘾。它可以提供有效的术后镇痛，能减少住院天数和住院费用。

2. 经皮芬太尼电离子渗入疗法　患者自控的经皮芬太尼无针电离子渗入疗法，通过患者自控给予预先设置好的芬太尼剂量，达到镇痛效果，这一技术和传统的 PCA 很相像。电离子渗入疗法使用电流驱使离子化的药物分子透过皮肤进入血液循环，与传统的芬太尼贴片不同，后者只能使芬太尼制剂缓慢释放而不能被患者控制。除了使用方便和患者感到更加舒适以外，还有其他优势。最近一篇综述表明，这种疗法具有更少的阿片类药物相关的副作用，以及和静脉阿片类药物相当的镇痛效果。今后还需在以下方面深入研究，如该疗法的有效性、不同人群的最佳剂量（年龄、体重和手术类型）、在给予部位的持续时间和反应强度等。

3. 舌下舒芬太尼微药片　舒芬太尼有相对广泛的治疗指征，证据显示比其他阿片类药物呼吸抑制相对较轻，虽然其在静脉给药后的快速组织重分布限制了它在 PCA 中的使用。舌下含服舒芬太尼正在等待 FDA 批准，可以提供相对较长的作用时间，它的血浆半衰期为 80～90 分钟，而静脉给药的半衰期只有 15 分钟，这比其他阿片类药物都有优势。两项在膝关节置换术和腹部手术中的 II 期临床研究发现，与安慰剂相比，15 μg 舌下含服舒芬太尼微片可减少术后疼痛，而阿片类药物相关的副作用较少。

总之，把多模式镇痛整合到 ERAS 措施中去，可以提供更好的术后镇痛、更少的副作用、更快的术后康复以及更优的预后。关于优化术后镇痛管理已经有很多进展，除了临床可见的获益，还有很多 ERAS 方面的研究值得期待。ERAS 的流程上整合了很多因素，使设计一个随机研究要控制这么多因素变得困难。另一个挑战在于，尽管有接连不断的新的多模式镇痛的方法出现，但目前的数据表明，术后疼痛仍没有被很好地控制。而且，除了在术后短期内带来的不良后果之外，急性镇痛还可能会引发术后慢性疼痛。因此，我们必须针对不同的患者和手术类型，通过多模式的方法，进行个性化地镇痛，以期能最好地控制术后疼痛。

（周海燕　严春燕　陈洁）

参考文献

[1] van Esch B F, Stegeman I, Smit A L. Comparison of laryngeal mask airway vs tracheal intubation: a systematic review on airway complications [J]. J Clin Anesth, 2017, 36(2): 142 - 150.

[2] Soltanizadeh S, Degett T H, Gögenur I. Outcomes of cancer surgery after inhalational and intravenous anesthesia: a systematic review [J]. J Clin Anesth, 2017, 42(11): 19 - 25.

[3] Grape S, Kirkham K R, Frauenknecht J, et al. Intra-operative analgesia with remifentanil vs. dexmedetomidine: a systematic review and meta-analysis with trial sequential analysis [J]. Anaesthesia, 2019, 74(6): 793 - 800.

[4] Absalom A R, Glen J I, Zwart G J, et al. Target-controlled infusion: a mature technology [J]. Anesth Analg, 2016, 122(1): 70 - 78.

[5] Miller D, Lewis S R, Pritchard M W, et al. Intravenous versus inhalational maintenance of anaesthesia for postoperative cognitive outcomes in elderly people undergoing non-cardiac surgery [J]. Cochrane Database Syst Rev, 2018, 21(8): CD012317.

[6] Bruintjes M H, van Helden E V, Braat A E, et al. Deep neuromuscular block to optimize surgical space conditions during laparoscopic surgery: a systematic review and meta-analysis [J]. Br J Anaesth, 2017, 118(6): 834 - 842.

[7] Kashiwai A, Suzuki T, Ogawa S. Sensitivity to rocuronium-induced neuromuscular block and reversibility with sugammadex in a patient with myotonic dystrophy [J]. Case Rep Anesthesiol, 2012, 20(2): 49 - 52.

[8] de Boer H D, van Egmond J, Driessen J J, et al. Sugammadex in patients with myasthenia gravis [J]. Anaesthesia, 2010, 65(6): 653.

[9] Barthel F, Stojeba N, Lyons G, et al. Sugammadex in rocuronium anaphylaxis: dose matters [J]. Br J Anaesth, 2012, 109(4): 646 - 647.

[10] Tan M, Law L S, Gan T J. Optimizing pain management to facilitate enhanced recovery after surgery pathways [J]. Can J Anaesth, 2015, 62(2): 203 - 218.

[11] Wick E C, Grant M C, Wu C L. Postoperative multimodal analgesia pain management with nonopioid analgesics and techniques: a review [J]. JAMA Surg, 2017, 152(7): 691 - 697.

第五章
腹腔镜手术术中监测

第一节　麻醉深度监测与 ERAS 管理

腹腔镜已被广泛应用于普外科、妇科、泌尿外科及胸外科等手术中,具有创伤小、痛苦轻、恢复快、治愈率高等优点。麻醉(麻醉药物的种类和剂量,以及麻醉方式等)影响循环、呼吸、应激及免疫功能等与患者术后康复密切相关的指标,麻醉过浅易导致应激反应增强、循环系统兴奋、内分泌紊乱、代谢异常、耗氧量增加、术中知晓等危害;麻醉过深易导致呼吸、循环功能抑制等危害。因此,维持适当的麻醉深度对降低患者应激、减少并发症和促进患者加速康复具有深远的意义,麻醉深度的精准监测是维持适当的麻醉深度、优化麻醉管理的前提条件。

一、麻醉深度的概念

长久以来,"麻醉深度"的定义存在诸多争议,同时也在不断发展演变。1847 年,Plomley 首次提出麻醉深度的概念,并将麻醉深度分为三期,即陶醉、兴奋(有或无意识)和较深麻醉。随后,Guedel 提出经典乙醚麻醉分期:痛觉消失期(Ⅰ期)、兴奋期(Ⅱ期)、外科手术期(Ⅲ期)和延髓麻醉期(Ⅳ期)。1954 年,Artusio 进一步将经典乙醚麻醉分期中的痛觉消失期(Ⅰ期)拓展为三级,第一级,无记忆缺失和镇痛;第二级,完全记忆缺失和部分镇痛;第三级,完全记忆缺失和无痛,对语言刺激有反应,基本无反射抑制。

"麻醉深度"的定义由"麻醉"的定义所决定,两者是相辅相成的。过去认为,麻醉是药物诱导的无意识状态,意识一旦消失,患者对于伤害性刺激已不能回忆也不能感知。而意识消失是全或无的现象,因此不存在深度的概念。目前认为,"麻醉深度"是一临床名词,是临床手术过程中判断麻醉药物或方式是否可以使患者的意识及生理状态满足手术需求的指标总称。换句话说,"麻醉深度"是一个系统概念,包含患者意识状态及生理状态的全部相关内容。因此,麻醉深度的定义可表述为:① 麻醉过浅:实施的麻醉不足以满足手术需要。② 麻醉过深:实施的麻醉超出手术的需要。③ 适宜麻醉深度:实施的麻醉使手术患者的意识状态和生理状态(如心肺功能、免疫功能等)处于最舒适状态,且完全满足手术需求。

虽然麻醉深度一词被广泛使用,但可量化麻醉深度的概念并没有被普遍接受。麻醉深度取决于麻醉剂量和手术刺激这两个拮抗因素之间的平衡。麻醉学中的一个观点是,不可能绝对预测特定患者在给定剂量麻醉药物下的药物效应动力学。因此,麻醉医师面临以下困境:麻醉药物剂量太小,患者可能发生术中觉醒或术中知晓;而麻醉药物剂量太大,则可能给患者带来风险,如器官灌注降低、苏醒延迟、术后认知功能障碍和病死率升高等。因此,术中麻醉深度的监测对麻醉医生掌握和控制患者适宜麻醉深度,具有重要的辅助作用和参考价值。

二、麻醉深度的监测

通常,临床麻醉深度是通过观察、监测患者的心率、血压、呼吸模式和有无运动来判断的。虽然呼吸、循环可以从一定程度上反映麻醉深度,但并不是反映麻醉深度的直接指标。因此,更直接、更可靠地评估麻醉药物对大脑作用的方法是多年来研究的热点和方向。大量研究表明,麻醉药物对脑电图(electroencephalography,EEG)可产生特征性的影响;同时,由于脑电图具有非侵入性和可持续性的特点,因而被广泛用于麻醉对大脑行为的监测。目前,临床上采用基于 Guedel 法改进后的现代麻醉深度判定标准(三期)以及麻醉深度仪器监测系统,对术中麻醉深度进行综合监测、评价。表 5-1 列出了当前麻醉深度监测的主观和客观方法。

表 5-1 麻醉深度监测的主观与客观方法

类 型	方 法	说 明
主观方法	自主反应监测	监测血流动力学、出汗和内分泌等
	对手术刺激的患者反应指数(PRST)	综合了血压、心率、出汗和流泪指标形成的计分评价系统
	前臂隔离法	对刺激的应激性运动反应是觉察患者有无知觉的最好体征之一,前臂隔离法是有效的麻醉深度监测手段
客观方法	自发性表面肌电	临床应用中主要是额肌电,即 FEMG
	食管下段收缩性	食管下段收缩性又可以分为自发性食管下段收缩性(SLOC 与应激反应有关)和诱发性食管下段收缩性(PLOC 由食管下段局部受刺激引起)
	心率变异性	指逐次心跳间期的微小变异,从一方面反映了自主神经系统对心血管系统的调节,主要分析方法可分为时域和频域两种
	脑电图及其衍生指数	见下文详细论述
	诱发电位	见下文详细论述

（一）现代麻醉深度判定标准

基于 Guedel 法改进后的现代麻醉深度判定标准（三期）如表 5-2 所示。综合了血压、心率、出汗和流泪指标形成的评价系统 PRST 计分系统如表 5-3 所示，根据 PRST 计分系统对患者进行麻醉深度评分，总分 8 分：0～1 分，适当麻醉深度（偏深）；2～4 分，适当麻醉深度（偏浅）；5～8 分，麻醉过浅。

表 5-2　麻醉深度临床判定标准

分期	阶段	呼吸	循环	眼征	其他
Ⅰ期	浅麻醉期	不规律 呛咳 气道阻力高 喉痉挛	血压升高 心率加快	瞬目反射（－） 眼睑反射（＋） 眼球运动（＋） 偏视 流泪	吞咽反射（＋） 出汗 分泌物多 体动（＋）
Ⅱ期	手术麻醉期	规律 气道阻力小	血压稍低/稳定 刺激无改变	眼睑反射（－） 眼球固定中央	体动（－） 分泌物减少
Ⅲ期	深麻醉期	膈肌呼吸 频率加快 气管拖曳	低血压	对光反射（－） 瞳孔散射	

表 5-3　PRST 计分系统量表

指　标	状　　态	计　分
收缩压	＜对照值＋15 mmHg ＜对照值＋30 mmHg ＞对照值＋30 mmHg	0 1 2
心　率	＜对照值＋15 次/分 ＜对照值＋30 次/分 ＞对照值＋30 次/分	0 1 2
出　汗	皮肤干燥 皮肤较湿 可见汗液	0 1 2
流　泪	分开眼睑，无过多泪液 分开眼睑，泪液过多 分开眼睑，有泪液流出	0 1 2

（二）麻醉深度监测方法

脑电图及其衍生指数是研究最为广泛的麻醉深度客观监测手段，主要包括脑电双频指数（bispectral index，BIS）、熵指数（entropy）、脑功能状态指数（cerebral state index，CSI）、听觉诱发电位（auditory evoked potential，AEP）、伤害趋势指数（narcotrend index)、患者安全指数(patient safety index，PSI)等。

1. BIS 世界上第一个用于手术中麻醉深度脑电图监测的产品是由 Aspect Medical Systems 公司开发的双频谱分析系统(bispectral analysis)。BIS 是在脑电图频率谱和功率谱的基础上增加对位相和谐波的非线性分析得出的混合信息拟合的数字，于 2001 年被 FDA 批准投入使用，是目前使用和研究最广泛的麻醉深度监测系统。BIS 主要用于麻醉过程中患者意识水平的监测，大量研究证实，BIS 与正常的生理睡眠具有较强相关性，而 BIS 值的高低与患者大脑皮层的兴奋与抑制状态密切相关，且能够有效预测患者麻醉、意识、记忆状态。

正常人的皮质脑电图的特征是以快速和低振幅活动为主。麻醉药物使用后，首先会导致振幅增加；在加大麻醉药物剂量后，频率降低和规律性振幅增加，最后在较深的水平上，等电位脑电图间穿插着波状脑电图活动(脉冲抑制)。BIS 算法中采用统计学方法对脑电图在 0~100 的线性范围内进行分析计算。一般认为 BIS 85~100 为清醒状态，65~85 为镇静状态，40~65 为麻醉状态，低于 40 可能呈现爆发抑制，低于 35 爆发性抑制会频繁出现，0 代表完全无脑电活动状态(大脑皮层抑制)。

BIS 主要与抑制大脑皮质的麻醉药物，如硫喷妥钠、丙泊酚、依托咪酯、咪达唑仑等的镇静或麻醉深度具有非常好的相关性。研究证明，BIS 指数监测可以有效降低术中知晓的实际发生率。同时，有研究表明基于双频谱指数定义的麻醉深度对患者的预后具有长期影响；Lindholm 等学者发现，麻醉深度(BIS<45)与患者的术后病死率有明显相关性。同时研究证明，BIS 指标的使用，减少了麻醉药用量和患者在麻醉后监护室停留的时间，从而节省了医疗资源，并且为老幼病患的麻醉药滴定提供了指导。但 BIS 仍然存在一些不足，如对于某些特殊的麻醉药(氧化亚氮、氯胺酮等)，BIS 指数并不灵敏。BIS 指数是大脑皮质功能的指示，不直接反映皮质下层的活跃度。例如，BIS 不能预测刺激引起的体动或血流动力学的改变；不能有效预测意识的恢复时间；由于计算速度慢，不能做到实时监测；对镇痛成分监测不敏感；用于儿童麻醉的监测尚存争议；对于 CNS 损伤的患者及 EEG 低电压的患者，BIS 无意义；必须使用 BIS 专用电极片，使用成本过高等。

2. 熵指数 熵监测是基于熵算法来获得和处理原始脑电图和额肌肌电图信号的一种监测方法。脑电图可以应用非线性动力学技术进行描述，如 M-熵模型。频谱熵的概念源于香农熵(shannon entropy)测量的信息，当其应用于脑电图的能量谱时，用以评价频谱频率的规律性。熵监测仪设有反应熵和状态熵两个值，反应熵计算的频率范围为 0.8~47 Hz，同时监测脑电及肌电活性；状态熵计算的频率范围为 0.8~32 Hz，主要监测脑电活性。反应熵和状态熵的相对变化有助于区别真正的脑状态改变和肌电活动引起的熵值改变。一般而言，肌电活动通常在反应熵监测的高频范围内，当患者进入深度意识状态时，反应熵比状态熵下降得更快。

熵指数在意识水平表达上和脑电双频指数一样，具有较强的可靠性；同时，可量化麻醉深度、指导麻醉药用量；预测患者的麻醉恢复；预防患者发生术中知晓；抗电刀等干扰能力也更强。在使用芬太尼、戊硫代巴比妥、七氟醚和地氟醚的麻醉中，熵指数监测的有效性已经被证明。熵指数监测在手术中受电极等因素影响要比 BIS 指数小。

然而，与其他基于脑电图的意识测量监测手段一样，熵指数监测也存在一定的局限性。例如，在大剂量阿片类药物的影响下，熵指数的可靠性会大幅降低；频繁的眼运动、咳嗽和体动会引起熵假象和干扰；有神经功能异常、神经肿瘤时，可能出现熵指数与患者实际情况不符的现象；神经精神药物也可以引起患者实际情况与熵指数不符的现象。同时，手术中突然的疼痛刺激有可能改变麻醉状态，反应熵和状态熵并不一定能预测这样的情况。在使用氯胺酮麻醉时，熵指数的可靠性暂未得到确认。因为熵指数的应用目前还存在一定的不确定性，采用熵指数进行麻醉深度监测时，需要麻醉医生对显示的数据结果进行二次分析，而且肌电生理对熵指数也存在一定的影响。

3. CSI　与 BIS 类似，脑功能状态指数也是一种基于 EEG 的计算方法，其原理是每秒测量 2 000 次脑电活动，将 EEG 的子参数输入电脑自适应的神经模糊推论系统，计算出 CSI，并以 0～100 显示出来，数值越大表示越清醒，反之则提示大脑皮质的抑制愈严重。有研究表明，在择期行腹腔镜胆囊切除手术患者的麻醉维持中，采用靶控输注丙泊酚和瑞芬太尼，观察到 CSI 能够及时、准确地反映患者苏醒期不同意识水平的变化，并具有良好的相关性，表明 CSI 可代替血药浓度和改良警觉/镇静评分（modified observers assessment of alert/sedation，MOAA/S）作为丙泊酚麻醉时麻醉深度的判断指标。

4. AEP　AEP 是由听觉神经系统受刺激后引起的中枢神经系统的生物电反应。诱发电位的基本特征为：声诱发电位振幅很小，大多＜1 μV，只有自发脑电的 1%；生物电反应在刺激后经一定潜伏期出现；呈现特定的波形；生物电反应是在一瞬间出现（自发脑电反应是长时间、周期出现）；有相应的电位分布区，其分布位置与面积取决于有关组织的结构特征。常用的刺激声信号包括短声（click 声）、滤波短声（filtered click）、纯音（tone pip）和短纯音（tone-brust）等。

麻醉深度监测多采用听觉诱发电位中的中潜伏期听觉诱发电位（mid-latency auditory evoked potential，MLAEP）。Jensen 等开发了一种从脑电信号中提取 MLAEP 的新方法：通过一个有外源输入的自回归模型，从 110 毫秒的持续区间提取 15～25 个听觉诱发电位信号，通过快波中潜伏期听觉诱发电位波形，分析计算 AEP 指数（临床上习惯称为 AAI 指数）。患者 AEP 指数 60～100 为清醒状态；40～60 为睡眠状态；30～40 为浅麻醉状态；＜30 为临床麻醉状态。

有研究表明，对患者实施靶控注射丙泊酚麻醉，在对比使用了 AEP 和 BIS 指数技术后，发现两种方法都能准确地显示镇静水平和失去意识的状态。最近的研究表明，在区别清醒与无意识状态的应用中，BIS 指数和 AAI 指数优于血流动力学变量和经典单参数脑电图变量（如 MLAEP）。AEP 指数同样能够降低丙泊酚使用量，缩短恢复时间。与 BIS 指数相比，AEP 指数的主要优点在于噪声范围较小，且对刺激的响应性较好。但同样不能预测患者对伤害性刺激的运动反应。

5. 伤害趋势指数　Narcotrend 麻醉/脑电意识监测系统是由德国汉诺威医科大学一个研究组开发的新型脑电意识深度监测系统。通过普通心电电极在头部任意位置采集分析即时的脑电信号（原始脑电或视觉脑电），自动分析分级后在彩色触摸屏上显示患者的麻醉/意识深度状态(分级脑电),指导个体化麻醉用药,让麻醉/意识深度监测更加简单、精确、安全、经济,是目前以脑电来判断镇静水平和麻醉深度较为准确的一种方法。Narcotrend 的特征和优点为:可应用在各类手术中;可以精确指导个体化用药;可以使用普通心电极片采集原始脑电等。Narcotrend 通过多参数(原始脑电波的功率、频率、幅度)统计和微机处理,将脑电信号以 6 个阶段 15 个级别作为量化指标(表 5-4),即 A、B(0~2)、C(0~2)、D(0~2)、E(0~2)、F(0~1),并同时显示 α、β、θ、δ 波的功率谱变化情况和趋势。阶段 A 表示清醒状态,B 是浅镇静状态,C 是常规镇静状态,D 是常规麻醉状态,E 是深度麻醉状态,F 阶段(0 级、1 级)过度麻醉(爆发抑制),脑电活动逐渐消失。

表 5-4 Narcotrend 指数分级规则

分 级	亚 级	数值范围	含 义
A		100~95	清醒状态
B	B0	94~90	浅镇静状态
	B1	89~85	
	B2	84~80	
C	C0	79~75	常规镇静状态
	C1	74~70	
	C2	69~65	
D	D0	64~57	常规麻醉状态
	D1	56~47	
	D2	46~37	
E	E0	36~27	深度麻醉状态
	E1	26~20	
	E2	19~13	
F	F0	12~5	过度麻醉
	F1	4~0	(爆发抑制)

6. PSI PSI 用的是前额四导联 EEG 集成电极,实时分析脑电图波形,以量化值(0~100)表示,维持患者意识消失的数值范围是 25~50。该指数与患者镇静程度相关,且较脑电双频指数信号更强,可用于监测患者意识消失与恢复。研究表明,PSI 与吸入性麻醉药、静脉麻醉药(丙泊酚)和麻醉性镇痛药单独或联合应用均有良好的相关性,可以有效监测麻醉深度。

总之,患者术中麻醉过程主要是借助麻醉药物产生的全身或局部感觉消失及记忆遗忘状态,以确保手术的顺利进行。麻醉时通过引起可逆的中枢神经系统抑制和兴奋,从而达到意识消失和镇痛的目的,而脑电是皮质锥体细胞顶树突产生的树突电位与突触后电位的总和,它直接反映出中枢神经系统的活动。因此,脑电技术顺理成章地成为监测麻醉深度的最佳手段之一。理想的麻醉深度监测方法应具有以下特点：能持续、实时和无创地显示麻醉深度的变化；能很好地反映麻醉药物浓度的变化；反映手术刺激的及时变化；不依赖于所使用的麻醉药物；简单实用，不易受干扰，适合手术室使用等。脑电的许多时域、频域参量都曾被用来监测麻醉深度。BIS 是最早基于 EEG 的麻醉深度监测方法，也是应用最广泛的麻醉深度监测方法。在过去 15～20 年里，其他基于 EEG 的麻醉监测方法也被广泛研究并应用于临床，如伤害趋势指数、熵指数、听觉诱发电位等。这些技术提供了一种快速评估患者麻醉期间意识水平的方法。但是，许多因数（如年龄、种族、性别、低体温、酸碱失衡、低血糖和脑缺血等）对原始 EEG 数据有显著影响。如何校正患者的数据，是未来麻醉深度监测发展的重要方向。

三、麻醉深度监测与加速康复的关系

外科手术的本质是经过对患者有益的手术损伤，实现消除疾病、给予患者健康的过程。有益损伤是一种在医生控制下的损伤，具有选择性和序贯性。加速康复的核心理念是减少创伤和应激，即在围手术期以最小的生理干扰完成手术治疗，从而加速患者的术后康复。加速康复的主要影响因素有疼痛、应激等，而麻醉的作用在于通过控制或抑制手术过程给患者带来的应激和疼痛，使患者尽可能地加速康复。麻醉是对患者手术中生理功能的调控，关键在于给予患者最小的干扰和最少的应激。

麻醉本身对患者的应激主要表现在麻醉药物的用量和麻醉药物的副作用上。不同的麻醉药物和用量在手术过程中对患者的神经、内分泌和免疫功能具有完全不同的影响。开展麻醉深度的监测可以指导麻醉医生针对个体制订适宜的麻醉方案，选择最优化的麻醉方式，实现精准麻醉，一方面最大限度地预防术中知晓发生，另一方面可以实现快速拔管，促进全身麻醉的恢复。同时，麻醉药物的副作用与麻醉药物呈剂量相关性，与患者围手术期的应激反应有直接关系。通过有效的麻醉深度监测，在保证手术需求的情况下减少麻醉药物的用量，避免麻醉过深，对于降低患者术后恶心、呕吐等应激反应具有积极意义。外科手术中适宜的麻醉深度，吸入麻醉可通过监测呼气末麻醉药浓度来实现，术中维持呼气末麻醉药浓度为 0.7～1.3 MAC；静脉麻醉多采用脑电双频指数监测，术中维持 BIS 为 45～60。对于老年患者，麻醉过深可能导致老年患者术后谵妄及远期认知功能损害，建议 BIS 值维持在稍高水平，避免长时间 BIS<45。

外科手术后早期快速拔管有利于全身麻醉患者加速康复，拔管的时机通常是在患者镇静状态或完全清醒状态下。对于有高血压、颅压高或者气道高反应的患者，清醒状态下拔管可能引起强烈的心血管应激反应，或引起喉痉挛、支气管痉挛等导致拔管困难，在镇静状态下（BIS 65～75）拔管较为适宜。但镇静状态下拔管一定要注意肌肉松弛药是否代谢完全。肌肉松弛药残余作用消失完全，自主呼吸气体交换量接近正常，是镇静状态下拔管的前提。

精准的麻醉管理是 ERAS 的重要环节，而麻醉深度的监测是实施精准麻醉的重要手段之一，因此，麻醉深度监测在患者的加速康复方面可以发挥重要的功能和作用。

第二节 体温监测与 ERAS 管理

一、全身麻醉与低体温

(一) 围手术期低体温的定义

围手术期由于各种原因导致机体核心体温低于 36℃ 的现象称为围手术期低体温,又称围手术期意外低体温(perioperative inadvertent hypothermia),应与以医疗为目的的控制性低体温相区别。围手术期低体温的发生率为 6%～90%,主要取决于手术人群和患者的人口统计学特征。在长时间的手术(大于 2 小时)、极端年龄(婴幼儿或老年人)、大面积烧伤、术前低温、严重创伤和术中大量体液丢失的患者中低体温的发生率更高。

(二) 全身麻醉与低体温

低体温是围手术期最常见的温度失调。围手术期任何影响体温调节系统的因素均可导致低体温,这些危险因素包括患者自身因素、手术因素、麻醉因素(包括药物因素)、环境因素以及是否干预等(表 5 - 5)。在多重因素作用下,患者发生低体温的概率明显增加。需要指出的是,这些危险因素中,有些可直接导致低体温的发生,比如麻醉;有些则通过增加低体温风险、延长低体温时间或加重低体温程度而起作用,比如手术时间过长。

表 5 - 5 围手术期低体温的危险因素

因　　素	具　体　描　述
患者因素	
年龄	年龄大于 60 岁的患者低体温发生率更高,体温恢复时间也更长;婴幼儿,尤其是早产儿和低体重患儿更易发生低体温
BMI	BMI 越大,热量散失越快,但肥胖患者由于脂肪保护作用,体表散热减少,核心体温与体表温度差值减少,低体温发生率更低
ASA 分级	ASA Ⅱ 级以上患者较 ASA Ⅰ 级,低体温发生率增加,且 ASA 分级越高,低体温发生风险越高
基础体温	基础体温是独立高风险因素,术前体温偏低患者围手术期低体温发生风险极高
合并症	合并代谢性疾病可影响体温,如糖尿病合并神经病变患者低体温发生风险增加
手术因素	
手术分级	手术分级越高,患者低体温发生率越高
手术类型	开放手术比腔镜手术更易发生低体温
手术时间	手术时间超过 2 小时低体温发生率明显增高,全身麻醉患者尤甚
术中冲洗	使用超过 1 000 mL 未加温冲洗液患者,低体温发生率增高

(续表)

因　素	具　体　描　述
麻醉因素	
麻醉方式	全身麻醉较椎管内或区域麻醉低体温发生率高，联合麻醉，如全身麻醉合并椎管内或区域麻醉较单纯全身麻醉低体温发生率高
麻醉时间	麻醉时间超过 2 小时低体温发生率增高
麻醉药物	吸入性麻醉药、静脉麻醉药及麻醉性镇痛药均可显著影响体温调节中枢，导致低体温发生
术中输液/输血	静脉输注 1 000 mL 室温晶体液或 1 U 0.5℃库存血，可使体温下降 0.25～0.5℃；输入未加温液体超过 1 000 mL，低体温发生风险增高
环境因素	
手术间温度	增加环境温度对患者低体温的发生是保护因素，通常低于 23℃患者低体温发生风险增高

注：国家麻醉专业质量控制中心，中华医学会麻醉学分会.围手术期患者低体温防治专家共识（2017）［J］.协和医学杂志，2017，11：352 - 358.

　　全身麻醉后患者会出现较为明显的低体温，通常核心体温下降 1～3℃，主要是麻醉药物引起体温调节功能受损加上患者暴露于寒冷的手术室环境所致。目前认为其主要机制分为 3 个时相：

　　(1) 第一时相：全身麻醉抑制体温调节中枢，扩张外周血管，核心热量被带至外周，产生热量再分布。

　　(2) 第二时相：体温缓慢线性下降，可持续 2～3 小时，这与机体通过辐射、对流、传导和蒸发等方式向周围环境散热超过机体产热有关。

　　(3) 第三时相：核心体温达到动态平衡，此时低温激发了内源性血管收缩以减少热量进一步散失，使散热和产热趋于平衡而达到平台期。

　　低体温可能导致很多不良后果，除了延长麻醉药物的作用外，低体温还会损害凝血和血小板功能，增加失血量和输血需求，增加伤口感染率，延长住院时间，引起术后不适，并增加心率、血压和血儿茶酚胺水平。低体温还可能导致术后寒战，造成一些不良影响，如耗氧量增加、眼内压和颅内压增高、牵拉手术切口导致疼痛以及心血管意外。此外，由于低温和血容量的消耗导致血管极度收缩，可能会阻断脉搏血氧饱和度的测量信号。低温对机体的不良影响见表 5 - 6。

表 5 - 6　低温对机体的不良影响

体温(℃)	影　　响
30～35	机体尝试通过产热来升高体温：寒战，外周血管收缩
≤36～>35	心动过速

（续表）

体温（℃）	影　　响
≤35	心动过缓,血小板计数减少,血小板功能受损,凝血功能受损,各种药物清除率改变
≤33	心电图变化:PR间期延长,QRS波形增宽,QT间期延长
≤32	轻度心律失常
≤30~31	神志淡漠、嗜睡、昏迷
≤30	"冬眠":寒战停止,代谢率明显下降
≤28~30	快速性心律失常风险增加,最先表现为房颤

注：Bindu B, Bindra A, Rath G. Temperature management under general anesthesia: Compulsion or option [J]. J Anaesthesiol Clin Pharmacol, 2017, 33(3): 306-316.

二、围手术期体温管理与 ERAS

随着 ERAS 理念的临床普及,围手术期患者体温管理已经成为 ERAS 临床路径中的重要环节。围手术期低温与患者预后差相关,如手术切口感染、心血管不良事件、凝血功能下降、麻醉苏醒时间延长、住院时间延长等,这些后果影响了患者的加速康复。在各种 ERAS 指南中都对体温管理提出了明确要求。我国《加速康复外科围手术期管理专家共识(2016)》推荐的优化麻醉管理策略包括体温管理措施:术中体温监测,可采用预加温、提高手术室室温、使用液体加温装置、暖风机等措施维持患者术中中心体温>36℃;由中华医学会外科学分会、中华医学会麻醉学分会联手发布的《加速康复外科中国专家共识暨路径管理指南(2018)》的 ERAS 术中核心项目提及:有多项荟萃分析及随机对照研究显示,在腹部复杂手术中避免低温可降低伤口感染、心脏并发症的发生率,降低出血和输血需求,缩短全身麻醉后苏醒时间。术中应常规监测患者体温直至术后,可以借助加压空气加热暖风机、输血输液加温装置等,维持患者术中体温不低于 36℃。

在 ERAS 中,有三种方法来维持患者的正常体温。

(1) 通过使用微创技术(小切口或腹腔镜手术)来维持正常体温。这些技术不仅降低了身体的损害,而且还减少了因开腹手术造成的体温损失。内部脏器不会暴露在干燥、凉爽的手术室环境中。

(2) 通过腹腔镜加湿维持正常体温。腹腔镜手术中用于腹部充气的手术气体是冷的,会使腹膜变干,但是有一些装置可以加热和湿润手术气体,直至到达患者体内。通过保持内部器官的温暖和湿润来保护内部器官,能够更好地保护患者体温。加湿吹气装置也已被证明在术后早期适度减少了寒战和阿片类镇痛剂的需求,并可改善术后第二天的恢复。

(3) 通过各种加温保暖装置来维持患者正常体温。预防围手术期低体温最有效的方法是积极进行术前保温。进入手术室前使用压力暖风毯预热患者可以提高术前核心温度。中国医师协会麻醉学医师分会组织撰写的《促进术后康复的麻醉管理专家共识》指出术中可通过以下方式来维持机体温度，如保持温暖环境、使用压力暖风毯、静脉输入液体加温、腹腔冲洗液加温等。

三、体温监测

（一）体温监测的时机

全身麻醉超过 30 分钟或者手术时间超过 1 小时的所有患者都应该监测体温。手术患者的体温监测应具动态连续性，涵盖整个围手术期：包括术前、术中和术后恢复期。建议术前即开始体温监测，作为患者基础体温值，为实施预保温提供参考。术后体温监测亦非常重要，不仅可评估术中体温保护措施的效果，还可为后续治疗提供参考。

（二）体温监测部位

由于机体不同部位温度并不一致，相比外周和皮肤温度，核心体温更均匀一致，可反映机体的热量状态，因此围手术期应重点关注患者的核心体温。

监测核心体温最精确的测量工具是肺动脉导管，但对多数接受择期手术的患者，这种监测方法创伤性过大，并不适用。其他无创测量途径包括食管、膀胱、口腔、鼻咽部、腋动脉、鼓膜、直肠等。在评价不同测量方法精确性时，需注意与核心温度差值大于 0.5℃ 才被认为有临床意义，因为 0.5℃ 是导致低体温相关并发症的最小温度差值。口腔（舌下）温度最接近核心温度，且口腔测温装置易于携带，可重复利用，在术前、术中或术后任何时间均可测量患者体温。鼻咽部更接近下丘脑体温调节中枢，可更精确显示核心温度变化，当患者处于全身麻醉状态时，可较好耐受测量探头，成为全身麻醉中首选的温度测量方法。而当患者接受椎管内麻醉时，较难耐受鼻咽温度探头，此时可考虑测量膀胱温度或直肠温度。鼓膜温度接近大脑中枢温度，也可用于监测核心体温。皮肤表面温度测量可作为测量核心温度的备选方案。但皮肤表面温度更适于观察其变化趋势而非具体数值。前额温度较核心体温低约 2℃，其变化趋势与核心体温相近，可成为不便测量核心体温的备选方案。

（三）体温监测装置

1. 水银温度计　传统的玻璃管水银温度计由于麻烦而费时，已广泛为电子系统所取代。

2. 电子体温计　目前在体温监测中较为常见。其中最为常见的是热敏电阻体温计和温差电偶体温计，可实现体温连续监测，是围手术期监测鼻咽或食管下段温度的常用手段，但置入温度探头可能导致患者不适，建议待患者意识消失后置入并监测。

3. 红外线体温计　红外线体温计最常用于鼓膜温度测定，其反应迅速，与中心温度具有相关性，测量时患者无不适感，可用于术前及术后患者清醒时的温度测量，但无法实现连续测量。

4. 无创体温监测系统　新型无线体温传感器(iThermonitor)可贴于患者体表并通过隔热材料隔绝体表温度的流失,使核心体温等同于体表温度并同时记录核心体温,其最大优势是可通过无线技术把连续体温数据接入监测仪,便于建立连续的体温管理数据库。

四、围手术期体温管理

围手术期温度的调控包括因手术要求实施的浅低温和维持正常体温两方面,对于ERAS 来说,关键是预防低体温的发生,维持正常而舒适的体温(核心温度 $36.5\sim37.5℃$)。围手术期体温的管理包含了对患者的教育,以及术前、术中、术后三个阶段的管理。

(一) 患者教育

对于需实施外科手术的患者,应告知本人及其家属或护理人员手术前保暖可以降低术后并发症的发生。医院的环境可能比家里更冷,应该多带一些衣服,以帮助他们保持舒适和温暖。住院期间的任何时候,患者应该告知是否感到寒冷。医护人员要特别注意术前、术中、术后沟通困难患者的舒适性。

(二) 术前阶段

术前阶段定义为麻醉诱导前 1 小时,其间患者可能在病房或急诊室等待,也可能已经进入手术室等候区。

1. 术前评估　在转运至手术室之前,应评估每位患者的意外围手术期低温风险和潜在的不良后果。如果存在以下任意一条,则将患者列为重点管理对象：① 接受全身和局部联合麻醉的大手术或中型手术。② 有心血管并发症的风险。

围手术期低体温风险概率评分表(又称 Predictors 评分)是基于我国全身麻醉患者围手术期低体温流行病学研究结果建立的患者低体温预测模型,输入患者相关参数即可得到患者术中发生低体温的风险概率。在使用 Predictors 评分预测手术患者围手术期低体温发生风险时,当输入术前某患者的各项参数(年龄、性别、ASA 分级、手术类型、BMI、麻醉方式、预计术中静脉输液量、预计术中冲洗液量、预计麻醉时间、是否腔镜手术、保温方式、术前核心体温、设定的手术室温度)后,便可以计算出在没有保温措施的情况下该患者围手术期发生低体温的风险值,即 Predictors 评分。

2. 术前保温的实施

(1) 患者离开病房或急诊室前 1 小时,应测量体温并做好记录。

(2) 如果患者的体温低于 36.0℃,则手术前在病房或急诊室开始主动加温(除非因临床病情紧急需要加快手术,例如出血或严重肢体缺血)。

(3) 如果患者的体温为 36.0℃ 或更高,在麻醉诱导前至少 30 分钟开始主动加温,除非会延迟紧急手术。

(4) 在整个围手术期保持主动加温。

(5) 患者从病房或急诊室转运前的体温应为 36.0℃ 或更高(除非因临床病情紧急需要加快手术,例如出血或严重肢体缺血)。

(6) 将患者转运至手术等候区时：应继续主动加温(或尽快重新启动)。

(7) 维持环境温度(手术间及等候区)不低于 23℃。

(8) 在适当的情况下，应鼓励患者步行到手术室。

(三) 术中阶段

术中阶段定义为总麻醉时间,从第一次麻醉干预到患者转运到手术恢复室。

1. 术中保温的实施

(1) 麻醉诱导前应测量并记录患者的体温,然后每隔 15～30 分钟测量一次,直到手术结束。

(2) 当患者的体温低于 36.0℃时(除非由于临床紧急情况需要加快手术,例如出血或严重肢体缺血),不应开始麻醉诱导。

(3) 患者暴露时,环境温度应至少为 21℃。

(4) 待开始主动加温以后再降低手术间温度,或者可以考虑使用降温设备为手术团队降温。

(5) 术中应充分覆盖患者,以保持热量,仅在手术准备期间暴露。

(6) 静脉输液(大于 500 mL)和血液制品应使用液体加热装置加热至 37℃。

(7) 麻醉超过 30 分钟或麻醉时间少于 30 分钟但有较高的低体温风险的患者都应该主动加温。

(8) 加温装置的温度设置应首先设置为最大值,然后进行调整,使患者核心温度保持在 36.5℃以上。

(9) 手术中使用的所有冲洗液应在恒温控制柜中加热至 38～40℃。

2. 被动保温和主动加温措施　术中的保温措施包括被动保温和主动加温两方面。被动保温包括覆盖棉毯、手术单、保温毯等,可减少 30％的热量散失,但不足以预防麻醉后患者体温降低,仍需实施主动保温措施。主动保温措施包括以下几种：

(1) 压力暖风毯(forced-air warming blanket)是目前国内外文献及指南报道安全、有效和广泛使用的主动加温方法之一,其不仅适用于普通成人还可用于特殊人群(如新生儿、婴幼儿、肥胖患者),不增加切口感染概率,加热后通过空气对流或接触传导使机体加温,减少热量丢失,从而维持患者核心体温处于正常范围,相比被动隔离(棉被、棉毯)更能有效预防围手术期体温降低并能加速低体温患者复温。对于非低体温患者,手术时间在 30 分钟内的非体腔手术,使用压力暖风毯与被动隔离方式在术后机体耗氧、寒战不适、疼痛等方面并无差异,但手术时间≥30 分钟则推荐使用压力暖风毯。

(2) 压力空气加热系统(forced-air heating system)是最常用的围麻醉期加温系统。最好的压力空气加热系统可完全抵消皮肤表面的热量丢失,基本维持患者的正常体温。它的应用相当安全,正确使用的前提下几乎没有任何损伤,而且价格低廉,是非常合适的主动加温方式。

(3) 循环水加温。循环水床垫被认为几乎没有作用,因为几乎没有热量会经过患者的背部丢失到手术台上 5 cm 厚的泡沫隔热层。并且加热和局部灌注降低的共同作用可增加压力/热坏死(烧伤)的可能性。循环水加温覆盖在患者身上的方式要比垫在身下更安全有效。目前新研制了一种循环水外套,可通过增加加温面积或使用促进热传导的材料来传递热量。

(4)输液加温设备包含各类隔热静脉输液管道、水浴加温系统、金属板热交换器、对流加温系统等低流速或高流速加温设备。研究表明,红细胞在 45℃ 水浴中可检测出溶血的生物学标志物,美国血液病协会不建议红细胞采用水浴和微波加温方法,且温度不应超过 43℃。

(5)其他保温措施包括体腔灌洗液加温至 38~40℃、提高手术室温度不低于 21℃ 等方式均可有效减少术中热量丢失。

(四)术后阶段

术后阶段定义为患者进入手术恢复室后 24 小时。

(1)进入手术恢复室后每隔 15 分钟测量并记录患者体温。

(2)患者体温低于 36.0℃ 时不应送回病房。

(3)如果患者的体温低于 36.0℃,应对其进行主动加温,直到离开恢复室或感到温暖为止。

(4)警惕患者可能出现寒战反应,如果发生寒战反应可给予药物减轻或抑制寒战以达到体温保护效果。目前抑制寒战反应常用的药物包括哌替啶、曲马多、右美托咪啶、氯胺酮等。

(5)患者返回病房时应及时测量并记录其体温,其后每 4 小时记录一次。

(6)指导患者和家属继续做好体温保护,如使用热水袋、毛毯、衣物及升高房间温度等。

(7)如果患者在病房时体温降至 36.0℃ 以下,应使用主动加温装置对其进行加热,直到其舒适温暖为止,在加热过程中,应至少每隔 30 分钟测量并记录温度。

第三节　循环监测

良好的围手术期循环管理、平稳的血流动力状态、充分的组织灌注是患者术后加速康复的重要保证。循环系统是机体生命活动正常延续的基础,围手术期因患者基础状况、麻醉药物、手术创伤等因素的作用,患者的循环状态将会受到不同程度的影响,如何将这种不良影响的作用降到最低,围手术期全面的循环监测非常重要。现代监测技术已经可以使麻醉医师获得系统及具体的生理学参数,但是尚无针对腹腔镜手术患者特定的循环监测项目,下面就围手术期循环监测的常见项目及相关监测技术进行介绍。

一、心电图监测

心电图(electrocardiogram,ECG)指通过心电描记器从体表引出反映心肌除极、复极和激动传导等电位变化的图形。目前的心电监测仪都是采用多导联 ECG 实时连续监测心脏电活动。ECG 连续监测的价值在于：通过记录机体心脏的电活动，了解心脏的节律变化和传导情况，实时监测心率，及时发现心律失常、心肌缺血、心肌梗死等，同时监测各种药物或电解质对心脏的影响，掌握患者心功能的基本状况。ECG 是围手术期常规监测项目，但是需要特别注意电子手术器械（如电刀）对 ECG 的干扰作用。

二、脉搏人血氧饱和度指脉波形监测

脉搏血氧饱和度（SpO_2）是血液中被氧结合的氧合血红蛋白的容量占全部可结合的血红蛋白容量的百分比，即血液中血氧的浓度，它是呼吸循环的重要生理参数。血氧仪监测 SpO_2 时会产生一个连续的波形称为脉搏人血氧饱和度指脉波形，其由快波和慢波两部分组成，快波代表心脏泵血，即血液从主动脉根部沿血管壁推进至终末动脉床，即血氧仪监测处；慢波代表呼吸波形，反映通气所致胸内压的变化传导至外周。目前临床上应用血氧仪主要监测 SpO_2 以及脉率，脉率是通过脉搏人血氧饱和度指脉波形测得的心脏搏动次数。正常情况下脉率和 ECG 测得的心率是一致的，但在心房颤动和频发室性期前收缩等心律失常情况下，脉率常小于心率，即心脏电活动未引起有效动脉搏动。脉搏人血氧饱和度指脉波形亦是围手术期常规监测项目，同时监测脉率和心率可相互补充，减少很多错误信息。另外目前的监护设备可以计算脉压变化程度，称为脉压变异率（pulse pressure variation，PPV），可以预测心血管系统对液体负荷的反映效果，从而可判断循环系统前负荷状态。

三、动脉血压监测

血压（blood pressure，BP）是指血液在血管内流动时作用于单位面积血管壁的侧压力，即压强，它是推动血液在血管内流动的动力，通常所说的血压是指体循环的动脉血压。左心室收缩，血液从左心室流入主动脉，收缩中期主动脉内压力最高，称为收缩压（systolic blood pressure，SBP）；左心室舒张，动脉血管弹性回缩，主动脉的压力最低值称为舒张压（diastolic blood pressure，DBP）；两者之差称为脉压。动脉血压是循环功能监测的重要指标之一，是围手术期常规监测项目，主要反映心排血量和外周血管总阻力，并与血容量、血管壁弹性、血液黏滞度等相关，血压过高或过低都可能影响机体器官的血液供应及组织灌注，特别是心脏。

临床上监测动脉血压的方法包括无创监测和有创监测，对于大部分的腹腔镜手术，无创监测即能满足手术需要；但当收缩压低于 60 mmHg 时，血压计振荡仪不能准确测出读数，即不能监测严重低血压。因此对于一些重症、一般情况较差、合并症较多、围手术期循环波动较大的患者，需行有创动脉压监测，以便更准确、直观、实时掌握患者血压波动，为围手术期处理提供可靠的参数。常用的穿刺部位包括：桡动脉、肱动脉、足背动脉、股动脉等，腹腔镜手术患者建议穿刺上肢血管，如桡动脉或肱动脉，临床多穿刺桡动脉。

另外,目前临床上已有无创实时动脉血压监测设备,可以无创并动态监测血压,通过计算可同时测得心排血量(cardiac output,CO)、脉压变异率(PPV)、外周血管阻力(systemic vascular resistance,SVR)等,其中测得的CO和有创方法测得的结果相比具有较好的相关性和稳定性,但是其在血压较低和体位变化等极端条件下的稳定性还有待论证,同时其不便于血气分析也限制了其临床应用。无创实时动脉血压技术目前对于大部分腹腔镜手术患者是适合的,随着相关技术的发展,可能具有良好的发展前景,但需要评估其性价比。

四、中心静脉压监测

中心静脉压(central venous pressure,CVP)是通过中心静脉置管测得的上、下腔静脉进入右心房处的压力,常通过颈内静脉或锁骨下静脉穿刺置管测量,是临床观察血流动力学的主要指标之一。围手术期主要应用于心脑血管等大手术、严重创伤、需要快速输血或输液、急性循环衰竭等情况下,对于有效循环血容量和心功能的评估有较大意义。同时应该注意,中心静脉压并不能直接反映患者的血容量,它所反映的是心脏对回心血量的泵出能力,并提示静脉回心血量是否充足。临床工作发现CVP受很多因素的影响,比如机械通气、药物、测量基线水平、患者体位等,甚至很多手术操作都可能引起其数值的变化。腹腔镜手术气腹可增加腹内压,腔静脉受压导致下肢淤血,回心血量减少,但同时由于膈肌上抬胸腔内压增高,本身可致CVP增高,所以其数值有时不能准确反映当时真正的循环功能状态。因此相比较单一的数值,动态观察其数值的变化更有意义,同时需结合血压、尿量、手术操作等综合分析,动态观察,判断患者的血容量及心功能状态。对于部分腹腔镜手术,特别是术后需要静脉营养支持或者可能大出血的患者,可以考虑中心静脉穿刺置管,同时监测CVP,但其不是腹腔镜手术的常规监测项目。临床上常用穿刺部位是右侧颈内静脉或者右锁骨下静脉。

五、微循环监测

血液循环最根本的功能和目的是让血液和组织之间进行物质交换,而这主要通过微循环实现。微循环是指微动脉和微静脉之间的血液循环,受神经、体液等多种因素的调节,微循环的血流量是各组织器官血液灌流量,正常状态与组织器官的代谢水平相适应。围手术期患者血压正常不代表其微循环正常,相反血压较低也不代表患者微循环障碍,因此很有必要监测微循环,但是微循环监测不是常规监测项目。目前临床上主要通过观察患者的尿量、皮肤体温、末梢颜色、血压变化等,以及监测血液乳酸水平,综合判断患者微循环情况。

目前已有专供观察微循环的显微镜称为微循环镜,对了解微血管的舒缩状态、微血管内的血液流态,以及有无渗出、出血等有很大帮助。观察微循环的部位有很多,但最常用且能代表全身微循环状态的主要是甲皱与球结膜两个部位,其中甲皱是观察人体微循环的最好窗口,具有操作简单、安全方便、对人体无损伤、无刺激、敏捷准确等优点,且甲皱表皮比较薄,透光性好,微血管表浅,观察方便,因此甲皱是最常用的观察微循环的部位。

六、Swan‐Ganz 漂浮导管监测

Swan‐Ganz 漂浮导管是经皮穿刺后,经上腔静脉到右心房、右心室,进入肺动脉及其分支,进行肺动脉压(pulmonary artery pressure,PAP)和肺毛细血管楔压(pulmonary capillary wedge pressure,PCWP)监测的工具。除 PAP 及 PCWP 外,目前应用的 Swan‐Ganz 漂浮导管还可监测中心静脉压、右心房压、右心室压、平均肺动脉压及混合静脉血氧饱和度等;经过计算还可获得心排血量(CO)、每搏量(stroke volume,SV)、外周血管阻力(peripheral vascular resistance,PVR)、心排血指数(cardiac index,CI)等;还可测量右心室舒张末容积(right ventricular end-diastolic volume,RVEDV)、右心室收缩末容积(right ventricular end-systolic volume,RVESV)、右心室舒张末及收缩末容积指数、氧供(DaO_2)、氧供指数($DaO_2 I$)、氧消耗(VO_2)、氧耗指数($VO_2 I$)等。因此可以说 Swan‐Ganz 漂浮导管技术是目前最全面的心血管监测手段,可以全面监测循环、氧供及氧消耗等参数,同时由于其可监测的循环参数较多,临床上需根据患者的具体情况以及其他监测综合判断相关参数的变化。

Swan‐Ganz 漂浮导管为有创操作,且价格较昂贵,临床应用需权衡利弊,合理、正确利用各项血流动力学参数判断心血管功能,改善 ERAS 腹腔镜手术患者预后。也有研究指出,对于危重患者使用 Swan‐Ganz 漂浮导管技术对病死率和住院时间没有影响,即该监测技术是否改善患者预后仍无法确定。其是否能促进 ERAS 腹腔镜手术患者的早期康复与预后还需更多临床研究,并评估其临床收益与风险。

七、经食管超声心动图监测

经食管超声心动图(transesophageal echocardiography,TEE)既是有效的心血管诊断技术,也是实时的循环稳定性监测技术。由于其设备昂贵以及临床操作的复杂性,目前只在部分大医院开展了此项技术,且只在部分大手术,如心脏手术中使用了 TEE,但围手术期 TEE 监测的价值是毋庸置疑的。大量研究已证实,TEE 在监测心室收缩舒张功能、监测和诊断心肌缺血、评估心脏结构异常(包括瓣膜功能)、监测心脏容量、监测血栓、判断低血压的原因等方面具有重要参考和指导价值。相比肺动脉导管检查,TEE 可无创、实时、动态监测观察心脏各种生理和病理参数变化,且对瓣膜功能、容量和心肌收缩力的评价更加直观和准确。

随着社会老龄化的发展,手术患者病情的复杂性,以及 TEE 设备技术的不断完善,TEE 在围手术期的监测价值将会越来越大。特别是当患者出现严重的血流动力学变化

时,通过 TEE 监测可以及时诊断低血压的原因,指导围手术期输液以及心血管活性药物的使用。TEE 是否能改善特殊患者 ERAS 腹腔镜手术的预后,还需要更多的临床研究,同时需评价 TEE 监测的收益与风险。另外,经胸心脏超声监测可部分代替 TEE,在评估容量、查看心脏收缩及舒张功能、心脏瓣膜功能以及心肌收缩力等方面也具有重要意义,但是经胸心脏超声只能动态观察变化,不方便实时监测。

八、心排血量监测

心排血量(cardiac output,CO)是指左心室或右心室每分钟泵出的血液量,即心率与每搏量的乘积,正常成人静息时的范围为 4.0~6.5 L/分。心排血量的监测提供了循环的全面评估,结合其他血流动力学测量(心率、BP、CVP、PAP、PCWP 等),可计算出其他重要循环参数,如全身血管阻力及心室每搏功等。上面提到的 Swan-Ganz 漂浮导管和经食管超声心动图即可测量 CO,另外目前还有其他监测技术可以实时监测 CO,比如肺热稀释技术。

肺热稀释技术(transpulmonary thermodilution technique)为新近应用于临床的一项循环功能监测技术,由德国 Pulsion 公司推出的 PiCCO 监护系统得以实现,通过一个中心静脉导管和一个带有热敏探头的动脉导管,可持续实时监测 CO,并同时可测得心脏前负荷(容量状况)和液体治疗反应等。应用此项技术,可计算胸内血容量(intrathoracic blood volume,ITBV)和血管外肺水(extravascular lung water,EVLW),ITBV 已被许多学者证明是一项可重复、敏感、且比 RVEDV、CVP 更能准确反映心脏前负荷的指标。另外,经肺热稀释技术可获得每搏量变异(stroke volume variation,SVV)、PPV、左心室收缩力指数等,对了解围手术期循环状态以及患者容量状态具有重要的价值。但肺热稀释技术同样为有创监测,临床使用中需权衡利弊。

循环监测设备及技术发展较快,除了开发新的有创监测方法以及改进现有监测技术外,发展新的无创监测技术是目前的趋势。其中连续多普勒心排血量监测系统(ultrasonic cardiac output monitor,USCOM)是典型代表。USCOM 是近年推出的一种新型无创心排监测仪器,采用成熟的多普勒连续波技术,精确测定心脏每次搏动时的血流动力学状况。USCOM 可无创监测或测量 CO、CI、SV、SVV、SVR 等参数,可相对全面获得循环相关参数,并且已证实其测量精确性,代表循环监测的未来发展方向。另外集成大循环、微循环以及代谢指标等无创或有创监测技术同样是具有重要临床价值的发展方向。

总之,在循环监测中,相关参数较多,同一个参数可有多种监测方法,一种监测技术可产生多个参数,因此临床上需结合患者的病理和生理状况、监测参数的变化以及手术情况等进行综合判断,切不可机械武断。目前临床常规监测项目中,价值最大的是直接动脉压测定,其次为中心静脉压测定。对于特殊及一些危重患者,可以考虑 Swan-Ganz 漂浮导管及经食管超声心动图等监测技术,但是监测是手段,组织灌注是中心,加速康复是目标,麻醉医师需通过循环监测掌握患者血流动力学状态,始终关注患者的微循环以及组织灌注状况,调整患者各项功能至最佳状态,促进术后加速康复。

第四节　神经肌肉功能监测

一、腹腔镜手术神经肌肉功能监测的意义

腹腔镜手术中如给予肌肉松弛药产生神经肌肉传导中度阻滞，同时 CO_2 气腹压力达到 $12\sim15$ mmHg 时，能获得满意的手术窥视和操作空间。但当气腹压力明显高于正常门静脉压（$7\sim10$ mmHg）时，可影响胃、肠、肝、胰、脾等内脏静脉血回流，引起内脏缺血再灌注损伤和全身炎性反应。如给予肌肉松弛药使腹部肌群达到深度阻滞，同时 CO_2 气腹压力维持低于 10 mmHg 时，能获得更佳的手术窥视和操作空间，降低腹内脏器缺血再灌注损伤和全身炎性反应以及对腹壁的压力伤，明显减少术后腹壁和肩部疼痛的发生率，保持机体满意的腹膜组织氧分压，有利于加速术后康复。故建议腹腔镜手术中神经肌肉传导达到深度阻滞，降低气腹压力。然而深度肌肉松弛可能导致术后肌肉松弛残留发生率增加。

2015 年我国多中心调查结果显示，各类全身麻醉手术后拔除气管内导管时肌肉松弛残留发生率为 36%，而全身麻醉腹部手术后拔除气管内导管时，肌肉松弛残留发生率高达 57%。肌肉松弛残留可能带来以下危害，影响患者术后康复，延长住院时间及增加住院费用，严重者可危及生命：

（1）呼吸肌无力，肺泡有效通气量不足，导致低氧血症和高碳酸血症。

（2）舌和咽喉部肌无力，不能维持上呼吸道通畅；分泌物积聚，吞咽肌群协调功能未完全恢复正常，易导致上呼吸道梗阻，增加反流误吸的风险。

（3）咳嗽无力，无法有效排出呼吸道内分泌物，引起术后肺部并发症。

（4）颈动脉体缺氧性通气反应受抑制，导致低氧血症。

（5）患者术后出现乏力、复视等不适征象。

研究表明，当四个成串刺激比值（train-of-fours ratio，TOFr）恢复到大于 0.4 以后，临床医师无法再通过触觉或视觉观察来检测是否有肌肉松弛残留；即肌肉松弛残留不能仅仅靠临床观察来排除。临床观察（如 5 秒钟的头部提升或持续握力，如有自主呼吸）不能保证残留肌肉松弛的完全消除，也不能作为神经肌肉功能恢复的决定因素。

围手术期神经肌肉功能监测的意义：麻醉诱导时，TOF 反应消失（TOF＝0）表明喉镜和气管插管准备就绪，可改善插管条件，降低声带损伤的发生率；术中监测 TOF 反应有助于创造最佳手术条件，指导肌肉松弛剂和肌肉松弛拮抗药的合理使用；TOFr≥0.90 表明肌力恢复，可以进行气管拔管。《加速康复外科中国专家共识及路径管理指南（2018）》指出使用神经肌肉功能监测有助于精确的肌肉松弛管理。已有研究显示神经肌肉功能监测可降低肌肉松弛残留的发生率，降低术后气道和呼吸并发症的发生率。

二、神经肌肉功能监测

(一) 神经肌肉功能监测原理

神经肌肉功能监测装置于 20 世纪 70 年代被引入临床实践,定性神经肌肉功能监测仪或周围神经刺激器为运动神经提供电刺激,并对相应肌肉的反应进行评估。在神经肌肉功能完整的情况下,用电刺激周围运动神经达到一定刺激强度(阈值)时,肌肉会收缩,产生一定的肌力。单根肌纤维对刺激的反应遵循全或无模式,而整个肌群的肌力取决于参与收缩的肌纤维数目。如刺激强度超过阈值,神经支配的所有肌纤维都收缩,肌肉产生最大收缩力。临床上大于阈值 20%～25% 的刺激强度称为超强刺激,以保证能引起最大的收缩反应。给予肌肉松弛剂后,肌肉反应性降低的程度与被阻滞肌纤维的数量呈平行关系,保持超强刺激程度不变,所测得的肌肉收缩力强弱就能表示神经肌肉阻滞的程度。

1. 神经刺激模式　标准的周围神经刺激器提供以下几种神经刺激模式。

(1) 单刺激(single-twitch):在单刺激模式中,给予外周运动神经单次超强电刺激,频率在 1.0 Hz(1 秒 1 个)到 0.1 Hz(10 秒 1 个)之间。通常使用 0.1 Hz 的频率。

(2) 四个成串刺激(train-of-fours, TOF):四个成串神经刺激模式由间隔 0.5 秒(2 Hz)的四个超强刺激组成。连续应用时,每隔 10～20 秒重复一组(串)四个刺激,一串中每个刺激都能使肌肉收缩,成串反应的衰减是评价肌肉松弛的基础;即第四个反应幅度除以第一个反应幅度为 TOFr。

(3) 强直刺激(tetanic)和强直后计数(posttetanic count, PTC):平稳的气管插管,需要极深度的神经肌肉阻滞。极深度的神经肌肉阻滞对单刺激及 TOF 没有反应,因此不能采用这些刺激模式来测定阻滞深度。然而,通过强直刺激(50 Hz 持续 5 秒)并观察对强直刺激结束后 3 秒开始的 1 Hz 单刺激的强直后反应,可对外周神经肌肉的极深度阻滞进行监测。极深度的神经肌肉阻滞对强直或强直后刺激均无反应,当极深度阻滞消退时,对强直后单刺激的第一个反应出现,然后逐渐恢复,直到对 TOF 刺激的第一个反应出现。PTC 即为单位时间内强直刺激结束后 3 秒,单刺激反应的个数。

(4) 双短强直刺激(double-burst stimulation, DBS):双短强直刺激模式可用于大多数周围神经刺激器,提供两个 50 Hz 脉冲的短串强直刺激,间隔 750 毫秒。最常用的是每个强直脉冲串都有 3 个脉冲的 DBS(DBS$_{3,3}$)。在未松弛的肌肉中,对 DBS$_{3,3}$ 的反应是两个等力的短时肌肉收缩;在部分松弛的肌肉中,第二个反应比第一个弱,与典型的 TOF 衰减相符合。与 TOF 刺激相比,DBS 模式可以提高周围神经刺激器检测衰减的能力。DBS$_{3,3}$ 不能取代客观的监测,但是在不能进行客观监测时,可以察觉到 TOFr<0.6 时相对应的肌肉松弛残留。

2. 肌肉松弛诱发反应的记录　记录方法主要有五种:诱发机械反应测量(机械肌动图,MMG)、诱发电反应测量(肌电图,EMG)、肌肉反应的加速度测量(加速度肌动图,AMG),缚在肌肉上的压电薄膜传感器上的诱发电反应(肌压电图,KMG)及肌肉收缩诱发的低频声音测定(肌声图,PMG)。现在临床上使用的客观监测仪一般都基于 EMG、AMG 和 KMG。

3. 神经刺激的部位　神经刺激的部位包括拇内收肌、喉内收肌、皱眉肌和眼轮匝肌等。刺激腕部尺神经监测拇内收肌是目前临床神经肌肉功能监测的金标准。膈肌是所有肌肉中对去极化及非去极化肌肉松弛药最耐药的肌肉之一,通常阻滞膈肌所需要的肌肉松弛剂是拇内收肌的 1.4～2.0 倍。但是膈肌起效快,恢复也较外周肌群快。无法对手或者其他部位进行监测时,可刺激面神经。然而,面部肌肉如眼轮匝肌和皱眉肌对非去极化肌肉松弛剂的作用更具抵抗力,它们的时间进程(起效和恢复)可能与手部肌肉的反应不同。眼轮匝肌或皱眉肌的收缩,诱发反应通常是主观估计的(不推荐),但可以用一个 AMG 传感器定量。然而,即使是 AMG 反应也可能是可疑的,因为诱发反应的振幅通常很弱。由于手部和面部肌肉的敏感性不同,不应使用面部神经刺激来评估逆转的充分性。

4. 对记录的诱发反应的评价　使用非去极化肌肉松弛药后,TOF 记录可显示神经肌肉阻滞的四个阶段:极深度神经肌肉阻滞、深度神经肌肉阻滞、中度或手术阻滞以及恢复阶段。

(1) 极深度神经肌肉阻滞:此阶段发生于注射插管剂量的非去极化肌肉松弛药后 3～6 分钟内,对任何模式的神经刺激无反应,又称为"无反应期"。

(2) 深度神经肌肉阻滞:发生于极深度阻滞之后,对 TOF 刺激无反应,但出现强直后颤搐(PTC≥1)。

(3) 中度或手术阻滞:对 TOF 第一个反应出现时即进入中度阻滞阶段。此阶段的特点是对 TOF 刺激的四个反应逐渐出现,且神经肌肉阻滞的程度与对 TOF 刺激的反应数存在很好的相关性。

(4) 神经肌肉阻滞恢复:对 TOFr 第四个反应出现表示即进入恢复阶段。TOFr≤0.4 时,患者一般不能抬头或举手;TOFr＝0.6 时,大多数患者能抬头 3 秒,睁大眼睛及伸出舌头,但肺活量和吸气力仍不足;TOFr 为 0.7～0.75 时,患者可正常咳嗽并抬头 5 秒,但握力可能仍不足;TOFr 为 0.8 或更大时,肺活量和吸气力正常,但是仍可能存在复视、视物模糊、面部肌肉无力等现象。用 MMG 和 EMG 记录的 TOFr 需超过 0.9,AMG 记录的必须超过 1.0 才能排除有临床意义的肌肉松弛残余。

(二) 神经肌肉功能监测的应用

目前临床上应用的有两种类型的神经肌肉功能监测仪。定性监测仪(或周围神经刺激器)是将刺激传递到周围神经的装置,随后通过观察到的视觉或触觉反应来评估。定量监测仪能客观地测量肌肉收缩强度,并将结果显示在屏幕上(0～1.0 或 0～100%)。

1. 神经刺激器的临床应用

(1) 麻醉诱导前准备

● 仔细清洁皮肤并正确放置电极:使用尺神经时,电极应该置于脉搏上,这样能得到最好的反应。

● 防止中心低温及肢体低温:中心低温及拇内收肌低温都可能使颤搐张力和 TOFr

降低;外周低温可能影响神经传导,降低乙酰胆碱释放速度和肌肉收缩性,增大皮肤阻抗并减少肌肉血流,从而减慢肌肉松弛药与神经肌肉接头分离的速度。

(2)麻醉诱导期间神经刺激器的应用:在诱导前连接好神经刺激器,在患者意识消失前禁止开机。使用前先对仪器进行校准。进行超强刺激时可开始用 1 Hz 的单刺激,并且把对 1 Hz 的刺激设定为 100%。观察到对应的反应后,注射肌肉松弛剂。一般在对 TOF 的反应消失后插管,推迟 30~90 秒通常插管条件会更好,主要取决于使用的肌肉松弛药。

(3)手术期间神经刺激器的应用:使用琥珀酰胆碱诱导,需等到神经刺激反应再出现或者出现神经肌肉恢复的其他体征时才给予更多的肌肉松弛剂。一般 4~8 分钟内可再出现对 TOF 的肌肉反应。

在使用非去极化肌肉松弛剂时,维持极深度阻滞的时间通常较长,此时对 TOF 和单刺激无反应,可以通过 PTC 评估对 TOF 刺激的反应恢复时间。一般手术不需要维持极深度阻滞,对 TOF 刺激一个或两个反应的中度阻滞水平就够了。但是由于膈肌的敏感度低于外周肌肉,这种深度有可能出现呼吸、打嗝甚至咳嗽,为了保证膈肌麻痹,对外周肌群的阻滞深度需要达到 PTC 为 0。

(4)神经肌肉阻滞逆转期间神经刺激器的应用:深度或者极深度的神经肌肉阻滞不能使用新斯的明(neostigmine, NEO)拮抗,新斯的明的使用时机可能存在争议,部分研究认为当对 TOF 刺激有 2~4 个反应或有神经肌肉功能恢复的明显临床体征时,可以使用新斯的明。

使用罗库溴铵或者维库溴铵时,可使用选择性肌肉松弛药螯合剂舒更葡糖(sugammadex, SUG)拮抗,推荐根据阻滞程度给予相应剂量的舒更葡糖。极深度阻滞(PTC 无反应)时予大剂量(16 mg/kg)舒更葡糖,深度阻滞(PTC 有两个或更多反应)予中等剂量(4 mg/kg)舒更葡糖,中度阻滞(TOF 有一个或更多的反应)予小剂量(2 mg/kg)舒更葡糖。只有通过客观监测才能排除肌肉松弛残余(TOFr>0.9)。

当能感觉到对 TOF 的所有四个反应时,可尝试评估 TOFr,但是,主观评价不够敏感,不能排除肌肉松弛残余的可能,使用 $DBS_{3,3}$ 评估的敏感性较高,但是仍不能完全排除肌肉松弛残余。

2.定量神经肌肉功能监测与肌肉松弛拮抗 使用定量监测仪能客观地测量肌肉收缩强度,得到的结果相对更可靠,此时可根据结果及时拮抗肌肉松弛,帮助患者尽早拔管。以下为某些研究根据定量监测仪测得的神经肌肉阻滞水平提供的拮抗剂使用建议。

(1)舒更葡糖拮抗:① 对 TOF 无反应时,PTC=0,使用 SUG 16 mg/kg;PTC 1~15,SUG 4 mg/kg。② TOFr 1~4 时,使用 SUG 2 mg/kg。③ TOFr<1.0 时,如 TOFr<0.9,使用 SUG 2 mg/kg;TOFr≥0.9,不拮抗。

(2)新斯的明拮抗:① TOFr 0~1 时,延迟拮抗。② TOFr<0.4 或 TOFr 2~3,使用 NEO 0.05 mg/kg。③ TOFr 0.4~0.9,使用 NEO 0.02 mg/kg。④ TOFr≥0.9,不拮抗。

(廖琴 胡中华 汤媚妮 李潇潇)

参考文献

[1] Hughes M, Coolsen M M, Aahlin E K, et al. Attitudes of patients and care providers to enhanced recovery after surgery programs after major abdominal surgery [J]. J Surg Res, 2015, 193(1): 102 - 110.

[2] Miller R, Cohen N H. Miller's anesthesia[M]. 8th ed.邓小明,曾因明,黄宇光,等,译.北京：北京大学医学出版社,2016.

[3] 国家麻醉专业质量控制中心,中华医学会麻醉学分会.围手术期患者低体温防治专家共识(2017)[J].协和医学杂志,2017,11：352 - 358.

[4] 冯腾尘,崔晓光.围手术期低体温防治研究进展[J].中华实用诊断与治疗杂志,2016,30(3)：218 - 221.

[5] NICE Clinical Guidelines, No. 65. Hypothermia: prevention and management in adults having surgery [M]. London: National Institute for Health and Care Excellence (UK), 2016.

[6] Bindu B, Bindra A, Rath G. Temperature management under general anesthesia: compulsion or option [J]. J Anaesthesiol Clin Pharmacol, 2017, 33(3): 306 - 316.

[7] 吴新民.2017 版肌肉松弛药合理应用的专家共识[M].北京：人民卫生出版社,2018.

[8] 中华医学会外科学分会,中华医学会麻醉学分会.加速康复外科中国专家共识暨路径管理指南(2018)[J].中华麻醉学杂志,2018,38(1)：8 - 13.

[9] Murphy G S. Neuromuscular monitoring in the perioperative period [J]. Anesth Analg, 2018, 126(2): 464 - 468.

[10] Naguib M, Brull S J, Kopman A F. Consensus statement on perioperative use of neuromuscular monitoring [J]. Anesth Analg, 2018, 127(1): 71 - 80.

[11] 邓小明,姚尚龙,于布为,等.现代麻醉学[M].4 版.北京：人民卫生出版社,2014：1111.

[12] De Backer D, Bakker J, Cecconi M, et al. Alternatives to the Swan-Ganz catheter [J]. Intensive care med, 2018, 44(6), 730 - 741.

第六章
腹腔镜手术的呼吸管理

第一节　体位及气腹与气道阻力的关系

一、腹腔镜手术中的体位及气腹

除外无气腹的腹腔镜手术(gasless laparoscopy),体位和气腹是腹腔镜手术的必备条件。其中气腹是腹腔镜手术的基础,而适当的体位可以利于手术者的操作,从而缩短手术操作的时间。但气腹和体位会对患者的生理造成不良影响,尤其是心血管系统和呼吸系统,例如静脉回流受阻引起的低血压及通气-血流比异常引起的血氧饱和度下降等。

(一) 气腹的建立和维持

人工气腹是在腹壁和腹内脏器的间隙充入气体(常用 CO_2 为灌注气体)以营造空间,为外科手术提供充分的视野,有 3% 的患者会因不能建立气腹而导致腹腔镜手术失败。人工气腹的建立目前主要采用三种方法:经典的 Veress 气腹针闭合法穿刺气腹、开放法气腹及 Trocar 套管直接穿刺气腹。最常用的切口位置是脐部,因脐部是腹前壁最薄之处,由外到内依次为皮肤、腹直肌前后鞘及壁腹膜。其他穿刺部位还有双侧肋缘下、双侧髂窝或者麦氏点,具体位置根据手术而定。

较为合适的腹内压为 11~15 mmHg。腹内压设置过低会导致充气不足而不利于手术操作,腹内压设置过高则会引起患者生理的改变并导致相应并发症。在开始充气时先使用低流量 1 L/min 充气,待患者适应后改用中流量 3~5 L/min,在手术过程中要用 10~12 L/min 高流量充气维持气腹。

(二) 体位

1. 头高脚低位　又称为反 Trendelenburg 体位。患者仰卧,床头抬高 15°~30°,可使腹腔内容物移向尾侧,使空间扩大,获得良好的显露。此体位常用于上腹部手术,如肝脏、胆囊手术等。该体位对患者的生理干扰较小,一方面静脉回流减少可减轻心脏负荷,另一方面因回心血量减少可引起血压下降。

2. 头低脚高位　又称为 Trendelenburg 体位。此体位常用于下腹部手术,患者仰卧,床头降低 10°～20°,极低头低位将床头降低至 30°～45°,用于前列腺手术和妇科手术。此体位对患者生理干扰较大,尤其是复合 CO_2 气腹时。头低位可增加静脉回流,增加中心静脉压、颅内压和眼内压,对呼吸系统和心血管系统有很大的影响。

3. 截石位　截石位常配合 Trendelenburg 体位用于妇科、直肠和泌尿系统的手术。将髋关节弯曲,与躯干成 80°～100°,双腿部从中线外展 30°～45°,膝关节屈曲,小腿与身体平行,下肢以支撑物或脚蹬固定。截石位也会引起明显的生理改变,下肢抬高可引起静脉回流增加。另外,截石位可使腹腔脏器向头端移位,使膈肌抬高,肺顺应性降低。如果是肥胖、腹腔内巨大包块及妊娠的患者,腹内压可能会显著增加,还会影响静脉回流。

二、体位和气腹对气道的影响

众所周知,腹腔镜手术中体位改变和 CO_2 气腹会影响呼吸力学,引起肺功能和气体交换的改变(表 6-1)。这些变化是由于体位和气腹导致的腹内压增高和 CO_2 的吸收引起的。

表 6-1　腹腔镜手术时的肺部改变

呼 吸 参 数	变　化	原　因
肺容积(功能残气量)	减少	膈肌上移 腹内压增高 体位
肺顺应性	减少 • 胸膜压力增加 • 气道压力增加	膈肌上移 腹内压增高
PCO_2	增加,取决于通气量	CO_2 的吸收
PO_2	变化的	受以下因素影响: • 肺不张 • 缺氧性肺血管收缩 • 术前肺部状况
气管位置	向头侧位移,可能进入单侧支气管主干	腹内压增高 Trendelenburg 体位

注:PO_2:氧分压;PCO_2:二氧化碳分压;CO_2:二氧化碳。

(一) 体位和气腹对呼吸力学的影响

1. 气腹的影响　腹腔镜手术时腹腔内气体的注入对术中呼吸力学有很大影响。气腹使腹腔容积增加,引起腹内压上升,导致膈肌和纵隔结构向头部位移,膈肌上移会导致肺容积减小,功能残气量(functional residual capacity,FRC)和肺顺应性降低,从而减少了氧气储备量。顺应性较差的区域肺部体积减小会造成在麻醉期间肺部塌陷并形成肺不张,进一步增加了腹腔镜手术缺氧的风险。此外,在腹腔镜手术中经常使用 11～15 mmHg 的压力向腹部充气,这会使横膈膜和胸壁变硬,导致肺顺应性降低,呼吸系统的压力-容积曲线向右严重偏移。另外,与腹膜内注气相比,腹膜后注气(如在肾脏或肾上腺手术期间)肺顺应性的变化可能较小。

2. 体位的影响 在腹腔镜手术中,Trendelenburg 体位对呼吸系统的影响较大。其特点与气腹的影响类似,两者均会引起膈肌的上移,引起气道压的升高,而同时增加患者气胸、肺不张和纵隔气肿的风险。这些不良影响在合并肺部疾病(如慢性阻塞性肺病)的患者中更为明显和持久。而以上影响可通过反向 Trendelenburg 体位(上腹部手术)减轻。研究发现,根据 Trendelenburg 体位的程度和腹部充气压力的大小,肺顺应性可降低 30%～50%。

(二) 体位及气腹对于气道压的影响

腹腔镜手术时,Trendelenburg 体位和气腹导致的呼吸力学的紊乱均会转化为较高的气道压力,其具体原理解释如下:

根据公式(6-1),恒定流量通气时的气道压力(airway pressure, P_{aw})反映了呼吸系统顺应性(compliance, C)。

$$C = V_t / \Delta P_{aw} \quad (V_t \text{ 潮气量}) \qquad (\text{式 } 6-1)$$

根据公式(6-2),气道压反映了肺(跨肺压, transpulmonary pressure, P_{tp})和胸壁(胸腔内压, pleural pressure, P_{pl})的特性。

$$P_{aw} = P_{tp} + P_{pl} \qquad (\text{式 } 6-2)$$

因此,气道压力的变化是由于肺或胸壁顺应性的改变。生理学家将肺和胸壁顺应性之间的区别称为"分割"。因此,呼吸系统(C)、肺(C_l)和胸壁(C_{cw})的顺应性的关系参考式 6-3:

$$1/C = 1/C_l + 1/C_{cw} \qquad (\text{式 } 6-3)$$

由于顺应性与弹性阻力(elastance, E)成反比,即 $1/C = E$,因此肺和胸壁的力学关系又可以简化为式 6-4:

$$E = E_l + E_{cw} \qquad (\text{式 } 6-4)$$

因此,任何弹性阻力的增加(即顺应性的降低)都可以更容易地分为肺顺应性和胸壁顺应性的改变,继而导致气道压的升高。

肺充气可导致气道压增高,因为根据公式 $P_{aw} = P_{tp} + P_{pl}$,肺充气时,胸腔内压增高,因此气道压增高。而在气腹及 Trendelenburg 体位时,膈肌和胸壁变硬,导致肺和胸壁顺应性降低(弹性阻力增加),引起气道压增高。

大多数用于麻醉的呼吸机均显示气道峰压(peak airway pressure)和气道平台压

(plateau airway pressure)，因此可以区分由于气道阻力（气道峰压和气道平台压的差值）和弹性特性（气道平台压减去呼气末正压）导致的潮气量输送期间的压力消耗。气腹期间由于传导气道的狭窄和变形，使气道峰压和气道平台压的压差升高，导致气道阻力增加。另外，肺不张会导致较高的气道平台压。

上述概念对于腹腔镜手术期间监测机械通气具有重要意义。从实际角度来看，这意味着需要密切监测肺-腹腔充气时的气道压，考虑到肺-胸壁弹性的变化、气道狭窄和肺变形，应设定一个新的气道压力作为参考点。相反，随着时间的推移，监测气道压力的变化更容易揭示动态的过度充气或肺不张的形成。

气腹对呼吸力学的有害影响在气腹解除时是迅速可逆的，根据上述相同的原则，应在该时间对呼吸力学进行重新评估。

（三）气腹时 CO_2 吸收

腹腔镜手术中 CO_2 气腹的使用可以导致高碳酸血症和相关性酸中毒，因此需要增加分钟通气量以补偿 CO_2 的吸收，维持正常的呼气末 CO_2 分压和血中 $PaCO_2$。对于患有 COPD，哮喘和病态肥胖的患者，特别是在 Trendelenburg 体位，过度通气可能是困难的。在 COPD 患者和老年患者中，呼气末二氧化碳浓度（fractional con-centration of end-tidal carbon dioxide，$FetCO_2$）可能无法准确反映血中 $PaCO_2$；在这些患者中，可能需要动脉血气来监测通气。手术技术可能会影响 CO_2 吸收的程度。多项研究发现，腹腔镜手术引起的皮下气肿与 CO_2 吸收增加有关。与腹膜内注气相比，在腹膜后注入 CO_2 期间皮下气肿可能更常见，但不清楚腹膜后入路是否会增加 CO_2 吸收。

（四）气腹和体位对呼吸系统的其他影响

1. 气腹对通气血流比的影响　气腹导致的功能残气量减少和肺不张，理论上可能导致肺内分流和通气/血流比失调；但是，在健康的患者中，即使 Trendelenburg 体位，这些影响也很小并且耐受性良好。

2. 气腹和体位对气管导管的影响　气腹和 Trendelenburg 体位可能导致隆突向头侧移动，可能导致气管导管移位至支气管内，引起缺氧和高吸气压。此外，在腹腔镜手术期间，一些患者的气管导管气囊内压力会增加。

三、体位和气腹对呼吸系统影响的相应处理办法

（一）调整呼吸参数

为了保证患者氧合，而又限制肺泡压力，可通过调整相应的通气参数达到目标。

1. 调整吸呼比　延长吸气时间可以改善腹腔镜手术中的呼吸条件。Kim 的研究发现与 I∶E 比为 1∶2 相比，1∶1 的比率可以使气腹和 Trendelenburg 体位的患者气道峰压降低，并且没有影响血流动力学的稳定。该学者还发现延长吸气时间可以提高氧合。此外，与使用 PEEP 相比，在不升高气道峰值或气道平台压的情况下，CO_2 消除效果更好。因此，对于在 Trendelenburg 体位行腹腔镜手术的患者，延长吸气时间似乎可以达到应用

PEEP 一样的效果。

2. 保护性通气策略　气腹和 Trendelenburg 体位可以减少肺容积,降低肺顺应性和诱发肺不张,引起低氧血症。气腹诱发肺不张发生后,PEEP 是治疗气腹致低氧血症的一种有效策略,已经证明使用 PEEP 可以改善正常人和肥胖受试者的氧合和呼吸力学。PEEP 能有效地维持肺部开放,但并不能使其恢复正常。持续的肺复张操作可以使塌陷的肺泡开放,而之后使用较低水平的压力(PEEP)就能维持肺泡处于开放状态。在有肺不张风险的气腹患者中使用肺复张和 PEEP 的保护性通气策略是治疗低氧血症和改善呼吸力学的有效方法。然而,该策略可能会影响血流动力学稳定性,而在气腹患者中会更加明显。

3. 通气模式的选择　压力控制通气(pressure-controlled ventilation, PCV)是目前许多学者比较主张的用于气腹期间的通气模式,因为该通气模式可以设定气道峰压在一定的限度内,并且会产生较低的气道压力。Assad 等的研究发现在腹腔镜手术中,压力控制通气比容量控制通气(volume-controlled ventilation, VCV)模式,气道峰压更低,肺顺应性更佳。但是在气腹时 PCV 模式下,潮气量和分钟通气量会受到肺顺应性和气道阻力的影响。而且与容量控制模式相比,压控模式下,其关系也是非线性变化,这使得气腹下压控模式的调整复杂化。因而容量保证的压力控制模式(pressure-controlled ventilation with volume guarantee, PCV - VG)也是一种可以选择的较好的通气模式,因为其可以在限制气道峰压的情况下保证足够的通气。

(二) 深度肌肉松弛麻醉联合低气腹压

1. 深度肌肉松弛的概念　在低腹内压(IAP＜10 mmHg)的情况下,深度肌肉松弛(deep neuromuscular block)可以改善腹腔镜手术的暴露范围,提高可见度,有利于提供理想的手术条件。神经肌肉阻滞(neuromuscular block, NMB)的深度主要通过神经肌肉功能监测仪检测。在使用非去极化神经肌肉阻滞剂(如罗库溴铵)的过程中,四个成串刺激(train of four stimulation, TOF)没有反应,意味着 90％以上的乙酰胆碱受体被阻断时,即为深度肌肉松弛。或根据强直后计数(post tetanic count, PTC)有两个或两个以下的反应,也可判定为深度肌肉松弛。根据《肌肉松弛药合理应用的专家共识(2017)》,全身麻醉时给予肌肉松弛药达到腹部肌群充分麻痹(TOF＝0 或 PTC＝1 或 2),同时 CO_2 气腹压力维持＜10 mmHg,即能获得更佳的手术窥视和操作空间,并改善高气腹压力相关的并发症。

2. 术后肌肉松弛拮抗　使用深度肌肉松弛麻醉可能会增加全身麻醉术后肌肉松弛残余的可能性,自然恢复肌力需要花费较长时间,而使用肌肉松弛拮抗剂可以缩短拔管和苏醒的时间。目前最常用的肌肉松弛拮抗药为抗胆碱酯酶药(如新斯的明),通过使接头间隙中的乙酰胆碱半衰期延长,增加乙酰胆碱浓度,更多地占据胆碱能受体。肌肉松弛药脱离胆碱能受体后,进入血浆,在体内重新分布和代谢。但该类药物无法拮抗深度肌肉松弛作用。并且抗胆碱酯酶药通过增加乙酰胆碱而作用于毒蕈碱乙酰胆碱受体,可以引起严重的心血管不良反应,因此要联合抗胆碱药(如阿托品、格隆溴铵)。近年来,舒更葡糖越来越多地被应用于临床。舒更葡糖主要结构为经修饰的 γ-环糊精(cyclodextrins),是以合成型环糊精为基质的宿主分子,通过亲脂内心化学包裹外来分子形成宿主-外来分子融合复合物。并且它是一种选择性的结合剂,可直接与罗库溴铵和维库溴铵结合为复合物,逆转肌肉松弛药的作用。研究发现,与新斯的明相比,舒更葡糖肌肉松弛恢复速度是新斯的明的5.7倍,并且不良反应发生率更低。

(三) 外科干预措施

1. 无瓣套管针 使用传统有瓣套管针时,腹内压(intraabdominal pressure,IAP)会在膈肌运动(如电刺激、神经肌肉阻滞剂作用消散、自主呼吸恢复)、术中吸引等情况下发生变化。而无瓣套管针可以在恒定压力下创造稳定的腹部充气环境。在无瓣套管针远端的开口处使用高速气体充气维持腹腔内压力,而近端则可以通过虹吸作用将逸出的CO_2回收,然后过滤、回收并循环到腹腔。充气系统通过放置在套管近端区域的小喷嘴将压缩的CO_2泵入套管。气体通过这些喷嘴高速喷射到远端开口。腹部内的充气压力会产生与远端气体流动相抵触的力。因此,在距喷嘴约1英寸的地方形成一个静压力区域,成为一个没有任何气体向内流动的"CO_2幕"。失去动量后,高速气体从套管中抽出,进入再循环泵重新压缩。因此即使是术中吸引和吸除烟雾时,也可以维持恒定的气腹压力。由该系统产生的"CO_2幕"不仅可以在术中操作时最小化CO_2的损失,而且还可以充当单向阀的作用,当IAP意外增加时释放多余气体。Covotta等报道,在腹腔镜膀胱切除术中比较无瓣套管针与传统带瓣的套管针对呼吸力学的影响。术中通气通过调整潮气量(最大不超过8 mL/kg)和呼吸频率,维持$EtCO_2$在$28\sim38$ mmHg水平,发现在潮气量相同的情况下,无瓣套管针组的肺顺应性更佳,并且可以降低吸气平台压,分钟通气量和$EtCO_2$。

2. 机械式腹壁帐篷 另有研究在机器人前列腺切除术中使用机械式腹壁帐篷来消除膈肌的一些压力。在该研究中CO_2气腹完成后,机械臂被连接到腹部的机械接口上,称为"对接"。"对接"程序完成后,腹壁被机械臂提起,称之为"腹壁帐篷"。在维持IAP在15 mmHg的情况下,测量气道峰压,发现这种腹壁帐篷可以显著降低气道峰压。

(四) 腹腔镜术中突发气道高压的处理

1. 腹腔镜术中突发气道高压的常见原因 气管插管全身麻醉下气道阻力升高的原因包括呼吸机回路故障以及患者因素(包括气管导管)。呼吸机回路故障常见原因包括:① 呼吸机故障:单向阀门失灵,废气排放系统堵塞。② 细菌滤器堵塞。患者因素(包括气管导管)包括:① 气管导管:气管导管内分泌物堵塞、导管贴壁、导管进入支气管和导管打折等。② 肺:气胸、支气管痉挛、肺水肿和人机对抗等。

2. 腹腔镜术中突发气道高压的处理流程 首先断开螺纹管和气管导管连接,使用球囊辅助通气,判断是否存在气道高压。如果气道压正常,则属于呼吸机回路故障;若气道压仍然高,则属于患者因素(包括气管导管):① 置入吸痰管吸引查看导管内是否通畅,是否有分泌物堵塞,同时判断气管导管深度和查看有无打折。② 通过视触叩听的方式判断是否存在气胸、皮下气肿、支气管痉挛及肺水肿和人机对抗等(图6-1)。

其中,气胸是腹腔镜手术引起气道高压较为特殊的原因,虽然少见但危害较大。脐带残存结构导致的腹腔与胸腔相通或其间结构薄弱,膈肌裂孔存在或手术撕裂等均可能导

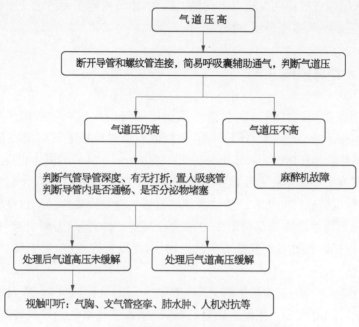

图 6-1 腹腔镜术中突发气道高压的处理流程

致腹腔 CO_2 进入胸腔引起气胸。气胸的原因除了上述原因以外,手术中为保证通气量而增大通气压力造成的肺大泡破裂也是气胸原因之一。两种类型的气胸表现和处理有一定差别:① CO_2 漏入胸腔造成的气胸:CO_2 吸收面积增大,吸收显著加快,呼吸末 CO_2 分压升高明显。因胸膜吸收 CO_2 的速度很快,在停止充气后,漏入胸腔内的 CO_2 在 30~60 分钟内会全部自行吸收,不需行胸腔引流。② 肺大泡破裂的气胸:呼吸末 CO_2 分压不增加,还有可能减低。这是因为从肺泡进入胸腔的气体是肺泡气,其 CO_2 含量较低,血液不会从胸腔气中吸收。并且由于肺泡破裂口的存在,会有气体持续进入胸腔,所以应立即暂停手术并解除气腹,同时行胸腔闭式引流。在患者一般情况好转及生命体征平稳的情况下,可以尝试重新建立气腹,继续手术。

第二节 肺保护通气策略在 ERAS 管理中的应用

绝大多数患者在麻醉期间都能很好地耐受机械通气,这一点已被数千例安全的腹腔镜手术所证实。然而,腹腔镜手术中人工气腹和特殊体位会对患者的生理功能造成很大影响。人工气腹造成腹内压升高引起膈肌上移,肺顺应性可减少 30%~50%,同时功能残气量减少及气道压上升也可引起肺通气血流分布异常。另外,CO_2 通过腹膜的快速吸收,还会使血中 $PaCO_2$ 升高,引起呼吸性酸中毒。为了尽量减少腹腔镜手术对患者生理的干扰,术中的机械通气要特别关注以上问题。因此,本节内容主要讨论在腹腔镜手术中使用保护性通气策略的基本原理及方法。

一、围手术期肺损伤

1971年,当佩蒂和阿什博首次报道使用正压通气治疗成人呼吸窘迫综合征(acute respiratory distress syndrome, ARDS)的同时,他们也对机械通气的潜在危害提出了担忧,呼吸机相关性肺损伤(ventilator induced lung injury, VILI)的概念也应运而生。既往关于VILI的研究大多集中在重症监护环境下的ARDS患者,但最近人们的注意力更多地转移到术中行机械通气的患者。传统大潮气量通气会导致局部肺泡过度膨胀造成容积伤,肺泡扩张的不均性导致局部肺泡受力增大,产生较大的剪切力而引起气压伤。另外,萎陷肺泡的反复开放和闭陷产生萎陷伤及生物伤,促发炎症反应,影响肺功能,引起呼吸机相关性肺损伤。

腹腔镜手术由于CO_2气腹的影响,需要增加30%的分钟通气量,从而增加CO_2的排出量,以维持正常的血液CO_2浓度。同时,肺和胸壁力学的紊乱会导致肺容积下降,形成肺不张。因此,腹腔镜手术中的机械通气更容易导致VILI,特别是时间较长的手术。

二、腹腔镜手术中通气模式的选择

在压力控制模式下,对于一些高危患者,通过控制通气压力、呼吸频率和吸气时间,可以有效控制气道峰压不会过高,从而减少呼吸机相关肺损伤的发生。但是在气腹时,压控模式下,潮气量和分钟通气量会受到肺顺应性和气道阻力的影响。而且与容量控制模式相比,压控模式下其关系也是非线性变化,这使得气腹下压控模式的调整复杂化。

许多学者主张在气腹期间使用压力控制通气,因为可以设定气道峰压在一定的限度内,并且会产生较低的气道压力。此外,在给定的吸气时间和气道峰值目标压力下,压力控制通气向呼吸系统施加更大的累积压力,从而提供更好的氧合。有研究表明,人工气腹期间使用压力控制通气与容量控制通气比较,具有限制气道压、改善肺顺应性、增加潮气量的优势,因此认为压力控制模式可能是腹腔镜手术中优选的一种通气模式。

尽管压力控制模式具有这些优点,但相关临床研究发现在腹腔镜手术期间,使用两种通气模式时,氧合和呼吸力学并无显著差异。而且在分钟通气量相同的情况下,压力控制模式下的$PaCO_2$更高,这提示此时有潮气量的分布不均。

通气模式的选择目的在于试图在腹腔镜手术期间降低吸气峰压。虽然与容量控制模式相比,压力控制模式可以降低高吸气压的变化,但是压控模式会导致分钟通气量随着腹内压的变化而发生改变。因此,容量保证的压力控制模式(如果可用),可以在限制气道峰压的情况下保证足够的通气。

综上所述,无论是以恒定的流量和预定的潮气量,还是以压力预设的方式进行通气,最重要的是保证氧合和分钟通气量和防止肺损伤,这些应该是术中机械通气的目标,而具体选择哪种通气方式,应该根据医生的专业知识进行评估。

三、肺保护性通气策略

腹腔镜手术期间肺功能的动态变化需要术中调整机械通气。近年来,肺保护性通气策略(lung protective ventilation strategy,LPVS)的运用和研究越来越受到关注,并取得了很大进展。术中通气的主要目标是提供无害通气,打开肺单位并使其在术后保持开放。而保护性通气策略就是通过呼吸参数的设定达到以上目的,其具体内容包括:① 用小潮气量通气,限制潮气量和气道压,减少肺的容积伤和气压伤。② 间断使用肺复张策略,使萎陷的肺泡复张。③ 在呼气时使用适当的呼气末正压(positive end-expiratory pressure,PEEP),维持肺泡的开放。

成人腹腔镜手术中肺保护通气策略,建议设置低潮气量 $6 \sim 8$ mL/kg(理想体重),初始呼气末正压(PEEP)为 5 cmH_2O,腹腔镜操作时为 10 cmH_2O,气道平台压力 $\leqslant$ 16 mmHg。这种通气策略可以减少术后肺部并发症,并改善腹腔镜操作时的氧合,其具体参数设定介绍如下。

(一) 吸入氧浓度

尽管低氧血症时可以通过提高氧浓度改善氧和,但维持肺泡开放仍然是治疗麻醉期间因肺不张形成低氧血症的首选方法。因为高氧浓度常与肺不张的形成有关。即使在肺复张操作后,充满 100% 氧气的正常肺泡在麻醉过程中也会迅速塌陷并形成分流,从而导致肺不张,并可能因低容量通气而导致肺损伤。当肺复张后吸入氧浓度(inspiratory fraction of oxygen,FiO_2)为 1.0 时,肺不张在 5 分钟内复发;当使用 40% 的氧气时,肺不张至少在 40 分钟内不会复发。为了避免肺不张的形成,应该在全身麻醉诱导期间使用较低的氧浓度。在 100% 氧气的情况下,肺内分流会从 0.3% 增加到 6.5%,并引起约 8.0 cm^2 的肺不张;在 30% 氧气的情况下,分流仅增加到 2.1%,肺不张形成约 0.2 cm^2。在没有任何预氧的情况下,诱导后并不会出现肺不张,但当插管前 FiO_2 增加到 1.0 时,则出现肺不张。此外,手术结束时将 FiO_2 增至 1.0 直到拔管前也会导致肺不张的形成,并持续到术后。这些结果表明,吸入气体的组成对全身麻醉期间肺不张的形成很重要。另外,氧的肺毒性是众所周知的,它是由高活性物质(如过氧化氢和自由基)的增加而介导的。高氧浓度也容易导致腹腔镜和开腹手术产生术后氧化应激。

然而较高的 FiO_2(80%)也有其优势。对于气道管理困难的患者,使用较小的 FiO_2 可能会增加低氧血症的风险,因此不建议在麻醉诱导时使用较低的 FiO_2。此外,高 FiO_2(80%)被发现与 30% 相比,可将术后恶心和呕吐的发生率从 30% 降低到 17%,而昂丹司琼在预防术后恶心和呕吐方面并不比使用高浓度氧更有效。另有研究表明,与全身麻醉期间 30% 的 FiO_2 相比,80% 的 FiO_2 可增强肺泡巨噬细胞的抗菌和促炎反应。研究发现,与 FiO_2 为 0.3 相比,在结直肠切除术中使用高浓度氧($FiO_2 = 0.8$),手术伤口感染的发生率可降低了一半。由于使用氧气的成本很低，因此使用80％的氧可能是降低术后感染的一种经济有效的方法。同时也有研究发现，在结肠切除术中使用80％的氧气不会影响肺不张的发生率和发生程度，也并未影响气体交换效率。80％氧气预氧仅与插管后0.8％的肺不张直接相关，而100％氧气预氧后与6.8％的肺不张直接相关。然而，与100％氧气相比，80％的FiO_2可使呼吸暂停后氧饱和度降到90％的时间延长1分钟以上（分别为391秒和307秒）。以上研究表明，尽管FiO_2为0.8可能对肺不张的形成有潜在影响，但在全身麻醉期间仍有优势，特别是在肺复张后使用PEEP时。

（二）潮气量

韦伯和蒂尔尼首先综合报道过大容量/高气道压机械通气的有害影响。在他们的经典研究中，证明了机械通气时吸气末肺容量过大可诱发肺水肿，而这种肺容量过大包括单独的潮气量过大以及呼气末正压和潮气量均大的组合。

许多相关研究也进一步证明了大潮气量对肺组织的危害，并分别阐述了高气道压力、大潮气量和PEEP的各自危害作用。从那时起，许多研究开始逐步完善了这个概念，并进一步证明了大潮气量与肺损伤在临床实践中的相关性。之后的研究提出了肺应力（strain）的概念，应力定义为结构长度的变化（ΔL）与其静止位置（L_0）长度之比，即：$Strain = \Delta L/L_0$。

肺应力可以看成传输的潮气量与它占用的体积，即呼气末肺容积（end-expiratory lung volume，EELV）之比，因此公式可以演变成：$Strain = VT/EELV$。

所以，对于限定的潮气量，呼气末肺容积越低，应力越高，引起肺损伤的可能就越大。预计会引起VILI的应力阈值为2，即$VT = 2 EELV$。

研究表明，在麻醉和气腹期间，处于Trendelenburg体位的正常受试者的EELV平均为1.1 L，这意味着，对于传统的潮气量，大多数患者都在安全范围内。然而，有研究已经证明，在仰卧位肥胖患者中，气腹期间的EELV低至0.35 L。在这种容积下，较大的潮气量时肺泡处于膨胀状态，可能会使肺内压力达到潜在的危险水平。

（三）呼吸频率

在腹腔镜手术中，可能需要增加分钟通气量（minute volume，VE）来排出更多CO_2，克服CO_2气腹引起的体内CO_2输出量的增加。根据分钟通气量、潮气量（tidal volume，VT）和呼吸频率（respiratory rate，RR）之间的关系：$VE = VT \times RR$。

提高呼吸频率是一种首选的合理方法。然而，气腹期间呼吸阻力明显增加，表面活性物质异常。在肥胖患者中，流量限制会导致内源性PEEP（iPEEP）的发生。增加这些患者的呼吸频率以满足分钟的通气需求可能会使iPEEP水平增加，而在无法显示流量-时间曲线的呼吸机可能很难监测iPEEP水平。

所以，对于腹腔镜手术，保护性通气策略倾向于增加呼吸频率而不是潮气量，以增加每分钟通气量来加速CO_2的排出，同时可避免气压伤的发生。

（四）PEEP

潮气量和呼吸频率本身都不能很好改善气腹患者的氧合，但PEEP对改善氧合的作用却已得到确切证实。事实上,气腹诱发肺不张发生后,PEEP是治疗气腹致低氧血症的一种有效策略,使用PEEP已经证明可以改善正常和肥胖受试者的氧合和呼吸力学。

关于PEEP在气腹期间的血流动力学副作用存在争议。一些研究者发现气腹期间心输出量下降而其他研究则没有,但PEEP本身对呼吸功能具有肯定的益处。

从呼吸机致肺损伤的角度出发,对肺不张发生过程中使用PEEP进行了广泛的研究,证明PEEP可预防VILI,延缓肺损伤的进展。此外,低潮气量和PEEP的结合已被证明可以降低血液或肺部炎症介质的水平,降低肺部感染的发生率,并预防手术患者的肺凝血障碍。

根据计算机断层扫描(computed tomography,CT)的计算,正常受试者气腹期间的肺不张量相对较低:在气腹前后肺不张的量分别为$49\pm29 \text{ cm}^3$和$70\pm33 \text{ cm}^3$。然而,不张的肺会在呼气末塌陷,而在吸气末出现肺复张,这是呼吸机诱导的肺损伤的一个非常著名的机制。而通过应用PEEP可减少肺不张,尤其是肺不张(肥胖或潜在肺病)风险的高危人群,应用PEEP价值更大。

(五) 肺复张

PEEP能有效地维持肺部开放,但并不能使其恢复正常。肺复张(recruitment maneuver,RM)操作可以使塌陷的肺泡开放,而之后使用较低水平的压力(PEEP)就能维持肺泡处于开放状态。在有肺不张风险的气腹患者中使用肺复张是治疗低氧血症和改善呼吸力学的有效方法。然而,该策略可能会影响血流动力学稳定性,而在气腹患者中会更加明显。

在气腹之前或之后进行肺复张操作的益处尚未被充分研究。Park等研究了气腹注气开始前使用肺复张和$15 \text{ cmH}_2\text{O}$的PEEP与无肺复张和无PEEP相比,可以改善肺部氧合。Almarakbi等发现在气腹后反复肺复张可改善氧合。

(六) 吸呼比

在腹腔镜手术期间,增加吸气与呼气比值(I:E)可能对Trendelenburg体位有益。对80例接受机器人腹腔镜手术的患者进行的通气策略研究发现,1:1的I:E比例与1:2的比例相比,在不影响心排血量的情况下,虽然氧合没有差异,但降低了吸气峰压。

(七) 特殊临床情况的处理

若腹腔镜手术期间出现以下情况,处理如下:

(1) 对于超过50 mmHg的峰值压力,则选择压力控制模式通气,并要保证潮气量。如果峰值压力保持在50 mmHg以上,可将I:E比率设置为1:1。

(2) 对于低氧(即$SaO_2<90\%$)的情况,首先双侧听诊呼吸音,排除支气管痉挛和支气管插管,然后增加FiO_2并进行肺复张(如果动脉血压允许,则保持$30 \text{ cmH}_2\text{O}$的气道峰压$20\sim30$秒);如果氧合改善,增加PEEP值并进行定期肺复张(如每30分钟)。

(3) 如果低氧血症和/或高气道峰压持续存在,对于Trendelenburg体位的患者,可以降低倾斜度和/或降低通气压力(如从15 mmHg到12 mmHg)。

(4) 对于过度通气的高碳酸血症(即$ETCO_2>50 \text{ mmHg}$),建议检查皮下气肿的迹象。

（5）如果高碳酸血症和/或缺氧持续存在，则建议将腹腔镜手术转换为开放手术。

四、允许性高碳酸血症

（一）定义

为了降低机械通气中的一些风险，避免过度肺复张和气压伤，而使用低潮气量或低气道压通气时，可以接受轻度的高碳酸血症（即 $PetCO_2$ 约 50 mmHg），称为允许性高碳酸血症通气（permissive hypercapnic ventilation）。

目前，过度的肺复张已被明确是对患者有害，而高碳酸血症则被认为是肺保护性通气的一部分。轻度高碳酸血症可通过增加心排血量（cardiac output，CO）和血管舒张，氧合解离曲线右移，来改善组织氧合。另外，大量证据也提示允许性高碳酸血症有一定的肺保护和抗炎作用。

（二）相对禁忌证

虽然允许性高碳酸血症对大多数患者在理论上是安全的，但对于以下患者，在可行的情况下要尽量避免允许性高碳酸血症的发生。

1. 急性脑病患者　脑病患者（如大量病变、创伤和脑水肿）或癫痫患者通常应避免允许性高碳酸血症，因为当 $PaCO_2$ 升高时，脑血管阻力降低，脑血流量增加，可增加颅内压增高的风险。但是，目前临床研究支持其有害的数据尚不确切。

2. 患有冠心病、心力衰竭、心律失常或伴有右心室功能障碍的肺动脉高压的患者　高碳酸血症会增加拟交感神经作用，心脏病患者可能难以承受。β受体阻断剂可能可以限制高碳酸血症的拟交感神经作用。

3. 血容量不足患者　高碳酸血症可诱发全身血管扩张，使患者易患低血压，尤其是对于低血容量患者。在开始高碳酸血症通气策略之前，应该纠正低血容量。

（三）目标设定

一旦使用允许性高碳酸血症，应设定相应的目标。允许性高碳酸血症是一种通气策略，它通常在降低潮气量和/或呼吸频率时发生，从而减少严重急性呼吸窘迫综合征和严重支气管痉挛在哮喘或慢性阻塞性肺病恶化期间的每分钟通气量。当在这种情况下发生高碳酸血症时，可能不会为了减低 $PaCO_2$ 而增加潮气量或呼吸率，并且可能需要进一步降低呼吸参数。关于任一参数的理想减少程度，没有固定的指导方案。然而，临床医生应逐渐减少一个或两个参数，并使用动脉血气（呼吸机调节 1～2 小时内）监测效果，以跟踪 $PaCO_2$ 和 pH。为了避免 $PaCO_2$ 的快速变化，对于每次调整，不应大幅降低呼吸频率或潮气量（如呼吸频率每次减少不超过 2～3 次，潮气量每次减少不超过 25～50 mL）。

1. $PaCO_2$ 的上升速率　$PaCO_2$ 水平应在机械通气期间逐渐升高而不是快速升高，最好升高的速率小于每小时 10 mmHg。如果 $PaCO_2$ 超过 80 mmHg，上升应该更慢。

2. $PaCO_2$ 的上限　$PaCO_2$ 的上限没有绝对的指标，主要取决于与之相关的酸中毒的程度，通常要求 $PaCO_2$ 不高于 100 mmHg。

3. pH 的下限和酸中毒的纠正 关于 pH 可接受的下限,酸中毒是否应该纠正和纠正的程度,目前没有达成共识。然而,大多数医生都认为 pH 不需要纠正至正常水平。我们通常参考以下参数纠正严重的酸中毒。

(1) 当 pH≤7.2 时通常使用碳酸氢钠推注或输注的方式纠正,并保持目标 pH 不大于 7.2。值得注意的是,需要血浆碳酸氢盐浓度的大幅提升才能产生适度的酸血症改善。例如,假设 $PaCO_2$ 为 120 mmHg 时,要将动脉 pH 从 7.00 变为 7.15,则血浆碳酸氢盐浓度必须从 29 mEq/L 增加到 41 mEq/L。因此,需要大量的碳酸氢钠来产生 pH 的微小变化。使用 Carbicarb(一种碳酸钠和碳酸氢盐的等摩尔混合物)可以避免这些缺陷,因为这些缓冲剂可以改善酸血症而不产生 CO_2,但 Carbicarb 已被证明可以提高动物模型中的 $PaCO_2$。

(2) 当 pH≥7.25 时通常不需要纠正,因为大多数患者通常可以很好地耐受这种程度的酸中毒。

(3) 当 pH 为 7.21~7.24 时的纠正需要根据每一个患者的个体情况。

虽然高碳酸血症会对呼吸系统、循环系统及中枢神经系统等产生相应病理、生理改变(详见第三节),但作为保护性通气的一部分,患者对允许性高碳酸血症通常可以很好地耐受,特别是当 $PaCO_2$ 缓慢上升时,大多数不良反应是生理性的。而 $PaCO_2$ 上升太快,则有可能产生不利影响。

第三节 高碳酸血症相关的病理和生理

高碳酸血症(hypercapnia)是指动脉血二氧化碳分压(arterial partial pressures of carbon dioxide, $PaCO_2$)的增高,以及继发的细胞外 pH 的降低,也称为呼吸性酸中毒。CO_2 是腹腔镜手术中应用最广泛的气体,因为其具有弥散性好、溶解度高、刺激性小、不燃烧、不爆炸等特点。一方面,CO_2 的吸收引起的高碳酸血症会对机体的生理功能产生一定的影响。但另一方面,越来越多的证据又提出允许性高碳酸血症(permissive hypercapnia)的概念,是否需要积极地使 $PaCO_2$ 和 pH 调整至正常水平尚值得讨论。

一、高碳酸血症的发生机制

CO_2 是高度可溶的,并且在体内具有较强的组织穿透性,而腹膜腔内有丰富的血管系统,腹腔镜手术注气时 CO_2 可被迅速吸收到血液循环中,并在注气约 60 分钟时达到平台。在体内碳酸酐酶的作用下,弥散入毛细血管中的 CO_2 约 93% 通过红细胞转运,其余 7% 以溶解的形式转运。当患者使用碳酸酐酶抑制剂,包括乙酰唑胺、噻嗪类利尿剂和磺胺类药物时,CO_2 的转运能力明显下降。

CO_2 自腹腔吸收后可使 $PaCO_2$ 增高，高 $PaCO_2$ 可兴奋呼吸中枢，使自主呼吸者的潮气量和呼吸频率同时增加。腹膜后及腹膜组织吸收 CO_2 增加和肺排出 CO_2 减少是高碳酸血症的主要原因。一般情况下，后腹腔吸收 CO_2 快，10 分钟后 $PaCO_2$ 稳定于高水平，而腹腔气腹需 20 分钟。CO_2 扩散入腹膜血管的能力和腹膜的血流量是影响 CO_2 吸收的重要因素，并且其与暴露于 CO_2 的腹膜面积成正比，与腹膜表面到血管的距离成反比。另外，体位改变、机械通气不当、自主呼吸受抑制或肺通气血流比值失调可引起肺排出 CO_2 减少。对于机械通气的全身麻醉患者，增加潮气量和呼吸频率可以有效降低 $PaCO_2$，因此高通气量的全身麻醉患者比自主呼吸的患者 $PaCO_2$ 明显降低。由于人体有强大的转运、储存及清除 CO_2 的能力，对于健康患者，较大负荷的 CO_2 仅会引起轻度的 $PaCO_2$ 增高，而对于心肺功能较差的患者，则更可能发生高碳酸血症。

二、高碳酸血症对机体的影响

（一）高碳酸血症对呼吸系统的影响

1. 允许性高碳酸血症　允许性高碳酸血症是指为避免高气道压和大潮气量引起的肺损伤，在应用小潮气量的肺保护性通气策略中时，降低通气压力和维持适当气体交换不能兼顾时，允许 $PaCO_2$ 适度升高和一定程度的酸血症（pH 降低）。目前，大量关于重症患者机械通气、急性肺损伤和急性呼吸窘迫综合征的临床研究表明，允许性高碳酸血症有减少炎症反应和器官保护等功能。

腹腔镜手术常规情况下均使用 CO_2 气腹。CO_2 的注入以及保护性通气策略的使用会引起 $PaCO_2$ 不可避免的升高。适度提高分钟通气量可以降低高 CO_2 的影响，但是否需要积极地使 $PaCO_2$ 和 pH 调整至正常水平尚值得讨论。目前的观点已经不再认为高碳酸血症是肺保护性通气的不良反应，相反，大量证据提示允许性高碳酸血症有一定的肺保护和抗炎作用。并且研究也提示，pH 缓慢的变化并不会影响血流动力学的稳定。

2. 高碳酸血症对肺部炎症的影响　目前的研究对于高碳酸血症对肺部炎症的影响结论尚不一致。一方面，有研究发现允许性高碳酸血症对肺组织有直接的积极作用。高碳酸血症被证实可以直接减弱自由基引起的急性肺损伤、肺的缺血再灌注和肺内毒素导致的损伤，还可以抑制细菌性肺炎和脓毒血症的发展。另一方面，有学者认为高碳酸血症会通过抑制嗜中性粒细胞吞噬作用而加重肺炎并导致肺损伤。并且高碳酸血症提供的酸性环境会促进大肠埃希菌的增值，并且已经证实酸化在其他多种细菌中也有相同作用。另外，高碳酸血症可通过抑制细胞迁移，从而影响肺内皮损伤修复过程的中心环节而减慢肺泡内皮损伤的修复过程。

3. 高碳酸血症对肺功能的影响　高碳酸血症对气体交换和肺功能的影响可总结如下：

（1）改善肺泡气体交换，增加机体组织氧供：高碳酸血症可增加肺表面活性物质，降低肺泡表面张力，提高肺顺应性，还可通过加强缺氧性肺血管收缩（hypoxic pulmonary vasoconstriction，HPV)而增强肺血管阻力,从而提高肺通气血流比而减少肺内分流。另外,高碳酸血症还被证明可增加肺泡的通气、微循环血流量。

（2）使氧离曲线右移,增加组织中氧的输送:CO_2浓度升高后,机体可以通过使氧离曲线右移,增加血液中血红蛋白浓度,增加携氧能力而增加组织氧的输送。

（3）防止肺水肿形成:高碳酸血症可减弱肺血管内的血流动力,减少肺血管与肺泡之间的扩散距离,使气体交换达到最佳状态并预防肺水肿的形成。

（4）高碳酸血症引起的酸中毒可通过抑制细胞内呼吸降低组织代谢水平减少氧耗。

（5）除了肺内分流,根据如式(6-5),高碳酸血症会降低肺泡氧分压。

$$P_{AO_2} = FiO_2(P_B - 47) - (PaCO_2/R) \qquad (式6-5)$$

其中 P_{AO_2} 是肺泡氧分压, P_B 是大气压, R 是呼吸商(二氧化碳的释放量与氧气的吸收量之比)。

（6）高碳酸血症会引起支气管平滑肌和局部肺泡组织平滑肌的收缩而引起气道痉挛。

（二）高碳酸血症对循环系统的影响

高碳酸血症对循环系统可以产生一系列的影响,可以引起前负荷、后负荷、心肌收缩力、动静脉血管张力和心脏节律和速率的改变。

1. 高碳酸血症的直接和间接心血管效应　腹腔镜手术中 CO_2 气腹的使用可以导致高碳酸血症和相关性酸中毒,导致直接和间接的心血管效应,并且两者作用相反。高碳酸血症的直接效应是降低心脏和血管平滑肌的收缩,引起心脏收缩力降低和全身血管舒张。间接效应是释放儿茶酚胺类物质增加,增加交感神经张力,导致心动过速和血管收缩,这可能会抵消直接作用引起的血管舒张。最终作用的结果是引起心排血量的增加。

在全身麻醉患者,CO_2 气腹对心血管系统的最终作用与 $PaCO_2$ 有关。轻度的高碳酸血症,即 $PaCO_2$ 小于 $40\sim50$ mmHg 时对心血管系统的影响不大。当 $PaCO_2$ 为 $50\sim65$ mmHg,可使血浆儿茶酚胺上升 $2\sim3$ 倍,引起交感神经兴奋,产生正性肌力和正性频率作用,并引起心率和心排血量显著上升。但由于直接效应和间接效应使总的外周血管阻力下降,在心排血量增加的同时平均动脉压上升不明显。当 $PaCO_2$ 升高至 80 mmHg 时,会导致心肌收缩力下降和肺动脉压的升高。当 $PaCO_2$ 进一步上升时,可导致心肌抑制、心动过缓和低血压。

2. 高碳酸血症对冠状动脉的影响　$PaCO_2$ 升高可导致血浆 pH 下降,使冠状动脉扩张。但是由于心率增快、心脏做功增多导致冠脉灌注时间缩短和心肌耗氧量增加,会抵消冠脉扩张的有利作用,最终的结果是导致心肌相对低灌注。另外,高碳酸血症还可能会导致冠状动脉窃血现象。因为高碳酸血症可以使正常心脏冠状动脉血管舒张,但这种效应在缺血性心脏病中减弱。因此理论上,高碳酸血症引起的冠状动脉血管舒张可能通过正常的冠状动脉优先灌注,狭窄的冠状动脉灌注不足而导致窃血现象。

3. 高碳酸血症的心肌保护作用　研究发现,高碳酸血症酸中毒有剂量相关性的缺血再灌注的心肌保护作用。而相同程度的代谢性酸中毒以及代偿性的高碳酸血症酸中毒没有类似的心肌保护作用。高碳酸血症性酸中毒的保护作用可能是通过钙通道的激活、冠状动脉的扩张和心肌细胞氧耗的降低导致的。

4. 高碳酸血症对心律和心率的影响　CO_2的直接作用和间接作用均可以使心肌应激性增加，并易导致心律失常，可产生一过性的室上性心动过速和室性期前收缩。在腹腔镜手术过程中，有25%～45%的患者会发生心律失常。由于CO_2栓塞或腹腔的过分牵张致迷走神经张力增高，可导致严重的心动过缓甚至心搏骤停。研究发现，维持较高的氧饱和度可以减少CO_2导致的心律失常。发生心律失常后，必须马上停止手术操作和气腹，予以100%纯氧吸入，提高分钟通气量，降低$PaCO_2$水平。也可予以抗胆碱能药物如阿托品等。

5. 高碳酸血症对右心功能不全患者的影响　呼吸性酸中毒可引起肺血管收缩，从而增加肺血管阻力。对于右心功能不全的患者右心室后负荷升高可能导致其循环不稳定。虽然允许性高碳酸血症并非肺动脉高压患者的绝对禁忌，但对于右心功能不全患者应谨慎。

(三) 高碳酸血症对中枢神经系统的影响

CO_2是影响脑血流量(cerebral blood flow, CBF)的重要因素。高碳酸性酸中毒会使大脑毛细血管前小动脉血管扩张，其确切机制尚不清楚，但目前证据提示是由 ATP 敏感性钾通道、ACT 敏感性钙激活通道以及由一氧化氮合酶的神经元亚型产生的一氧化氮的集聚引起的。脑血管的扩张可以引起多方面的影响，包括颅内压升高引起大脑灌注减少，血管窃血引起脑缺血，灌注减少区域的再灌注引起的出血或再灌注损伤。另外，高碳酸血症酸中毒可以增加脑组织氧含量，其机制一方面通过增加动脉 PaO_2，另一方面通过增加的脑血流增加氧供。

当 $PaCO_2$ 升高时，脑血管阻力降低，脑血流量增加。在生理范围内，$PaCO_2$ 每增加或减少 1 mmHg，全脑血流量增加或减少 $1\sim2$ mL/(100 g · min)。当 $PaCO_2$ 减少至 20～25 mmHg 时，CBF 减少 40%～50%。当 $PaCO_2$ 进一步减少时，CBF 不再减少。动物试验表明 $PaCO_2$ 升至 80 mmHg 或更高时，CBF 最多增加 100%～200%。当 CO_2 气腹压力达到 10 mmHg 时，脑血流量增加 30%，脑灌注增加而回流减少，导致脑脊液压力上升。因此，对于脑部有病变的患者，实施腹腔镜手术的患者，应注意到颅内压增高的危险。

(四) 高碳酸血症的抗炎作用

目前大量的实验数据表明，高碳酸血症有直接的抗炎作用，其机制较为复杂并且是多因素的。目前已知的机制包括以下几种：① 通过 NF‐kB 通路降低炎症介质：高碳酸血症可以通过抑制抑制蛋白 kB 的降解来影响 NF‐kB 的激活，从而抑制 IL‐1β、IL‐6、IL‐8 和 TNF‐α 的产生。② 抑制免疫细胞活动：高碳酸血症可以同时抑制先天及获得性免疫反应，通过抑制中性粒细胞和巨噬细胞转移来抑制吞噬作用，抑制淋巴细胞及降低自然杀伤细胞的杀伤作用，从而通过抑制免疫细胞活动达到一定的抗炎作用。③ 抑制黄嘌呤氧化酶降低 RNS 和 ROS 等：黄嘌呤氧化酶在氧化次黄嘌呤或黄嘌呤的过程中可生成过氧化氢，导致相应的肺损伤，而高碳酸血症可以通过抑制黄嘌呤氧化酶来对抗 ROS

引起的肺损伤。

（五）高碳酸血症的其他影响

研究发现，长时间的高碳酸血症会对神经肌肉功能产生抑制作用。高碳酸血症会影响神经肌肉接头并抑制膈肌张力，改变肌纤维的构成。在健康志愿者身上也发现中度的高碳酸血症可通过影响突触功能而影响神经肌肉传导，而严重的高碳酸血症则会损害膈肌功能和组织学结构。另外，高碳酸血症可阻碍新斯的明对非去极化肌肉松弛药的拮抗，影响肌肉松弛的恢复。

急性高碳酸血症还可刺激肾上腺髓质分泌肾上腺素、去甲肾上腺素，也可使 ACTH、醛固酮及抗利尿激素的分泌增加。

三、高碳酸血症在临床中的应用

近年来，高碳酸血症被认为是肺保护性通气的一部分。尽管高碳酸血症是否有肺保护功能仍值得商榷，但过度的肺复张已经证明对患者是有害的。为了避免肺的过度膨胀，气腹时减少潮气量和气道压必然会引起一定程度的 $PaCO_2$ 的升高。Hickling 发现，在严重肺损伤的患者中控制气道压小于 $30\ cmH_2O$，尽管会导致 $PaCO_2$ 升高至 $60\ mmHg$，但可以明显降低住院期间病死率。据此，Hickling 提出了"允许性高碳酸血症"的概念。并且研究发现，高碳酸血症性酸中毒可能具有直接的肺保护作用，而不是仅因为小潮气量和低气道压避免的气压伤。

在临床实践中，每个患者对高碳酸血症的耐受性不同，取决于患者的疾病种类、病情严重程度和器官的功能状态。研究发现，如果 CO_2 潴留是逐渐发生的，$PaCO_2$ 的绝对值并不重要。关键在于维持血 $pH \geqslant 7.20$。有学者认为 $PaCO_2$ 上升速度 $< 10\ mmHg/h$、$PaCO_2 \leqslant 100\ mmHg$ 的情况下，患者对于高碳酸血症的耐受性尚可。但当 $pH < 7.20$ 时，则建议补碱。

腹腔镜手术中肺保护性通气策略及 CO_2 气腹的使用，更容易导致高碳酸血症的发生。在临床实践中，为了减少大潮气量和高气道压引起的肺损伤，允许性高碳酸血症在腹腔镜手术中是被推荐应用的。

第四节　并存肺部疾病行腹腔镜手术的呼吸管理

急慢性呼吸系统疾病或呼吸功能减退的患者，麻醉与手术创伤可进一步引起肺功能受损，加之腹腔镜手术对心肺系统的影响，其围手术期呼吸系统并发症发生风险较健康患者显著增高。术前呼吸功能评估及麻醉前准备的目标是预测术中、术后肺部并发症的风险性，并加强术中术后呼吸管理，以减少围手术期肺部并发症的发生，改善患者预后。

一、肺部疾病患者的呼吸生理

(一) 阻塞性通气功能障碍

慢性阻塞性肺疾病(chronic obstructive pulmonary disease, COPD)是具有气流阻塞特征的慢性支气管和(或)肺气肿,但部分具有可逆性,可伴有气道高反应性。没有气流阻塞的慢性支气管炎和肺气肿不属于 COPD。支气管哮喘的气流阻塞具有可逆性,现已认为它是一种具有复杂的细胞与化学介质参与的特殊炎症性疾病,不属于 COPD。但也有部分支气管哮喘患者,在疾病进展中发展为不可逆的气流阻塞,当支气管哮喘与慢性支气管和(或)肺气肿重叠并存或难以鉴别时,也可列入 COPD 的范围。其病理生理特点为:

(1) 中心气道及周围气道(内径<2 mm)慢性炎症,黏液腺、杯状细胞增生,黏液分泌旺盛,纤毛运动功能受损。

(2) 在周围气道损伤修复过程中,胶原增生,瘢痕形成,引起管腔狭窄。周围气道阻力增加,形成阻塞性通气功能障碍,一秒用力呼气量(forced expiratory volume in one second, FEV_1)和 FEV_1 占用力肺活量(forced vital capacity, FVC)的比值(FEV_1/FVC)减少,最大呼气峰流速(peak expiratory flow, PEF)降低。肺容量改变,包括肺总量(total lung capacity, TLC)、功能残气量(functional residual capacity, FRC)和残气量(residual volume, RV)增加,肺活量(vital capacity, VC)下降等。手术尤其是上腹部及开胸手术可进一步损害肺功能,造成术后急性呼吸衰竭,术后可能需要长时间呼吸支持。

(3) 周围气道阻塞的部位和程度不同,肺泡内气体进入和排出的时间不一致,气流分布不均匀,而有些肺泡毛细血管因炎性纤维化致血流减少,但通气正常,这些都将造成通气/血流(V/Q)比例失调,造成换气功能障碍,影响麻醉药物的摄取和排出,麻醉诱导和恢复减慢;全身麻醉药物可减弱缺氧性肺血管收缩(hypoxia pulmonary vasoconstriction, HPV),进一步加重 V/Q 失调。

(4) 早期缺氧导致广泛的肺血管痉挛,阻力增高;晚期糖蛋白和胶原沉着使血管壁增厚、狭窄甚至闭塞,其结果是导致肺动脉高压,重者可发作肺源性心脏病。患者的心肺代偿功能差,不能耐受缺氧、失血、输液过量和麻醉过深。

(5) 肺部炎症时,机体氧摄取增高,肺内分流和肺后分流(指肺炎致支气管血循环增多)也增加,肺泡-终末毛细血管弥散受限,这些都足以引起不同程度的低氧血症。

另外,部分 COPD 可合并肺大泡。肺大泡主要分为两种,胸膜下肺大泡病(Bleb 型)和实质内肺大泡病(Bullae 型)。Bleb 型肺大泡位于肺表面,一般与肺泡不相同,有时可伴有张力性气泡,容易发生自发性气胸,且有反复多次发作气胸史,大泡易破裂是其特点。此类存在胸膜与肺表面间发育不平衡的解剖缺陷,一般无肺实质破坏,气道压力与正常肺无明显变化。部分肺大泡可造成肺组织不同程度的压缩。Bullae 型肺大泡位于肺实质内,伴有肺实质的破坏,此型多数是由慢性支气管炎、哮喘、肺结核、COPD 等疾病引起。

Bullae 型肺大泡可使生理性死腔增大,造成通气功能障碍,大泡压迫周围肺组织造成肺不张,使肺换气功能障碍,进而可引起低氧血症。

(二) 限制性通气功能障碍

限制性通气功能障碍根据病因分为内源性和外源性。内源性通气功能障碍主要指疾病引起了功能性肺泡及呼吸膜的增厚,而使肺泡的充盈、萎陷及气体交换发生困难,如肺间质纤维化、炎性实变、矽肺、肺泡蛋白沉积症等。外源性限制性通气功能障碍主要是由于胸廓的顺应性下降、外力压迫或膈肌功能减退而导致的有效肺泡容积下降,从而影响气体交换,如肋骨骨折、胸骨成形术后、脊柱胸廓畸形、神经肌肉疾病等。病理、生理改变的主要特点是胸廓或肺组织扩张受限、肺顺应性降低。

二、术前评估与术前准备

(一) 病史及查体

1. 病史　应全面细致地复习病史,了解疾病的诊治过程,评估患者的肺功能是否处于最佳状态。特别注意以下几点:

(1) 咳嗽:是否长期咳嗽,咳嗽的性质及咳嗽的昼夜变化。

(2) 咳痰:了解痰量的多少、颜色、黏稠程度,是否易于咳出,改变体位对于排痰有无帮助,痰中是否带血,若有咯血,应了解咯血量多少。

(3) 呼吸困难:呼吸困难的性质(吸气性、呼气性、混合性),静息时是否有呼吸困难发生。静息时有呼吸困难发生提示心肺代偿差,对麻醉、手术耐受均不佳。

(4) 吸烟史:对于吸烟者应了解每日吸烟量,吸烟年限,术前戒烟时间。每日吸烟量超过 10 支者,术后肺部并发症的发生率将增加 3~6 倍。

(5) 疾病诱发、缓解因素,如哮喘患者是否有特异的致敏原。

(6) 治疗史:抗生素、支气管扩张剂以及糖皮质激素的应用,包括具体用药及用药效果,因呼吸系统入院治疗的次数,近期的疾病状态。

(7) 近期上呼吸道感染:上呼吸道感染后气道高反应性可能持续 2~6 周。

2. 查体　对患者进行查体时应注意以下征象。

(1) 体型及外貌:肥胖、脊柱侧弯可引起肺容积减少(FRC,TLC)和肺顺应性下降,易出现肺不张和低氧血症。营养不良、恶病质的患者呼吸肌力量弱,免疫力下降,易合并感染。观察口唇、甲床有无发绀。

(2) 呼吸情况:呼吸频率>25 次/分是呼吸衰竭早期的表现;呼气费力提示有气道梗阻;随着膈肌和肋间肌负荷加重,辅助呼吸肌的作用增强,出现反常呼吸时提示膈肌麻痹或严重功能障碍。COPD 患者可表现为桶状胸;如胸壁不对称可能有气胸、胸腔积液或肺实变可能。

(3) 肺气肿的患者肺部叩诊呈过清音,叩诊呈浊音提示肺实变可能。

(4) 胸部听诊具有重要参考意义,阻塞性肺病患者呼气相延长,呼吸音低,痰液潴留时可闻及粗糙的湿性啰音,位置不固定,可在咳痰后消失,若啰音固定则可能为支气管扩张症或肺脓肿。在有小气道痉挛的患者可闻及音调较高的哮鸣音,见于哮喘或慢性喘息性支气管炎患者。

(5)合并肺动脉高压,肺源性心脏病右心功能不全可有颈静脉怒张、肝颈静脉回流征阳性、心脏听诊可闻及第2心音分裂。

若存在哮鸣、多痰、活动性感染的证据,或自诉在静息时或轻微劳力时有呼吸困难(除非这些症状是已知的并且未发生改变),或者体格检查发现了呼吸过速、哮鸣或湿啰音,则建议请呼吸专科医生协助进行治疗。对于具有长期COPD发作的症状和体征的患者,或存在急性上呼吸道感染的患者,建议推迟择期手术。不同的患者在COPD发作之后恢复至基线水平所需要的时间不同,因此手术的延期时间需要个体化确定。哮喘伴上呼吸道感染患者的麻醉和择期手术时机较难确定,要根据哮喘的严重程度、控制情况及延期手术所带来的影响综合判断。

(二) 术前检查

1. 基线氧饱和度的测定 应注意患者的基线氧饱和度,以及患者是否需要辅助供氧。

2. 肺功能检查 肺功能检查有助于了解肺部疾患的性质,严重程度以及病变是否可逆。简易肺功能试验包括:

(1)屏气试验:正常人的屏气试验可持续30秒以上,持续20秒以上者一般麻醉危险性小;如时间低于10秒,则提示患者的心肺储备能力很差,常不能耐受手术与麻醉。

(2)测量胸腔周径法:测量深吸气与深呼气时胸腔周径的差别,超过4 cm以上者提示没有严重的肺部疾患和肺功能不全。

(3)吹火柴试验:患者安静后深吸气,然后张口快速呼气,能将置于15 cm远的火柴熄灭者,提示肺功能储备良好,否则提示肺功能储备下降。

(4)吹气试验:嘱患者尽力吸气后,能在3秒内全部呼出者,表示用力肺活量基本正常,若需5秒以上才能完成全部呼气,提示存在阻塞性通气障碍。

对于长期COPD已经治疗并得到控制的患者,大多数术前不需要进行肺功能测定(胸科手术除外)。如果临床评估不能确定基线肺功能是否处于最佳状态,或术前评估发现不明原因的呼吸困难或运动不耐受,则应行肺功能测定。大多数情况下,肺功能仅仅只是帮助确定疾病的严重程度,对于术后肺部并发症的风险评估并没有太大意义。对于哮喘患者来说,肺功能测定可帮助评估哮喘是否控制良好。PEF>80%或FEV_1>80%提示哮喘控制良好。

3. 动脉血气 当患者FEV_1>预测值的50%时,不需要测定术前动脉血气,因为此情况下极少存在基线低氧血症或高碳酸血症。如果FEV_1<预测值的50%,则基线血气分析结果可能对特定患者有帮助,例如既往有高碳酸血症、接受大型手术或手术持续时间较长(>3小时)的患者。术前动脉血气可用于指导此类患者术中和术后的呼吸参数调整,并帮助识别术后需要严密监测、氧疗、无创通气(noninvasive ventilation,NIV)或控制通气的患者。哮喘患者术前不需要常规进行动脉血气分析,但在急性哮喘发作时,该检查可能有一定帮助。

4. 实验室检查　肺部疾病患者可能会使用大剂量的β-肾上腺素能受体激动剂或全身性糖皮质激素。因此,需检测患者的电解质和血糖值。

5. 胸部影像学检查　为了排除活动性感染和/或心力衰竭,对于呼吸道症状增加、运动耐量降低或肺部听诊有新发异常的患者,术前需行胸部影像学检查。关于已知 COPD的患者在术前行该检查的价值,目前数据有限。一些研究支持对下列患者进行术前胸部影像学检查:已知有心肺疾病的患者;年龄大于 50 岁,并且计划行胸部手术或大型上腹部手术的患者。

(三) 麻醉前准备

麻醉前准备的目的在于改善呼吸功能,提高心肺代偿能力,增加患者对手术和麻醉的耐受。进行麻醉前准备时应区分病变是否可逆,对于可逆病变要尽可能纠正。可逆病变包括:支气管痉挛、呼吸道感染、痰液潴留、心源性肺水肿、胸腔积液、肥胖和胸壁损伤等。而不可逆的病变包括:肺气肿、肿瘤所致的局限性肺不张、脊柱侧弯,脊椎损伤和肺间质纤维化。经过充分的术前准备可减少术中、术后并发症,减少 ICU 的住院天数。

1. 常规准备

(1) 鼓励戒烟:对于长期吸烟者,术前应尽早戒烟。术前戒烟 4~8 周可降低术后发生肺部并发症的风险较为理想。即使仅仅只戒烟 2 天也会为患者带来一些获益,如降低碳氧血红蛋白水平、消除尼古丁的效应、改善黏膜纤毛清除功能。戒烟所带来的益处见表 6-2。

表6-2　戒烟时间和戒烟的益处

戒烟时间	益　　处
12~24 小时	血中一氧化碳和尼古丁水平降低
48~72 小时	碳氧血红蛋白可降至正常水平,纤毛功能改善
1~2 周	痰量减少
4~6 周	肺功能改善
6~8 周	机体免疫功能和代谢功能改善
8~12 周	术后并发症减少

(2) 呼吸锻炼:在胸式呼吸已不能有效增加肺通气量时,应练习深而慢的腹式呼吸。进行呼吸锻炼、自主深呼吸、自主排痰等手段有助于分泌物的排出及增加肺容量,降低术后肺部并发症发生率。

(3) 合并胸腔积液或气胸者,若影响到功能残气量时,可行胸腔闭式引流或胸穿引流积气积液。张力性气胸者应放置胸腔闭式引流管,行全身麻醉前 24 小时不能拔出引流管。将 COPD 控制不佳的患者转诊接受内科治疗(如增加支气管扩张药物的强度,并可能会受益于短疗程的全身性糖皮质激素治疗，如果有指征，那么患者还可受益于抗生素治疗）。

2. 解除气道痉挛　支气管哮喘和慢性支气管炎都可出现支气管痉挛，是围手术期常见的可逆性阻塞性病变，在支气管痉挛未消除时，任何择期手术都应推迟。临床常用的支气管扩张剂包括以下几类。

（1）抗胆碱能药物：异丙托溴铵起效时间比 β_2 受体激动剂慢，但作用时间长，达峰时间 30～90 分钟，持续 4～6 小时。剂量为 40～80 μg（每喷 20 μg），每天 3～4 次。副作用小，可长期应用，少有耐药。与 β_2 受体激动剂联合产生相加效应，较单独应用效果好。

（2）β_2 受体激动剂：代表药物为沙丁胺醇。雾化吸入，数分钟开始起效，15～30 分钟达最大效应，持续 4～5 小时。剂量为 100～200 μg（每喷 100 μg），每 24 小时不超过 8～12 喷。主要用于缓解急性发作症状。其长效缓释剂口服对于夜间和清晨症状缓解有利。与支气管哮喘者相比，COPD 应用 β_2 受体激动剂的治疗效果较差。

（3）茶碱类：在 COPD 患者中应用较为广泛。与前两者相比，支气管扩张作用类似或稍弱。缓释型茶碱 1～2 次/天，即可达到稳定的血药浓度。对于夜间发作的支气管痉挛，也有较好的疗效。但在应用茶碱时应注意监测血药浓度，血中茶碱浓度 5 $\mu g/mL$ 即有治疗效果，>15 $\mu g/mL$ 时即可产生副作用。茶碱与沙丁胺醇或异丙托溴铵共用，可达到最大限度的解痉作用。

（4）糖皮质激素：通常用于支气管扩张剂疗效不佳的患者。其临床效应需数小时才能产生。糖皮质激素能减少黏液分泌、气道炎症和反应性。常用药物如氢化可的松，100 mg 静脉给药，每 8 小时一次。COPD 患者应用糖皮质激素应采取谨慎态度。在 COPD 急性加重期，当可能合并支气管哮喘或 β_2 受体激动剂有肯定效果时，可考虑口服或静脉滴注糖皮质激素，但要尽量避免大剂量长期应用。

3. 抗感染治疗　急性上呼吸道感染患者择期手术在治疗好转后进行。伴有大量痰液者，应于痰量减少 2 周后再行手术。慢性呼吸道疾病患者，为防止肺部感染，术前 3 天常规用抗生素。抗感染同时还要清除气道分泌物，否则痰液潴留感染不愈。

4. 祛痰　溴己新是黏液溶解药的代表，氨溴索是溴己新在体内的有效代谢产物，可促进黏液的溶解，降低痰液与纤毛的黏着力，增加痰液的排出。除了应用祛痰药物外，输液、雾化吸入、体位引流、胸背部拍击均有利于痰液的排出。

5. 麻醉前用药　阿片类药物具有镇静镇痛作用，苯二氮䓬类药物是有效的抗焦虑药物，但两者都能抑制呼吸中枢，作为麻醉前用药应谨慎，对于情绪紧张的患者，若肺功能损坏不严重，可选择使用，对严重呼吸功能不全的患者应避免用药。右美托咪定是一种 α_2 受体激动剂，具有抗焦虑、阻断交感神经和减少分泌物但不抑制呼吸的作用，在术前操作中使用可能帮助。右美托咪定可连续输注，同时需持续监测生命体征。在术前给予患者任何镇静剂或阿片类药物期间和之后，都应对患者进行持续的监测（如脉氧饱和度），这样才能立即发现并处理呼吸抑制。抗胆碱能药物可解除迷走神经反射，减少气道分泌物，但可能引起心动过速，能够耐受这一症状的患者可以考虑使用该药。

三、术中呼吸管理

大多数情况下,腹腔镜和机器人手术的患者多采用全身麻醉。对于在头低脚高仰卧位下进行的操作,气管插管全身麻醉可实现最佳通气控制和支持。实施全身麻醉过程中,气管插管、麻醉药和呼吸回路的使用均会对呼吸系统产生影响,因此围手术期的每一个环节,均需重视呼吸相关的管理。

（一）麻醉诱导

力求平稳,肌肉松弛充分,避免兴奋和呛咳,达到充分麻醉深度前不宜进行气管插管。如需要快速诱导气管插管,则诱导药物宜合理地选用氯胺酮($1\sim2$ mg/kg)或异丙酚($2\sim3$ mg/kg),依托咪酯对降低气道反射无效。为预防支气管痉挛的发生,可静脉注射利多卡因($1\sim2$ mg/kg),其作用机制主要是阻滞了气道对刺激物的反射。阿片类药物的使用可能引起躯干肌肉僵硬,应注意与支气管痉挛鉴别。部分肌肉松弛药可促进组胺释放,尤其是阿曲库铵,可产生支气管收缩效应,维库溴铵这方面的作用最弱,对于存在气道高反应的患者可考虑使用。

（二）控制通气

对于 Bleb 型肺大泡的患者,面罩加压通气时手法轻柔,宜使用低压（<15 cmH$_2$O）、小潮气量（$3\sim4$ mL/kg）、快频率（$15\sim20$ 次/分）进行。机械通气时选择压力控制模式,峰压值设定在 $15\sim20$ cmH$_2$O,根据 PetCO$_2$ 设置呼吸频率,一般为 $12\sim18$ 次/分。术中可用听诊器勤听呼吸音,气道压力通常与正常无明显变化。若术中气道压力增大而健侧呼吸音骤然减弱或消失,因高度怀疑气胸。Bullae 型肺大泡患者肺顺应性较差,机械通气下气道压较高。为防止肺气压伤,宜采用小潮气量（$3\sim4$ mL/kg）、呼气时间延长（I：E=1：2.5）和快频率（$15\sim30$ 次/分）通气模式,但可能发生肺泡通气量不足,因此需重点监测 SpO$_2$ 和 PetCO$_2$。

在 COPD 患者中,当呼气气流受限导致上一轮呼气过程还未完全结束,下一轮吸气过程就已经开始,控制通气可能会使过度充气加重。这种呼吸叠加会导致动态肺过度充气,而动态肺过度充气又可反过来引起呼气末的正压增加;这种现象又称为自发性呼气末正压（auto-positive end-expiratory pressure, auto-PEEP）。动态肺过度充气的后果包括 V/Q 比例失调加重、低氧血症、高碳酸血症、气压伤和静脉回流受阻所致的低血压。

对于 COPD 的患者,麻醉期间应实施肺保护性通气：

（1）降低潮气量以控制通气,即控制潮气量为 $5\sim8$ mL/kg,体重以预测体重计。虽然潮气量减少可能会降低分钟通气量,但吸气流速增加（增加呼吸频率）可对其产生部分代偿。实施机械通气中应避免气道峰压过高（如>35 cmH$_2$O）,以最大限度降低患者发生气压伤的风险。肺保护性通气会导致一定程度的高碳酸血症,但只要氧合可维持,并且确保 pH 在 7.25 以上,则高碳酸血症是可以接受的。

（2）通过更长的呼气时间来降低呼吸频率（8～10 次/分），例如吸气时间/呼气时间比值为 1：3，以减少气体潴留。

（3）调整吸入氧浓度至维持氧饱和度＞92％所需的最低水平。

（4）维持平台压低于 15～20 cmH$_2$O。

（5）谨慎使用 5～10 cmH$_2$O 的 PEEP 以维持小气道开放，并持续监测过度充气的征象。在个别患者中，PEEP 的风险和收益无法预测，患者可能会因为机械通气期间肺大泡破裂而发生气胸，而 COPD 患者发生这种情况的发生风险增加。如果患者在围手术期中出现了显著或长时间的低血压，则应怀疑气胸。

（6）通过降低分钟通气量来处理动态肺过度充气（即降低呼吸频率和潮气量），也可通过增加吸气流速来处理（即减少吸气时间）。如果内源性 PEEP 持续存在，谨慎加入外源性 PEEP，PEEP 水平在内源性 PEEP 的 80％以下，以避免动态肺过度充气加重。

腹腔镜手术相关的术后疼痛较轻，并且功能残气量的减少程度不如开腹手术，然而，腹腔镜手术需要使用 CO$_2$ 气体来提供气腹。对于 COPD 患者中，CO$_2$ 的吸收可能会导致显著的高碳酸血症和呼吸性酸中毒。由于 COPD 患者需要延长的呼气时间，术中可能无法通过机械通气做出代偿性调整（如加快呼吸频率）来治疗高碳酸血症。另外，气腹会增加腹内压力，这可能会导致膈向头端移位、胸内压增高、V/Q 比例失调加重及低氧血症。在气腹释放之后，这些改变会大幅度地被逆转。对于重度 COPD 患者，可能会需要用到间歇性气腹释放和/或深度肌肉松弛联合更低的气腹压力，以最大限度地降低气腹的不良效应。重度 COPD 患者也可在硬膜外麻醉和轻度镇静的情况下接受部分腹腔镜手术（如诊断性腹腔镜检查、腹腔镜胆囊切除术）。

对于哮喘患者，控制通气的策略为减少肺内空气滞留，因存在小气道梗阻（呼气性呼吸困难），故需延长呼气时间。呼吸叠加是指上一次呼气还未完成时即发生一次新的呼吸，这种情况可导致空气滞留、肺充气过度，在极端情况下还会造成气压伤。减少吸气/呼气时间比是降低空气滞留的重要方法，但最有效的措施是降低呼吸频率和潮气量，减少分钟通气量。严重哮喘患者在麻醉状态下的肺保护性通气应包括：① 通过减少潮气量达到有控制的通气不足（如 6 mL/kg）。② 通过延长呼气时间降低呼吸频率。③ 通过吸入性支气管扩张剂降低呼气阻力。④ 缩短吸气时间。⑤ 谨慎使用 PEEP。

哮喘患者使用 PEEP 通气目前存在争议。外源性 PEEP 实际上可能加重空气滞留、加剧肺泡过度充气。相反，PEEP 可以通过维持气道开放、防止气道塌陷，从而减少空气滞留。因此哮喘患者在使用 PEEP 时，应监测肺充气过度的征象。术中快速评估动态肺过度充气的方法：暂时断开呼吸机回路与气管插管的连接，同时观察血压是否会恢复至基线水平；在动态肺过度充气的患者中，血压的恢复应快速发生（不到 1 分钟）。

（三）麻醉苏醒期的呼吸管理

对于存在肺大泡的患者，麻醉苏醒期应及时改用手法控制呼吸，以避免患者呛咳、人机对抗等现象，后者可能引起肺大泡破裂而并发气胸。手术结束后以早期拔管为目标，若条件允许,建议在一定的麻醉深度下拔管。Bleb 型肺大泡患者,如果术前无气胸并发症,其呼吸功能一般也不会有明显损伤,早期拔管的目的主要为避免呛咳诱发肺大泡破裂;而对 Bullae 型肺大泡患者除上述顾虑外,还担心浅麻醉或清醒状态下因呛咳或吸引等刺激诱发支气管痉挛,导致术前原已受损的肺功能难以得到完善的恢复。为此,应避免肌肉松弛药和麻醉药的残余作用,并做到满意的术后镇痛效果,这样就有利于术后早期顺利拔管。

对于 COPD 患者而言,手术结束时必须完全逆转神经肌肉阻滞,以降低患者术后早期发生通气不足和肺部并发症的风险。残余肌肉松弛可导致上呼吸道阻塞、膈肌功能障碍以及黏膜纤毛清除受损。这些影响可能会导致术后呼吸功能障碍而再次插管。因此,若条件允许,应通过神经肌肉功能监测以确认神经肌肉阻滞是否逆转完全。在即将苏醒前,COPD 患者接受雾化支气管扩张剂可能受益。患者的动脉二氧化碳分压应尽可能维持于接近术前水平。理想状态下,应将呼吸末的吸入麻醉浓度控制为 0,但在 COPD 患者中,吸入麻醉药的清除可能因 V/Q 比例失调和死腔通气发生延迟。在手术室中,拔管之后立即给予数分钟的 NIV,例如间或经面罩通气给予辅助呼吸和/或持续气道正压(continuous positive airway pressure, CPAP),可能会在挥发性麻醉剂的最终清除期间提供必要的呼吸支持,并可能会减少再次插管的需要。对于哮喘患者而言,神经肌肉阻滞被逆转及从麻醉状态苏醒时可发生支气管痉挛。气道阻塞、喉痉挛、通气不足和缺氧都可发生。因此,麻醉苏醒的目标应该是平稳和可控。

采用抗胆碱酯酶药物逆转非去极化肌肉松弛药的作用可引起支气管分泌物和气道反应性增加并引发支气管痉挛,但这种情况很罕见。因此,新斯的明要联合抗胆碱能药物,以阻断引起这种的毒蕈碱受体。舒更葡糖钠注射液通过包裹甾体类肌肉松弛药以逆转肌肉松弛作用,无毒蕈碱样作用。然而,有研究报道在使用舒更葡糖那注射液的肺部疾病患者中,支气管痉挛的发生率为 2.6%。短效 β_2 受体激动剂应在麻醉苏醒和术后按需使用。静脉注射利多卡因(1 mg/kg)可能有助于减轻气道反应性,特别是对于麻醉中发生过支气管痉挛的患者。对于此类患者,可考虑深麻醉下拔管,但并非没有风险。深麻醉下拔管后患者醒来不会受到气管导管的刺激,但在苏醒时气道无保护,可能发生反流误吸,也可能因误吸引发支气管痉挛。

四、麻醉后管理

术后早期,COPD 患者可能因吸入麻醉药或阿片类药物所致的残留镇静作用,或因为肌肉松弛药作用的残留,发生支气管痉挛或通气不足。术后,由于嗜睡、肌无力、疼痛或阿片类药物所致的呼吸抑制,患者的咳嗽和深呼吸的能力减弱,这可能导致分泌物潴留、肺不张、低氧血症,并最终导致支气管炎、肺炎和需要延长机械通气的呼吸衰竭。

哮喘患者的术中操作决定了术后病程。如果手术过程无异常,并且很好地控制了疼痛、恶心和肺功能状态,则哮喘患者的术后管理与非哮喘患者相似。如果麻醉期间发生了严重的支气管痉挛，则可考虑进行术后通气以确保药物治疗效果最大化，气道功能恢复，以及肌肉松弛药作用消失而不需要使用拮抗剂。NIV 可能有益于哮喘患者拔管后的支气管痉挛。

麻醉恢复室应备有无创通气设备。在发现患者有任何呼吸窘迫的体征或症状时，尽快开始 NIV，或许可避免患者再次插管、肺不张、肺炎和控制通气延长，而不是等到获得了呼吸衰竭的确切证据后才开始干预。通过 NIV，可给予患者 CPAP 或双水平气道正压通气(bi-level positive airway pressure，BiPAP)。对于拔管后接受 NIV 的患者，应在 1～2 小时内再次评估。高碳酸血症可能会持续存在，但如果呼吸困难已经得到改善，并且患者平静、可配合，则在重症监护病房继续对患者进行数小时的监测可能就足够。如果患者不耐受 NIV，或 NIV 无法达到充足的氧合，则需要重新气管插管。

充分的术后镇痛、支气管扩张的治疗、深呼吸动作、诱发性肺量计训练和早期下床活动对于预防术后肺部并发症具有重要作用。术后硬膜外镇痛可能有用，特别是对于上腹部手术的患者。有效的硬膜外镇痛可减轻胸部压迫感、减少肺不张、维持呼吸肌功能。对于未行硬膜外阻滞的患者，可选择神经阻滞（如肋间或椎旁神经阻滞）可达到相似的目标。

第五节　肥胖患者的呼吸管理

肥胖已成为世界范围内一个严重的公共健康问题，到目前为止，超重人群比例已超过 40%，其中 15% 已达到肥胖标准。随着肥胖人群的逐年增加，接受腹腔镜手术的肥胖患者也日趋增多。据统计，2010 年行腹腔镜结直肠手术的肥胖患者比例为 40%，与 2005 年相比增长了近 8 倍。肥胖本身所带来全身多系统的生理改变以及术中腹腔镜应用对呼吸循环的影响，对围手术期麻醉管理提出了挑战。

一、肥胖患者的呼吸生理特点

与正常 BMI 人群相比，肥胖体型的患者呼吸系统会发生从解剖到生理功能的改变，肥胖患者的呼吸储备功能在术前即处于相对低下的状态。

1. 功能残气量(functional residual capacity，FRC)下降　肥胖能够影响膈肌及胸腹部运动，进而导致 FRC 降低，区域性肺不张，肺通气-血流比失调和右向左分流。全身麻醉下这种变化更为明显，肥胖患者麻醉后功能残气量减少 50%，而非肥胖患者只减少 20%。麻醉诱导后 FRC 的降低可通过以下经验公式估计：FRC（诱导后/麻醉前）= $[137.7-164.4\times(体重/身高)]\times100\%$。FRC 的降低导致肥胖患者耐受呼吸暂停的能力下降，去氧饱和时间缩短。

2. 肺顺应性降低 胸壁和腹部脂肪的堆积、肺动脉血容量增多导致肺顺应性降低,气道阻力增加。当肥胖患者仰卧位时,肺顺应性降低和气道阻力增加更为明显,少数病态肥胖并伴有心功能障碍的患者可能无法耐受仰卧位,仰卧位可导致致死性的心肺功能衰竭,称为肥胖仰卧位死亡综合征(obesity supine death syndrome)。

3. 静息代谢率、氧耗及呼吸做功增加 因体重增加,过量组织代谢需求增加,氧耗及二氧化碳生成增多,肥胖患者需增加分钟通气量来维持血中正常的二氧化碳,使得呼吸做功增加,呼吸效率降低(肺的扩张将消耗更多的呼吸功以抬起增加的胸壁重量)。

4. 阻塞性睡眠呼吸障碍(obstructive sleep apnea, OSA) OSA 定义为睡眠期间呼吸暂停时间大于 10 秒,睡眠期间可有频繁出现的呼吸暂停和低通气。肥胖是导致睡眠呼吸暂停最主要的危险因素。肥胖患者睡眠时周期性出现部分或完全上呼吸道梗阻,可有频繁出现的呼吸暂停和低通气。而部分的上呼吸道梗阻导致低通气,也称为阻塞性睡眠呼吸暂停低通气综合征(obstructive sleep apnea hypopnea syndrome, OSAHS)。OSAHS 患者即使是轻度镇静也可引起气道的完全塌陷和(或)呼吸暂停。慢性夜间低氧血症会导致肺动脉高压、右心室肥厚和(或)右心室衰竭。

患者的 OSAHS 很容易漏诊。一项针对 170 例拟行外科手术的患者进行的研究发现,术前只有 15% 的患者被诊断为 OSAHS,但通过术前检查却发现有 76% 患者合并 OSAHS。因此,建议高危患者术前进行多导睡眠图检查以发现 OSAHS。

二、肥胖患者的术前呼吸道评估

肥胖的分级通常采用 BMI 来定义,WHO 根据 BMI 进行肥胖级别的划分见表 6-3。

表 6-3 肥胖级别(WHO)

分　级	BMI
超重	25~29.9
肥胖	>30
轻度肥胖	30~34.9
重度肥胖	35~39.9
极重度肥胖	>40

所有肥胖患者均应进行全面的术前评估、病史采集和体格检查,应着重于呼吸系统、气道和心血管系统的评估,同时应重点识别和筛查 OSAHS 和高血栓风险的患者。减肥手术死亡风险分层(obesity surgery mortality risk stratification, OS-MRS)(表 6-4)同样适用于肥胖患者的非减肥手术,评分为 4~5 分的患者术后需要更加密切的监测。

表 6-4　OS-MRS(同样适用于肥胖患者非减肥手术)

危 险 因 素	评 分
BMI>50	1
男性	1
年龄>45 岁	1
高血压	1
肺栓塞危险因素 ● 既往静脉血栓形成 ● 腔静脉滤器植入 ● 低通气(睡眠呼吸障碍) ● 肺动脉高压	1

注：死亡风险：A 级，0~1 分：0.2%~0.3%；B 级，2~3 分：1.1%~1.5%；C 级，4~5 分：2.4%~3.0%。

常规进行困难气道的评估，如肥胖面颊、颈围大小、头颈活动度、颞下颌关节活动度、舌体大小、张口度及 Mallampati 评分等。据估计约 10%肥胖患者存在面罩通气困难，1%肥胖患者存在气管插管困难，所以应做好困难气道的准备。

病史采集和体格检查应尽量识别提示呼吸性疾病的症状和体征，还需进行规范的血液检查、胸部影像学检查、肺功能检查等。若患者存在以下征象：吸空气下脉氧饱和度<95%；FVC<3L 或 FEV_1 小于 1.5 L；休息时伴有喘息；血清碳酸氢盐>27 mmol/L，需考虑呼吸系统疾病，并且立即行动脉血气分析。如动脉二氧化碳分压高于 45 mmHg，提示存在呼吸衰竭，则麻醉风险相应增加。

术前可行 STOP-BANG 问卷调查表(表 6-5)筛查 OSAHS 患者，并推荐持续气道正压通气(continuous positive airway pressure，CPAP)或双相气道正压通气(bi-level positive airway pressure，BiPAP)治疗。未诊断的 OSAHS 患者和不能耐受 CPAP 治疗的患者术后呼吸循环系统并发症的发生率较高，而能够很好同步 CPAP 治疗的患者，术后相应并发症的发生率较低。

表 6-5　STOP-Bang 问卷调查表

S=Snoring	是否打鼾，比讲话声音大，或在隔壁房间可以听到
T=Tiredness	是否经常疲倦，或白天嗜睡
O=Observed	是否有观察到睡眠中呼吸暂停
P=Pressure	是否高血压
B=BMI	>35
A=年龄	>50 岁
N=颈围	>40 cm
G=男性	

注：≥3 个问题回答"是"，为 OSAHS 高危；<3 个问题"是"，为 OSAHS 低危。

三、肥胖患者的术中呼吸管理

肥胖患者的全身麻醉具有很高的风险性,术前应与患者和外科医师详细讨论麻醉计划,包括所有的风险、优点、全部麻醉替代方法,也要讨论术后需要 CPAP、BiPAP 或机械通气进行呼吸支持的可能。

（一）气管插管

诱导推荐采用头高斜坡位,即保持外耳道水平与胸骨切迹水平齐平,上肢远离胸廓。如采用静脉诱导插管,尽量使用起效快及代谢快的麻醉药物,同时需充分给氧去氮。肥胖患者面罩通气采用 V-E 手法相比于 C-E 手法失败率更低,且能够产生更高的潮气量。可在插管期间采用经鼻给予高流量氧气（15~70 L/min）的技术来延长患者缺氧时间。舒更葡糖那注射液（sugammadex）作为罗库溴铵的特效拮抗剂,应保证随时可取以应对紧急情况。同时应备有紧急气道处理车,提供抢救用插管设备,如声门上装置、纤维支气管镜、可视喉镜、光棒和抢救药等。

（二）机械通气

最重要的两个问题是肺氧合功能和气道压力。对于普通手术,关于机械通气,容量控制或压力控制模式均可,适当增加患者的吸入氧浓度（>50%）,采用中低水平的 PEEP（5~10 cmH_2O）可能更有助于改善肥胖患者术中和术后的氧合功能。对于术中采用高浓度氧通气难以维持充分氧合的患者,采用间断肺复张复合 PEEP 的方式可能有效。对于行腹腔镜手术的肥胖患者而言,气腹和体位改变均可对呼吸功能产生影响。首先,气腹可使患者膈肌抬高、肺顺应性降低、气道压升高,导致低氧血症和高二氧化碳血症的发生。当合并小气道和肺泡萎陷时,通气障碍可更为严重。肺氧合功能受到显著影响,甚至发生顽固的低氧血症。其次,在腹腔镜操作过程中,需改变体位以适应手术的需要。例如,腹腔镜的上腹部手术,通常采用头高足低位;而腹腔镜下腹部手术,常采用头低足高位。体位改变过程中,重力作用对于胸腹腔压的影响不可忽略。理论上头高足低位可以抵消腹腔内容物的重力作用,从而改善因气腹引起的呼吸力学改变。然而研究表明,气腹时,头低足高位或头高足低位的吸气阻力显著增加,而在仰卧位时则没有,头高足低位无论是对呼吸力学还是气体交换并没有带来明显的益处。

目前关于肥胖患者腹腔镜手术采用何种通气模式仍无确切定论,许多研究对容量控制模式（volume control ventilation, VCV）和压力控制（pressure control ventilation, PCV）模式进行了比较。VCV 是呼吸机以预设通气容量来管理通气,以恒流方式送气可保障最低通气量,但气体分布不均,当肺顺应性下降时,可能出现气道压显著增加,造成气压伤可能。PCV 以预设气道压力来管理通气,潮气量由气道压力与 PEEP 之差及吸气时间决定,并受肺顺应性和气道阻力的影响,因而潮气量难以控制。PCV 送气采用递减速流,可补偿由于压力限制引起的任何可能的通气减少,因而气体分布更均匀,避免气压伤的发生。腹腔镜手术中 VCV 和 PCV 均适用:使用 VCV 时,CO_2 的消除效率更高,而使用 PCV 时,可更好地改善气体交换,而不会增加通气压力或引起任何血流动力学副作用。

新的麻醉机除了 VCV 和 PCV 模式外,还出现了压力控制容量保证模式(pressure-controlled ventilation with volume guarantee, PCV - VG),其结合了 VCV 和 PCV 两种通气模式的优点,是一种以达到预设潮气量为目的的 PCV 模式,此模式在保证容量的同时可最大限度降低气道压。因此,肥胖患者行腹腔镜手术时可能更推荐采用 PCV - VG 模式。

全身麻醉时,无论是否保留自主呼吸、使用静脉或吸入麻醉药,85%~90%的患者可出现肺不张,面积可达肺总面积的 15%,不张区域易出现在肺下垂部位,由此可引起 5%~10%的肺内分流。与健康患者相比,肥胖患者围手术期发生肺不张可能更加严重,持续时间更长。有研究显示,肥胖患者在麻醉诱导前即已存在一定程度的肺不张(约占总面积的 2.1%),插管内肺不张面积迅速增大,且在术后 24 小时内肺不张面积仍无明显缩小。如何解决此问题,目前尚无完全有效的措施。单用 PEEP 对改善此种肺不张无明显作用,而且停用 PEEP 后复张的肺会迅速再次萎陷。麻醉期间使用空氧混合气体,以能维持氧合的最低氧浓度气体通气,以减慢肺不张发生的速度。PEEP(5~10 cmH$_2$O)联合间断肺复张手法有助于使萎陷的肺泡复张,可改善术中氧合以及肺顺应性。推荐动脉血气监测列为病态肥胖患者监测的常规。

(三) 拔管管理

肥胖患者拔管后发生气道梗阻的风险显著增加。应在神经肌肉功能监测下指导应用肌肉松弛拮抗剂,使患者在清醒前恢复肌力,恢复足够的潮气量,在清醒下半卧位拔管。拔管前应常规做好放置口咽或鼻咽通气道的准备,并准备好行双人面罩辅助通气,同时做好紧急气道处理的准备,如喉罩、再次气管插管等。肥胖患者离开 PACU 时,必须评估患者无刺激时有无低通气或呼吸暂停体征,至少观察 1 小时未出现这些征象以及吸空气下脉氧饱和度达到基础水平,方可送回病房。

肥胖伴有睡眠呼吸暂停者麻醉安全守则如下:① 情况允许下尽量避免全身麻醉或使用镇静剂。② 应用短时效药物。③ 监测麻醉深度,特别是全凭静脉麻醉下,以减少麻醉药过量。④ 术中建议应用神经肌肉功能监测。⑤ 提倡应用局部阻滞及多模式联合镇痛。⑥ 苏醒期保持头高位。⑦ 出手术室前持续监测脉氧饱和度。

(四) 肥胖患者的术后护理

如果患者存在以下情况,提示术后需考虑加强监测:术前存在合并症,存在高危因素(OS - RS 4~5 分或器官功能受限),依据手术情况(手术部位、程度)考虑需加强术后监测,未经治疗的 OSA 且需要静脉应用阿片类药物的患者。所有行手术的肥胖患者术后均应持续氧疗以维持术前脉氧饱和度水平,并保持半卧位或端坐位。若患者家中已应用 CPAP,术后自主吸氧不能维持氧合,则恢复 CPAP。患者术后 24~48 小时内预防性应用 BiPAP(12 cmH$_2$O 吸气压,4 cmH$_2$O 呼气压)可以显著改善 FVC、FEV$_1$ 和氧合。对大多数患者,采用神经阻滞镇痛、硬膜外镇痛可取得理想镇痛效果,并缩短康复时间。不推荐使用肌内注射镇痛药物,因为其药物代谢动力学不明。如以上镇痛方法不适合,可采用静脉阿片类药物行患者自控静脉镇痛(patient controlled intravenous analgesia, PCIA)。行 PCIA 患者要密切关注呼吸抑制的可能,特别是合并 OSA 患者。推荐联合应用对呼吸抑制小的药物,如右美托咪定和对乙酰氨基酚。

第六节 呼吸管理的相关并发症

一、术中并发症

(一)高碳酸血症

腹腔镜操作过程中,可能需要增加通气量,以代偿 CO_2 的吸收。如果增加通气量仍出现高碳酸血症或 $EtCO_2$ 增加,应考虑 CO_2 吸收增加或排除减少的原因,包括在使用任何麻醉剂期间可能出现的因素及腹腔镜操作的特异性因素(表 6-6)。

表 6-6 腹腔镜手术中高碳酸血症的鉴别诊断

CO_2 吸收增加	CO_2 经组织吸收(腹膜外吸收>腹膜内吸收) 皮下气肿 CO_2 栓塞 二氧化碳气胸、二氧化碳纵隔和二氧化碳心包
CO_2 排除减少(通气不足, V/Q 失调)	支气管插管 肺不张 气道阻塞 心排血量减少
CO_2 生成增加	肥胖 恶性高热 发热 甲状腺功能亢进危象
CO_2 重吸入	钠石灰失效 呼吸回路阀门故障

虽然进行了积极过度通气(如气道峰压>50 cmH_2O),但高 $ETCO_2$ 仍持续存在,可能需降低充气压力或转为开放性手术。

腹腔镜手术过程中发生严重高碳酸血症,应检查患者是否存在皮下气肿的征象,即腹部、胸部、锁骨和颈部是否存在捻发音。皮下气肿可能在下列过程中发生:使用放置不当的 Veress 针或套管针向腹膜腔内充气、腹膜外腹腔镜手术(如肾脏手术),或上腹部腹腔镜手术(如胃底折叠术)。下列情况已确定为腹腔镜手术期间皮下气肿的危险因素:① 手术时间超过 200 分钟。② 使用 6 个或更多手术套管。③ 患者年龄大于 65 岁。④ 胃底折叠术。

多项研究发现,皮下气肿与 CO_2 吸收增加有关。若过度通气后高碳酸血症仍存在,应检查患者是否存在腹部、胸部和颈部皮下气肿的征象。如果存在捻发音或肿胀，应告知外科医生可能需重新调整套管，降低充气压力，或转为开放性手术。

多数情况下，腹部放气后皮下气肿可缓解，无须特定干预。当在头部、颈部或上胸部出现捻发音或肿胀时，拔管后气道损伤的可能性增加，尤其是术中长时间保持头低脚高仰卧位患者。皮下 CO_2 多存在于表浅组织，不会压迫气道管腔。当发生严重的外部肿胀时，可选择如下方法：① 麻醉状态下，喉镜或纤维支气管镜检查以评估气道水肿情况。② 通过换管器拔管。③ 延迟拔管，将患者置于头高位，以允许 CO_2 再吸收。

皮下气肿的 CO_2 吸收可能在术后持续长达数小时。健康患者可通过增加通气量清除 CO_2，但慢性肺疾病或阿片类药物引起呼吸抑制的患者在术后早期可能仍存在高碳酸血症和酸中毒。患者可能发生嗜睡、高血压和心动过速。对于有症状的头部和颈部区域皮下气肿患者，应在术后进行胸片检查，以排除二氧化碳气胸。对于存在显著皮下气肿的患者，应在麻醉后复苏室（post-anesthesia care unit，PACU）观察数小时，直至肿胀开始消退且生命体征正常。少数情况下，气体可进入胸腔和纵隔，导致二氧化碳气胸、二氧化碳纵隔和二氧化碳心包。

二氧化碳气胸虽然罕见，但可能危及生命。不明原因的气道压增加、低氧血症和高碳酸血症（尤其是在胃底折叠术过程中），应怀疑二氧化碳气胸。其他提示二氧化碳气胸的征象包括：头颈部皮下气肿、胸部扩张不一致、空气进入减少及膈肌胀形（通过将腔镜指向膈肌进行观察）。必要时行胸片或经胸超声以证实二氧化碳气胸的诊断。

二氧化碳气胸发生后，处理策略取决于患者的血流动力学状态、呼吸状态和手术阶段。如果患者情况稳定，降低充气压力、进行过度通气并增加 PEEP 可能解决问题；即使在积气较多的二氧化碳气胸后，CO_2 也可快速吸收。如果患者发生血流动力学不稳，需行胸腔穿刺或胸腔闭式引流减压。若以上措施后仍存在张力性二氧化碳气胸，可能需转为开放性手术。

二氧化碳纵隔和二氧化碳心包虽然少见，但可发生显著的血流动力学受损。这些并发症的危险因素与二氧化碳气胸的危险因素相似。通过胸片可进行诊断，即纵隔或心包中可见气体。其处理取决于血流动力学受损的程度。对于多数患者，释放气腹并密切观察即可，而其他患者可能需支持性治疗并过度通气。

（二）低氧血症

腹腔镜操作过程中，可能发生低氧血症，其原因包括：该技术引起的生理学改变、手术体位或任何麻醉期间可发生缺氧的原因（表 6-7）。

表 6-7　腹腔镜手术中低氧血症的原因

患者因素	术前存在心肺功能障碍 病态肥胖
术中通气	低 FiO_2 通气不足

（续表）

V/Q 失调	支气管插管 肺不张 气胸 肺栓塞 患者体位（如头低脚高位）
心排血量减少	下腔静脉受压 心律失常 心肌抑制 出血

麻醉医生应听诊患者胸部双侧呼吸音是否存在及其性质，以排除支气管痉挛和支气管内插管。初始治疗包括增加吸入氧的浓度。除非患者存在低血压，否则应施肺复张手法（即在血压允许的情况下，平台压为 30 cmH_2O 的手动呼吸，持续 20～30 秒），并应优化 PEEP。如果发生顽固性低氧血症，应释放气腹。

（三）气体栓塞

静脉气体栓塞极为常见，但有临床意义的栓子比较罕见。有关在腹腔镜手术期间进行经食管超声心动图检查的研究报道，亚临床气体栓塞的发生率为 17%～100%。气体栓塞的发生有两种机制：第一种机制指腹部充气时，使用 Veress 针向静脉直接注入 CO_2 可导致快速、大量 CO_2 栓塞；第二种指如果手术期间切断或破坏静脉，使气体在压力下进入循环，可能发生 CO_2 入血。

气体栓塞的征象包括：不明原因的低血压、呼气末 CO_2 突然降低、低氧血症和心律失常。心电图可能显示右心劳损伴 QRS 波增宽。卵圆孔未闭或房间隔缺损的患者气栓可达到左心系统，并伴脑或冠状动脉缺血。

若怀疑气体栓塞，应立即释放腹腔气体以减少 CO_2 入血，并增加通气量，但过度通气可能加重低血压。若气体栓塞是由血管损伤导致的，降低腹内压时，可能出血。因此，如果血流动力学不稳持续存在，可能需再充气或进行开放性手术以止血。其他治疗包括补液和给予血管加压药的支持性治疗，必要时进行心肺复苏。左侧头低卧位可能使气泡远离肺动脉，漂浮在右心尖处。

二、术后并发症

（一）急性上气道梗阻

急性上气道梗阻通常在术后即刻发生。如果为不完全性阻塞，通常表现为喘鸣；如果为完全阻塞，则无任何声音。患者也可发生呼吸窘迫伴呼吸困难、呼吸过速、心动过速和出汗。急性上气道梗阻的原因包括：舌或其他软组织阻塞气道、喉痉挛、喉水肿、医源性声带麻痹等。

急性上呼吸道阻塞发生时，需要麻醉医生立即进行评估。理想情况下，麻醉医生应具有丰富的气道管理经验。吸入支气管扩张药物或氦氧混合物可能对不需要立即插管的患者有帮助，同时评估和治疗急性上呼吸道阻塞的原因。

（二）支气管痉挛

临床表现包括呼吸困难、哮鸣、胸闷、呼吸过速、小潮气量、呼气时间延长以及高碳酸血症。术后支气管痉挛可以由以下因素引起：误吸、药物引发的组胺释放（阿片类、筒箭毒碱或阿曲库铵、新斯的明）、药物引起的过敏反应，或者慢性肺疾病加重。一些情况导致支气管平滑肌反射性收缩也会引起支气管痉挛，例如分泌物刺激气管、吸痰、气管插管或其他外科刺激。当吸入麻醉剂的支气管扩张作用消失，支气管反射性收缩尤其常见。

术后支气管痉挛的处理包括治疗基础病因、去除潜在诱因（如各种药物）以及药物治疗。短效吸入性 β_2 受体激动剂（如沙丁胺醇）是目前的一线药物治疗。加用短效吸入性抗胆碱能药异丙托溴铵对支气管扩张程度具有协同作用。选择单用吸入性 β_2 受体激动剂还是加用异丙托溴铵，要视具体情况而定，取决于支气管痉挛的严重程度。对于接受吸入性 β_2 受体激动剂治疗后病情无改善的患者，加用全身性糖皮质激素可能获益。通常不使用甲基黄嘌呤（氨茶碱和茶碱）和全身性 β_2 受体激动剂治疗术后支气管痉挛，因为吸入性制剂能提供与之相当或更强的支气管扩张作用且副作用更少。总体而言，术后支气管痉挛的处理方法与哮喘或 COPD 发作的治疗相似。

（三）肺不张

肺不张是最常见的术后肺部并发症之一，特别是在腹部和胸腹手术后。防止肺不张的措施已成为常规术后护理不可或缺的部分。肺不张通常由以下情况引起：肺组织顺应性下降、局部通气受损、气道分泌物滞留，或术后疼痛妨碍自主深呼吸和咳嗽及咳痰能力。

术后肺不张可能没有症状，或表现为呼吸功增加和低氧血症。术后肺不张引起的低氧血症通常在患者离开 PACU 以后发生，术后第 2 晚最严重，一直持续到术后第 4 或第 5 晚。若在 PACU 发生低氧血症，则应考虑肺不张之外的其他术后并发症，如残留麻醉效应所致通气不足以及气道组织水肿所致上气道梗阻。

初始处理方法取决于患者有无大量分泌物。大量分泌物定义为频繁咳痰、咳出大量痰液、听诊闻及明显的湿啰音。对于无大量分泌物的患者，CPAP 可能有益。有研究纳入的 209 例患者因择期腹部大手术后出现肺不张而发生了低氧血症［动脉氧分压与吸氧分数比（PaO_2/FiO_2）≤300 mmHg］，将其随机分配至接受辅助供氧加 CPAP 或仅接受辅助供氧。CPAP 加辅助供氧组的以下发生率降低：气管插管（1% $vs.$ 10%）、肺炎（2% $vs.$ 10%）、感染（3% $vs.$ 10%）以及脓毒症（2% $vs.$ 9%）。在尝试 CPAP 期间，应密切监测生命体征及呼吸情况，以便在需要时及时进行气管插管。对于有大量分泌物的患者，需要胸部物理治疗（体位引流和拍背）和吸痰，部分患者也可行支气管镜。CPAP 和黏液溶解剂 N-乙酰半胱氨酸对有大量呼吸道分泌物患者的常规处理没有作用。分泌物过多是进行 CPAP 的禁忌证，因为人-机接口往往会妨碍吸痰。

（四）肺炎

术后肺炎的临床表现和诊断方法与其他类型的医院获得性肺炎和呼吸机相关肺炎几乎相同，但也存在一些独特的危险因素和治疗注意事项。术后肺炎通常在术后 5 天内发生，表现为发热、白细胞增多、分泌物增加以及胸片显示肺部浸润。可发生低氧血症，或需要更多的辅助供氧才能维持相同的血氧饱和度；也可出现呼吸窘迫、呼吸困难、呼吸过速、小潮气量以及高碳酸血症。出现任何血气异常前通常都有每分钟通气量增加，其原因是发生感染后患者的分解代谢增加。

诊断术后肺炎的最佳方案尚不明确且存在争议。一般而言，如果患者出现感染的临床征象（如发热、脓痰、白细胞增多或减少以及氧饱和度下降）以及放射影像学显示新的浸润，都应怀疑术后肺炎。

术后肺炎通常由多种病原体引起。常见的致病菌为革兰阴性杆菌（如铜绿假单胞菌、肺炎克雷伯杆菌以及不动杆菌）和金黄色葡萄球菌。流感嗜血杆菌和肺炎链球菌也很常见。最常见的细菌组合是肠杆菌科加金黄色葡萄球菌或链球菌。胸腹手术后可能需要考虑覆盖厌氧菌，但尚不明确其价值。如果加用了覆盖厌氧菌的抗生素，则应继续使用覆盖需氧菌的抗生素。

术后肺炎的治疗包括采集呼吸道标本进行微生物学分析，随后立即开始经验性抗生素治疗。一旦获得微生物学数据且评估了经验性治疗的效果，应根据患者个体情况制订抗菌方案。

（五）胸腔积液

腹部手术后不久经常能见到少量胸腔积液。有研究纳入了 200 例接受了腹部手术的患者，术后 48～72 小时行胸片检查，结果发现 97 例患者（49%）存在胸腔积液，其中 52% 的胸腔积液小于 4 mm，27% 为 4～10 mm，22% 大于 10 mm（卧位胸片）。大多数积液为渗出液。

以下情况更常见胸腔积液：上腹部手术后存在术后肺不张的患者，以及存在腹腔游离液体的患者。大多数术后胸腔积液在数日内可自行消失，不需要干预。如果胸腔积液或患者临床过程不典型，需要对胸腔积液进行诊断性评估。

（六）化学性肺炎

围手术期因误吸酸性胃内容物而发生。临床特征包括突然发生呼吸困难和心动过速，患者也可能出现发热、支气管痉挛、低氧血症、发绀和/或咳粉红色泡沫痰。可见一侧或双侧肺下叶浸润，通常在 24 小时内发生。大多数误吸发生在诱导及气管拔管期间。ASA 分级较高以及急诊手术均有较大的误吸风险。围手术期误吸和化学性肺炎的风险升高与上气道保护性反射抑制或消失有关，而麻醉诱导以及使用肌肉松弛剂和呼吸中枢抑制药物会引起人体保护性反射抑制甚至消失。除了临床常见的饱胃、胃食管反流、消化道梗阻、气腹压力过高等常见高反流误吸风险外，以下患者特点与发生吸入性肺炎独立相关：男性、非白种人、年龄大于 60 岁、痴呆、COPD、肾脏疾病、恶性肿瘤、中至重度肝病以及急诊入院。

如果发现咽部有误吸的胃分泌物,若颈椎无异常,应立即将患者头部转向一侧,随后抽吸患者口咽部。如果气道反射不存在或抑制,应考虑气管插管。如果怀疑有未注意到的术中或术后误吸事件,应在术后 24～48 小时内密切监测患者,以防发生吸入性肺炎。治疗为支持性手段,包括辅助供氧、无创机械通气或常规机械通气。不需要预防性给予皮质类固醇或抗生素。如果 48 小时后临床表现未缓解,可考虑抗生素治疗。继发细菌感染时应开始特异性抗生素治疗。

(七) 负压性肺水肿

由拔管后喉痉挛或其他形式上气道梗阻,或拔管前患者将气管导管咬闭,患者强烈的自主呼吸,气道却存在梗阻引起。患者通常在拔管后出现急性上气道梗阻的征象,在梗阻缓解后立即出现呼吸困难伴咳粉红色泡沫痰,以及胸片显示双侧浸润。少数情况下肺水肿会延迟数小时发生。因此,对于麻醉后发生喉痉挛的患者,其监测时间应比一般患者长。对于这类患者,推荐在麻醉后监测 2～12 小时。

据估计,在所有涉及气管插管和全身麻醉的操作中,负压性肺水肿的发生率为 0.05%～0.1%。容易发生上呼吸道梗阻的患者,发生负压性肺水肿的风险最大。上呼吸道梗阻的危险因素包括肥胖、短颈、OSA、肢端肥大症和既往耳鼻喉手术史。

负压性肺水肿的病因为多因素,与对抗关闭的声门用力吸气所引发的胸腔内负压显著升高有关,这称为 Mueller 动作(或反向 Valsalva 动作)。随着胸腔内负压升高,流进右心的血液增加。这会引起肺血管床扩张,毛细血管周的间质压力负值增加,血管内液体被吸入间质间隙,这会妨碍气体交换并触发低氧血症、儿茶酚胺释放以及体循环高血压和肺高压等一系列反应,结果是后负荷急剧增加,加重液体经毛细血管流出,并增加间质和肺泡水肿。

负压性肺水肿的治疗为支持性治疗。所有患者都接受辅助供氧,可使用超声等工具评估者容量,部分血容量过多的患者可给予利尿剂,应避免常规使用利尿剂致使患者循环不稳。支气管扩张剂和/或无创性 CPAP 可能有所帮助,但一些患者需要再次插管。大多数患者相对短时间内自发缓解,没有长期后遗症。

(八) 术后呼吸衰竭

在所有接受机械通气的患者中,术后呼吸衰竭占 20% 以上。术后计划外再插管的呼吸衰竭会使并发症发生率升高,导致住院时间延长以及 30 天病死率升高。总体而言,72 小时内非预期再插管的概率较低(<1%),但在高龄患者中较高(高达 3%)。除了低流量供氧,尚无哪种干预能常规用于预防或治疗术后急性呼吸衰竭。其他选择包括 NIV 和经鼻导管高流量氧疗。

(玉红　张璐　梁鹏)

参考文献

[1]　马良华.腹腔镜手术过程中气腹与体位的管理[J].医学文选,2005,24(2):219-220.
[2]　闻安民.妇科腹腔镜手术并发症[J].实用医学杂志,2000,16(10):809-811.

[3] Drummond G B, Martin L V H. Pressure-volume relationships in the lung during laparoscopy [J]. Bja British Journal of Anaesthesia, 1978, 50(3): 261 - 270.

[4] Mutoh T, Lamm W J E, Embree L J, et al. Abdominal distension alters regional pleural pressures and chest wall mechanics in pigs in vivo [J]. Journal of Applied Physiology, 1991, 70(6): 2611 - 2618.

[5] Uhlig C, Bluth T, Schwarz K, et al. Effects of volatile anesthetics on mortality and postoperative pulmonary and other complications in patients undergoing surgery: a systematic review and meta-analysis [J]. Anesthesiology, 2016,124(6): 1230 - 1245.

[6] Sharma K C, Brandstetter R D, Brensilver J M, et al. Cardiopulmonary physiology and pathophysiology as a consequence of laparoscopic surgery [J]. Chest, 1996, 110(3): 810 - 815.

[7] Hedenstierna G, Tokics L, Strandberg A, et al. Correlation of gas exchange impairment to development of atelectasis during anaesthesia and muscle paralysis [J]. Acta Anaesthesiologica Scandinavica, 1986, 30 (2): 183 - 191.

[8] Giebler R M, Kabatnik M, Stegen B H, et al. Retroperitoneal and intraperitoneal CO_2 insufflation have markedly different cardiovascular effects [J]. Journal of Surgical Research, 1997, 68(2): 153 - 160.

[9] Pelosi P, Foti G, Cereda M, et al. Effects of carbon dioxide insufflation for laparoscopic cholecystectomy on the respiratory system [J]. Anaesthesia, 1996, 51(8): 744 - 749.

[10] Kadam P G, Marda M, Shah V R. Carbon dioxide absorption during laparoscopic donor nephrectomy: a comparison between retroperitoneal and transperitoneal approaches [J]. Transplantation Proceedings, 2008, 40(4): 1119 - 1121.

[11] Cho E J, Yoon J H, Hong S J, et al. The effects of sevoflurane on systemic and pulmonary inflammatory responses after cardiopulmonary bypass. Journal of Cardiothoracic and Vascular Anesthesia, 2009,23(5): 639 - 645.

[12] Wolf J S, Monk T G, Mcdougall E M, et al. The extraperitoneal approach and subcutaneous emphysema are associated with greater absorption of carbon dioxide during laparoscopic renal surgery [J]. Journal of Urology, 1995, 154(3): 959 - 963.

[13] Mullet C E, Viale J P, Sagnard P E, et al. Pulmonary CO_2 elimination during surgical procedures using intra- or extraperitoneal CO_2 insufflation [J]. Anesthesia & Analgesia, 1993, 76(3): 622 - 626.

[14] Kalmar A F, Foubert L, Hendrickx J F A, et al. Influence of steep Trendelenburg position and CO_2 pneumoperitoneum on cardiovascular, cerebrovascular, and respiratory homeostasis during robotic prostatectomy [J]. British Journal of Anaesthesia, 2010, 104(4): 433 - 439.

[15] Lestar M, Gunnarsson L, Lagerstrand L, et al. Hemodynamic perturbations during robot-assisted laparoscopic radical prostatectomy in 45 degrees Trendelenburg position [J]. anesthesia & analgesia, 2011, 113(5): 1069 - 1075.

[16] Schrijvers D, Mottrie A, Traen K, et al. Pulmonary gas exchange is well preserved during robot assisted surgery in steep Trendelenburg position [J]. Acta anaesthesiologica Belgica, 2009, 60(4): 229 - 233.

[17] Rajan G R C, Foroughi V. Mainstem bronchial obstruction during laparoscopic fundoplication [J]. Anesthesia & Analgesia, 1999, 89(1): 252 - 254.

[18] Chang C H, Lee H K, Nam S H. The displacement of the tracheal tube during robot-assisted radical prostatectomy [J]. European Journal of Anaesthesiology, 2010, 27(5): 478 - 480.

[19] Wu C Y, Yeh Y C, Wang M C, et al. Changes in endotracheal tube cuff pressure during laparoscopic surgery in head-up or head-down position [J]. BMC anesthesiology, 2014,14: 75.

[20] Kim M S, Kim N Y, Lee K Y, et al. The impact of two different inspiratory to expiratory ratios (1 : 1 and 1 : 2) on respiratory mechanics and oxygenation during volume-controlled ventilation in robot-assisted laparoscopic radical prostatectomy: a randomized controlled trial [J]. Canadian Journal of Anaesthesia, 2015,62(9): 979 - 987.

[21] Kim W H, Hahm T S, Kim J A, et al. Prolonged inspiratory time produces better gas exchange in patients undergoing laparoscopic surgery: a randomised trial [J]. Acta Anaesthesiologica Scandinavica, 2013,57(5): 613 - 622.

[22] Assad O M, El Sayed A A, Khalil M A. Comparison of volume-controlled ventilation and pressure-controlled ventilation volume guaranteed during laparoscopic surgery in Trendelenburg position [J]. Journal of Clinical Anesthesia, 2016, 34: 55 - 61.

[23] Kim M H, Lee K Y, Lee K Y, et al. Maintaining optimal surgical conditions with low insufflation pressures is possible with deep neuromuscular blockade during laparoscopic colorectal surgery: a prospective, randomized, double-blind, parallel-group clinical trial [J]. Medicine, 2016, 95(9): e2920.

[24] Koo B W, Oh A Y, Seo K S, et al. Randomized clinical trial of moderate versus deep neuromuscular block for low-pressure pneumoperitoneum during laparoscopic cholecystectomy [J]. World Journal of Surgery, 2016, 40(12): 2898 - 2903.

[25] Staehr-Rye A K, Rasmussen L S, Rosenberg J, et al. Surgical space conditions during low-pressure laparoscopic cholecystectomy with deep versus moderate neuromuscular blockade: a randomized clinical study [J]. Anesthesia and Analgesia, 2014, 119(5): 1084 - 1092.

[26] Wu X, Oerding H, Liu J, et al. Rocuronium blockade reversal with sugammadex vs. neostigmine: randomized study in Chinese and Caucasian subjects [J]. BMC anesthesiology, 2014, 14: 53.

[27] Covotta M, Claroni C, Torregiani G, et al. A prospective, randomized, clinical trial on the effects of a valveless trocar on respiratory mechanics during robotic radical cystectomy: a pilot study [J]. Anesthesia and Analgesia, 2017, 124(6): 1794 - 1801.

[28] Kakde A S, Wagh H D. An observational study: effects of tenting of the abdominal wall on peak airway pressure in robotic radical prostatectomy surgery [J]. Saudi Journal of Anaesthesia, 2017, 11(3): 279 - 282.

[29] 穆娅玲.全身麻醉与硬膜外麻醉在妇科腹腔镜手术中对呼吸、循环的影响[J].解放军医学杂志, 2005, 8(30): 750 - 751.

[30] Petty T L, Ashbaugh D G. The adult respiratory distress syndrome. Clinical features, factors influencing prognosis and principles of management [J]. Chest, 1971, 60(3): 233 - 239.

[31] Schultz M J, Haitsma J J, Slutsky A S, et al. What tidal volumes should be used in patients without acute lung injury? [J].Anesthesiology, 2007, 106(6): 1226 - 1231.

[32] Mazo V, Sabaté S, Canet J, et al. Prospective external validation of a predictive score for postoperative pulmonary complications [J]. Anesthesiology, 2014, 121(2): 219 - 231.

[33] Tan P L, Lee T L, Tweed W A. Carbon dioxide absorption and gas exchange during pelvic laparoscopy [J]. Canadian Journal of Anaesthesia, 1992, 39(7): 677 - 681.

[34] 孙树俊,姜艳华,刘海梅,王俊.Trendelenburg 体位人工气腹对压力控制通气预设气道压改变引起呼吸力学指标变化的影响[J].实用医学杂志, 2018, 34(2): 209 - 211, 215.

[35] Choi E M, Na S, Choi S H, et al. Comparison of volume-controlled and pressure-controlled ventilation in steep Trendelenburg position for robot-assisted laparoscopic radical prostatectomy [J]. Journal of Clinical Anesthesia, 2011, 23(3): 183 - 188.

[36] Wang J P, Wang H B, Liu Y J, et al. Comparison of pressure and volume-controlled ventilation in laparoscopic surgery: a meta-analysis of randomized controlled trial [J]. Clinical & Investigative Medicine, 2015, 38(3): E119.

[37] Balick-Weber C C, Nicolas P, Hedreville-Montout M, et al. Respiratory and haemodynamic effects of volume-controlled vs pressure-controlled ventilation during laparoscopy: a cross-over study with echocardiographic assessment [J]. British Journal of Anaesthesia, 2007, 99(3): 429 - 435.

[38] De Baerdemaeker L E, Van der Herten C, Gillardin J M, et al. Comparison of volume-controlled and pressure-controlled ventilation during laparoscopic gastric banding in morbidly obese patients [J]. Obesity surgery, 2008, 18(6): 680 - 685.

[39] Campbell R S, Davis B R. Pressure-controlled versus volume-controlled ventilation: does it matter? [J]. Respiratory Care, 2002, 47(4): 416 - 424.

[40] Güldner A, Kiss T, Neto A S, et al. Intraoperative protective mechanical ventilation for prevention of postoperative pulmonary complications: a comprehensive review of the role of tidal volume, positive end-

expiratory pressure, and lung recruitment maneuvers [J]. Anesthesiology, 2015, 123(3): 692 - 713.

[41] Neto A S, Hemmes S N T, Barbas C S V, et al. Protective versus conventional ventilation for surgery: a systematic review and individual patient data meta-analysis [J]. Anesthesiology, 2015, 123(1): 66 - 78.

[42] Meininger D, Byhahn C, Mierdl S, et al. Positive end-expiratory pressure improves arterial oxygenation during prolonged pneumoperitoneum [J]. Acta Anaesthesiol Scand, 2005, 49(6): 778 - 783.

[43] Reinius H, Jonsson L, Gustafsson S, et al. Prevention of Atelectasis in Morbidly Obese Patients during General Anesthesia and Paralysis: A Computerized Tomography Study [J]. Anesthesiology, 2009, 111 (5): 979 - 987.

[44] Rothen H U, Sporre B, Engberg G, et al. Influence of gas composition on recurrence of atelectasis after a reexpansion maneuver during general anesthesia [J]. Anesthesiology, 1995, 82(4): 832 - 842.

[45] Rothen H U, Sporre B, Engberg G, et al. Reexpansion of atelectasis during general anaesthesia may have a prolonged effect [J]. Acta anaesthesiologica Scandinavica, 1995, 39(1): 118 - 125.

[46] Rothen H U, Sporre B, Engberg G, et al. Atelectasis and pulmonary shunting during induction of general anaesthesia — can they be avoided? [J]. Acta anaesthesiologica Scandinavica, 1996, 40(5): 524 - 529.

[47] Reber A, Engberg G, Wegenius G, et al. Lung aeration: the effect of pre-oxygenation and hyperoxygenation during total intravenous anaesthesia [J]. Anaesthesia, 1996, 51(8): 733 - 737.

[48] Rothen H U, Sporre B, Engberg G, et al. Prevention of atelectasis during general anaesthesia [J]. Lancet, 1995, 345(8962): 1387 - 1391.

[49] Benoit Z, Wicky S, Fischer J F, et al. The effect of increased FIO_2 before tracheal extubation on postoperative atelectasis [J]. Anesthesia and Analgesia, 2002, 95(6): 1777 - 1781.

[50] Urena R, Mendez F, Ruiz-Deya G, et al. Does prolonged pneumoperitoneum affect oxidative stress compared with open surgical procedures? [J]. Journal of Endourology, 2005, 19(2): 221 - 224.

[51] Goll V, Akca O, Greif R, et al. Ondansetron is no more effective than supplemental intraoperative oxygen for prevention of postoperative nausea and vomiting [J]. Anesthesia and analgesia, 2001, 92(1): 112 - 117.

[52] Greif R, Akca O, Horn E P, et al. Supplemental perioperative oxygen to reduce the incidence of surgical-wound infection [J]. The New England Journal of Medicine, 2000, 342(3): 161 - 167.

[53] Magnusson L, Spahn D R. New concepts of atelectasis during general anaesthesia [J]. British Journal of Anaesthesia, 2003, 91(1): 61 - 72.

[54] Neumann P, Rothen H U, Berglund J E, et al. Positive end-expiratory pressure prevents atelectasis during general anaesthesia even in the presence of a high inspired oxygen concentration [J]. Acta anaesthesiologica Scandinavica, 1999, 43(3): 295 - 301.

[55] Webb H H, Tierney D F. Experimental pulmonary edema due to intermittent positive pressure ventilation with high inflation pressures. Protection by positive end-expiratory pressure [J]. The American Review of Respiratory Disease, 1974, 110(5): 556 - 565.

[56] Dreyfuss D, Soler P, Basset G, et al. High inflation pressure pulmonary edema. Respective effects of high airway pressure, high tidal volume, and positive end-expiratory pressure [J]. The American Review of Respiratory Disease, 1988, 137(5): 1159 - 1164.

[57] Brochard L, Roudot-Thoraval F, Roupie E, et al. Tidal volume reduction for prevention of ventilator-induced lung injury in acute respiratory distress syndrome. The Multicenter Trail Group on Tidal Volume reduction in ARDS [J]. American Journal of Respiratory and Critical Care Medicine, 1998, 158(6): 1831 - 1838.

[58] Brower R G, Shanholtz C B, Fessler H E, et al. Prospective, randomized, controlled clinical trial comparing traditional versus reduced tidal volume ventilation in acute respiratory distress syndrome patients [J]. Critical Care Medicine, 1999, 27(8): 1492 - 1498.

[59] Petrucci N, Iacovelli W. Lung protective ventilation strategy for the acute respiratory distress syndrome (Review)[M]. New York: John Wiley & Sons, 2004.

[60] Gattinoni L, Carlesso E, Cadringher P, et al. Physical and biological triggers of ventilator-induced lung

injury and its prevention [J]. European Respiratory Journal, 2003, 22(Supplement 47): 15s - 25s.

[61] Chiumello D, Carlesso E, Cadringher P, et al. Lung stress and strain during mechanical ventilation for acute respiratory distress syndrome [J]. American Journal of Respiratory & Critical Care Medicine, 2008, 178(4): 346 - 355.

[62] Valenza F, Vagginelli F, Tiby A, et al. Effects of the beach chair position, positive end-expiratory pressure, and pneumoperitoneum on respiratory function in morbidly obese patients during anesthesia and paralysis [J]. Anesthesiology, 2007,107(5): 725 - 732.

[63] Moreira L F, Gobbi C F, Feijoo M, et al. Respiratory mechanics and morphometric changes during pneumoperitoneum in normal rats [J]. The European Respiratory Journal, 1997,10(6): 1321 - 1326.

[64] Sprung J, Whalley D G, Falcone T, et al. The effects of tidal volume and respiratory rate on oxygenation and respiratory mechanics during laparoscopy in morbidly obese patients [J]. Anesthesia and Analgesia, 2003,97(1): 268 - 274.

[65] Pankow W, Podszus T, Gutheil T, et al. Expiratory flow limitation and intrinsic positive end-expiratory pressure in obesity [J]. Journal of Applied Physiology, 1998,85(4): 1236 - 1243.

[66] Andersson L E, Baath M, Thorne A, et al. Effect of carbon dioxide pneumoperitoneum on development of atelectasis during anesthesia, examined by spiral computed tomography [J]. Anesthesiology, 2005,102 (2): 293 - 299.

[67] Whalen F X, Gajic O, Thompson G B, et al. The effects of the alveolar recruitment maneuver and positive end-expiratory pressure on arterial oxygenation during laparoscopic bariatric surgery [J]. Anesthesia and Analgesia, 2006,102(1): 298 - 305.

[68] Luz C M, Polarz H, Bohrer H, et al. Hemodynamic and respiratory effects of pneumoperitoneum and PEEP during laparoscopic pelvic lymphadenectomy in dogs [J]. Surgical endoscopy, 1994,8(1): 25 - 27.

[69] Hazebroek E J, Haitsma J J, Lachmann B, et al. Mechanical ventilation with positive end-expiratory pressure preserves arterial oxygenation during prolonged pneumoperitoneum [J]. Surgical endoscopy, 2002,16(4): 685 - 689.

[70] Pelosi P, Ravagnan I, Giurati G, et al. Positive end-expiratory pressure improves respiratory function in obese but not in normal subjects during anesthesia and paralysis [J]. Anesthesiology, 1999,91(5): 1221 - 1231.

[71] Beydon L, Uttman L, Rawal R, et al. Effects of positive end-expiratory pressure on dead space and its partitions in acute lung injury [J]. Intensive Care Medicine, 2002,28(9): 1239 - 1245.

[72] McCann U G 2nd, Schiller H J, Carney D E, et al. Visual validation of the mechanical stabilizing effects of positive end-expiratory pressure at the alveolar level [J]. The Journal of Surgical Research, 2001,99 (2): 335 - 342.

[73] van Kaam A H, de Jaegere A, Haitsma J J, et al. Positive pressure ventilation with the open lung concept optimizes gas exchange and reduces ventilator-induced lung injury in newborn piglets [J]. Pediatric Research, 2003,53(2): 245 - 253.

[74] Valenza F, Guglielmi M, Irace M, et al. Positive end-expiratory pressure delays the progression of lung injury during ventilator strategies involving high airway pressure and lung overdistension [J]. Critical Care Medicine,2003,31(7): 1993 - 1998.

[75] Ranieri V M, Suter P M, Tortorella C, et al. Effect of mechanical ventilation on inflammatory mediators in patients with acute respiratory distress syndrome: a randomized controlled trial [J]. Jama, 1999,282 (1): 54 - 61.

[76] Young P, Wyncoll D. PEEP is protective against pulmonary microaspiration [J]. Critical Care Medicine, 2009,37(1): 380, author reply 381 - 382.

[77] Choi G, Wolthuis E K, Bresser P, et al. Mechanical ventilation with lower tidal volumes and positive end-expiratory pressure prevents alveolar coagulation in patients without lung injury [J]. Anesthesiology, 2006,105(4): 689 - 695.

[78] Muscedere J G, Mullen J B, Gan K, et al. Tidal ventilation at low airway pressures can augment lung

injury [J]. American Journal of Respiratory and Critical Care Medicine, 1994,149(5): 1327 - 1334.

[79] Pelosi P, Rocco P R. Airway closure: the silent killer of peripheral airways [J]. Crit Care, 2007,11 (1): 114.

[80] Lachmann B. Open up the lung and keep the lung open [J]. Intensive Care Medicine, 1992,18(6): 319 - 321.

[81] Park H P, Hwang J W, Kim Y B, et al. Effect of pre-emptive alveolar recruitment strategy before pneumoperitoneum on arterial oxygenation during laparoscopic hysterectomy [J]. Anaesthesia and Intensive Care, 2009,37(4): 593 - 597.

[82] Celebi S, Koner O, Menda F, et al. The pulmonary and hemodynamic effects of two different recruitment maneuvers after cardiac surgery [J]. Anesthesia and Analgesia, 2007,104(2): 384 - 390.

[83] Joshi G P. The role of carbon dioxide in facilitating emergence from inhalation anesthesia [J]. Anesthesia & Analgesia, 2012, 114(5): 933 - 934.

[84] Hager H, Reddy D, Mandadi G, et al. Hypercapnia improves tissue oxygenation in morbidly obese surgical patients [J]. Anesthesia & Analgesia, 2006, 103(3): 677 - 681.

[85] Fleischmann E, Herbst F, André Kugener, et al. Mild hypercapnia increases subcutaneous and colonic oxygen tension in patients given 80% inspired oxygen during abdominal surgery [J]. Anesthesiology, 2006, 104(5): 944 - 949.

[86] Munoz-Bendix C, Beseoglu K, Kram R. Extracorporeal decarboxylation in patients with severe traumatic brain injury and ARDS enables effective control of intracranial pressure [J]. Critical Care, 2015, 19 (1): 381.

[87] Roberts B W, Karagiannis P, Coletta M, et al. Effects of $PaCO_2$ derangements on clinical outcomes after cerebral injury: a systematic review [J]. Resuscitation, 2015, 91: 32 - 41.

[88] Feihl F, Perret C. Permissive hypercapnia. How permissive should we be? [J]. American Journal of Respiratory and Critical Care Medicine, 1994,150(6 Pt 1): 1722 - 1737.

[89] Kavanagh B P, Laffey J G. Hypercapnia: permissive and therapeutic [J]. Minerva Anestesiologica, 2006, 72(6): 567 - 576.

[90] Bidani A, Tzouanakis A E, Cardenas VJ Jr, et al. Permissive hypercapnia in acute respiratory failure [J]. Jama, 1994,272(12): 957 - 962.

[91] Nahas G G, Sutin K M, Fermon C, et al. Guidelines for the treatment of acidaemia with THAM [J]. Drugs, 1998,55(2): 191 - 224.

[92] 王燕秋.气腹对呼吸、循环系统的影响[J].中华临床医学研究杂志,2007.

[93] 程若竹,陈宏志.允许性高碳酸血症的生理影响及在麻醉中的应用[J].中国医师进修杂志,2018,41(2): 178 - 182.

[94] Curley G F, Laffey J G, Kavanagh B P. CrossTalk proposal: there is added benefit to providing permissive hypercapnia in the treatment of ARDS [J]. J Physiol, 2013,591(11): 2763 - 2765.

[95] Wang Z, Su F, Bruhn A, et al. Acute hypercapnia improves indices of tissue oxygenation more than dobutamine in septic shock [J]. American Journal of Respiratory & Critical Care Medicine, 2008, 177 (2): 178 - 183.

[96] Costello J, Higgins B, Contreras M, et al. Hypercapnic acidosis attenuates shock and lung injury in early and prolonged systemic sepsis [J]. Critical Care Medicine, 2009, 37(8): 2412 - 2420.

[97] Chonghaile M N, Higgins BD, Costello J, et al. Hypercapnic acidosis attenuates lung injury induced by established bacterial pneumonia [J]. Anesthesiology, 2008, 109(5): 837 - 848.

[98] Gerard C, Maya M B C, Alistair D N, et al. Hypercapnia and acidosis in sepsis: a double-edged sword? [J]. Anesthesiology, 2010,112(2): 462 - 472.

[99] Jérôme P, Irène D S, Julien D, et al. Cyclic stretch of human lung cells induces an acidification and promotes bacterial growth [J]. Am J Respir Cell Mol Biol, 2008,38(3): 362 - 370.

[100] O'Toole D, Hassett P, Contreras M, et al. Hypercapnic acidosis attenuates pulmonary epithelial wound repair by an NF-kappaB dependent mechanism [J]. Thorax, 2009,64(11): 976 - 982.

[101] Marhong J, Fan E. Carbon dioxide in the critically ill: too much or too little of a good thing? [J]. Respiratory Care, 2014, 59(10): 1597 - 1605.

[102] Komori M, Takada K, Tomizawa Y, et al. Permissive range of hypercapnia for improved peripheral microcirculation and cardiac output in rabbits [J]. Critical Care Medicine, 2007, 35(9): 2171 - 2175.

[103] Vengust M, Stämpfli H, Moraes A N D, et al. Effects of chronic acetazolamide administration on gas exchange and acid - base control in pulmonary circulation in exercising horses [J]. Equine Vet J Suppl, 2010,(38): 40 - 50.

[104] Ketabchi F, Egemnazarov B, Schermuly R T, et al. Effects of hypercapnia with and without acidosis on hypoxic pulmonary vasoconstriction [J]. AJP Lung Cellular and Molecular Physiology, 2009, 297(5): L977 - L983.

[105] Smet H R D, Bersten A D, Barr H A, et al. Hypercapnic acidosis modulates inflammation, lung mechanics, and edema in the isolated perfused lung [J]. Journal of Critical Care, 2007, 22(4): 305 - 313.

[106] Gutt C N, Oniu T, Mehrabi A, et al. Circulatory and respiratory complications of carbon dioxide insufflation [J]. Digestive Surgery, 2004, 21(2): 95 - 105.

[107] Weber T, Tschernich H, Sitzwohl C, et al. Tromethamine buffer modifies the depressant effect of permissive hypercapnia on myocardial contractility in patients with acute respiratory distress syndrome [J]. American Journal of Respiratory and Critical Care Medicine, 2000, 162(4 Pt 1): 1361 - 1365.

[108] Nomura F, Aoki M, Forbess J M, et al. Effects of hypercarbic acidotic reperfusion on recovery of myocardial function after cardioplegic ischemia in neonatal lambs [J]. Circulation, 1994, 90(5 Pt 2): II 321 - II 327.

[109] Viitanen A, Salmenpera M, Heinonen J. Right ventricular response to hypercarbia after cardiac surgery [J]. Anesthesiology, 1990,73(3): 393 - 400.

[110] Lindauer U, Vogt J, Schuh-Hofer S, et al. Cerebrovascular vasodilation to extraluminal acidosis occurs via combined activation of ATP-sensitive and Ca^{2+} activated potassium channels [J]. Journal of cerebral blood flow and metabolism: official journal of the International Society of Cerebral Blood Flow and Metabolism, 2003, 23(10): 1227 - 1238.

[111] Sato E, Sakamoto T, Nagaoka T, et al. Role of nitric oxide in regulation of retinal blood flow during hypercapnia in cats [J]. Investigative Opthalmology & Visual Science, 2003, 44(11): 4947 - 4953.

[112] Hare G M T, Kavanagh B P, Mazer C D, et al. Hypercapnia increases cerebral tissue oxygen tension in anesthetized rats [J]. Canadian Journal of Anaesthesia, 2003, 50(10): 1061 - 1068.

[113] 嵇晴,李德馨,徐建国. CO_2 与脑循环[J].临床麻醉学杂志,1999,15(1): 32 - 34.

[114] Ijland M M, Heunks L M, van der Hoeven J G, et al. Bench-to-bedside review: hypercapnic acidosis in lung injury — from 'permissive' to 'therapeutic' [J]. Crit Care, 2010,14(6): 237.

[115] Broccard A, Hotchkiss J, Vannay C, et al. Protective effects of hypercapnic acidosis on ventilator-induced lung injury [J]. American Journal of Respiratory & Critical Care Medicine, 2001, 164(5): 802 - 806.

[116] Shiota S, Okada T, Naitoh H, et al. Hypoxia and hypercapnia affect contractile and histological properties of rat diaphragm and hind limb muscles [J]. Pathophysiology, 2004,11(1): 23 - 30.

[117] Jaber S, Jung B, Sebbane M, et al. Alteration of the piglet diaphragm contractility in vivo and its recovery after acute hypercapnia [J]. Anesthesiology, 2008,108(4): 651 - 658.

[118] Beekley M, Cullom D, Brechue W. Hypercapnic impairment of neuromuscular function is related to afferent depression [J]. European Journal of Applied Physiology, 2004, 91(1): 105 - 110.

[119] Hans F, Nicola R, Schmid M B, et al. Permissive hypercapnia for severe acute respiratory distress syndrome in immunocompromised children: a single center experience [J]. PLoS One, 2017, 12(6): e0179974.

[120] Papadakos P J, Apostolakos M J. High-inflation pressure and positive end-expiratory pressure. Injurious to the lung? Yes [J]. Crit Care Clin, 1996, 12(3): 627 - 634.

[121] Cheifetz I M, Hamel D S. Is permissive hypoxemia a beneficial strategy for pediatric acute lung injury? [J]. Respir Care Clin N Am, 2006,12(3): 359 - 369.

[122] 中华医学会麻醉学分会老年人麻醉学组.慢性阻塞性肺疾病患者非肺部手术麻醉及围手术期管理专家共识[J].中华医学杂志,2017,97(40): 3128 - 3139.

[123] Smetana G W, Lawrence V A, Cornell J E, et al. Preoperative pulmonary risk stratification for noncardiothoracic surgery: systematic review for the American College of Physicians [J]. Ann Intern Med, 2006, 144: 581.

[124] Yamakage M, Iwasaki S, Namiki A. Guideline-oriented perioperative management of patients with bronchial asthma and chronic obstructive pulmonary disease [J]. J Anesth, 2008, 22: 412.

[125] Lumb A, Biercamp C. Chronic obstructive pulmonary disease and anaesthesia [J]. Contin Educ Anaesth Crit Care Pain, 2014, 14: 1.

[126] Lenart J, Applegate R, Lauer R, et al. The perioperative management of asthma [J]. J Aller Ther, 2013, S11: 1.

[127] Futier E, Constantin J M, Paugam-Burtz C, et al. A trial of intraoperative low-tidal-volume ventilation in abdominal surgery [J]. N Engl J Med, 2013, 369: 428.

[128] Aldenkortt M Y, Lysakowski C, Elia N, et al. Ventilation strategies in obese patients undergoing surgery: a quantitative systematic review and meta-analysis [J]. BJA: British Journal of Anaesthesia, 2012, 109(4): 493 - 502.

[129] Cadi P, Guenoun T, Journois D, et al. Pressure-controlled ventilation improves oxygenation during laparoscopic obesity surgery compared with volume-controlled ventilation [J]. BJA: British Journal of Anaesthesia, 2008, 100(5): 709 - 716.

[130] Lawrence V A, Cornell J E, Smetana G W, et al. Strategies to reduce postoperative pulmonary complications after noncardiothoracic surgery: systematic review for the American College of Physicians [J]. Ann Intern Med, 2006, 144: 596.

[131] Sun Z, Sessler D I, Dalton J E, et al. Postoperative hypoxemia is common and persistent: a prospective blinded observational study [J]. Anesth Analg, 2015, 121: 709.

[132] Meininger D, Zwissler B, Byhahn C, et al. Impact of overweight and pneumoperitoneum on hemodynamics and oxygenation during prolonged laparoscopic surgery [J]. World J Surg, 2006, 30: 520.

[133] Brueckmann B, Villa-Uribe J L, Bateman B T, et al. Development and validation of a score for prediction of postoperative respiratory complications [J]. Anesthesiology, 2013, 118(6): 1276 - 1285.

第七章
腹腔镜手术的液体管理

腹腔镜手术自身的特点足以引发复杂的病理、生理学变化,对液体平衡的影响则更为突出。研究表明,气腹后腹内压迅即升高,其机械应力和神经内分泌激惹可直接导致液体再分布,并引发血流动力学激变。患者术前并存疾病、手术、麻醉,以及术中体位等因素,亦为影响血流动力学变化及其程度的重要因素。故此,腹腔镜手术对液体管理的影响,液体管理的策略和技术,特别是并存心血管疾病和泌尿外科手术患者尤须特别关注。

第一节　患者体位及气腹与液体再分布

腹腔镜手术对全身各系统均有不同程度的影响,心血管系统尤为显著。心脏前负荷、后负荷、收缩力、节律可同时遭受多因素的影响而发生改变,其直接的病理、生理学效应可使全身血管阻力(systemic vascular resistance,SVR)增高、平均动脉压(mean arterial pressure,MAP)升高、心肌需氧量增加。

一、二氧化碳气腹对液体再分布的影响

气腹对液体再分布的影响主要来自两个方面,腹内压(intra-abdominal pressure,IAP)增高和高二氧化碳血症。

（一）腹内压增高

腹膜和腹腔脏器是高度受自主神经纤维支配的。气腹会对这些自主神经通路产生刺激,通常会导致交感神经系统激活,儿茶酚胺释放,激活肾素-血管紧张素系统,神经垂体释放血管升压素。这种强有力的内源性激素可引起强烈的血管收缩,MAP 增加,左心室后负荷增加。SVR 显著增加,左心室壁张力、维持室内压和心脏指数(cardiac index,CI)所需的心脏做功也相应增加。腹膜和腹腔脏器上的机械牵张可通过迷走神经激活副交感

神经,但通常交感神经占主导地位。

IAP 增高可导致:① 下腔静脉受压。② 腹主动脉受压。③ 内脏血流减少。④ 肾血流减少。⑤ 膈肌向头侧移位。基础研究表明,下腔静脉压力伴随 IAP 增加而增加,右心房压力(right atrium pressure,RAP)先上升,在 IAP 达 15 mmHg 时进入平台期。在正常容量的动物模型可观察到 IAP 为 5 mmHg 时,静脉回流增加,心排血量(cardiac output, CO)增加,但 IAP 进一步上升,静脉回流和 CO 都会减少。早期的静脉回流增加是因为内脏血管受压,血流流向中心静脉系统;但当 IAP 增至下腔静脉明显受压时,静脉回流将减少,血液淤滞于下肢。

IAP 对 CO 的影响是双相的。IAP 为 7.5 mmHg 时,RAP、左心房压力(left atrium pressure,LAP)和 CO 均增加。IAP 增加至 15~30 mmHg 时,RAP 增加,但 LAP 下降至基线水平,CO 则降至基线水平以下。据此设定 IAP 上限不超过 15 mmHg,以避免对 CO 造成不利影响。有研究采用 TEE 观察健康个体腹腔镜手术中气腹的影响,发现充气开始的 3 分钟左心室前负荷、后负荷增加,心室功能下降,但这些变化在 30 分钟后即可恢复至基线水平。

IAP 增高使得 MAP 和 SVR 增加,进而导致 CO 下降。在健康志愿者的研究中发现,充气开始的 5 分钟内,因腹主动脉受压和神经内分泌激素影响,SVR 和 MAP 明显上升。血浆中去甲肾上腺素、肾上腺素、皮质醇、肾素和醛固酮水平上调。

(二) 高二氧化碳血症

在建立气腹注气过程中,二氧化碳迅速从腹膜腔进入循环。手术时间过长和注气压力过高会导致二氧化碳吸收增加,循环中的二氧化碳通过肾上腺素能通路对心血管系统产生直接和间接影响。轻度高碳酸血症($PaCO_2$ 45~50 mmHg)对血流动力学影响很小,而严重的高碳酸血症($PaCO_2$ 55~70 mmHg)和酸中毒可导致心肌抑制,儿茶酚胺诱发心肌敏化致使心律失常和外周血管扩张。心肌对短暂高碳酸血症更加复杂的反应是高碳酸血症诱发肺血管收缩,可能会导致右心室后负荷急剧增加。腹腔镜手术中,严重的高碳酸血症对血流动力学的影响可被交感神经系统兴奋所抵消,可同时并发心动过速,MAP 升高,血管收缩导致 SVR 增加。

有明显肺动脉高压或右心室衰竭的患者,在改变前负荷和肺血管阻力(pulmonary vascular resistance,PVR)的情况下,心室功能可能会受到影响。前负荷的急剧增加,会导致原本压力负荷过重的右心室压力增加。高碳酸血症和酸中毒可引发肺血管收缩,增加右心室后负荷,此外还可减弱心肌收缩力。容量负荷过重的右心室,可通过心室间相互依赖的机制压迫左心室,导致全心室功能减弱。

二、患者体位对液体再分布的影响

根据手术的不同,腔镜手术患者需要选择不同体位。妇科、泌尿外科的下腹部或盆腔手术常选用头低脚高位(Trendelenburg),上腹部手术则采用头高脚低位(反式

Trendelenburg)。

患者体位可进一步改变 IAP 的影响。头低脚高位可增加静脉回流、肺毛细血管楔压和心脏充盈，神经内分泌的反应是去甲肾上腺素水平和 NT-proANP 增加，表明心房因静脉回流增加而被动扩张。头高脚低位则可致静脉回流减少，RAP、PCWP 和 CO 降低。血浆去甲肾上腺素水平上调，导致 SVR 增加，进一步降低 CO。仰卧位开始充气并维持 IAP 在推荐范围内（12~15 mmHg），可使前负荷变化减小。

三、患者容量状态对液体再分布的影响

血管内容量状态对气腹的机械效应起到重要调节作用。低右心房压反映低心脏充盈的情况下，IAP 增加可能会导致下腔静脉受压，导致静脉回流和心脏充盈减少。高右心房压反映血容量过多，气腹并未使胸内压力增加，且挤压内脏引起静脉回流快速而短暂的增加，抵消了下腔静脉塌陷导致的回流减少。缩短术前禁食禁饮时间，维持充足的血管内容量，气腹时 IAP 低于 15 mmHg 有助于避免 CO 浓度下降。

四、气腹对不同组织局部灌注的影响

在接受腹腔镜检查的健康患者中，内脏、肾脏、脑和眼部器官会经历短暂的、临床意义有限的病理和生理学改变（表 7-1）。尽管如此，仍潜在着医源性损伤的可能，依个体病理和生理学基础状况不同而有所变化。

表 7-1 腹腔镜术中引起局部灌注变化的原因

颅 脑	内 脏	全身脉管系统
↑颅内血流	肠道蠕动↓或无变化 高碳酸血症肠系膜血管舒张 气腹挤压肠道	股静脉血流↓ 挤压下腔静脉 IVC
↑颅内压	肝血流↓ 气腹挤压肝脏 肾血流↓ 气腹挤压肾脏	

腹腔镜术中，腹腔内脏血流可能会减少，一方面是由于气腹产生的压迫，另一方面是由于神经内源性激素的释放引起全身血管收缩。气腹产生的 IAP 可减少肝静脉血流。IAP 为 10 mmHg 时，肝动脉和门静脉血流明显减少，达到 20 mmHg 时，肝动脉和门静脉血流分别下降至对照值的 45% 和 65%。肝微循环血流下降至 71% 时，在腹腔镜肝切除术中可能是有利的，维持 10~14 mmHg 的二氧化碳气腹可减少出血。气腹时肠系膜血流减少，与少数心血管受累患者术中发生肠系膜缺血事件有关。尽管对于健康患者来说，气

腹时吸收的 CO_2 舒张血管,可能会抵消一部分肠系膜血流的减少,但对已有胃肠疾病的患者应谨慎对待。

无论是 IAP 对肾动脉的直接影响还是心排血量减少导致肾素释放增加,都导致肾血流下降,肾小球滤过率降低,甚至少尿。腔镜手术可能对慢性肾脏疾病的高危患者具有急性肾损伤(acute kidney injury,AKI)的风险。长时间充气将 IAP 维持在 15 mmHg 与尿量减少有关,但不一定会导致永久性肾功能损伤。肾灌注减少,集合管增加对水的重吸收和少尿是血管升压素释放增加的原因之一。术前肾功能不全的高危因素,可能会增加术后 AKI 的风险。减肥手术中,BMI 增加以及胰岛素依赖型和非胰岛素依赖型糖尿病,都与术后 72 小时内 AKI 有关。尽管在减肥手术中连续间歇充气加压设备有助于提高肾血流量和尿量,但其作用机制仍不清楚,在未来预防 AKI 中的作用也不明确。

头低脚高位时气腹时颅内压和脑灌注均增加,可能是由于脑静脉回流减少和高碳酸血症导致脑高灌注所致。脑静脉回流减少可致脑静脉血流增加,此时局部脑氧饱和度增加,可能系脑灌注压升高和脑灌注过度所致。长时间过度头低脚高位和气腹可能诱发术后急性脑水肿。对于已知或隐匿性脑血管疾病和颅内肿瘤者,腹腔镜术中过度体位可严重影响脑功能。

在机器人前列腺切除术中过度的头低脚高位可致眼内压(intraocular pressure,IOP)增高。此种情况下,IOP 升高与头低脚高位致使 CVP 水平增高,以及气腹 CO_2 吸收导致脉络膜血流量增加有关。虽然 IOP 升高呈时间依赖性,且头低脚高位时会进一步升高,但术后视觉功能通常不会受到影响。IOP 和相关因素对术后缺血性视神经病变的影响仍存争议。有报道长时间的腹腔镜前列腺切除术和结直肠手术后,可发生术后失明。如并存动脉粥样硬化、糖尿病和青光眼等基础疾病,腹腔镜手术期间对眼内紊乱的生理耐受阈值可能会降低,易发急性眼功能障碍。

第二节 目标导向液体治疗在 ERAS 管理中的应用

1997 年,Henrik Kehlet 教授率先提出了 ERAS 的概念,在其后的 20 余年间,Henrik Kehlet 教授不遗余力地在全世界范围内推广 ERAS,直至这一概念被广泛接受并取得成功。我国医务工作者真正认识 ERAS、开展 ERAS,并有所感悟、有所收获,大约已经走过了 10 年的历程。

研究表明,ERAS 的实施,可使平均住院时间缩短 2.5 天、可降低术后并发症发生率(47%)、可降低患者再入院率(20%)、可降低病死率(47%)。由此可见,这一理念的推广、实施,不仅仅是提升医疗指标、节约医疗卫生资源,更重要的是全面提高了医疗质量。以"好"为前提,实现了"快"的效果。ERAS 这一理论之所以获得成功,正因为如此!故此,被奉为"当今医疗的典范"。

与以往单一技术或单一产品不同的是，ERAS提供了促进术后康复的全新理念和综合方案。这一优化的综合方案不仅贯穿于ERAS始终，而且体现在ERAS工作中的方方面面，其中具有核心价值的恰恰是麻醉工作。麻醉药物、麻醉技术以及麻醉管理对ERAS的实施及其效果具有显著影响，这也是麻醉学走向围手术期医学的主要理论依据之一。正因为如此，麻醉医生践行ERAS责无旁贷。与ERAS密切相关的麻醉工作有术后镇痛、液体治疗、麻醉方法的选择、麻醉药物的选用、麻醉管理等，此外，有关输血、体温保护、血糖控制、机械通气、氧疗、血管活性药等问题，无一不与ERAS密切相关。其中术后镇痛和液体治疗无疑是ERAS的核心问题。

一、液体治疗与ERAS

众所周知，ERAS就是采用有循证医学证据的一系列围手术期优化措施，以阻断或减轻机体的应激反应，促进患者术后加速康复。ERAS理念的核心就是减少创伤和应激，而创伤和应激的根本原因是外科治疗所致。作为创伤的"制造者"，在践行ERAS中应重点关注如何"减少"损伤。大力推广无创或微创技术，减少或减轻损伤，胜于所有的ERAS技术。精准的外科治疗无疑是减轻创伤、降低应激的根本。面对创伤的"制造者"，麻醉医生作为创伤的"补救者"，在ERAS工作中更应关注"减轻"损伤。能够做到的就是尽可能减轻或消除对患者的生理干扰，加速术后康复。无论是"减少"，抑或"减轻"损伤，必由之路是"精准"诊疗。通过精准的科学诊断、精准的机制描述、精准的病情判断、精准的治疗方案和精准的疗效评估，实现减轻损伤、降低应激的目的。液体治疗作为ERAS理念下的核心技术，同样以"精准"为目标，旨在实现有效且精准的组织灌注，以获取最优的终点疗效。

液体治疗是临床上最基础、最常用的诊疗技术，但又是临床工作者最无所适从的关键问题之一。传统的液体治疗依据术前缺失量、生理需要量、术野挥发量、尿量、失血量，特别是第三间隙丢失量概念计算手术期间液体总量，采用所谓开放式液体治疗策略。由于容量的超负荷及血管内静水压升高，脑利钠肽释放，破坏了毛细血管内皮绒毛层，导致组织水肿、组织细胞氧合障碍，直接损伤心、肺及胃肠道功能，造成预后不良。与开放式液体治疗策略不同的是限制性液体治疗，也是目前ERAS理念下基本认同的液体治疗策略。限制性液体治疗策略的基础是否认"第三间隙丢失"理论，以生理需要和围手术期显性丢失作为液体输注的基本依据，更加为临床所认同。其潜在的风险是过于严苛的液体输入限制，可能会导致组织灌注不足，破坏毛细血管屏障，也可能是临床预后不良的重要原因。相关研究认为，限制性输液并不能改善接受腹部大手术患者1年内无障碍生存率，反而增加围手术期急性肾损伤的发生率。相对宽松的液体治疗策略相比于严格的限制性输液或许更为安全。由此可见，液体治疗何去何从，仍旧莫衷一是！尽管此类研究还存在一些有待商榷的问题，其结论也非最终定论，但至少应引发思考，而非一概而论。

破解液体治疗迷局的最佳选择应该是走"个体化"或优化的精准液体治疗之路。其核心理念是依据患者的一般情况、疾病种类、手术类别、麻醉状况实施液体治疗。其关键技术是摆脱晶胶之争、干湿之争、限制与开放之争,通过微创技术手段准确评测机体容量状态及对液体的需求,在此基础上实施精准的液体管理,最终实现理想的目标,即目标导向液体治疗。

二、目标导向液体治疗与 ERAS

(一) EGDT 的发展历程

目标导向液体治疗之所以能够实现"个体化"或优化的精准液体治疗,皆因其所采用的血流动力学优化是以积极的液体管理(无论是否应用正性肌力药)为基础治疗手段,通过某一设定的目标,维持一个或多个与流量相关的血流动力学指标达标,最终实现组织器官的氧供需平衡。

1985 年和 1988 年,Schultz 和 Shoemake 分别在 *Trauma* 和 *Chest* 杂志上发表了类似的文章,研究基础是氧动力学监测,提出以超值理论为基础的优化治疗策略。即 CI> 4.5 L/(min・m²)(超值 50%)、DO_2>600 mL/(min・m²)、VO_2>170 mL/(min・m²)(超值 30%)。按照这些超常目标实施优化治疗,使病死率从 28% 降低到了 4%(P< 0.02)。1993 年 Boyd 等进行了同样的研究,结果和 Shoemake 等的研究同样理想,并发症的发病率从 1.35% 降至 0.68%,28 天病死率从 12% 降至 3%。目前我们大家所熟知的早期目标导向治疗(early goal-directed therapy, EGDT)公认为 2001 年由 Rivers 报道,其核心内容之一为患者的纳入标准和循环支持技术的标准化。其中,关于"早期"的定义是重症脓毒症或脓毒症休克发病 6 小时内;所确立的"目标"是:CVP≥8~12 mmHg、MAP≥ 65 mmHg、尿量≥0.5 mL/(kg・h)、中心静脉血氧饱和度 $ScvO_2$≥70%。见图 7-1。

自目标导向治疗(goal-directed therapy, GDT)的概念首次提出以来,其定义和诊断标准就一直在不断地更新和完善,每次更新都会融入许多新的理论或观点,更新的过程同时也充满了争议。首先,GDT 的本质就是目标,而目标又可分为广义目标和狭义目标。狭义目标是众所周知的中心静脉压、平均动脉压等指标,广义目标则涵盖了更多氧动力学的监测项目;其次,GDT 的实现主要依靠监测,在一些基本监测手段之外,临床医生还需要拓展一些其他的监测技术手段来保证最终结果的实现;GDT 的第三个要素就是目的,换而言之,GDT 必须重疗效。临床医生采取什么标准评价疗效,如何在相对效果和绝对效果中取得平衡、实现目的、完成评估,这些都是值得我们深入思考的问题。

Rivers 的 EGDT 理论之所以引发如此热烈的关注,最重要的是其不仅取得了显著的短期疗效,而且也取得了良好的远期疗效,60 天病死率从 56.9% 降至 44.3%。1985~ 2014 年,共 49 项关于 GDT 的研究,其中阳性结果的研究为 47 项,只有 2 项为阴性结果。EGDT 的研究结果不仅在重症医学界受到热烈响应,同样也引起了麻醉学界的高度关注。EGDT 不仅适用于脓毒性休克患者,也适用于围手术期高危患者。早期研究发现,非心脏手术患者行 GDT 可显著降低术后并发症发生率和病死率。

但认真分析上述研究,发现存在以下问题。首先,这些研究在质量上和设计上具有高

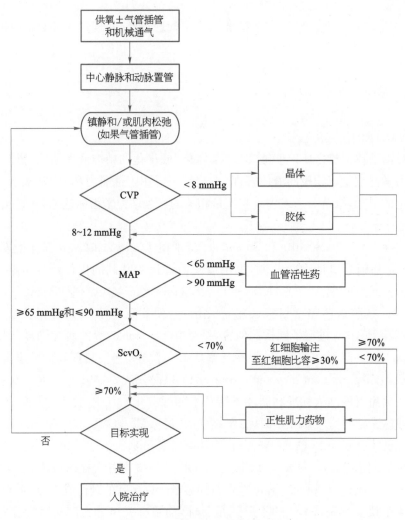

图 7-1　Rivers 的目标导向治疗流程

度异质性；其次，不同的研究所采用的血流动力学优化策略存在很大差异，主要是血流动力学目标不同、监测设备不同、复苏目标不同，以及为达到这些靶向目标所采取的治疗措施不同。因此引发了对 GDT 的思考。

2013 年以后，有关 GDT 研究的阴性结果陆续开始发表。2017 年，Winters 分析了 2010～2015 年的 10 项研究，其结论是 EGDT 与标准治疗相比不能降低脓毒症休克患者的病死率，目前的国际指南所推荐的在脓毒症患者中采用 GDT 与一般治疗并无差异。在此期间，真正昭聋发聩的争议来自发表在新英格兰医学杂志的 3 项研究：ProCESS、ARISE 和 ProMISe。三项研究总的结论是：EGDT 无法显著改善脓毒性休克患者的生存率，增加监测费用、静脉输液、血管活性药物和血液制品的应用。对此，更多的学者保持了冷静的科学态度，并进行了进一步的研究，其中具有影响力的研究来自 Gupta、De Backer 和 Levy。他们认为，Rivers 的 EGDT 与 ProCESS、ARISE 和 ProMISe 研究有所不同，特别是纳入研究患者病情的差异、所采用治疗的不同以及 RCT 研究的高选择性等，都可能造成研究结论的不一致。优化围手术期血流动力学状态、防止"氧债"发生、减少主要术后并发症和病死率是一般治疗和 GDT 共同遵循的原则。因此，断然否定 GDT 显然是不理性的，更不应该倒退到"随心所欲治疗的年代（Does this mean we should go back to the era of 'do whatever you want'?）"。

（二）EGDT 的临床实践

有关 GDT 的争议，尚需认真思考、理性选择。在没有更加理想的个体化精准液体治疗策略可供选择的现状下，GDT 仍然不失为一项优化液体治疗的技术。尽早诊断、明确目标、清晰流程、优化治疗，则是实施 GDT 必须遵循的四项原则。目前最应该思考的问题是如何把 GDT 做好？首先应该明确的是为什么要做、什么时候做和怎样做！其中的要点就是个体化的 GDT，整合我们现有的液体治疗知识和 ERAS 理念，制订特异性的临床路径，重点关注流程、监测技术和围手术期的全程引导。强调诊断-监测-治疗三者的高度统一，在不断的修正中循环前行。更要重视适于开展 GDT 的各项要素。

1. 正确的场合　目标导向治疗最早是在 ICU 中应用于重症监护患者，后逐渐扩展到手术室和急诊科。研究提示，手术室内开展 GDT 虽然不会对患者造成伤害，但远期疗效尚需进一步观察、分析和总结，目前的证据尚不能证明 GDT 对手术患者一定是有益的。

2. 正确的患者　目前证据显示，可能从 GDT 中获益的高危患者如下：体力活动减少的患者、既往有严重心肺疾病和肾功能不全的患者、严重多发创伤患者、超过三个器官或超过两个系统或需要打开两处体腔的患者、急性大出血的患者（血容量<1.5 L/m^2，血细胞压积$<20\%$）、休克患者（MAP<60 mmHg，CVP<15 cmH$_2$O，尿量<20 mL/h）、血流动力学不稳定的急性腹痛患者等。可能从 GDT 中获益的高风险手术如下：大型腹部手术、主要的妇科手术、大血管外科手术、大型脊柱外科手术、包括骨盆手术在内的骨科大手术、时间超过 8 小时的手术、失血量超过 500 mL 的大型手术等。

3. 正确的目标　实施 GDT 通常选择三类指标（表 7-2）。其一，容量动态反应性指标：包括矫正流量时间、每搏量、体积描记变异指数、每搏量变异度、收缩压变异度等。其二，流量指标：主要指氧供和心脏指数。其三，组织灌注类指标：主要指混合静脉血氧饱和度和氧摄取率。临床上不可能将所有的监测手段一次性强加给患者，而需要针对患者的不同情况选择监测技术手段。只有设定合理的导向目标，方可实现理想的目标导向治疗。

表 7-2　导向目标、监测技术与临床疗效

参　　　数	监 测 设 备	文献报告主要研究结果
容量动态反应性指标		
矫正的流量时间	TED	减少住院时间或并发症，增加住院时间

(续表)

参　数	监　测　设　备	文献报告主要研究结果
每搏量	TED,Vigileo FloTracsystem™, LiDCOrapid™	减少住院时间或并发症
脉压变异	Multiparametric monitor,LiDCOrapid™	减少住院时间或并发症
体积描记法变异指数	体积描记仪	无
每搏量变异	Vigileo/FloTracsystem™,LiDCOrapid™	降低并发症发生率
收缩压变异	PiCCOplus™	无
流量指标		
氧输送	PAC,LiDCOplus™, Vigileo/FloTracsystem™	降低病死率,减少并发症
心脏指数	PAC	减少并发症
组织灌注指标		
混合静脉血氧饱和度	PAC	无
氧摄取率	混合静脉血气	减少并发症

注：TED,经食管多普勒超声；PAC,肺动脉导管。

4. 正确的监测　理想监测方法应具备的特点是安全、简便、无创或微创、精确、适用于围手术期全程。研究表明,未来的 GDT 监测技术可能包括脑氧测量、麻醉深度监测等内容。无创血流动力学监测设备将成为今后实施 GDT 的优先选择,超声心动图或许能成为 GDT 的主流监测技术。

5. 正确的治疗　GDT 最根本的治疗手段包括液体治疗,血管活性药和正性肌力药的选择与应用,以及输注红细胞。相关的研究始终在进行,但均存在争议。

(1) 液体的选择：选用何种液体实施 GDT,这是学界一直争论的话题。研究表明,相比 0.9%生理盐水,术中使用平衡晶体液有助于降低术后并发症发生率和病死率;但术中单独应用晶体液有时并不能保证机体氧供与组织灌注,GDT 中加入适量人工胶体液可促进吻合口愈合,降低吻合口瘘发生率,保证组织器官灌注。但亦有研究提示,GDT 应用晶体液或胶体液对患者预后无显著影响。可能与近年来手术技术发展、麻醉技术成熟、围手术期管理日趋完善等使患者术后并发症发生率降低有关;其次,不同医院实施 GDT 的流程、目标、方法、结局不一,亦可能使研究得出不同结论;此外,各类研究中纳入的样本量不同,最终的结果会产生一定差异。目前尚缺乏统一的结论指导 GDT 液体选择,但多数指南推荐以平衡晶体液为主,可加入适量胶体液。

(2) 血管活性药及正性肌力药的选择与应用：血管活性药及正性肌力药的选择与应用直接影响到患者的转归。常用的血管活性药物及主要药理学特性见图 7-2。

麻黄碱曾经是临床一线的升压药物,直接激动 β 受体而具有正性肌力作用,间接兴奋交感末梢,释放去甲肾上腺素,作用于 α 受体而收缩血管。该药起效缓慢、作用持久。反

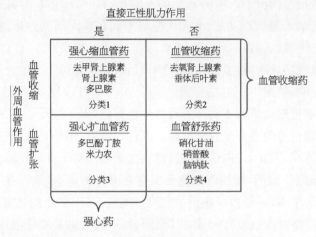

图 7 - 2　常用血管活性药及正性肌力药

复用药可快速耐受。兴奋大脑皮质及皮质下中枢而减浅麻醉。可通过胎盘、作用于 β 受体增加心肌氧耗、降低胎儿 pH，同时影响孕妇及胎儿。目前临床上已越来越少的选用。

多巴胺作为一线血管收缩药治疗休克曾长期应用于临床，但研究表明，与多巴胺相关的不良事件发生率高于去甲肾上腺素。

多项指南推荐，成人感染性休克和心源性休克治疗首选的血管收缩药为去甲肾上腺素，而非多巴胺。仅在部分高选择的患者，如心动过速风险低和绝对或相对心动过缓患者或可应用多巴胺替代去甲肾上腺素。去氧肾上腺素亦曾作为主要的血管收缩药应用于麻醉期间血流动力学管理。近期的一项研究发现，治疗术中低血压时，与去甲肾上腺素相比，间断给予去氧肾上腺素由于强烈的外周血管收缩作用，可导致后负荷增加、心功能受损、心排血量下降，心功能不良或心力衰竭患者尤其危险。持续输注去氧肾上腺素则可导致内脏氧耗增加、体内乳酸堆积、肝肾排泄功能下降。因此，建议麻醉管理中治疗低血压应首选去甲肾上腺素，而非去氧肾上腺素。晚近的研究表明，在急性心肌梗死心源性休克患者的血管加压治疗中，肾上腺素和去甲肾上腺素相比较在疗效方面无明显差异，但肾上腺素可导致心率加快、酸中毒和乳酸血症，难治性休克发病率明显增加。因此，建议去甲肾上腺素作为急性心肌梗死心源性休克患者首选的血管加压药。

（3）贫血与输血：术前贫血[血红蛋白（Hb）：男性 <13 g/dL，女性 <12 g/dL]患者的数量在持续增长，尤其是老年患者。欧洲的一项大型（39 309 例患者）研究发现，31% 男性和 26% 女性术前存在贫血。术前贫血常合并其他并存疾病，如肾功能衰竭、冠心病、心力衰竭、糖尿病、肝硬化等，被公认为是增加病死率的独立危险因素。事实上，贫血可降低 DO_2，增加心率，且可能导致低血压。在矫正包括输血在内的主要干扰因素后，仍然能够证明术前贫血可增加 90 天病死率 2 倍以上；同时，可增加术后 ICU 驻留时间，浪费 ICU 资源（如血流动力学监测、机械通气、正性肌力药和血管收缩药等）。尤为重要的是，红细胞比容下降与院内病死率增加呈线性关系。术前 4～8 周查找贫血病因并予以治疗，可提高 30 天和 90 天生存率。

我国现行输血指南指出 Hb＞100 g/L 时不输血；Hb＜70 g/L 时输血；70 g/L≤Hb≤100 g/L 时，根据患者心肺代偿功能、有无代谢率增高和有无活动性出血等因素决定是否输注红细胞。若心脏病患者在术前存在贫血，则应将 Hb 提高至 90 g/L 以上较为安全。

贫血可增加患者病死率，输血也可能影响预后。贫血基础上的输血可能存在"二次打击"。然而，资料表明，输血不一定是有害的。Gavin J 等于 2015 年发表在新英格医学杂志的研究提示，限制性输血策略不劣于开放性输血策略，对于接受心脏、癌症、矫形外科手术的患者，开放性输血可能更好地改善生存。既往，我们更多的是认同输注红细胞的负面影响，包括增加病死率，因此，一向认为限制性输血策略不劣于开放性输血策略，更习惯于应用限制性输血策略。诚然，输注红细胞确实存在潜在的危害，然而在某些情况下、某些特定的患者、特定的手术，不输血可能更加危险。实施 GDT 的目的是实现"个体化"诊疗，GDT 过程中输血策略也应该遵循"个体化"原则，其中的关键是要仔细评估每位患者本身是否真的需要输血，需要考虑的因素包括年龄、合并症、血流动力学状态、临床状况等，包括其他临床靶向指标，如血乳酸、DO_2、SvO_2、局部氧饱和度等。

三、ERAS 理念下 GDT 现状

（一）胃肠手术

胃肠手术创伤大、失血风险高，患者多高龄或合并多种基础疾病。ERAS 理念在胃肠手术中的应用是学者们研究最多，临床上应用最广泛、最深入的亚专科，且已近趋成熟。胃肠手术中液体超负荷会增加患者术后吻合口漏和医疗相关并发症发生率，延迟胃肠功能恢复；而有效循环血容量不足又会导致组织灌注不足和缺氧，增加术后并发症发生率和病死率。目前在胃肠手术中，临床上常应用经食管超声（ED）、Flotrac/Vigileo 等设备，监测 SV、SVV、PPV 等指标实时动态监测机体容量状态，优化容量管理。

目前学者们设计的研究大多聚焦于 ERAS 围手术期管理模式与常规围手术期管理模式的对照研究，以及 GDT 与传统或限制性液体管理理念的对照研究，而针对 GDT 在 ERAS 模式下胃肠手术中应用的研究不多，且纳入的样本量相对较小，证据级别较低。术中 GDT 是 ERAS 管理模式下围手术期液体治疗的重要组成部分，大多关于 ERAS 的研究都会涉及术中 GDT。仅就 ERAS 与常规治疗相比较，ERAS 患者住院时长和术后并发症发生率较常规治疗明显减少。一项纳入了 85 例行择期腹腔镜或开腹结肠切除术患者的 RCT 研究，旨在探讨 ERAS 模式下 GDT 是否具有显著优势。此项研究在 ED 监测下采用 FTc 和 SV 指标指导优化术中液体管理，结果表明，ERAS 模式下 GDT 组较液体限制组术中输注更多胶体液，CI 更优，但两组在住院时长、术后并发症发生率及术后恢复指标方面无明显差异。2017 年 Grant 等发表的 Meta 分析表明，ERAS 模式下应用 GDT 可降低医疗相关感染的发生，如关乎患者结局与转归的肺部感染、尿路感染及手术相关感染。上述研究表明，在胃肠手术中应用 ERAS 模式进行围手术期管理或应用 GDT 理念优化容量管理，或两种理念结合应用均能在一定程度上给患者带来确切益处。因此，推荐

在胃肠手术中应用 ERAS 理念行 GDT 优化容量管理,加速术后康复。

（二）胸科手术

随着侵入性较小的胸腔镜或机器人辅助下胸科手术的广泛开展,ERAS 理念在胸科手术中的应用成为可能。胸科手术常采用单肺通气模式,低血容量或过度的液体灌注对机体均有害。ERAS 要求尽可能精确地进行围手术期容量管理,既要避免循环血容量较少所致的缺氧和组织灌注不足,也要避免液体过负荷所致的肺水肿和吻合口瘘的发生。目前临床常用 ED、Flotrac/Vigileo 等设备,监测 CO、CI、ΔSV 等指标实时动态监测胸科手术患者术中容量状态,优化液体管理。现有的关于胸科手术 ERAS 模式下的管理和 GDT 理念下容量管理的相关研究并不多。Zhang 等以 80 例行择期胸腔镜下肺叶切除术为研究对象的 RCT 研究中,将患者分为 GDT 组和对照组,GDT 组应用 FloTrac/Vigileo 设备监测 SVV 和 CI 指导术中液体管理,结果表明 GDT 组较对照组术后拔管时间缩短,通气血流比明显改善,术中液体用量和术后并发症发生率均明显降低。Xu 等将 168 例行择期胸腔镜下肺叶切除术患者随机分为限制性目标导向液体治疗组和常规液体治疗组,结果发现基于 SVV 和 CI 的限制性目标导向液体治疗方案应用于接受单肺通气的患者,不仅改善了术中肺部氧合,还可减少术后并发症发生率、缩短住院时间。但该方案不能减少局部或全身炎症。Zakeri 等纳入 60 例行单肺切除术患者的回顾性 RCT 研究中,将患者分为 ERAS 组和常规组,结果显示 ERAS 组手术相关并发症如肺水肿发生率降低,术后住院时间缩短。此外,Rogers 等关于 ERAS 模式下肺癌根治术的前瞻性队列研究表明,ERAS 可以改善原发性肺癌患者预后。而关于胸科手术中液体选用方面,Ahn 等进行了一项纳入 1 442 例患者的回顾性研究,包括肺叶切除术和食管癌根治术,研究发现患者急性肾功能不全与应用羟乙基淀粉有关,术中应谨慎使用含此种成分的液体。目前 ERAS 理念在胸科手术中的应用研究渐趋增多,大多数研究证实应用 ERAS 模式或 GDT 理念或两者结合可给此类患者带来明确益处,故推荐在胸科手术中应用 ERAS 模式行术中 GDT。

（三）肝脏手术

肝脏手术出血量大,患者通常基础情况复杂,多合并全身性代谢功能紊乱,对于围手术期液体管理要求较高,"干"或"湿"对患者均不利。随着围手术期优化管理模式以及新技术的发展,肝切除术后患者早期病死率不断下降,但其并发症发生率仍高达 15%～50%。目前临床可应用 ED/TEE、Flotrac/Vigileo 等设备,监测 SVV、PPV 等指标来优化肝脏术中液体管理。Jones 等纳入 104 例行择期开腹肝切除术患者的 RCT 研究中,将患者分为 ERAS 组和标准治疗组,研究发现在开腹肝切除术中应用 ERAS 方案是安全有效的,ERAS 组相比标准治疗组,患者术后恢复加快、住院时间缩短、与医疗相关并发症发生率降低且生活质量得到改善。Reydellet 等关于 GDT 对接受肝移植患者术后液体平衡影响的回顾性研究结果表明,GDT 组液体用量较少,机械通气时间和术后胃肠功能恢复时间均缩短。Correa-Gallego 等在 135 例开腹肝脏切除术中应用了 GDT 理念进行术中液体管理并进行了前瞻性 RCT 研究,患者被随机分为以 SVV 为指导的 GDT 组和标准治疗组，结果表明GDT在肝切除术中应用是安全的，GDT组术中复苏液体用量较少；虽然两组术后并发症的发生率相似，但术中复苏量较低与整个队列中术后并发症的发生率降低独立相关。Li等比较ERAS模式与传统手术方式在肝切除术中的Meta分析结果表明，在肝脏切除手术中应用ERAS方案是安全、有效、可行的；应用TEE指导术中GDT，ERAS组较对照组可显著降低并发症发生率和病死率，缩短住院时间，减少医疗费用，加速术后康复。在我国，孟改革等也进行了GDT对肝切除术患者预后影响的RCT研究，结果显示，与单独使用晶体液比较，加入适量胶体液可降低术后恶心和呕吐的发生率，但在组织灌注和术后恢复等方面两组未见明显差异。上述多个相对高质量的研究表明，在肝脏手术中应用ERAS模式进行围手术期管理或应用GDT理念优化容量管理或将两种理念结合应用，均能在一定程度上给患者带来确切益处。因此，推荐在肝脏手术中应用ERAS理念行GDT优化容量管理，以加速术后康复。

（四）头颈部手术

头颈部恶性肿瘤患者通常营养不良，术后并发症发生率高，且手术操作较复杂，常涉及自由皮瓣移植。术中液体超负荷可增加术后液体相关并发症（如脑水肿、肺水肿）的发生率；循环容量不足又会导致组织灌注不足，影响术后意识恢复和降低移植皮瓣存活率，故需维持较精确的液体管理模式。由于头颈部手术部位的限制，目前临床常采用Flotrac/Vigileo或LiDCO设备，监测SVV、PPV等指标来优化机体容量管理。Coyle等对31例行头颈部恶性肿瘤手术的患者应用了ERAS理念行围手术期管理，其中仅有10%的患者行术中GDT，研究表明在此类手术中行ERAS方案是安全有效的，可明显改善患者预后、缩短住院时间，但GDT能否使患者受益则无法评价。Abdel-Galil等的研究表明，术中利用TEE指导液体管理可缩短术后恢复时间和住院时间，降低术后并发症发生率。但因其需要麻醉医生频繁接近头部以优化探头位置，故不太适用于头颈部恶性肿瘤手术。Chalmers等报道，与PiCCO相比，在头颈部恶性肿瘤术中使用LiDCOTM rapid行GDT，可得到与其相似的益处，即术中液体用量、与容量管理相关的并发症发生率以及住院时间均减少。目前ERAS理念在头颈部恶性肿瘤手术中的应用逐渐增多，越来越多的学者对此展开研究且绝大多数研究均证实，应用ERAS模式或GDT理念或两者结合可给此类患者带来明确益处，故推荐在头颈部恶性肿瘤手术中应用ERAS模式行术中GDT。

四、ERAS理念下GDT展望

随着大型手术和中高危患者越来越多，临床对具有循证医学证据的ERAS方案的需求日益增加。在ERAS研究伊始，学者们即已发现优化术中液体管理能给患者带来显著益处。从传统的补液方案发展到限制性补液方案，再发展到循证医学证据支持的个体化GDT方案，研究者们对术中液体管理方案的探索始终在进行。

众多高质量研究表明，对于接受大型手术的中高危患者，术中应用GDT具有显著优势,可降低术后并发症发生率和病死率、缩短住院时间、降低医疗费用、加速术后康复、提高生活质量,这与 ERAS 理念不谋而合。严格来说,ERAS 模式下的围手术期液体管理应包括患者术前、术中和术后整个诊疗过程的液体管理,且每个诊疗阶段的液体管理对患者预后均存在重要影响,任何一个诊疗阶段处理不当都可能会破坏整个 ERAS 路径,影响最后结局。

本文重点探讨 ERAS 理念下的术中液体管理,术前和术后液体管理涉猎有限。鉴于目前医疗模式以及整个 ERAS 方案实施中的角色担当,麻醉医生重点参与的是术中液体管理阶段。术前与术后液体管理往往仍是外科医生在执行,这与围手术期连续统一的液体管理理念相矛盾。多学科协作方可满足 ERAS 多因素共存,无须纠结于谁是 ERAS 的主导科室,更重要的是发挥麻醉学科在践行 ERAS 理念中的核心作用。

第三节　合并心脏疾病腹腔镜手术的液体管理

围手术期的液体治疗是围手术期管理重要的一环,其与术后恶心、呕吐、疼痛、组织氧合、肠道功能恢复时间、急性肾衰竭、心肺功能紊乱及切口感染等诸多因素有关。尤其是对于并存心脏疾病的患者,围手术期合理的液体治疗是维持心血管功能和血流动力学稳定的重要手段。围手术期液体管理的基本目标是在复苏和过度复苏之间实现平衡。低于正常复苏量会导致低血容量从而引起的低血压、组织灌注受损和氧合不足。过度复苏将导致容量超负荷从而引起严重的心肺并发症;另一方面,容量超负荷也可导致间质水肿和局部炎症,并可能损害胶原蛋白的再生,对组织愈合产生负面影响并增加伤口裂开、伤口感染和吻合口瘘的风险。研究表明,仅改善围手术期液体管理模式就可以减少术后 50% 并发症的发生。

ERAS 是指采用一系列有循证医学证据支持的围手术期处理优化措施,以有效降低手术患者机体应激反应,达到加速康复的目标。ERAS 途径中的术中液体管理主要依赖于目标导向液体治疗。为达到这样一个理想状态,准确、简便、微创甚至无创的监测设备和指导方案逐渐被开展。

一、腹腔镜对心脏病患者循环系统的影响

(一)心脏病患者血容量变化特点

1. 神经内分泌的变化　　心脏病患者,尤其是重症心脏病或心力衰竭的患者,都会存在不同程度的神经内分泌的紊乱和交感神经系统的激活。多种缩血管物质如血管紧张素 Ⅱ、内皮素及去甲肾上腺素等生成与释放增加,而舒血管物质如一氧化氮、利尿钠肽等生成或作用降低。这些缩血管物质不仅能够加剧血流动力学的紊乱,某些物质还可以直接作用于心脏,损伤心肌细胞,诱导心肌细胞肥大与凋亡,促使心脏病患者病情加重。同时,缩血管物质增多使得周围血管收缩,肾小球滤过率降低,尿量减少,从而使血容量增加,而由于肾血管收缩导致肾缺血,通过肾素-血管紧张素轴的调节,将进一步加重水钠潴留,形成恶性循环,加重心脏负担。心脏病患者术前还常伴有肺动脉高压和肺功能改变。

2. 慢性心功能不全　慢性心功能不全是由原发性心肌收缩力受损、心室的压力负荷(后负荷)和心室的容量负荷(前负荷)过重、高动力循环状态及心室前负荷不足等原因引起的心肌损伤,造成心肌结构和功能的变化,最后导致心室泵血或充盈能力下降。术前主要表现为呼吸困难、乏力和体液潴留。术前均需考虑麻醉对这些病理改变的影响。

(二) 腹腔镜对循环系统的影响

气腹是为腹腔镜手术建立操作空间的主要方法,通过向腹腔内充入一定压力气体(通常为 CO_2)来实现。但是,气腹可能会造成血流动力学及通气的改变,如腹内压增高、高碳酸血症和通气功能障碍,其程度与气腹压力有关。

腹内压增高导致的血流动力学变化主要包括以下几方面:① 气腹对心脏直接压迫引起心脏舒张障碍。② 气腹使胸腔内压升高,静脉回流量降低,导致中心静脉压降低。③ 气腹压迫腹主动脉及通过交感神经兴奋使血管收缩。④ 气腹使心排血量减少,进而引起末梢血管阻力增加来维持血压,从而导致平均动脉压增高。⑤ 头高脚低体位、重力作用影响使回心血量减少,刺激儿茶酚胺类物质分泌增多。

腹腔镜手术对血流动力学的影响对本身存在心血管疾病的患者更加显著,如充血性心力衰竭、缺血性心脏病、心脏瓣膜病、肺动脉高压和先天性心脏病等疾病。在健康的个体中,随着机体自身调节作用,气腹发生 20 分钟后,上述各指标均有明显改善,随着气腹的撤离,上述影响迅速恢复正常,而在存在基础心血管疾病的患者中,影响可持续≥65 分钟。

对于心肺功能正常的患者,分钟通气量(MV)增加(主要通过增加潮气量)25%～30%,可使呼气末 CO_2 分压($PaCO_2$)基本维持在气腹前水平;心肺功能有损害者则不然,即使 MV 增加 80%,$PaCO_2$ 仍可高达 50 mmHg,从而导致血流动力学的剧烈波动,可认为是高碳酸血症直接或化学反射作用的结果。

由于气腹对血流动力学的剧烈影响,腹腔镜手术对心脏病患者有一定的风险,在接受腹腔镜手术的心血管疾病患者中,10 例患者中就有 2 例在手术后 3 小时内出现心力衰竭,心脏指数显著降低(至基线的 65%),左心室收缩力降低或血容量下降等并发症。所以在围手术期提供完善的监测以及合理的治疗是十分必要的。

二、血流动力学监测技术

血流动力学监测在腹腔镜手术和麻醉中的作用十分重要,ASA 对此进行了明确的规范。随着无创和微创监测技术的进步和可视化技术的应用,目前临床上建立有创监测也在发生变化,其中超声引导下的动、静脉穿刺技术正在逐步推广应用。超声引导的动、静脉置管技术使得动、静脉穿刺不再单纯依赖解剖标志,极大地提高了成功率,减少了有创操作的并发症。

通常,在临床中,常规血流动力学监测指标包括心率、血压、脉搏血氧饱和度、平均动脉压、尿量等。这些在临床中都有一定的指导意义,心率通常是低血容量早期的诊断指标之一;在手术期间,应维持平均动脉压(MAP)在 60 mmHg 以上;当脉搏血氧饱和度波形随着呼吸变化则提示血容量不足,但这些指标常无法及时、准确地反映患者的血流动力学变化及全身各组织灌注程度,尤其是对于存在心脏疾病的患者,及时、准确地反映容量状态及血流动力学变化是十分必要的。

（一）动脉血压及波形分析

有创动脉压监测对指导精准液体治疗已成为不可或缺的技术手段,其突出优点是可以连续实时地测量每搏动脉压,可随时观测到血压的压力波形和压力数据,往往是最早发现血流动力改变的重要参数。直接测压还可以通过观察和分析脉搏波获得很多信息,通过测压导管还便于采集动脉血气标本,对术后血流动力学不稳的患者也增加了治疗和护理上的便利条件。

动脉穿刺部位的选择原则:穿刺针在血管腔内对血流无阻塞或局部侧支循环丰富,即使局部动脉发生阻塞也不会引起远端组织缺血性损伤。桡动脉常为首选,其次是股动脉、足背动脉、尺动脉以及肱动脉。动脉穿刺处理不当,会带来严重并发症。

（1）出血:穿刺损伤常引起局部出血和血肿,特别是第 1 次穿刺动脉置管不成功会出血,如果不及时压迫止血,很快局部形成血肿。遇此种情况,应局部加压止血 5 分钟以上。在行股动脉穿刺时当进针位置过高时,可误伤髂外动脉而造成腹膜后出血,如不及时发现出血,后果十分严重。

（2）栓塞:发生栓塞的原因多来自测压管道和套管针内形成的血凝块。用持续冲洗装置,可减少栓塞发生的机会。

（3）血栓形成:引起血栓形成的因素较多,如套管针留置时间过长、套管针的粗细与动脉内径比值不当、套管针材料不佳、反复多次穿刺造成血管内膜损伤等。

（4）感染:由于无菌技术不完善或置管时间太长引起,一般在保留 6～7 天后应拔除测压套管。如果术后发现局部有炎症现象,应及时拔除;若病情需要,应更换部位重新穿刺。

（二）中心静脉压

中心静脉压(central venous pressure,CVP)是血容量、静脉容积和心功能之间的平衡产物,主要反映右心室前负荷。监测 CVP 已逐渐成为危重患者和大手术的常规措施。

可供穿刺的中心静脉很多,应根据手术部位、穿刺用途、患者体位来选择所穿刺的中心静脉和穿刺的途径。穿刺的原则是既达到穿刺置管的目的,又不发生严重并发症。通常可供选择的中心静脉依次为颈内静脉、锁骨下静脉和股静脉。

中心静脉穿刺监测是有创监测,主要的并发症有:

（1）出血和血肿:出血往往是误入动脉,退出穿刺针后针眼有鲜血冒出,尤其是误穿颈内动脉，若处理不妥当，局部可形成巨大血肿，压迫气管，清醒患者可导致窒息缺氧。误入动脉后应立即拔出穿刺针，局部放纱布用手指压迫止血，颈内动脉应压迫 5～10 分钟，锁骨下动脉可压迫 3～5 分钟。

（2）气胸：无论是颈内静脉或是锁骨下静脉穿刺时，均有穿破胸膜和肺尖的可能，其原因主要是穿刺时针干的角度和针尖的方向不当所致。如果仅为一针眼产生少量气胸，不须特殊处理可自行吸收。如果针尖在深部改变方向使破口扩大再加上正压机械通气，气胸会急剧加重，甚至形成张力性气胸，这时应提醒外科医师在劈开胸骨后打开胸膜腔，并处理肺部破口。

（3）血胸：在行锁骨下入路穿刺时，如果进针过深，易误伤锁骨下动脉，此时应立即撤针并从锁骨上窝压迫止血。如果未破胸膜，局部可形成血肿自行压迫止血；若同时穿破胸膜，势必会引起血胸，应提示外科医师及时打开胸膜检查，必要时从胸腔内缝合止血。颈内静脉穿刺尤其易损伤颈内动脉，若穿刺针眼和胸腔相通，动脉血会流入胸腔积成血胸。

（4）液胸：穿刺送管时若将导管穿透静脉而送入胸腔内，液体输入胸腔内而致液胸。

（5）断管：由于导管质量差、术后患者躁动，或做颈内静脉置管时，术后颈部活动频繁，或缝合导管时针伤及管壁而造成。

（6）心肌穿孔：因导丝或导管过硬且送管太深穿破房壁或右心室壁所致。心脏直视手术中切开心包即可发现，应给予相应处理。若心脏压塞不能及时发现并正确处理，后果十分严重。成人送管深度一般以 10～12 cm 为宜。

（7）感染：诱发与中心导管相关感染的因素主要有导管消毒不彻底、穿刺时无菌操作不严格、术后护理不当、导管留置过久。导管留置时间越短越好，若病情需要，最长 7～10 天应该拔除或重新穿刺置管。

（8）椎动静脉瘘：多因反复粗暴穿刺，伤及椎动脉和椎静脉所致。一旦发生，务必手术治疗。

CVP 指右心房及上、下腔静脉胸腔段的压力，正常值是 5～12 cmH_2O，是临床观察血流动力学的主要指标之一，它受右心泵功能、循环血容量、体循环静脉系统血管紧张度以及机械通气等因素影响。CVP 下降表示心腔充盈欠佳或血容量不足，升高提示血容量过多或右心功能不全，但 CVP 不能正确反映左心功能。CVP 升高时，应结合心率、血压、肺动脉楔压、心排血量以及全身情况综合分析。由于心脏病患者心功能欠佳，一般 CVP 的基础值可较正常值高，因此，观察其动态变化趋势有重要意义。尽管有研究表明，与没有进行 CVP 监测对照组相比，CVP 指导液体治疗可改善预后，但对于预测血容量和液体治疗的反应而言，CVP 仍明显欠优。

（三）肺动脉压

尽管无创监测技术在不断发展，但肺动脉导管（pulmonary artery catheter, PAC, 或 Swan - Ganz 导管）仍然是监测血流动力学的金标准。近年来，随着连续心排血量（continued cardiac output, CCO）测定技术的应用，肺动脉导管技术愈加成熟，主要用于判断心泵功能、血管内容量和血管阻力。它在冠状血管外科和心脏瓣膜置换手术已常规使用，其他心脏手术可根据适应证采用。肺动脉导管的监测可以提供下列生理学信息：右房压(RAP)、右室压(RVP)、肺动脉压(PAP)，包括肺动脉收缩压(PAsP)、舒张压(PAdP)和肺动脉平均压(MPAP)以及肺毛细血管楔压(PCWP)和心排血量；并可通过计算获得血流动力学其他参数(表7-3)，如心脏指数(CI)、每搏量(SV)、每搏指数(SVI)、体循环血管阻力(SVR)、体循环血管阻力指数(SVRI)、肺循环血管阻力(PVR)、肺循环血管阻力指数(PVRI)、左心室每搏功(LVSW)、左心室每搏功指数(LVSWI)、右心室每搏功(RVSW)、右心室每搏功指数(RVSWI)、右心室舒张末容量(RVEDV)和射血分数(EF)等。除此之外，新型肺动脉导管更具有监测氧动力学功能，可连续实时地测定肺动脉血(即混合静脉血)氧饱和度($SmvO_2$)。

表 7-3　各项血流动力学参数的正常值

CO L/min	CI L/(min·m²)	SV mL	SVI mL/(beat·m²)	LVSW g/min
4~8	2.5~4	60~90	40~60	60~90
RVSW g/min	LVSWI g/(min·m²)	RVSWI g/(min·m²)	SVR dyne/(s·cm⁻⁵)	PVR dyne/(s·cm⁻⁵)
10~15	40~60	5~10	900~1 500	180~250
PAsP	PAdP	MPAP	PCWP	CVP
2.00~4.00 kPa (15~30 mmHg)	0.800~1.60 kPa (6~12 mmHg)	1.20~2.27 kPa (9~17 mmHg)	0.667~1.60 kPa (5~12 mmHg)	1.07~1.60 kPa (8~12 mmHg)

1. 置入肺动脉导管的适应证　① 先天性心脏病合并重度肺动脉高压。② 冠状动脉旁路移植术。③ 合并右心衰竭的瓣膜病。④ 术后低心排血量综合征。⑤ 左心功能不全(EF<45%)，血流动力学不稳定须用正性肌力药或 IABP 支持的患者。⑥ 心脏移植或心肺联合移植。

2. 置入肺动脉导管的禁忌证　① 右心房、右心室内肿瘤或血栓形成患者，送导管时可导致肿瘤或血块脱落而引起肺栓塞。② 三尖瓣或肺动脉瓣严重狭窄患者，导管难以通过狭窄部位，即使通过会加重阻塞血流。③ 法洛四联征患者须放置 PAC 时，可先放入右心房或右心室，待手术后由术者放入肺动脉内，以免 PAC 刺激漏斗部发生痉挛，引起重度青紫发作。④ 伴有出凝血异常或无穿刺部位可选择的患者。

3. 置入肺动脉导管的并发症　① 心律失常：为最常见的并发症，当导管顶端通过右心时，易发生心律失常。如为频发室性期前收缩，应停止操作，并静注利多卡因 1 mg/kg，防止发生室性心动过速甚至心室颤动。② 气囊破裂：充气容量应<1.5 mL，缓慢充气，操作时注意气囊保护。③ 肺栓塞：多见于导管插入过深，气囊过度膨胀或长期嵌入，血管收缩时气囊受压和导管周围血栓形成等。④ 血栓形成：高凝状态及抽取血标本后未冲洗管道，则易发生血栓，栓子进入肺循环可引起肺栓塞，应经常用含肝素生理盐水冲洗，保持导

管通畅。⑤ 感染：可引起细菌性心内膜炎。应严格无菌操作，术后加强护理。⑥ 肺动脉破裂、出血：多由于导管长期嵌入肺小动脉或气囊充气不当所致。⑦ 导管扭曲、打结：插管或拔管时由于导管打结可造成心脏和血管结构损伤。⑧ 导管被术者缝住。

肺动脉导管置入方法与中心静脉置管相同。最容易成功的途径是右颈内静脉。置入过程中可通过导管尖端的压力监测来确定管端的位置。PAC 的理想位置是气囊充气时测获 PCWP，放气后则为 PAP（图 7-3）。

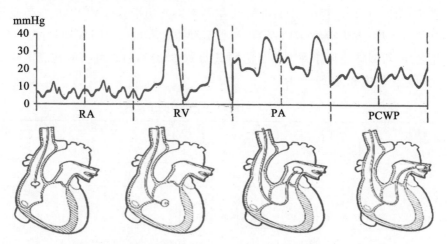

图 7-3 漂浮导管经过右心房、右心室、肺动脉到肺毛细血管时的压力变化示意图

（四）心排血量

心排血量（CO）能反映循环系统的整体状况，包括心脏泵功能和血流动力学，了解心脏前后负荷及心肌收缩力等。心排血量监测在心血管手术中具有非常重要的意义，可以估计患者预后，计算出患者各种血流动力学指标，指导治疗。

1. 温度稀释测定法　是应用最广的有创性 CO 测定方法，简便易行，可多次重复测定。其基本原理与其他指示剂稀释技术一样，通过导管在右心房的开口注入冷生理盐水作为指示剂，与血液混合后流经肺动脉，引起位于肺动脉导管尖端的热敏电阻的阻值改变。通过测定指示剂温度和肺动脉血温度的变化，计算和描记时间-温度曲线的面积，以数字和波形显示 CO。温度稀释法的缺点是重复性较差，准确性受很多因素影响：注射容量和温度、呼吸周期、注射速度、同时期输入的液体、手或导管对注射冷盐水的加温、心内分流、三尖瓣反流和心律失常等。

2. 连续心排血量测定法　连续心排血量（CCO）的原理是通过位于 PAC 末梢 4 cm 处的热敏电阻和位于 PAC 末梢 15～25 cm 处的热敏导阻丝，提供一个独特的输入和输出信号。监测系统通过运算和解读信号描绘出热稀释曲线，自动取平均值，并将数据传至监测仪显示 CO 值。CCO 与间断注射冷盐水热稀释法相比有以下优点：① 不需注射冷盐水，可避免注射冷盐水的缺点，如注射量不准确、温度不准确和注射速度不均匀。② 避免了监测值受呼吸周期的影响。③ 避免了反复注射盐水可能带来感染的危险。④ 操作技术依赖性低。⑤ 测得的数据更精确可靠。

3. 经气管多普勒超声　经气管多普勒超声(TTD)监测心排血量,为麻醉手术期间无创、连续地监测心排血量提供了一种新的途径,可连续显示心排血量变化和外周血管阻力等其他血流动力学指标。由于影响其准确性的因素较多,TTD 的临床应用价值尚有待进一步验证。

(五) 超声心动图(TTE/TEE)

经食管超声心动图(TEE)是目前唯一兼具功能监测和组织形态学监测的技术,TEE被引入临床麻醉后除了使麻醉医师能有效且准确地监测心脏功能、心室容量外,更重要的是将对疾病和手术效果的部分诊断工作交付于麻醉医生,从而使麻醉学有了新的内涵。TEE 在心血管手术中已获得广泛的应用,并将逐渐发展成为标准监测项目而常规应用。

在心血管手术中,TEE 主要用于监测和诊断。通过 TEE 可获得大量的血流动力学参数,并提供有关心肌收缩速率、压力阶差以及瓣膜面积等信息。通过 TEE 监测前向血流,如每搏量、心排血量等,是临床上重要的监测心功能的技术,在未放置肺动脉导管的患者尤其有意义。

TEE 的诊断功能主要有:① 诊断心肌缺血:近年来的研究表明 TEE 诊断心肌缺血比 ECG 更为敏感和准确。在 TEE 监测下,室壁运动可分为:正常(normal)、运动减弱(hypokinetic)、不运动(akinetic)和反常运动(dyskinetic)。在心肌缺血时,上述三种异常室壁运动一般表现为节段性室壁运动异常(segmental wall motion abnormalities, SWMA)。② 用于感染性心内膜炎:图像清楚,更易发现小的赘生物,对防止手术操作中出现重要器官栓塞极为重要。③ 检查血流栓子:TTE 因受肥胖和慢性阻塞性肺部疾病(COPD)等限制,对心房和心耳内的栓子远不如使用 TEE 看得清楚。气栓的监测,特别是在左向右分流的患者十分重要。TEE 还可用于指导术中去气泡措施。④ 诊断瓣膜功能:诊断房室瓣反流时图像清楚且不受人工瓣膜的影响。除对瓣膜关闭不全可行定性和半定量诊断外,TEE 还用于诊断瓣膜上的赘生物、换瓣术后的瓣周瘘和瓣周脓肿。⑤ 诊断主动脉病变:通过 TEE 可以看到主动脉根部,部分升主动脉和全部胸降主动脉,能准确诊断主动脉内膜剥脱、破裂和主动脉中断。⑥ 诊断先天性心脏病:由于 TEE 能更清楚地显示心房的结构,所以在诊断房间隔缺损、三房心和房间隔缺损修补术后的残余分流有较高的价值。⑦ 诊断心脏肿物:TEE 能诊断心脏各腔的肿物,其中对心房肿物的诊断准确度更高。⑧ 观测左上腔静脉。除上述已被证实的用途外,TEE 还可在心血管手术中用于诊断胸腔积液、肺不张,确定 IABP 气囊的位置、心室辅助装置插管的位置和引流量的大小,股静脉插管行 CPB 时插管头的位置,以及肥厚性梗阻性心肌病术中帮助外科医师确定应该被切除心肌的部位和厚度。

(六) 混合静脉血氧饱和度

全身的静脉血液首先回流到右心并在肺动脉内充分混合,然后通过肺毛细血管氧合,再输送到全身组织。因此,可通过肺动脉导管采取肺动脉血测定混合静脉血氧饱和度($SmvO_2$)。$SmvO_2$ 是反映全身氧供/需平衡的重要参数,不仅能反映呼吸功能、氧合状态,还能反映循环功能和组织氧代谢的变化。正常情况下,循环中约 25% 的氧被组织细胞所利用，因此健康人的 $SmvO_2$ 为 $60\%\sim75\%$，相对应的 $PmvO_2$ 为 $35\sim40$ mmHg。目前认为 $SmvO_2$ 是反映组织氧利用能力的一个最佳、最简易的综合指标。

$SmvO_2$ 可反映氧运输和氧利用之间的平衡。$SmvO_2$ 异常，提示组织氧合存在问题，静息状态下，正常人的氧摄取率约为 25%，最高可达 75%，对于危重患者氧摄取率接近 50% 时是非常危险的。如果 $SmvO_2$ 在正常范围内，则可认为组织的灌注和氧合正常；如果 $SmvO_2$ 下降到 60% 以下，表明组织的氧摄取增加，可能存在氧供不足或氧耗增加，提示全身组织氧合受到威胁；如果 $SmvO_2$ 低于 50%，提示组织的氧供明显受限，威胁是紧迫的。当 $SmvO_2$ 低于 40% 时机体的代偿已经到达临界线。因此将 $SmvO_2$ 低于 60%、50% 和 40% 定义为中度、重度与危险程度组织缺氧。急性心肌梗死所致心源性休克并经治疗存活的患者中，没有 1 例 $SmvO_2$ 低于 40%。此外，$SmvO_2$ 在 $3\sim5$ 分钟内变化幅度在 $(\pm)5\%\sim10\%$ 也强烈提示组织氧合存在问题。如果 $SmvO_2$ 高于 80%，同样提示不充分的氧利用，可能氧供增加或氧耗减少，其主要原因包括：① 吸入氧浓度过高或 Hb 过高。② 低温、镇静、麻醉、肌肉松弛等情况引起氧耗降低。③ 动静脉分流增加（如感染性休克等），分流血未经过组织对氧的摄取即回到右心，结果 $SmvO_2$ 高于正常。④ 细胞利用氧的能力受损（如氧利用障碍）引起 VO_2 减少，亦可导致 $SmvO_2$ 高于正常。

$SmvO_2=SaO_2-VO_2/[1.38\times10\times Hb\times CI]$。由式中可见，$SmvO_2$ 与 SaO_2、CI、Hb 等诸多因素密切相关，并与 VO_2 呈负相关，当 CO、SaO_2 和 Hb 降低或 VO_2 增加时，都可使 $SmvO_2$ 降低。如果无微循环障碍、细胞摄氧障碍，SaO_2、VO_2 与 Hb 保持稳定，那么 $SmvO_2$ 的变化将反映 CO 的改变，此时 $SmvO_2$ 的意义较单一 CO 监测更为简单和重要。麻醉状态下，SaO_2 和 VO_2 变化很小，$SmvO_2$ 与 CO 有良好的相关性。在重症患者中，VO_2 增加和血红蛋白减少是对机体氧供需平衡的主要威胁。此时机体首先以增加 CO 来维持氧供需平衡，主要是通过增加心率和心肌收缩力来代偿，健康人的 CO 可提高 3 倍。其次是增加组织对氧的摄取率来代偿，此时 DO_2 降低而组织耗氧能力未受损，即 VO_2 不变，通过增加 O_2ER 以避免无氧代谢的发生，结果导致 $SmvO_2$ 的降低。如果心脏储备功能降低，则只能通过增加氧摄取率来代偿。如果无氧代谢增加，pH 降低可使氧离解曲线右移，氧和血红蛋白的亲和力下降，可促进氧在组织中的释放。CO 减少和 Hb 降低是 $SmvO_2$ 下降的重要原因。低血容量和左心室功能衰竭是 CO 降低的常见原因。大量失血、严重贫血或血红蛋白异常可影响患者携氧能力。此外，肺功能不全可使 SaO_2 下降，直接影响到氧供。代谢率增加的患者 VO_2 也相应增加，同样可导致 $SmvO_2$ 降低。$SmvO_2$ 增高常见于脓毒症、全身性炎症反应综合征（SIRS）、周围血管硬化症和解剖性动静脉分流等情况下（表 7 - 4）。

表 7 - 4 $SmvO_2$ 异常的常见原因

$SmvO_2$（%）	原　因	示　例
	DO_2 增加	FiO_2 增加
$80\sim90$	VO_2 减少	低温，麻醉，肌肉松弛药
	CO 增加	感染性休克

（续表）

$SmvO_2$（%）	原　因	示　例
60～80	DO_2 正常 VO_2 正常 CO 充足	组织灌注好
30～60	DO_2 减少 VO_2 增加 CO 减少	贫血，气道梗阻 高热，寒战，疼痛，抽搐 血液动力学不稳定（低血容量、休克、心律失常）

Schidt 认为，$SmvO_2$ 可以预估心脏储备功能：$SmvO_2$＞65%，心功能好转；$SmvO_2$ 介于 50%～60%，心功能受限；$SmvO_2$ 介于 35%～50%，心功能不足；$SmvO_2$＜35%，则组织氧合障碍；$SmvO_2$＜30% 提示预后不良。因此，$SmvO_2$ 作为心脏术后的一种动态观察指标，是敏感和准确可靠的，它反映血容量及心排血量变化较其他血气及血流动力学指标有一定优越性。整合 $SmvO_2$ 和血液动力学指标行综合分析，更有助于解释和处理血液动力学紊乱。提高 $SmvO_2$ 可通过两个途径：① 提高 SaO_2 与 CO，SaO_2 和 PaO_2 在相当大范围呈正相关，可通过提高吸氧浓度（FiO_2）、改善呼吸模式与通气/血流、减少 Qs/Qt、加强气道管理等提高 PaO_2；增加 CO 则可借助增加心脏前负荷、降低后负荷和增强心肌收缩力来实现。② 尽量减少患者不必要的氧消耗，如安静、制动、止痛、降温、控制感染和缩短操作时间，而 $SmvO_2$ 正是检验这些治疗措施结果的良好标志。

综上所述，监测 $SmvO_2$ 的临床意义在于：① 动态反映组织灌注与氧的供需平衡。② 判断预后。③ 提示心脏储备功能。④ 评价药物疗效。⑤ 有利于早期发现严重病情，如心搏骤停、心肌梗死、严重心律失常和低血压。

通常认为围手术期 $SmvO_2$ 应维持在 65% 以上。但需要引起注意的是，$SmvO_2$ 与 DO_2、VO_2、VO_2 debt、pHi、血乳酸水平等监测指标并不完全匹配，在监测组织氧代谢异常方面须联合分析 $SmvO_2$、$CmvO_2$ 和 DO_2 与 VO_2 的关系才更有意义（表 7-5）。

表 7-5　$SmvO_2$ 在氧供/需平衡分析中的意义

$SmvO_2$（%）	$CmvO_2$（mL/100 mL）	DO_2 与 VO_2 的关系
75	15	$DO_2 \geqslant VO_2$，组织摄取氧正常
60～70	12～15	VO_2 增加或 DO_2 减少
50～60	10～12	VO_2 明显过多或 DO_2 明显不足，氧储备处于边缘
30～50	6～10	VO_2＞DO_2，组织严重缺氧
25～30	5～6	出现乳酸酸中毒
＜25		面临死亡

即使 $SmvO_2$ 在正常范围，仍有氧供需失衡，组织缺氧存在的可能。① $SmvO_2$＞90% 的情况下，是否存在组织氧代谢异常，还应计算 DO_2、VO_2、VO_2 debt，或监测血乳酸、pHi

等指标后方能做出判断。若机体处于非疾病状态下，且 DO_2 充分，VO_2 正常，无 VO_2 debt，pHi 正常，表明组织氧代谢正常。若机体处于病理状态下，如二尖瓣反流、败血症、肝移植患者、细胞中毒、低温及血管活性药物使用过量等，并不代表 VO_2 正常，有可能存在分流、O_2ER 降低、VO_2 debt、pHi 异常等情况，表明组织氧代谢异常。② $SmvO_2$ 正常或低于 60％的情况下，若机体处于生理状态下，可表现为两种形式。一种形式是 DO_2、VO_2 正常，无 VO_2 debt，$SmvO_2$ 正常。另一种情况是 DO_2 增加，O_2ER 代偿性增加，使 VO_2 明显增加，导致 $SmvO_2$ 明显下降。此种情况可见于剧烈运动时，VO_2 可增加 9 倍，$SmvO_2$ 可降至 31％。若机体处于疾病状态下，亦可表现为两种形式。一种是 DO_2 明显降低，O_2ER 代偿性显著增加，VO_2 表现为增加或降低，导致 $SmvO_2$ 明显降低。此种情况可见于缺氧、失血性休克等病理状态下。缺氧状态下，如果 CO 和 Hb 正常，即使 $SmvO_2$ 降低至 39％，也可保持 VO_2 正常。另一种情况是 DO_2 增加，O_2ER 代偿性增加，使 VO_2 明显增加，导致 $SmvO_2$ 明显下降。多见于高热。

（七）容量动态反应性指标

每搏量变异度（SVV）可用来预测液体治疗的反应性，一般认为 SVV＞13％，说明血容量不足，故常把液体复苏的目标值定为 SVV＜13％。脉搏灌注变异指数（PVI）在使用时只需一个血氧夹连接，便能在无创的基础上准确预测液体的容量反应。围手术期在应用 PVI 指导输液时，若 PVI＞14％说明存在血容量不足，应给予补充。影响 PVI 准确性的因素与 SVV 相似，主要受胸膜腔内压变化影响较大。有研究认为，当潮气量＞8 mL/kg，测量较为准确。且人工气腹会使 PVI 的测定值偏高。当呼气末正压通气＞15 mmHg 时，PVI 的准确性有较大差异。

三、液体管理特点

对于实施腹腔镜手术的合并心脏疾病患者，应该特别注意术中血流动力学变化及循环系统耐受能力，综合分析心率、动脉压、CVP 或 PCWP 和尿量等监测指标的意义，结合全身情况正确选择液体、充分进行术前的液体准备、准确判断血容量、严格把控液体补给方案。有关液体选择参见本章第二节相关内容。

（一）术前液体准备

围手术期液体管理的目标是使患者在到达手术室时，能够维持正常的水合状态以及血容量，同时避免水和盐的过度摄入。大多数患者在围手术期经历了围手术期低血容量，而其中传统的术前 8 小时禁食，是导致围手术期低血容量的主要原因。术前血容量不足，如心排血量、平均动脉压过低的患者，其术中血流动力学波动会更为剧烈，易造成血管收缩和组织灌注不足，进而导致器官和外周组织的氧输送减少，导致器官功能障碍。维持术前正常的血容量，可以减少术中对于输液的依赖性，减少围手术期蛋白质代谢，有助于维持充足的心排血量和组织灌注/氧合作用，同时可以缓解气腹带来的血流动力学波动。在择期的手术中，应避免长时间禁食（如常规 8 小时的禁食），同时鼓励患者在手术前约 2 小时摄取清澈的碳水化合物饮料，术前肠道准备应该严格限制在一些经过仔细选择的患者，而且在术前应给予这些患者 1～2 L 的平衡晶体并补充 K^+，避免机械肠道准备，同时进行严格的围手术期体温控制。急诊手术患者有更大的可能存在急性的体液分布紊乱，因此我们需要在各种严格的监测指标的指导下进行液体复苏。上消化道丢失的量应该量化并用等渗盐水补充，下消化道丢失的量（瘘管、肠梗阻或梗阻）使用平衡盐晶体补充。应适当补充 K^+。同时，无论是择期手术还是急诊手术，术前均需要对患者的心脏情况进行准确的评估，可采用超声心动图，如果左心室射血分数<30%，应考虑术中如何更好地监护，以及是否改成剖宫产术或无气腹腔镜等。

（二）液体的选择

关于液体种类的选择临床上一直存在争议，合并心脏疾病患者的液体选择更加困难，主要是出于扩容效果和对凝血功能影响两方面的考虑。晶体液和胶体液都可以用于血浆扩容，通常认为晶体是用于补充蒸发丢失量，维持液体需求量和扩张整个细胞外液量最合理的选择，晶体液对凝血功能影响较小，且研究发现使用晶体液扩容，早期凝血功能表现为促凝状态。但是在使用晶体液时，必须严格控制输液量，并根据各监测指标确定输液速率。有证据显示，术中输注大量生理盐水会造成术后高氯性酸中毒并以增加自主通气来进行呼吸代偿，同时也会影响肾功能，生理盐水导致过多氯化钠及水负荷的代谢时间要较平衡晶体液慢。有研究显示在 200 例心脏病手术患者的双盲试验中，生理盐水组相比于乳酸林格液组术后尿量、血浆、肌酐清除率均有明显下降，其中 6 例需要进行透析治疗。所以建议伴有肾功能危险因素的心脏病患者忌用生理盐水。

麻醉所致的有效循环血容量减少和术中失血量可选用晶体液或胶体液，但若要达到相同的临床容量效应，所需晶体比胶体多 40%～50%，且胶体在血管内存留时间较晶体液更长，即扩容效果持续更久。除此之外，晶体液能够透过毛细血管膜，造成更多的血管外容量扩张，有发生组织水肿的潜在可能性。与胶体相比，晶体导致胃肠道黏膜水肿的潜在可能性增加，可能会延后术后胃肠道功能的恢复和导致细菌移位。在腹腔镜手术中，最常用的胶体液包括羟乙基淀粉和明胶。羟乙基淀粉和明胶均为人工合成的胶体，但是明胶相比于羟乙基淀粉酶来说，易引起过敏，但是每天的用量无上限。羟乙基淀粉扩容效果略优于明胶，但是推荐每日用量不超过 33 mL/kg，同时，其对肾功能也会造成一定的损害，故不推荐对肾功能损伤患者使用羟乙基淀粉治疗。两者大量应用后都会对凝血功能产生影响。

（三）液体的输注

液体量计算可以通过两种方式得出：按患者的体重、手术阶段和丢失的成分来预估需要的剂量，或通过直接测量个体化的生理学变量，然后针对生理学变量输注足够的液体来达到治疗目标，即是"目标导向液体治疗"。

正确计算术中输血量和出入液体量，补充损失量（包括术前禁食和禁饮的量、正常需要量，以及麻醉所致的血管扩张和有效循环血量减少量）。通常情况下，我们根据患者的体重（kg）及空腹时间，依靠"4 - 2 - 1"法则来进行液体量的计算，但对合并心脏病患者术前的损失量估计十分困难。而且心脏病患者对于液体负荷十分敏感，如心力衰竭患者，如果液体量过少可能会造成低血压，如果输液过多或过快，可能会加重心脏负荷导致心力衰竭发作及肺水肿。因此，我们需要更加严密和精准地监护设备和指标，来判断患者在围手术期的心脏功能情况，以及容量负荷情况，制订个体化的输液方案。

输注液体量也常基于对液体在各间室移动的知识来确定，如因为考虑到晶体会移入血管外间室，晶体液通常是按 3：1 这个比例来补充丢失的血量。然而这些以生理学为基础的管理方式近来受到很多质疑。从病理、生理学角度而言，保证机体内的足够氧供以进一步避免氧债为围手术期治疗的最终目标，术中合理应用目标导向治疗的各项指标，控制各指标在合理范围内，如将 PPV、SVV<10% 或 FTc>0.35 秒、$SmvO_2$>70% 或乳酸<1.7 mmol/L 等作为观察指标，能有效减少围手术期血流动力学波动，降低围手术期并发症发生率，达到液体治疗目标。术中的补液速度应根据患者的心率、血压、中心静脉压、体温、尿速和出血速度等综合指标判断后进行调整。如果综合分析 HR、BP、CVP、PCWP、尿量和全身情况有矛盾或困难时，可于 10 分钟内输注 200 mL 胶体后观察各项监测指标的变化，若 SVV>10%，则提示其前负荷位于心室功能曲线的上升阶段，并且增加前负荷会促使 SV 增加。反之，若人体 SVV<10%，则提示前负荷位于 Frank Starling 曲线的平台阶段，并且增加前负荷并不会促使 SV 明显增加，同时可造成容量过负荷如组织水肿等危害。虽然似乎有可能存在一个最佳的液体量使灌注最大化并且能避免血容量过多（容量与发病率标绘为 U 形曲线），但这个曲线的位置依患者对不同容量的反应会很不同。这是液体治疗个体化的理由，即测量客观变量并针对它进行液体治疗。自目标导向液体治疗理念被提出以来，大多数研究结果表明该理念指导下的液体治疗方法能够更加合理、个体化地指导补液，减少术后并发症的发生。

（四）气腹对液体输注的影响

对于腹腔镜手术来说，气腹是一个重要的环节。目前腹腔镜手术普遍使用 CO_2 气腹，气腹后腹内压增高和 CO_2 吸收后的作用可引起一系列的应激反应，表现为交感神经兴奋，血内儿茶酚胺浓度增加，同时气腹显著增加心脏后负荷，使左心室室壁张力和心肌耗氧量增加，以上因素均能够诱发心肌缺血甚至心肌梗死或心力衰竭，此时一旦发生心力衰竭，过程是不可逆转的，将导致心排血量进一步减少，造成严重低血压和心源性休克。但是，可以通过控制术前血管内容量状态，应用适当的心力衰竭药物和限制腹内压 <15 mmHg 来预防心力衰竭的发作，同时必须使用血管扩张剂来治疗围手术期高血压，以缓解气腹期间的左心室工作负荷。同时，在术中应加强对呼吸的管理，气道压与呼吸末二氧化碳分压的监测显得尤为重要。我们力求在气腹过程中将血流动力学调整到最佳状态，气腹时，要缓慢充气，采取合适的体位，采用较低的腹内压力。当气腹造成血压波动明显时，可以用尼卡地平、硝酸甘油等来纠正异常变化。

综上所述，对于并存心脏疾病的患者在实施腹腔镜手术时，我们应在围手术期给予更加密切的关注。根据患者的病情及手术方案制订合适的麻醉方案和监测指标。麻醉前记录患者各项生命体征作为基础值，如患者的基础血压、心率、脉搏血氧饱和度、CVP、SV、

SVV 及术前 pH 等,如果患者在术前即伴有脱水或电解质紊乱,应在麻醉前予以纠正。术前基础值可作为术中和术后液体治疗的参考。术中应结合各指标值及其变化,判断患者液体状态及心功能状态,随时进行必要的液体治疗方案的调整。尤其是老年冠心病患者在进行消化道手术时,更应引起关注。同时,掌握正确的输液方法,心脏病患者应该拥有中心静脉途径,严格控制输液速率,必要时可进行泵控。如果出现急性失血或脱水,应适当加快输液速率,维持血流动力学稳定,必要时可输注血液制品。心脏病患者在围手术期易发生心力衰竭、心律失常、急性肾衰竭等并发症,因此围手术期应合理应用各类药物和治疗措施,积极治疗和控制原发病,维持患者血流动力学及心功能的稳定,同时复合合理的液体治疗,最大限度地避免并发症的发生,帮助患者平稳渡过围手术期,并取得满意的治疗效果。

第四节　泌尿外科手术的液体管理特点

ERAS 的核心是减少应激和炎症、减少并发症、促进加速康复,因此对根治性膀胱切除术(radical cystectomy, RC)和前列腺切除术等手术时间长、外科切除范围广、出血多、术后并发症多的泌尿外科手术格外有意义。现今包括 RC 的多数泌尿外科手术都可在腔镜手术下完成,腔镜手术属微创手术,是 ERAS 的关键环节。同时,已有研究表明不适当的液体治疗可能引起 RC 术后肠梗阻、伤口感染、PONV,因此围手术期的液体管理也是 ERAS 的重要一环。而机体每日摄入液体的 60% 都是通过肾脏排出体外,由于泌尿系统肿瘤、感染、结石等又常引起肾功能不全,当 GFR<15 mL/(min·1.73 m^2)时,称为终末期肾病(end-stage renal disease,ESRD),须接受肾脏替代治疗,此类患者围手术期容量状态及容量反应异常,可能出现水钠潴留致容量负荷过重,又可能因长期限液、肾性贫血、肾衰竭激活血管紧张素系统导致血管持续收缩,使有效循环血量不足。所以 ESRD 患者液体管理的安全窗极窄,术中容量负荷过重会导致高血压、肺水肿甚至充血性心力衰竭;而低血容量会引起低血压、心肌缺血、脑梗死等,增加围手术期死亡风险。因此,在围手术期制订合理的补液方案显得尤为重要。

一、肾功能正常时体液平衡的调节

(一) 机体对急性循环容量减少的调节

围手术期机体水电解质平衡依赖于心血管和肾脏的神经内分泌机制进行调节,60% 摄入的水通过尿液排出。循环容量的急骤变化会在数分钟至数小时内激活补偿调节机制。出血较快时,稳态调节机制通过静脉收缩、动员静脉贮血、启动组织间液转移至血浆、减少泌尿而减少有效血容量的变化;通过增快心率、增强心肌收缩力、血管收缩来维持心排血量和动脉血压。此调节最初是通过增加交感活性,还涉及低压(右心房和大静脉的牵张感受器)和高压感受器(颈动脉体和主动脉弓压力感受器)。肾血管收缩引起滤过液减少,并激活肾素-血管肾张素-醛固酮(RAA)轴。近曲小管细胞释放肾素将血管紧张素原降解为血管紧张素 I,并迅速转化为血管紧张素 II,引起交感激活、血管收缩、肾上腺皮质释放醛固酮、下丘脑释放抗利尿激素(ADH)。最终的效果是肾脏减少了盐水的滤出、外周血管张力增加、心排血量增加。如果没有继续的容量损失,12～72 小时血浆容量可恢复正常,4～8 周后肝脏合成血浆蛋白增加,促红细胞生成素使红细胞数量恢复正常。

（二）机体对急性容量过负荷的调节

快速静脉输注过量液体给容量正常的成年人,首先是引起静脉和动脉血压的升高、心排血量的增加。随后,数个机制迅速启动以纠正上述心血管系统的变化,这些机制包括:压力感受器介导的血管舒张、静脉贮血池的开放、全身血管张力的降低。在组织水平,当灌注压升高时,自动调节机制使小动脉收缩以维持血流的稳定。有一部分输入的液体可通过毛细血管渗出,如果输入液体使胶体渗透压下降,渗出就更明显。低压感受器受到刺激引起垂体 ADH 分泌减少,从而泌尿增加,心房牵张引起心房钠尿肽(ANP)释放,促进钠排出。此外,ADH 非依赖的机制包括由血浆胶体渗透压的细微变化引起的球管不平衡,会快速增加 GFR,并抑制近端小管水钠重吸收从而增加尿量。最后,动脉血压的升高会促进过多的水钠的排出(压力性利钠利尿),这种压力-容量控制机制是维持正常血容量的关键长期机制之一。然而,急性高容量输注时,心血管反射恢复动脉血压比较缓慢,要排出 20 mL/kg 剂量的等张盐水可能需要数天的时间。排出体内过多的钠水主要更多地依赖于这些被动的过程以及 RAA 轴的抑制,而不太依赖于 ANP 活性。显然,机体对容量过负荷的调节效率是很低的,但对容量不足和钠缺乏的调节却要快速有效得多,这反映了适应环境钠缺乏和水源不确定的一种生理进化;而现代饮食却是以钠摄入过多为特征,围手术期也应更多关注液体过度输注引起的并发症,这也是 ERAS 的关键环节之一。

二、ESRD 时液体管理的特殊问题

（一）透析治疗

多数 ESRD 患者无法自行排出水、钠、钾和氮质代谢产物,必须每周行 2～3 次透析治疗,为策安全,此类患者在术前 48 小时内应进行透析治疗,以排出过多的水钠以避免术中充血性心力衰竭;确保血钾水平正常,以免术中发生心律失常甚至循环衰竭,高血钾时常易发生室性心动过速,低血钾时常可发生不明原因的低血压,且对血管活性药和强心药的反应性极差;氮质血症可能影响麻醉苏醒期意识的判断。对急诊患者、清洁灌肠患者,麻醉前可先行血气和电解质分析,以特别排除严重血钾异常。

（二）围手术期尿量

传统认为术中排尿量与血容量相关,少尿可能预测术后肾功能受损。研究发现,术中少尿[0.5 mL/(kg·h)]与术后急性肾衰竭并无直接的联系,手术应激时,神经激素分泌的

调节可能会使尿量减少。所以术中不能因尿量偏少而大量补液,因为术后液体正平衡可增加急性肾衰竭和胃肠功能紊乱发生的风险。

三、术前容量水平的评估

ERAS 方案要求患者进入手术室时处于适当血容量状态,如此可缓解麻醉诱导所致的血流动力学变化所带来的影响。术前评估患者的容量状态,主要判断患者是否处于干体重状态即等容量水平。常规方法如体格检查和临床表现(身体状况、血压、心率、体重、有无水肿等)并不敏感。术前容量评估包括 3 个方面:① 总体水容积(total body water,TBW)或细胞外液量(extracelluar volume,ECV)。② 有效循环血量。③ 心脏的容量反应性。

血浆 B 型利钠肽(brain natriuretic peptide,BNP),而不是 ANP,可作为反映透析患者容量的生物标志物,并与术后病死率密切相关。生物电阻抗技术(bioelectrical impedance analysis,BIA)无创、操作简单、重复性较好,主要通过分析生物组织的阻抗特性及容抗特性,评估容量状态及机体组成,主要反映 TBW,广泛应用于 ESRD 患者中。有研究对 156 例血液透析患者随访 1 年发现,以 BIA 指导液体管理,与常规治疗相比,容量状态控制更好,低血压事件及降压药使用比例均显著降低,心脏左心室质量指数明显减低,血浆白蛋白和血红蛋白水平较高。对传统认为已达干体重的患者行 BIA 容量评估,发现 25% 的高血压患者存在容量超负荷,而在血压正常甚至低血压患者中,亦有相当比例患者存在容量超负荷;而以 BIA 指导透析患者的容量管理,在改善血压、降低左心室质量指数、改善患者长期存活率方面,优于传统方法。

通过床旁超声测量下腔静脉直径大小或直径随呼吸变化的变异度,可提示容量是否欠缺。测量 ICU 接受机械通气患者下腔静脉变异度(ΔIVC,$\Delta IVC = (D_{max} - D_{min})/D_{max}$)发现,在脓毒症休克患者中,$\Delta IVC$ 是预测容量反应性的可靠指标。为自主呼吸的 ICU 患者测量 ΔIVC,发现急性循环衰竭患者,$\Delta IVC > 40\%$ 提示有容量反应性,但 $\Delta IVC < 40\%$ 并不能确定没有容量反应性。ΔIVC 床旁超声评估容量水平可能会有助于减少门诊患者透析时不良事件并预防远期心血管并发症。因此,测量透析患者下腔静脉直径和呼吸变异度来评估容量水平不失为一个好的方法。然而该方法的准确性受操作者主观性及肾衰竭患者复杂合并症等影响。测量 160 例长期透析患者的下腔静脉指数 [VCDi,VCDi=下腔静脉直径最大值(IVC_{max})/体表面积(BSA)]与生物电阻抗技术相比较,发现 VCDi 测量法阳性率仅为 18%,敏感度为 67%,假阴性率 45%。到目前为止,针对透析患者超声测量 IVC 或 ΔIVC 来评估容量水平的研究较少,其准确性存在一定争议,有待进一步的研究。

肺部超声检查临床上可用于识别肺水肿的发生,血液透析患者容量超负荷时,肺循环中积聚大量血液导致肺淤血,之后发生肺水肿;此外,ESRD 患者因内环境紊乱,肺组织渗透性可发生改变,加重弥漫性肺损伤。故而肺部超声下,体液超负荷的标志是出现"肺彗星尾样征"或 B 线增加。对透析患者的研究发现透析后 B 线数量下降，而且这种下降与通过胸部 BIA 确定的肺水指数具有相关性，这表明了肺部超声测量血管外肺水可反映体液超负荷的状态。但肺部超声无法探测低血容量状态，而且 B 线特异性差，肺部基础疾病会影响 B 线测量准确性。此外，目前测量 B 线缺乏标准化，该指标的诊断价值需要大样本量的随机对照试验来证明。

目前为止，没有透析患者容量评估的金标准，需要我们利用多种评估方法及患者临床实际状况来尽可能准确地估计患者的容量水平。

四、术中液体治疗

(一) 液体治疗的目标

液体治疗是血流动力学管理最重要的环节，ESRD 患者常在术前禁食 12 小时，并且在术前 24 小时内进行透析达到干体重状态，电解质水平在正常范围。但在所谓干体重状态下，仍有部分患者处于容量欠缺或过负荷状态。围手术期通常对这类患者严格限制液体输注，作为快通道手术的组成部分，最佳的液体治疗的目标是"零平衡"，即保持术前的体重和液体组分不变，这种维持性的液体治疗在成人腹部大手术中需要的液体量为 $1\sim 3 \text{ mL}/(\text{kg}\cdot\text{h})$。如果术中出现低血压，则优先选择血管活性药，甚至适当减浅麻醉，如优选麻黄素、去甲肾上腺素维持血压，而不是适当开放补液。研究表明，在术中液体量为 $1\sim 3 \text{ mL}/(\text{kg}\cdot\text{h})$ 的基础上，超前使用 $6 \text{ μg}/(\text{kg}\cdot\text{h})$ 的去甲肾上腺素持续泵注，可以达到减少并发症、缩短住院时间的效果。但限制性补液不利于维持组织氧供和脏器灌注。另有研究发现，围手术期液体管理中，相比于限制性液体治疗，以维持术前血乳酸值为目标的容量治疗减少了术后并发症的发生率。River 等在 2001 年提出目标导向液体治疗 (goal-directed fluid therapy, GDFT) 概念并运用于危重患者，GDFT 是指根据疾病特征、全身状态、容量水平进行个体化的补液策略，以血流动力学监测指标为指导，旨在维持循环血容量的同时能够保证组织和脏器的灌注和氧合。大量研究表明，GDFT 的关键在于准确的血流动力学监测和目标，包括静态监测指标和动态监测指标。静态监测指标包括中心静脉压 (central venous pressure, CVP)、肺动脉楔压 (pulmonary arterial wedge pressure, PCWP)，但这些指标与容量反应性相关性较差；此外肺动脉导管是有创的操作，并不能改善危重患者预后，因此，肺动脉导管监测血流动力学不推荐应用 ESRD 患者。目前，容量反应性 (fluid responsiveness) 作为 GDFT 的动态指标受到肯定。容量反应性指快速扩容治疗后每搏量 (stroke volume, SV) 或心排血量 (cardiac output, CO) 增加的能力，临床上 SV 或 CO 较补液前增加 $\geqslant 10\% \sim 15\%$ 被认为存在容量反应性。根据 Frank-Starling 机制，补液使心室舒张末容积在一定范围内增加，心肌细胞被拉长，收缩力增强，SV 增加；须注意，只有当左、右心室均处于心功能曲线上升支时，才能通过增加心脏前负荷来增加 SV 或 CO。而基于收缩压变异度 (systolic pressure variation, SPV)、脉压变异度 (pulse pressure variation, PPV)、每搏量变异度 (stroke volume variation, SVV)

的动态指标监测与采用静态指标相比,更能反映容量反应性,能够改善危重患者的临床预后。已证实 FloTrac /Vigileo 监测的 SVV 能够有效预测容量反应性。在肾移植手术中,SVV 可替代 CVP 用于术中容量管理。在一项随机对照试验中研究者发现,SVV 指导补液组围手术期血流动力学更稳定,术后的血乳酸水平降低,术后并发症发生率显著下降。另有观察性研究表明,SVV 在 ESRD 患者中也能够很好地反映容量反应性,采用反映容量反应性更好的动态监测指标 SVV,个体化指导补液可能更有利,有待进一步研究。

研究者在 RC 患者的术中液体管理中使用了经食管多普勒超声,结果发现与常规液体治疗相比,经食管多普勒超声指导下的患者在手术的第一个小时内输入了更多容量的液体,这可能通过避免内脏血管收缩引起腹部脏器低灌注而改善术后胃肠功能,并减少术后肠梗阻、PONV、伤口感染等并发症。为何液体总容量相似,经食管多普勒超声指导下的液体管理组却较常规液体管理组有更好的术后结果呢?笔者认为对组织的灌注来说应把及时的液体管理,而不是术中的总容量,作为液体管理的目标。如此看来,麻醉后由于交感神经抑制造成的液体相对不足,心排血量减少,可能引起内脏血管收缩以维持重要器官的灌注,经食管多普勒超声可较早发现心排血量的减少,从而指导及时的容量管理,可能避免内脏血管的收缩引起内脏灌的减少,最终减少术后并发症。

（二）术中液体种类的选择

研究发现,对于危重患者,术中胶体补液并不能提高其存活率,改善预后。此外,危重患者以大量羟乙基淀粉（hydroxyethyl starch, HES）补液,发生急性肾功能不全风险较高。肾移植手术中,研究者发现供者使用高分子 HES(200/0.6)进行扩容与术后移植肾功能障碍的发生率较高有关。有研究表明,使用低分子 HES 术中补液与高分子 HES 相比,术后移植肾的功能更好。至于晶体液,生理盐水中 Na^+ 和 Cl^- 浓度均高于血浆,特别是输注富含 Cl^- 的液体不仅可致高氯性酸中毒,还可促进肾血管收缩,减少肾脏血流灌注,并致肾小球滤过率降低,具有增加肾损伤的风险;生理盐水中不含钾、钙、镁等电解质,缺乏维持血浆 pH 所需的碳酸氢盐或其前体缓冲剂,大量输注不利于患者内环境的稳定。有研究表明非心脏手术中,生理盐水补液继发的高氯性酸中毒与术后不良预后有关。但在动物脓毒症模型中使用平衡盐溶液补液,肾功能和 24 小时生存率明显优于生理盐水。临床试验中,平衡盐溶液补液能够更好地维持围手术期酸碱和电解质平衡。但目前尚不清楚使用平衡盐溶液是否能改善患者的临床预后。对于 ESRD 患者,迄今没有围手术期最佳的液体治疗方案。胶体对危重患者有诱发急性肾功能不全风险,可能加重其肾功能损伤,因此不推荐 ESRD 患者围手术期选择用胶体补液,晶体液应作为一线液体治疗选择。因为平衡盐溶液能够预防酸中毒进一步加重;但平衡盐里通常含有钾离子,可能导致钾离子滞留,总体获益有待于进一步研究。总之,ESRD 患者围手术期液体治疗的选择应根据其基础的容量状态、电解质水平和血流动力学情况综合考虑,优选合适类型的晶体液。

（三）术中液体输注对术后长期并发症的影响

在一项有 180 名患者的多元回归分析中发现,术中输入较多液体与 RC 术后 30 天、90 天的并发症并没有较强的关联。当然这些患者都是 ERAS 管理路径下的患者,ERAS

整体方案下的各种措施可能减少术中高液体容量引起的副作用。有关 RC 患者的术中液体管理还存在争论，有必要权衡限制性液体管理引起的明显的或潜在的低血压和内脏缺血，以及与液体过量引起的组织间隙和肠管的水肿各自的利弊。

　　术中液体管理作为 ERAS 的重要一环，应该服务于 ERAS 的目标——促进康复，而不是引起相反的作用——伤害。如前所述，确实有证据表明不适当的液体管理可能导致泌尿外科术后与胃肠功能相关的并发症，但是，泌尿外科手术的液体管理的标准模式的建立还需要更多的研究和证据，特别是为了减少不适当的液体治疗引起术后胃肠功能相关的并发症，需要更好地监测术中肠灌注情况。

（聂煌　曹学照　罗放　张铁铮）

参考文献

［1］ Tranchart H, O'Rourke N, Van Dam R, et al. Bleeding control during lapa-roscopic liver resection：a review of literature ［J］. J Hepatobiliary Pancreat Sci, 2015, 22(5)：371 - 378.

［2］ Weingarten T N, Gurrieri C, McCaffrey J M, et al. Acute kidney injury following bariatric surgery ［J］. Obes Surg, 2013, 23(1)：64 - 70.

［3］ Hoshikawa Y, Tsutsumi N, Ohkoshi K, et al. The effect of steep Trendelen-burg positioning on intraocular pressure and visual function during robotic- assisted radical prostatectomy ［J］. Br J Ophthalmol, 2014, 98(3)：305 - 308.

［4］ Kumar G, Vyakarnam P. Postoperative vision loss after colorectal laparo- scopic surgery ［J］. Surg Laparosc Endosc Percutan Tech, 2013, 23(2)：e87 - e88.

［5］ 许广艳, 许力. 术中目标导向液体治疗在加速康复外科中的应用[J]. 协和医学杂志, 2018, 9(6)：76 - 81.

［6］ Myles P S, Bellomo R, Corcoran T, et al. Restrictive versus liberal fluid therapy for major abdominal surgery ［J］. N Engl J Med, 2018, 5：1 - 12.

［7］ Rivers E, Nguyen B, Havstad S, et al. Early goal-directed therapy in the treatment of severe sepsis and septic shock ［J］. N Engl J Med, 2001, 345：1368 - 1377.

［8］ Pearse R M, Harrison D A, MacDonald N, et al. Effect of a perioperative, cardiac output-guided hemodynamic therapy algorithm on outcomes following major gastrointestinal surgery：a randomized clinical trial and systematic review ［J］. JAMA, 2014, 311：2181 - 2189.

［9］ Winters M E, Sherwin R, Vilke G M, et al. Does early goal-directed therapy decrease mortality compared with standard care in patients with septic shock? ［J］. Journal of Emergency Medicine, 2017, 52(3)：379 - 384.

［10］ Peake S L, Anthony D, Michael B, et al. Goal-directed resuscitation for patients with early septic shock ［J］. New England Journal of Medicine, 2014, 371(16)：1496 - 1506.

［11］ Bernd S, Reuter D A. Trial of early, goal-directed resuscitation for septic shock ［J］. New England Journal of Medicine, 2015, 373(6)：577 - 578.

［12］ Gupta R G, Hartigan S M, Kashiouris M G, et al. Early goal-directed resuscitation of patients with septic shock：current evidence and future directions ［J］. Critical Care, 2015, 19(1)：286.

［13］ De Backer D, Vincent J L. Early goal-directed therapy：do we have a definitive answer? ［J］. Intensive Care Medicine, 2016, 42(6)：1048 - 1050.

［14］ Levy M M. Early goal-directed therapy：what do we do now? ［J］. Critical Care, 2014, 18(6)：705.

［15］ Simmons J W, Dobyns J B. Enhanced recovery after surgery：intraoperative fluid management strategies ［J］. Surgical Clinics of North America, 2018, 98(6)：1185 - 1200.

［16］ Atkinson T M, Giraud G D, Togioka B M, et al. Cardiovascular and ventilatory consequences of laparoscopic surgery ［J］. Circulation, 2017, 135(7)：700 - 710.

[17] Leissner K B, Shanahan J L, Bekker P L. Enhanced recovery after surgery in laparoscopic surgery [J]. Journal of Laparoendoscopic & Advanced Surgical Techniques Part A, 2017, 27(9): 883 - 891.

[18] Resalt-Pereira M, Muñoz J L, Miranda E, et al. Goal-directed fluid therapy on laparoscopic colorectal surgery within enhanced recovery after surgery program [J]. Revista Española De Anestesiología Y Reanimación, 2019, 66(5): 259 - 266.

[19] Vukovic N, Dinic L. Enhanced recovery after surgery protocols in major urologic surgery [J]. Front Med (Lausanne), 2018, 5: 93.

[20] 布特格勒其,尹毅青,陈雪娇,等.终末期肾病患者围手术期液体管理研究进展[J].中日友好医院学报,2019,33(2): 105 - 107.

[21] Kanda H, Hirasaki Y, Iida T, et al. Effect of fluid loading on left ventricular volume and stroke volume variability in patients with end-stage renal disease: a pilot study [J]. Ther Clin Risk Manag, 2015, 11: 1619 - 1625.

第八章
腹腔镜手术术后疼痛及 PONV 的防治

第一节 术后疼痛、恶心、呕吐的特点

腹腔镜手术是一类经腹壁戳孔所施行的微创手术。随着加速康复外科(enhanced recovery after surgery, ERAS)理念的推广,腹腔镜手术术后急性疼痛管理的必要性越来越受到重视。有研究表明,在接受外科手术的患者中,高达 80% 的患者出现术后疼痛,其中 75% 或更多的患者处于中、重度疼痛(VAS 评分≥4 分)。未经控制的急性疼痛和慢性疼痛与术后并发症的发生密切相关。最新数据表明,腹腔镜术后慢性疼痛的发生率达 12.6%,直接影响患者术后康复,甚至导致生活质量的下降。

术后恶心和呕吐(postoperative nausea and vomiting, PONV)是全身麻醉和手术后最常见的不良反应。PONV 的病因尚不清楚,但性别、吸烟、晕动病史或 PONV 史和围手术期阿片类药物的使用是其主要的危险因素,麻醉技术和手术类型也与 PONV 有关。研究表明,腹腔镜手术虽可有效减少患者围手术期的手术创伤,但其 PONV 的发生率却远高于开腹手术,其具体机制不明,推测与气腹压迫胃肠黏膜诱导肠缺血和促进血清素释放有关。因此,认识腹腔镜手术术后疼痛、恶心、呕吐的特点,并实施个体化有效镇痛和预防性止吐,是促进腹腔镜手术患者术后康复的重要组成。

一、腹腔镜手术术后疼痛的特点

传统观念认为,腹腔镜手术因其体表损伤小,故患者术后急性疼痛发生率和疼痛强度也较开腹手术低,因此,常常忽视该类患者术后急性疼痛的镇痛需求。近年来一系列临床研究表明,腹腔镜手术患者术后疼痛的发生率和疼痛强度均不亚于开腹手术,且患者常因术后急性疼痛未得到及时有效的控制而衍变为慢性疼痛。研究表明,腹腔镜胆囊切除手术患者术后急性疼痛性质以内脏痛为主,其术后慢性疼痛的发生率高达 3%～56%,且腹

腔镜术后急性疼痛的程度和持续时间可作为患者术后 12 个月内出现慢性疼痛的预测因素。综上,腹腔镜手术术后疼痛有别于开腹手术,其特点主要包括以下几个方面。

(1) 腹腔镜手术后患者的疼痛构成包括:躯体痛、炎性痛和内脏痛。

(2) 疼痛性质多以内脏痛为主,内脏痛的评分往往高于躯体痛,且主要表现为疼痛弥散,定位不准确;发生缓慢且持续时间长;多伴有牵涉性疼痛,常伴有情绪反应,如恶心、呕吐,以及心血管、呼吸活动改变等。

(3) 35%~80% 的腹腔镜手术患者术后主诉膈下及肩部疼痛,且其程度常常超过躯体痛,甚至可达重度疼痛,持续时间长达 48~72 小时,是腹腔镜手术术后患者最主要的不适主诉,主要与术后 CO_2 排除不充分,在膈下积聚刺激膈神经所致。

(4) 强效纯 μ 阿片受体激动剂(如芬太尼家族类药物),对内脏痛和牵涉性疼痛的效果不佳,并导致术后阿片类药物需求增加、阿片类药物相关不良反应,如恶心、呕吐、嗜睡、排气延迟等发生率增加,延迟患者出院,影响术后康复。

二、腹腔镜手术 PONV 的特点

研究表明,PONV 在手术患者中的总体发生率为 10%~30%,在高危人群中的发生率则可高达 60%~80%,是手术患者术后最主要的并发症之一。PONV 多发生于术后 24~48 小时,但也可能持续至术后数天。PONV 虽不是直接导致患者死亡的严重术后并发症,但即使是未经良好控制的中度 PONV,也可导致患者在麻醉后恢复室(post-anesthesia care unit, PACU)内停留时间延长、日间手术患者再入院率增加、患者满意度下降以及医疗成本增加等。与开腹手术相比,腹腔镜手术 PONV 的发生率更高,这可能与腹腔镜手术涵盖更多 PONV 的危险因素有关,如使用人工气腹、使用全身麻醉、使用挥发性麻醉药物和(或)氧化亚氮、手术时间长、术后使用阿片类药物以及手术部位(如胆囊手术、胃肠道手术和妇科手术等)。

第二节　ERAS 管理中镇痛技术的选择

强效类药物是围手术期镇痛的首选药物,但近年来临床实践发现,阿片类药物在缓解疼痛、带来舒适的同时,也可导致患者术后恶心、呕吐、便秘、瘙痒、痛觉过敏甚至成瘾,延缓患者术后康复,对身心健康和社会稳定带来危害。因此,有学者提出"去阿片化麻醉"这一概念,但也存在质疑和反对。麻醉科医师应该认识到,阻碍患者术后康复的罪魁祸首并不是阿片类药物本身,而是许多人习惯的使用方式。既然无法完全实现"去阿片化麻醉",就应规范、合理地应用阿片类药物,在将阿片类药物的功效发挥到最大的同时,最大限度地减少或者避免此类药物的不良反应。ERAS 理念下多模式镇痛的目的正是通过联合应用氯胺酮、可乐定、右美托咪定、利多卡因、硫酸镁或地塞米松等药物及神经阻滞等技术，代替阿片类药物在手术麻醉中的应用，减少患者对阿片类药物的暴露，减少对阿片类药物的成瘾性及依赖性。

ERAS中的镇痛是贯穿围手术期全过程的系列序贯优化措施，遵循以下原则：重视健康宣教、合理评估、尽早治疗、预防性镇痛、多模式镇痛、个体化镇痛等，旨在有效预防、解除或者缓解疼痛、改善功能、减少药物的不良反应、促进术后康复、提高生活质量。本节重点阐述腹腔镜手术ERAS中的镇痛理念、技术与实施。

一、ERAS中镇痛理念

1. 多模式镇痛　术后疼痛的发生是多环节、多机制的，单一手段的镇痛方法无法达到满意的镇痛效果，未经良好控制的术后中、重度急性疼痛严重影响患者术后康复，甚至演变为慢性疼痛，因此，强调采用多模式镇痛。多模式镇痛指通过不同作用机制药物的联合和/或采用不同技术和途径干预痛觉的感知和传导，实现不同机制药物和镇痛方法的相加或协同，以达到完善的镇痛。在ERAS理念的倡导下，围手术期联合NSAID类药物、局部麻醉或区域阻滞以及静脉使用阿片类药物的多模式镇痛，是目前认为最合理的围手术期疼痛管理模式，可提供充分的镇痛（将疼痛控制在轻度及以下，即VAS评分<3分），减少手术操作的伤害性应激。

2. 预防性镇痛　预防性镇痛指在发生痛觉敏化之前给予镇痛措施以阻止中枢和外周敏化，而不限定给药的时机，是"超前镇痛"这一概念的衍化。预防性镇痛已被证实能够有效预防痛觉过敏和提高术后镇痛效果，是围手术期镇痛的重要组成部分。

3. 围手术期目标导向全程镇痛　围手术期全程镇痛是覆盖围手术期的疼痛管理方案，包括：术前预防性镇痛、术中伤害性应激和损伤控制、苏醒前过渡期镇痛、术后镇痛和撤泵后镇痛。目标导向则旨在围手术期镇痛全程中患者在清醒且能主观描述疼痛，使患者VAS评分<3分甚至更低，确保患者基本无痛甚至舒适。

（1）术前预防性镇痛：该部分整体遵循预防性镇痛的理念与原则，主要措施包括：切皮前使用NSAID类药物或COX-2受体抑制剂、静脉注射小剂量氯胺酮、切口局部浸润阻滞、周围或区域神经阻滞等，依照手术部分和患者一般情况，术前可个体化联合给予COX-2抑制剂和（或）普瑞巴林、开腹手术切皮前行腹横肌平面阻滞或硬膜外神经阻滞、腹腔镜手术置入戳卡前行局部浸润麻醉或腹横肌平面阻滞等。

（2）术中伤害性应激控制：随着腹腔镜微创手术的开展，手术产生的伤害性刺激比传统开腹手术小，但临床实践中仍应重视减少有创操作、完善抗应激措施、加强术中保温和维持水盐平衡等，以最大限度降低手术应激对患者生理功能的影响。需要全身麻醉的手术，术中的伤害控制主要依靠强效阿片类药物，如瑞芬太尼、舒芬太尼等，而联合硬膜外阻滞、周围或区域神经阻滞等技术，或者联合使用小剂量氯胺酮、右美托咪啶等辅助药，可以减少强阿片类药物的用药量，并起到同等的应激控制作用。

（3）苏醒前过渡期镇痛：苏醒前过渡期是指手术结束前停止静脉注射镇痛药物到连接术后镇痛泵的一段时间。对于术中使用短效强阿片类药物进行镇痛的手术，过渡期镇痛尤为重要。过渡期的有效镇痛可使患者平稳苏醒，预防苏醒期因剧烈的爆发痛而出现躁动或者其他不良事件。过渡期镇痛的手段包括：切口部位的局部麻醉、硬膜外给药、使用中长效阿片类药物和 NSAID 类药物等。使用过渡期镇痛药物的另一个作用是作为连接镇痛泵前的镇痛负荷量。给予足量的镇痛药物可以迅速达到一定的血药浓度，有利于镇痛泵在术后维持有效的血药浓度。然而，完善的周围神经阻滞或区域神经阻滞，包括预先给负荷剂量的硬膜外神经阻滞可以实现此期镇痛，则无须给予静脉镇痛药物，避免过度使用镇痛药的不良反应。

（4）术后镇痛：应根据手术患者年龄、性别、手术部位、创伤大小、疼痛特性（如炎症性疼痛、内脏痛、爆发痛）等个体化因素，进行个体化原则指导下的多模式镇痛和患者自控镇痛（patient controlled analgesia，PCA）。PCA 根据其给药途径，可以分为硬膜外 PCA（patient controlled epidural analgesia，PCEA）、静脉 PCA（patient controlled intravenous analgesia，PCIA）、周围神经阻滞 PCA（patient controlled neural analgesia，PCNA）、皮下 PCA（patient controlled subcutaneous analgesia，PCSA），其中 PCEA 和 PCIA 最为常用，目前多推荐无背景剂量 PCA，以减少术后阿片类药物的使用。

（5）撤泵后镇痛：PCA 的使用基本上可以控制术后 48～72 小时的急性中、重度疼痛。然而，部分患者术后疼痛可能持续更长时间，尤其撤除镇痛泵之后，这是临床实践中最易被忽视的管理盲区，也是导致患者及其家属对术后镇痛效果满意度不高的重要原因之一。以患者自我感觉疼痛 VAS 评分＜3 分的目标导向下合理、有效、个体化镇痛，然后再减少镇痛药物，做到平缓、舒适过渡。常用的处理方法包括：预先使用透皮贴缓释剂或（和）服用 NASID 类药物，必要时可复合阿片类药物。

二、ERAS 中的镇痛技术

腹腔镜手术预防性多模式镇痛策略覆盖围手术期各时间点，主要技术包括：药物全身镇痛、局部浸润麻醉、区域阻滞、硬膜外阻滞和非药物治疗。

（一）药物全身镇痛

1. 阿片类药物　阿片类药物是控制围手术期疼痛和术后爆发痛的主要药物，临床上根据其镇痛强度不同，可分为强效和弱效阿片类药物，前者包括吗啡、芬太尼家族药物、羟考酮等，主要用于术后急性疼痛的控制，是控制术后爆发性疼痛唯一有效的治疗药物；后者包括可待因等，主要用于轻、中度疼痛镇痛。激动拮抗剂包括纳布啡、布托啡诺、地佐辛等，主要用于术后中度疼痛的治疗，也可作为多模式镇痛的组成部分，用于重度疼痛治疗。

强效阿片类药物镇痛作用强，无器官毒性，无封顶效应，使用时应遵循以能达到最大镇痛和不产生难以耐受的不良反应为原则。腹腔镜手术术后疼痛主要以内脏痛为主，而纯 μ 阿片受体激动剂，如吗啡和芬太尼家族药物对内脏痛的镇痛效果欠佳，大剂量使用仍无法取得满意的镇痛效果且增加副作用,故推荐使用对内脏痛特异的 κ 阿片受体激动剂,如羟考酮和纳布啡。

阿片类药物的主要不良反应包括:恶心、呕吐、呼吸抑制、耐受,以及身体和精神依赖、瘙痒、肌僵直和肌阵挛、镇静和认知功能障碍、缩瞳、体温下降、免疫功能抑制、便秘等。由于阿片类药物的镇痛作用和不良反应均为剂量依赖性和受体依赖性,故提倡多模式镇痛。

2. 对乙酰氨基酚、NSAID 类药物和选择性 COX-2 抑制剂　对乙酰氨基酚是最常用的解热镇痛药,除抑制中枢 COX 作用外,还可抑制下行 5-HT 能通路和抑制中枢一氧化氮(nitric oxide, NO)的合成。单独应用对轻、中度疼痛有效,与阿片类、曲马多或 NSAID 类药物联合应用,可发挥相加或协同镇痛效应。研究表明,术前、术中或术后使用对乙酰氨基酚均有效,口服和经静脉给药 2 小时内均可显著降低疼痛评分,有效镇痛时间可达术后 5 小时。

NSAID 类药物和选择性 COX-2 抑制剂具有解热、镇痛、抗炎作用,主要机制是抑制 COX 和前列腺素的合成,具有封顶效应。对 COX-1 和 COX-2 作用的选择性是其发挥不同药理作用和引起不良反应的主要原因之一。原则上所有 NSAID 类药物均可用于可口服患者术后轻、中度疼痛的镇痛,或术前用作预防性镇痛的主要措施,以及术前、术后作为多模式镇痛的重要组成。NSAID 用于预防性多模式镇痛潜在的不良反应包括出血、消化道溃疡、吻合口瘘、肾功能不全和心血管事件,且术前存在缺血性心脏病或脑血管疾病史的患者应避免使用选择性 COX-2 抑制剂。

3. 氯胺酮　研究表明,氯胺酮可通过阻断 N-甲基-d-天冬氨酸(N-methyl-d-aspartatem, NMDA)受体阻断伤害性刺激和炎症性疼痛的传导。此外,氯胺酮还可与 μ 阿片受体和 δ 阿片受体相互作用发挥镇痛作用。循证医学证据表明,静脉注射小剂量氯胺酮可强化术后镇痛,减少阿片类药物使用量高达 40%,但不推荐术后长期使用。

4. α_2 受体激动剂　此类药物主要包括可乐定和右美托咪定,具有镇静、抗焦虑和辅助镇痛作用。研究表明,可乐定和右美托咪定可显著降低术后 24 小时阿片类药物的需求量,但并不改善疼痛评分。可乐定和右美托咪定在腹部手术和妇科手术术后镇痛中均具有相似效果,但右美托咪定辅助镇痛的效果优于可乐定。

5. 皮质类固醇　此类药物主要包括地塞米松和甲泼尼龙。围手术期激素的合理应用可有效减轻术后疼痛、预防 PONV、抑制炎症反应。充分的证据表明,术前经静脉给予地塞米松可显著降低术后 24~48 小时内的疼痛评分和术后阿片类药物需求量,且地塞米松的辅助镇痛效应呈剂量依赖性。虽然围手术期激素的使用存在胃刺激、延缓伤口愈合、增加感染、葡萄糖稳态受损、加剧水钠潴留等风险,但现有临床研究表明,即使术前使用大剂量甲泼尼龙,也并未出现上述不良事件。

6. 利多卡因　虽然利多卡因多用于局部浸润和区域阻滞,但近年来研究发现,经静脉给予利多卡因具有确切的辅助镇痛效果。循证医学证据表明,静脉注射负荷剂量利多卡因(100 mg 或 1~3 mg/kg)后持续输注[1~5 mg/(kg·h)或 2~4 mg/min],可显著降低术后 24 小时内疼痛评分和阿片类药物需求量。亚组分析还表明，利多卡因的辅助镇痛和阿片类节俭效应在腹腔镜手术和开腹手术患者最为明显。

7. 其他 围手术期使用加巴喷丁和镁剂辅助镇痛的临床证据尚不充分，临床效果存在争议，目前证据暂不支持常规用于腹腔镜手术患者围手术期多模式镇痛。

(二) 局部给予局部麻醉药

局部给予局部麻醉药包括三种方法：切口局部浸润、外周神经阻滞和椎管内给药。可采用单独局部给药或联合 NSAID 类药物、阿片类药物或辅助药物等多模式镇痛，是腹部手术术后有效降低疼痛评分，减少术后阿片类药物需求量最有效的方法之一，是多模式镇痛的重要组成。

1. 切口局部浸润 切口局部浸润简单易行，适用于浅表或小切口手术，如阑尾切除术、疝修补术等，在腹腔镜腹部外科、泌尿外科、妇科手术中也广泛应用。可选择长效局部麻醉药单次注射，如 0.5%～0.75%罗哌卡因（单次最大剂量 3 mg/kg）或 0.5%～0.75%布比卡因（单次最大剂量 1.5 mg/kg）；或将导管埋置于皮下、筋膜上或筋膜下，可达到长时间镇痛的效果，且有效减少术后阿片类药物的需求量。此方法虽已在各科、各类腹部手术中得到应用，但因此法严重依赖外科操作，且有影响伤口愈合，导致感染、水肿和导管移位等并发症，限制了其推广。此外，局部麻醉药中加入 1/20 万肾上腺素、地塞米松、硫酸镁、氯胺酮、阿片类、可乐定、右美托咪定等药物或碱化局部麻醉药不能弥补阻滞不全造成的镇痛不足，但有报道能增强术后镇痛作用。由于增强术后镇痛作用的程度有限，以及加快阻滞的起效时间、延长阻滞作用的程度和配方仍待进一步证明，也可能增加神经毒性相关不良反应，故不推荐作为术后常规的应用方法。

2. 外周神经阻滞 腹部外科手术涉及的外周神经阻滞主要包括腹横肌平面 (transversus abdominis plane，TAP)阻滞、腹直肌鞘阻滞、腰方肌阻滞、髂腹股沟神经阻滞和髂腹下神经阻滞等。

TAP 阻滞常用于腹前部 T_1～L_1 脊神经支配区域的手术。临床证据表明，TAP 阻滞术后镇痛的效果与腹部外科手术后镇痛的金标准硬膜外阻滞相似，且低血压的发生率更低、患者平均住院时间缩短 0.6 天。TAP 阻滞对控制躯体痛有效，对内脏痛效果较差。有时由于注入的局部麻醉药可能因用量、压力等原因扩散到椎旁间隙而阻滞交感神经，表现出对内脏痛的镇痛效果。根据阻滞位置不同，可分为肋缘上 TAP 阻滞（主要覆盖 $T_{7\sim8}$脊神经支配区）、肋缘下 TAP 阻滞（主要覆盖 $T_{9\sim10}$脊神经支配区）、侧边肋缘下 TAP 阻滞（主要覆盖 $T_{11\sim12}$脊神经支配区）、髂腹股沟神经和髂腹下神经阻滞（主要覆盖 T_{12}～L_1 脊神经支配区，用于腹股沟斜疝术后镇痛）、Petit 三角阻滞。TAP 阻滞广泛应用于剖宫产手术和腹腔镜下的各种腹部手术，由于药物注射到的间隙宽且张力小，常需用低浓度和高容量局部麻醉药，如 0.2%罗哌卡因（总量不超过 3 mg/kg）或 0.125%左布比卡因（总量不超过 1.5 mg/kg），若放置导管或连续阻滞，可用持续剂量 5～10 mL/h。不良反应包括神经损伤、神经缺血、局部麻醉药中毒和局部感染。

超声引导下的腹直肌鞘阻滞可用于脐周手术和下腹部正中切口的术后镇痛，但因阻滞不够完全,常需合并全身镇痛药。

腰方肌阻滞有Ⅰ、Ⅱ、Ⅲ型之分:Ⅰ型阻滞将药物注于腰方肌外侧和腹横肌筋膜相连的平面;Ⅱ型阻滞将药物注于腰方肌与背阔肌之间;Ⅲ型阻滞将药物注于腰方肌前缘。腰方肌阻滞主要用于 $T_6 \sim L_1$ 脊柱平面手术。

作为术后镇痛常采用的局部麻醉药为 0.15％～0.25％罗哌卡因或 0.125％～0.2％布比卡因,常用量不超过 20～30 mL,应注意过量使用局部麻醉药可能带来的药物毒性。

3. 椎管内给药　术后椎管内阻滞主要是硬膜外使用低浓度局部麻醉药和高脂溶性阿片类药物,是腹部外科手术术后镇痛的金标准。常用配方是 0.08％～0.125％布比卡因(或 0.125％～0.15％罗哌卡因 6～10 mL、伍用芬太尼 20～30 μg、舒芬太尼 2～3 μg 或吗啡 1～3 mg),禁用瑞芬太尼。

硬膜外术后镇痛的优点包括:起效迅速,镇痛效果好,等于或优于口服或静脉给药;易于控制给药量和阻滞范围;术后应激反应轻,肠蠕动恢复快,深静脉血栓发生率低,又有防止心肌缺血的作用;减少甚至避免了阿片类药物全身给药的呕吐、头晕和呼吸抑制等不良反应,患者满意度高。硬膜外术后镇痛的缺点是:单次注药常不足以维持足够的镇痛时间,可能需放置连续阻滞导管;常有低血压效应,并可能导致输液量过多;术后尿潴留、瘙痒发生率较高;有硬膜外出血、感染、神经损伤的可能;利多卡因和布比卡因还可能诱发暂时性神经功能障碍。

（三）非药物治疗

经皮神经电刺激(transcutaneous electrical nerve stimulation,TENS)、催眠、暗示、音乐、松弛和精神疗法等均可以用于术后镇痛。这些方法通常无害,但因作用方式和强度不一,还不能形成统一模式,但可酌情个体化应用。

三、腹腔镜 ERAS 中镇痛技术的选择

腹部手术 ERAS 术后镇痛方案的选择主要依据手术部分、范围、创伤程度、术后疼痛强度、患者等因素综合评估。下面列举 ERAS 路径开腹手术和腹腔镜手术术后镇痛的具体方案。

（一）开腹中、小型手术

1. 腰疝　① 镇静下(咪达唑仑或丙泊酚)行双侧腰腹直肌鞘阻滞,如:1％利多卡因/0.25％布比卡因(1:1)混合药液(每侧各 20 mL)。② 术中使用 TCI - TIVA 丙泊酚滴定 BIS 镇静深度至 75～85。③ 术毕时酮咯酸 30 mg 静脉注射。④ 术后无须常规镇痛。如有需要,PACU 内使用芬太尼 25～50 μg 挽救镇痛;口服对乙酰氨基酚 650 mg bid。

2. 腹股沟斜疝　① 镇静下(咪达唑仑或丙泊酚)行双侧 TAP 阻滞,如:1％利多卡因/0.25％布比卡因(1:1)混合药液(每侧各 20 mL)。② 术中使用 TCI - TIVA 丙泊酚滴定 BIS 镇静深度至 75～85。③ 术毕时酮咯酸 30 mg 静脉注射。④ 术后无须常规镇痛。如有需要,PACU 内使用芬太尼 25～50 μg 挽救镇痛;口服对乙酰氨基酚 650 mg bid。

3. 痔疮手术　① TCI - TIVA 丙泊酚-瑞芬太尼、小剂量罗库溴铵置入喉罩、机械通

气。② 诱导后使用 1％利多卡因/0.25％布比卡因(1∶1)混合药液 15 mL 行肛门周围局部浸润麻醉。③ 术毕时酮咯酸 30 mg 静脉注射。④ 术后无须常规镇痛。如有需要，PACU 内使用芬太尼 25～50 μg 挽救镇痛；口服对乙酰氨基酚 650 mg bid。

4. 仰卧位藏毛窦修补术　① 蛛网膜下腔阻滞。② 蛛网膜下腔阻滞后至手术开始前使用 1％利多卡因/0.25％布比卡因(1∶1)混合药液行双侧窦周局部浸润麻醉(每侧各 20 mL)。③ 术毕时酮咯酸 30 mg 静脉注射。④ 术后无须常规镇痛。如有需要，PACU 内使用芬太尼 25～50 μg 挽救镇痛；口服对乙酰氨基酚 650 mg bid。

(二) 开腹大型手术(结直肠手术)

(1) 方案一：① 麻醉前行硬膜外置管，以 6～10 mL/h 的速率持续输注 0.065％布比卡因＋2 μg/mL 芬太尼至术后 72 小时。② TCI - TIVA 丙泊酚-瑞芬太尼、罗库溴铵、气管插管、机械通气。③ 术毕时酮咯酸 30 mg 静脉注射。④ 术后口服对乙酰氨基酚 650 mg qid，连续 3 天。

(2) 方案二：① TCI - TIVA 丙泊酚-瑞芬太尼、罗库溴铵、气管插管、机械通气。② 麻醉诱导后行双侧 TAP 阻滞，如：0.5％利多卡因/0.125％布比卡因(1∶1)混合药液(每侧各 20 mL)。③ 术毕时酮咯酸 30 mg 静脉注射。④ 术后口服对乙酰氨基酚 650 mg qid，联合舒芬太尼 PCIA，连续 3 天。

(三) 腹腔镜小型手术

1. 腹股沟、切口疝或脐疝　① TCI - TIVA 丙泊酚-瑞芬太尼、罗库溴铵、气管插管、机械通气。② 麻醉诱导后行双侧 TAP 阻滞，如：0.5％利多卡因/0.125％布比卡因(1∶1)混合药液(每侧各 20 mL)。③ 术毕时酮咯酸 30 mg 静脉注射。④ PACU 内使用芬太尼 25～50 μg 挽救镇痛；口服对乙酰氨基酚 650 mg bid。

2. 腹腔镜下胆囊切除术　① TCI - TIVA 丙泊酚-瑞芬太尼、罗库溴铵、气管插管、机械通气。② 术中足量给予阿片类药物。③ 麻醉诱导后行肋缘下 TAP 阻滞，如：0.5％利多卡因/0.125％布比卡因(1∶1)混合药液 20 mL。④ 术毕时酮咯酸 30 mg 静脉注射。⑤ PACU 内使用芬太尼 25～50 μg 挽救镇痛；口服对乙酰氨基酚 650 mg bid。

(四) 腹腔镜大型手术(结直肠手术)

手术方案　① TCI - TIVA 丙泊酚-瑞芬太尼、罗库溴铵、气管插管、机械通气。② 麻醉诱导后行双侧 TAP 阻滞，如：1％利多卡因/0.25％布比卡因(1∶1)混合药液(每侧各 20 mL)。③ 术毕时酮咯酸 30 mg 静脉注射。④ 术后口服对乙酰氨基酚 650 mg qid，必要时联合舒芬太尼 PCIA，连续 3 天。

第三节　腹腔镜手术 PONV 的预防与治疗

腹腔镜手术 PONV 的预防与治疗原则与开腹手术一致，主要包括术前风险评估、术前风险优化、术中风险分层管理与个体化多联预防。

一、术前风险评估

目前，尚无针对 PONV 的特效手段，药物治疗效果欠佳。因此，PONV 的风险评估和预防尤为重要，是促进患者术后康复系列优化措施中的重要组成。新近研究表明，与≥50 岁的手术患者相比，<50 岁者 PONV 发生率较高（*OR* 1.79, 95% *CI* 1.39~2.30）。手术类型是否与 PONV 相关目前尚存争议，但有循证医学证据表明，与其他普通外科手术相比，胆囊切除术（*OR* 1.90, 95% *CI* 1.36~2.68）、妇科手术（*OR* 1.24, 95% *CI* 1.02~1.52）和腹腔镜手术（*OR* 1.37, 95% *CI* 1.07~1.77）PONV 发生率更高。术中使用阿片类药物不增加 PONV 发生率，且不同阿片类药物之间 PONV 发生率无显著差异。

表 8-1 总结了成年患者 PONV 相关风险。女性是 PONV 最强的特异性预测因子（*OR* 2.57, 95% *CI* 2.32~2.84），其次分别是 PONV 史（*OR* 2.09, 95% *CI* 1.90~2.29）、不吸烟状态（*OR* 1.82, 95% *CI* 1.68~1.98）、晕动症史（*OR* 1.77, 95% *CI* 1.55~2.04）和年龄 [每增加 10 年，风险降低（*OR* 0.88, 95% *CI* 0.84~0.92）]。此外，使用挥发性麻醉药是 PONV 最强的麻醉相关预测因子（*OR* 1.82, 95% *CI* 1.56~2.13），其对 PONV 的作用具有剂量依赖性，在术后 2~6 小时内尤为显著。其次分别是麻醉持续时间 [每增加 1 小时，风险增加（*OR* 1.46, 95% *CI* 1.30~1.63）]、术后使用阿片类药物（*OR* 1.47, 95% *CI* 1.31~1.65）、使用氧化亚氮（*OR* 1.45, 95% *CI* 1.06~1.98）。随着 ERAS 和日间手术的推广和开展，出院后恶心和呕吐（post-discharge nausea and vomiting, PDNV）成为麻醉医师新的关注点。

表 8-1 成人 PONV 的危险因素

临 床 证 据	危 险 因 素
已被证实的危险因素	女性 PONV 史或晕动症史 非吸烟者 年轻人 麻醉技术（全身麻醉风险高于区域阻滞麻醉） 使用挥发性麻醉药和（或）氧化亚氮 术后使用阿片类药物 麻醉持续时间长 特殊手术类型，如胆囊手术、腔镜手术、妇科手术
仍存争议的危险因素	术前 ASA 分级 月经周期 麻醉医师的经验 是否使用肌肉松弛拮抗剂

（续表）

临 床 证 据	危 险 因 素
临床证据不足的因素	BMI 术前焦虑 留置鼻胃管 氧疗 术前禁食 偏头痛

注：ASA，American Society of Anesthesiologists，美国麻醉医师协会；BMI，body mass index，体重指数；PONV，postoperative nausea and vomiting，术后恶心和呕吐。

术前推荐采用简化风险评分评估患者 PONV 的发生风险：

（1）PONV 成人简化风险评分包括：女性、非吸烟者、PONV 史、术后使用阿片类药物。每项风险因素评分 1 分，评分为 0、1、2、3、4 分时，患者发生 PONV 的风险分别为 10%、20%、40%、60%、80%。

（2）PDNV 成人简化风险评分包括：女性、年龄＜50 岁、PONV 史、PACU 内使用阿片类药物、PACU 内发生恶心。每项风险因素评分 1 分，评分为 0、1、2、3、4、5 分时，患者发生 PONV 的风险分别为 10%、20%、30%、50%、60%、80%。

（3）术后呕吐（postoperative vomiting，POV）儿童简化风险评分包括：手术时间≥30 分钟、年龄≥3 岁、行斜视手术、亲属有 POV 或 PONV 史。每项风险因素评分 1 分，评分为 0、1、2、3、4 分时，患者发生 PONV 的风险分别为 10%、10%、30%、50%、70%。

二、术前风险优化

PONV 中高危患者术前进行风险优化，可有效降低 PONV 的发生率。推荐术前风险优化的策略包括：

（1）使用区域阻滞麻醉以避免实施全身麻醉。研究表明，与全身麻醉相比，区域阻滞麻醉有效降低成人和儿童 PONV 发生率达 9 倍。

（2）如需实施全身麻醉，推荐使用丙泊酚诱导和维持，并避免使用挥发性麻醉药和氧化亚氮。研究表明，使用全凭静脉麻醉（total intravenous anesthesia，TIVA）的麻醉方案可有效降低高危患者 PONV 发生率达 25%。此外，避免使用挥发性麻醉药和氧化亚氮均可有效减少术后 2 小时内 PONV 的发生，但两者对术后 2～24 小时发生的 PONV 无显著影响。

（3）减少术后阿片类药物的使用。术后阿片类药物的使用是 PONV 的独立风险因素，推荐围手术期采用预防性多模式镇痛策略，联合区域阻滞、非甾体抗炎药（nonsteroidal anti-inflammatory drugs，NSAID）、选择性环氧化酶 - 2（cyclooxygenase - 2，COX - 2）抑制剂、小剂量氯胺酮或镁剂等减少术后阿片类药物的使用。

（4）相对充足的术中补液，避免容量不足。

三、术中风险分层管理与个体化多联预防

(一) 术中风险分层管理

针对前述PONV简化风险评分，将具有0~1个、2~3个、3个以上危险因素的患者认定为PONV"低危""中危""高危"。表8-2总结了术中风险分层管理的具体策略。

表8-2 PONV风险分层管理策略

	低 危	中 危	高 危
预防策略	药物A+药物B或TIVA	药物A+药物B或TIVA	药物A+药物B+TIVA 视患者具体情况而定
治疗策略	• 药物C • 药物D(药物C治疗无效时)	• 药物C • 药物D(药物C治疗无效时)	• 药物C • 药物D(药物C治疗无效时)

注：预防和治疗举例：药物A：地塞米松4 mg(成人)或0.15 mg/kg(儿童)；药物B：昂丹司琼4 mg(成人)或0.1 mg/kg(儿童)；药物C：氟哌利多1 mg(成人)或10~15 μg/kg(儿童)；药物D：茶苯海明1 mg/kg(成人)或0.5~1 mg/kg(儿童)。如治疗失败，应及时评估并更换止吐药物。TIVA：total intravenous anesthesia，全凭静脉麻醉。

(二) PONV的预防性用药

用于成人PONV预防的药物种类主要包括：

1. 5-羟色胺3(5-hydroxytryptamine，5-HT3)受体拮抗剂　如昂丹司琼、格拉司琼、托烷司琼、帕洛诺司琼等。5-HT3受体拮抗剂是PONV最常用的预防和治疗药物，昂丹司琼是研究止吐药物疗效的金标准，可有效预防术后24小时内的PONV。研究表明，昂丹司琼4 mg与雷莫司琼0.3 mg、格拉司琼1 mg、多拉司琼12.5 mg、托烷司琼2 mg具有等效的止吐效果，且联合地塞米松的止吐效果显著优于单药预防。第二代5-HT3受体拮抗剂帕洛诺司琼0.075 mg总体止吐效果显著优于第一代5-HT3受体拮抗剂格拉司琼1 mg和昂丹司琼4 mg。进一步研究表明，帕洛诺司琼对术后24小时内PONV的预防作用与等效剂量格拉司琼相似，但对术后24~48小时的止吐效果则明显优于格拉司琼和昂丹司琼，主要得益于帕洛诺司琼具有更长药物半衰期(长达40小时)。昂丹司琼、多拉司琼、格拉司琼、托烷司琼于手术结束时使用，预防PONV的效果好，而帕洛诺司琼则建议于麻醉诱导时给药，预防效果好。

值得注意的是，所有第一代5-HT3受体拮抗剂均可延长QTc间期。美国食品药品监督管理局(food and drug administration，FDA)曾就该副作用发表声明，用于化学治疗患者预防恶心或呕吐的昂丹司琼单次剂量不宜超过16 mg，累积使用超过32 mg昂丹司琼预防作用无显著改善。此外，其他不良反应还包括：头痛、肝损害、便秘等。

2. 神经肽1(neurokinin-1，NK-1)受体拮抗剂　如阿瑞吡坦、卡索吡坦、罗纳吡坦等。NK-1受体是预防PONV的治疗新靶点，研究表明，阿瑞吡坦(药物半衰期：40小时)40 mg口服可有效预防PONV，其术后24小时的预防效果与昂丹司琼40 mg相当，术

后 24～48 小时的预防效果则明显优于昂丹司琼,而与地塞米松联合用药的预防效果亦显著优于昂丹司琼和地塞米松的联合预防。卡索吡坦和罗纳吡坦是近年来新研制的 NK-1 受体拮抗剂,临床研究均提示其预防 PONV 的效果显著优于昂丹司琼。

3. 皮质类固醇   如地塞米松和甲波尼龙。大量临床证据表明,麻醉诱导时使用地塞米松 4～5 mg 可有效预防高危患者 PONV 的发生。地塞米松 4 mg 与昂丹司琼 4 mg 和氟哌利多 1.25 mg 具有同等效应,均可独立降低 PONV 风险约 25%。新近的研究表明,麻醉诱导时使用地塞米松 8 mg 或 0.1 mg/kg 不仅可以有效预防 PONV,还可作为多模式镇痛的重要组成,减少术后阿片类药物的需求量,强化术后镇痛,促进术后康复。然而,术前使用地塞米松 8 mg 或 0.1 mg/kg 的合理性仍存争议。有研究担忧该剂量可能增加术后伤口感染风险,并对未经控制的糖尿病患者造成一定影响。

4. 丁酰苯类   如氟哌利多和氟哌啶醇等。丁酰苯类药物因其可延长 QTc 间期,故不常规作为一线预防用药。研究表明,手术结束时给予氟哌利多 0.625～1.25 mg 可有效预防 PONV,循证医学证据表明,成人使用小剂量氟哌利多(<1 mg 或 15 μg/kg)即可有效预防 PONV,且不增加副作用的发生率。

5. 抗组胺药   如茶苯海明和氯苯甲嗪等。茶苯海明也可有效预防 PONV,且与地塞米松和昂丹司琼的效果相当,但其合适剂量与使用时间的临床证据尚不充分。

6. 抗胆碱能药物   如东莨菪碱等。术前 1 天晚上或术前 2 小时使用东莨菪碱透皮贴剂可作为 PONV 的辅助用药,有研究认为,其预防作用与昂丹司琼和氟哌利多相当,但术后口干和视物模糊的发生率较高。

7. 其他   研究表明,丙泊酚预防 PONV 的有效血浆浓度为 343 ng/mL,远低于麻醉(3～6 μg/mL)和镇静(1～3 μg/mL)的血浆浓度,以丙泊酚为主的 TIVA 可有效降低 PONV 发生率达 25%。小剂量丙泊酚(20 mg)还可作为 PACU 中 PONV 的挽救措施,其治疗效果与昂丹司琼相当。此外,α_2-肾上腺素受体激动剂(如可乐定和右美托咪定),也被证实有一定程度的预防作用。术前 1～2 小时加巴喷丁 600～800 mg 口服或手术结束前咪达唑仑 2 mg 静脉注射,也可有效预防 PONV,其效果与昂丹司琼相当。

表 8-3 总结了成人常用预防性用药的药物剂量和给药时机的循证医学证据。

表 8-3   PONV 成人常用预防性用药的药物剂量和给药时机

药　　物	用　药　剂　量	给　药　时　机
昂丹司琼	4 mg iv 或 8 mg ODT	手术结束时
阿瑞吡坦	40 mg po	麻醉诱导时
茶苯海明	1 mg/kg iv	—
东莨菪碱	透皮贴剂	术前 2 小时或术前 1 天晚上
多拉司琼	12.5 mg/kg iv	手术结束时
地塞米松	4～5 mg iv	麻醉诱导时

（续表）

药　　物	用　药　剂　量	给　药　时　机
氟哌啶醇	0.5～<2 mg iv/im	—
氟哌利多	0.625～1.25 mg iv	手术结束时
格拉司琼	0.35～3 mg iv	手术结束时
甲基强的松龙	40 mg iv	—
卡索匹坦	150 mg po	麻醉诱导时
雷莫司琼	0.3 mg iv	手术结束时
罗纳吡坦	70～200 mg po	麻醉诱导时
麻黄碱	0.5 mg/kg im	—
帕洛诺司琼	0.075 mg iv	麻醉诱导时
羟哌氯丙嗪	5 mg iv	—
托匹西隆	2 mg iv	手术结束时
异丙嗪	6.25～12.5 mg iv	—

注：im,intramuscular injection,肌内注射；iv,intravenous injection,静脉注射；ODT,orally disintegrating tablets,口腔崩解片；po,peros,口服。按首字母顺序排序。

此外，有研究表明，电针刺激、足量补液、小剂量纳洛酮[$0.25\ \mu g/(kg \cdot h)$]、术后咀嚼口香糖等，均可有效降低PONV的发生，可作为辅助预防措施。

（三）个体化多联预防策略

总体而言，药物联合预防效果显著优于单药预防。因此，具有2个以上PONV风险因素的高危患者，推荐采用2种及2种以上的药物多联预防策略。表8-4总结了成人与儿童PONV高危患者的多联药物预防策略。

表8-4　成人与儿童PONV高危患者的多联药物预防策略

PONV高危成年患者
氟哌利多＋地塞米松
5-HT3受体拮抗剂＋地塞米松
5-HT3受体拮抗剂＋氟哌利多
5-HT3受体拮抗剂＋地塞米松＋氟哌利多
昂丹司琼＋卡索吡坦或东莨菪碱透皮贴

PONV高危患儿
昂丹司琼0.05 mg/kg＋地塞米松0.15 mg/kg
昂丹司琼0.1 mg/kg＋氟哌利多0.015 mg/kg
托烷司琼0.1 mg/kg(最高不超过2 mg)＋地塞米松0.5 mg/kg(最高不超过8 mg)

PONV高危患者的麻醉方法选择与管理方面，在满足手术要求的前提下，推荐使用

区域阻滞或丙泊酚 TIVA 替代全身麻醉。如实施全身麻醉,则推荐丙泊酚 TIVA 麻醉,应避免使用挥发性麻醉药和氧化亚氮。非药物治疗,如电针刺激、足量补液、术后咀嚼口香糖等可考虑作为药物预防的辅助措施。研究表明,5 - HT3 受体拮抗剂与地塞米松或氟哌利多,以及地塞米松与氟哌利多的联合预防优于任何单药预防。

PONV 高危患儿强烈推荐使用双联及以上不同作用机制的药物预防。表 8 - 5 总结了儿童 PONV 药物预防的推荐剂量。

表 8 - 5　儿童 PONV 药物预防的推荐剂量

药　　物	剂　　量
昂丹司琼*	50～100 μg/kg,单次使用不超过 4 mg
茶苯海明	0.5 mg/kg,单次使用不超过 25 mg
多拉司琼	350 μg/kg,单次使用不超过 12.5 mg
地塞米松	150 μg/kg,单次使用不超过 5 mg
氟哌利多	10～15 μg/kg,单次使用不超过 1.25 mg
格拉司琼	40 μg/kg,单次使用不超过 0.6 mg
托烷司琼	0.1 mg/kg,单次使用不超过 2 mg

注: * 推荐用于 1 月龄以上患儿。

(四) PONV 的治疗

PONV 的治疗以药物为主。未使用药物预防的 PONV 患者,推荐使用 5 - HT3 受体拮抗剂,且治疗剂量应小于预防剂量,如昂丹司琼 1 mg、格拉司琼 0.1 mg、托烷司琼 0.5 mg。其他替代治疗还包括:地塞米松 2～4 mg、氟哌利多 0.625 mg、异丙嗪 6.25～12.5 mg。已使用药物预防的 PONV 患者,原则上不应使用与预防药物作用机制相同的药物治疗 PONV。丙泊酚 20 mg 可作为 PACU 内 PONV 的挽救治疗,其效果与昂丹司琼相当。对于预防失败的 PONV 患者,6 小时内反复使用同一种预防药物是无效的。已使用昂丹司琼 4 mg 预防的患者,术后 4 小时内发生的 PONV 对再次给予昂丹司琼或托烷司琼治疗均无效。不推荐对 PONV 预防失败的患者反复给予长效药物,如地塞米松、帕洛诺司琼、阿瑞吡坦、东莨菪碱透皮贴等。

第四节　相关并发症的防治

一、残余肌肉松弛

气管内插管控制呼吸的全身麻醉是腹腔镜手术中最为常用与安全的一种麻醉方式。

良好的肌肉松弛有助于降低术中气腹压力,为外科操作者提供更大的手术空间,提高操作满意度。目前尚无证据支持腹腔镜手术中加大肌肉松弛药用量以提供较一般开腹手术更深度的肌肉松弛条件与患者术后并发症发生率及住院天数等相关。但有研究表明,腹腔镜手术中深度肌肉松弛可以有效减轻患者术后内脏痛并提高患者就医满意度。因此,肌肉松弛药的使用是腹腔镜手术麻醉中不可或缺的部分。然而,应用肌肉松弛药的一个严重并发症是肌肉松弛残余,容易引起术后上呼吸道梗阻、咽喉部功能障碍等,增加术后呼吸系统并发症发生率,增加住院费用,延长住院时间,甚至危及生命,是患者术后死亡的一个重要危险因素。因此腹腔镜手术后残余肌肉松弛应引起我们的足够重视。

（一）肌肉松弛的监测手段与肌肉松弛残余的诊断标准

神经刺激器是监测肌肉松弛效果最为客观的方法,是用超强的电刺激刺激外周运动神经,诱发该神经支配肌群的肌收缩。根据肌收缩效应评定肌肉松弛药作用的强度、时效及阻滞性质。4 个成串电刺激（TOF）是当前最为常用的术中神经肌肉阻滞深度监测手段,通过 TOF 刺激来观察肌颤搐的收缩强度和各次肌颤搐之间是否依次出现衰减,衰减的大小以第 4 个肌颤搐与第 1 个肌颤搐的比值（TOFr）表示,即 $TOFr = T_4/T_1$（详见第五章）。

研究发现,当 TOFr 达到或超过 70% 时,潮气量、肺活量等肺功能基本恢复,曾将 TOFr ≥ 70% 视作肌肉松弛作用消退,气管导管拔除的指征。但此后陆续临床报道,即使 TOFr 达到 70%,上呼吸道功能紊乱和吞咽困难等问题依然存在,所以有学者提出应重新修订肌肉松弛残余诊断标准。已证实：$T_4/T_1 \geq 90\%$,咽喉肌功能紊乱及误吸性肺炎等相关并发症发生率显著降低,目前认为,要达到肌张力充分恢复,没有残余肌肉松弛作用,T_4/T_1 应至少 ≥ 90%。

（二）残余肌肉松弛的危害

1. 低氧血症　低氧血症是指血液中氧含量不足,动脉血氧分压（PaO_2）与脉搏血氧饱和度（SpO_2）下降,即 $PaO_2 < 60$ mmHg 或 $SpO_2 < 93\%$。残余肌肉松弛作用降低颈动脉体化学感受器对血氧含量降低的敏感性,使得机体对缺氧性通气反应（hypoxic ventilatory response，HVR）调节功能受损,是导致术后早期出现的难纠正性低氧血症的主要因素之一。有研究通过阿曲库铵、泮库溴铵、维库溴铵等三种不同肌肉松弛剂的作用,在 TOFr = 70% 的残余肌肉松弛状态下观察志愿者的自主呼吸状态及在低氧状态下呼吸调节能力,证实了残余肌肉松弛对 HVR 的抑制作用。残余肌肉松弛对 HVR 的这种影响无疑增加了患者心、脑等对氧敏感的重要脏器发生恶性事件的风险,且低氧血症在心肺储备能力下降患者（如小儿、肥胖患者、大量吸烟患者、高龄患者、孕妇）更容易发生,是其术后发生缺血性心脏病等严重并发症的重要诱因。

2. 术后肺功能不全　研究发现即便 TOFr 恢复到 80%,患者的潮气量、分钟通气量、用力肺活量、最大呼气流速等肺功能指标仍有一定程度的减退。Kumar 等研究监测了 150 名患者术后的 TOFr 及肺功能指标,发现术后存在残余肌肉松弛（TOFr < 90%）时,患者用力肺活量及呼气流量峰值的绝对值相较无残余肌肉松弛患者（TOFr ≥ 90%）分别

下降了 21％和 19％，提示残余肌肉松弛是影响术后肺功能的主要因素。

3. 上呼吸道梗阻　气道通畅取决于机体固有的气道结构特性与神经肌肉功能。在吸气过程中，以颏舌肌为主的咽扩张肌等肌群对抗呼吸肌运动传导产生的咽腔内负压以维持气道通畅。但存在残余肌肉松弛时，气道扩张肌和外展肌群张力的这种作用明显下降，难以克服吸气时的咽腔负压状态，甚至引起气道塌陷。研究表明，机体不同肌群对肌肉松弛药的敏感性存在差异，颏舌肌和喉肌等上呼吸道肌群对肌肉松弛药的敏感性高于拇内收肌及膈肌，等剂量肌肉松弛药的阻滞深度为咽扩张肌＞拇内收肌＞膈肌。肌肉松弛作用的消退顺序则正好相反，所以尽管神经肌肉功能监测提示拇内收肌的肌力基本恢复，上呼吸道肌群可能仍处于一定的阻滞深度而存在功能不全。研究证实：TOFr＜90％，受试者因咽喉部肌群功能障碍导致上呼吸道梗阻的发生率较高，因此，残余肌肉松弛是术后上呼吸道梗阻的一个独立危险因素。

4. 误吸　残余肌肉松弛对咽部肌肉的阻滞也影响到气道的保护机制。Sundman 研究通过压力流量分析和咽部上 X 线影像视频等方法对 20 名健康志愿者进行监测，证实 TOFr 为 60％、70％、80％时，咽部功能均存在一定程度的减退，即便 TOFr 达到 90％时，仍有约 13％的受试者出现咽部功能减退。可见，残余肌肉松弛使咽部肌肉张力及肌群间协调能力下降、吞咽迟滞、食管上段括约肌功能减弱，从而导致咽部功能受损，破坏了吞咽时固有的保护机制，最终导致术后患者误吸发生率增加。

早在 20 世纪 80 年代，Cooper 等研究指出，上呼吸道梗阻、肺炎、肺不张、呼吸衰竭等呼吸系统相关并发症是患者意外入 ICU 最常见的原因，其中至少一半以上是残余肌肉松弛所致。1986 年法国的一项调查指出，65％以上的麻醉相关性死亡事件是由于术后呼吸抑制导致，残余肌肉松弛是其最主要原因。因此，残余肌肉松弛是患者术后呼吸系统并发症的一个重要因素，提高对其的认识和重视是预防和减少呼吸系统并发症的关键。

（三）残余肌肉松弛的防治

1. 加强神经肌肉功能监测　加强神经肌肉功能监测是预防残余肌肉松弛最为有效的方法之一，Baillard 的一项调查显示，围手术期使用神经刺激仪监测肌肉松弛状态可以将术后残余肌肉松弛（TOFr＜90％）的发生率由 62％降至 8％。此外，大量研究指出，通过术中神经肌肉功能监测，可以充分降低术后低氧血症、上呼吸道梗阻等呼吸系统并发症。然而，在实际临床操作过程中，想要做到实时神经肌肉功能监测尚有困难。因此，通过患者的临床指征判断其肌肉松弛恢复情况仍是我国大部分麻醉医生的必修课。其中抬头试验是最早于 1961 年由 Dam 和 Guldmann 首次提出，被认为是较为可靠的判断方式，研究认为抬头时长超过 5 秒则提示 TOFr 可达 50％～70％。但是在临床实际操作过程中，要求刚从全身麻醉中苏醒过来的患者保持 5 秒及以上时长的抬头状态，其很难配合，实际操作性较差，因此，目前临床上较少采用。压舌试验是目前较为常用的判断方法，其具有较强的特异性，研究认为要完成该项试验必须满足 TOFr≥80％的条件。但如同抬头试验一样，全身麻醉中苏醒的患者较难配合完成该项试验，操作性较差。此外，伸舌、睁眼、举臂至对侧肩膀等动作也是临床上较为常用的判断方法，但其无法确切评价神经肌肉功能恢复情况,对残余肌肉松弛状况的评估并不可靠。

2. 合理使用肌肉松弛药 不同时效肌肉松弛药的残余肌肉松弛发生率不同,大量研究表明长时效肌肉松弛药残余肌肉松弛发生率较高,而应用中、短时效肌肉松弛药可以减少残余肌肉松弛的发生。有研究通过比较长时效肌肉松弛药泮库溴铵和中时效肌肉松弛药罗库溴铵应用于骨科手术患者中对其术后恢复情况的影响,发现选用长效肌肉松弛药泮库溴铵的患者术后更易出现肌无力症状和低氧血症,在 PACU 的滞留时间更长。Esteves 的研究则比较了不同种类的中时效肌肉松弛药对残余肌肉松弛发生率的影响,发现不论是维库溴铵(32%)、顺式阿曲库铵(32.4%)、阿曲库铵(23.6%),还是罗库溴铵(20.8%),其术后残余肌肉松弛发生率无明显差异,且均低于长时效肌肉松弛药。因此,建议选用中短效肌肉松弛药,避免用长效肌肉松弛药。

3. 肌肉松弛拮抗 直到今天,仍有许多麻醉医生认为肌肉松弛作用会随着时间自然消退,无须拮抗。然而研究表明,应用肌肉松弛药 2 小时后残余肌肉松弛 TOFr<70%患者高达 37%,TOFr<90%的发生率也有 10%。因此,无特殊情况,应常规肌肉松弛拮抗。目前临床上常用的肌肉松弛拮抗剂主要为胆碱酯酶抑制剂和舒更葡糖钠这两类。

(1) 胆碱酯酶抑制剂:胆碱酯酶抑制剂是通过暂时抑制分解乙酰胆碱的乙酰胆碱酯酶,增加在神经肌肉接头部乙酰胆碱浓度,与非去极化肌肉松弛药竞争乙酰胆碱受体,促使神经肌肉兴奋传递恢复正常来达到拮抗残余肌肉松弛的作用。代表药物有新斯的明、依酚氯铵和吡啶斯的明,新斯的明是临床工作中最常用的胆碱酯酶抑制剂。胆碱酯酶抑制剂逆转非去极化肌肉松弛药的效果与其用量、给药时机等因素有关。在肌肉松弛药开始自然恢复前应用拮抗药,不仅难以起到逆转效果,相反可能延长肌张力恢复时间。目前认为,在 4 个成串刺激(TOF)分别出现 1 个肌颤搐、2～3 个肌颤搐和 4 个成串刺激反应时应用拮抗药,则肌张力充分恢复时间分别为 30 分钟、10～12 分钟和 3～5 分钟。因此,最佳给药时机应该在 TOF 肌颤搐计数达到 2～3,最好是 4 时拮抗。然而,由于胆碱酯酶抑制剂存在心动过缓、恶心、呕吐及支气管痉挛等毒蕈碱样副作用,限制了胆碱酯酶抑制剂在临床中的实际应用。

(2) 舒更葡糖钠(sugammadex):舒更葡糖钠是一种新型的氨基甾类特异性肌肉松弛拮抗剂,通过选择性、高亲和性直接螯合血浆中的罗库溴铵或维库溴铵而使其失去活性,并迅速经肾脏排出,使血液和组织中肌肉松弛药的浓度迅速下降,引起肌肉松弛药与乙酰胆碱受体解离,使神经肌肉接头处的乙酰胆碱受体功能恢复正常。舒更葡糖钠是一种合成的 γ-环糊精,其第六个碳羟基基团上的硫醚侧链扩大了空腔,使其足够包裹氨基甾类神经肌肉阻滞药罗库溴铵或维库溴铵分子,使这两种药物立即失去药理活性,因此,可迅速拮抗罗库溴铵或维库溴铵等氨基甾类所致的深度肌肉松弛阻滞。与新斯的明不同的是,舒更葡糖钠并不需要考虑给药时机,其可在肌肉松弛药用药后的任意阶段用药,迅速拮抗包括深度神经肌肉阻滞在内的肌肉松弛状态。Flockton 研究表明,2 mg/kg 舒更葡糖钠将罗库溴铵的神经肌肉阻滞从 T2 显现恢复至 TOFr=90%仅需 2 分钟。此外,舒更葡糖钠比新斯的明更有效降低术后肌肉松弛残余的发生率。Brueckmann 通过给予不同的肌肉松弛拮抗药,将 PACU 患者分为舒更葡糖钠组和新斯的明组,发现舒更葡糖钠组 74 名患者术后无一人出现残余肌肉松弛(TOFr<90%),新斯的明组 76 名患者残余肌肉松弛发生率则高达 43%。与之类似的报道还有很多,表明舒更葡糖钠较新斯的明可更为迅速、有效、安全地逆转罗库溴铵等氨基甾类肌肉松弛药的残余肌肉松弛。这一特性无疑更适用于腹腔镜手术,深度肌肉松弛条件使手术视野更佳,提高外科医生操作体验、降低患者术后疼痛指数的同时无须担心术后残余肌肉松弛的发生,被推荐为一些大型腹腔镜手术首选的肌肉松弛拮抗剂。然而值得注意的是,随着舒更葡糖钠临床上应用的增加,舒更葡糖钠的过敏反应甚至诱发严重过敏性休克的个案也不时出现,因此,必须重视舒更葡糖钠潜在的过敏性反应,需做好相应的变态反应检测工作,并备好相应抢救设备及药品。

二、皮下气肿

腹腔镜手术中,因人工气腹导致 CO_2 皮下气肿是常见的并发症。腹腔镜术后明确诊断的皮下气肿发生率为 0.43%～2.34%。而至少有 77% 的腹腔镜手术患者术后存在未被诊断的皮下气肿。有研究对腹腔镜下肾部分切除术患者行多排 CT 扫描发现:大部分患者术后均可探及皮下气肿。因此,如何预防皮下气肿腹腔镜手术中需重点关注的问题。

(一) 皮下气肿的产生原因

造成皮下气肿的原因众多,贯穿整个围手术期过程。

(1) 术前准备时,术者是否对手术确切操作位点及术中步骤了然于心将决定其对穿刺针进针位置、进针角度和进针深度的选择,倘若选择不当,在建立人工气腹时,可能因穿刺层次不当,气腹针进入皮下组织,则可直接导致皮下气肿。此外,术者也应对腹腔镜器械的各项功能及其局限性有着正确认识,对患者体格与体质情况有着充分了解,以免在建立气腹时,反复穿刺腹壁形成多个创道腔隙,气体经创道溢出,形成皮下气肿。

(2) 穿刺针穿破腹壁后,气腹机向腹腔内注气,进入腹腔内的每一毫米汞柱气体都会传输至腹内壁及腹腔内组织,因此,若气腹机参数设置不当,气体流速过快或单位时间气体流量过大或腹内压过高都会对腹腔内生理循环造成影响,腹内压增高压迫腔静脉致外周血管阻力增大,回心血量下降、心排血量降低,从而导致组织灌注降低,组织损伤概率增大;另一方面,腹内压增高可直接影响腹部皮下组织的结构、完整性、组成成分、形态学以及抗张力强度等,组织更加脆弱;此外,腹内压增高影响其相邻组织结构的强度,促使潜在未闭的腹股沟管再通,气体自腹内外溢至皮下组织。这些因素都可触发皮下气肿。

(3) 手术操作过程中,腹腔镜的镜子或分离钳、抓钳等相关器械经由腹壁进入腹膜腔,以可移动枢轴杆的形式在穿刺套管与腹壁筋膜之间形成了一个杠杆,器械的头端到腹壁的支点距离是为力矩,通过力的传导作用,腔镜器械对腹部皮下组织的切割力倍增。当手术医生持镜行扭转或挤压等操作时,只要对镜子施加一个很小的力量,都有可能对腹部皮下组织造成较大损伤。在常规腹腔镜手术时,手术医生直接持镜,对其所施加的力度有着很直观的触觉反馈和感知,对皮下组织的损伤程度能控制在可接受范围内。值得注意的是，在机器人辅助下腹腔镜手术中，手术医生位于操作台，所有操作由机器手臂代为完成，在手术操作过程中特别是在扭动镜头或是其他相关设备时，缺少触觉反馈与感知，使得术者在无知觉中施加力度或者扭矩过大，伤及腹部皮下组织、腹壁筋膜甚至腹腔内组织，导致气体从腹壁缺口外溢至皮下，致皮下气肿。

（4）高龄患者腹部皮下组织及腹壁筋膜疏松，消瘦体质的患者皮下脂肪组织匮乏，脂肪组织对气体的阻隔作用下降，均会导致气体外溢概率增大。

（5）术中频繁更换器械，反复拔除穿刺针或是套管本身与腹壁密闭性差，会增加腹壁肌层组织缝隙，腹腔内气体经松弛的腹膜口，沿人工腔隙走形，形成皮下气肿。

（6）手术时间过长意味着气腹时间延长，进腹气体总量增多，且腹壁大面积长时间的暴露于 CO_2 环境中也增大了皮下气肿发生的概率（表 8-6）。

表 8-6　可能导致皮下气肿的因素

• 套管穿刺针未穿透腹膜进入腹腔
• 反复多次穿刺
• 腹腔穿刺超过 4 处
• 套管穿刺针外径≥10 mm
• 套管放置位置不当，致手术过程中需持续或反复多次的成角操作
• 腹内压（IAP）>15 mmHg
• 患者年龄>65 岁
• 患者 BMI<18
• 采用机器人辅助下腹腔镜手术
• 手术时长>3.5 小时

（二）皮下气肿的体征

当发生皮下气肿时，捻发感是其特异性最高的体征。即以手按压皮下气肿的皮肤，引起气体在皮下组织内移动，可出现捻发感或握雪感。用听诊器按压皮下气肿部位时，也可听到类似捻动头发的声音。高碳酸血症及酸中毒则是皮下气肿最为常见的并发症，且常常伴随 $PetCO_2$ 增高、心率增快和血压增高（表 8-7）。

表 8-7　皮下气肿的体征

• 触及捻发感
• 高碳酸血症
• 酸中毒（合并 $PaCO_2$，同时排除恶性高热）
• 肺顺应性下降（气道压升高）
• 心律失常，窦性心动过速，高血压
• $PetCO_2$>50 mmHg

（三）皮下气肿的危害

一般情况而言，腔镜手术过程中，患者在机械通气状态下保持分钟通气量稳定，$PaCO_2$渐进性升高，15～30分钟后达到平衡，并不再继续升高，如果15～30分钟后，$PaCO_2$仍继续升高，应考虑是否发生 CO_2 皮下气肿。皮下气肿发生后，CO_2 快速吸收入血，$PaCO_2$显著升高。同时，气腹造成的腹内高压致横膈膜上抬，膈肌移动度下降，胸肺顺应性减少30%～50%，功能残气量减少及肺泡通气量降低，降低了肺排出 CO_2的能力。这种情况下依靠调节潮气量往往不能有效降低 $PaCO_2$，CO_2在体内大量堆积引起的高碳酸血症：一方面直接诱发心律失常；另一方面，引起的呼吸性酸中毒增强应激反应，刺激儿茶酚胺类等应激激素释放，使心率增快，每搏量及心排血量增高，血压升高。此外，气腹时持续增高的腹内压可致胸、腹腔之间的一些潜在通道被动开放，皮下气肿时外溢的气体可沿着这些先天性缺损进入纵隔或是胸腔，导致纵隔气肿、气胸等。

（四）皮下气肿的预防

首先要充分认识腹腔镜手术中这一常见并发症。手术医生在手术开始前要对患者体型和体质情况、手术步骤和进程、腔镜器械的功能和局限性等各方面要有充分认识。气腹针进腹时应谨慎选取穿刺点，并根据患者不同体质或者特定手术类型对穿刺针进针位置、角度及在腹壁内行进轨迹进行针对性调整；对气腹机参数如气腹压力、气体流速、气体容积等进行个体化设置并设置上限报警；严格控制手术时长，降低气腹时间；选取恰当穿刺针，严格控制进腹的次数及腹腔穿刺的个数，减少反复穿刺或多处穿刺对腹壁筋膜的损伤；此外，在行机器人辅助下腹腔镜手术时，位于手术台前的助手应该对机器人的操作力度进行实时监控，并向操作台前的术者及时反馈，避免造成穿刺位点皮肤、皮下组织及腹腔内组织等的严重损伤。麻醉科医生应密切跟踪手术进程，不定时地检查额周、颈部及胸前皮肤是否出现捻发感，听诊是否有捻发音，关注 $P_{ET}CO_2$ 和 $PaCO_2$ 是否有异常升高。

（五）皮下气肿的处理

一旦发生大面积皮下气肿，应第一时间提醒术者，嘱其检查套管穿刺针位置，调整气腹机参数、降低气腹压力等。若处理后，$PaCO_2$ 或 $P_{ET}CO_2$ 仍持续升高，则应要求手术医生尽快结束手术或放弃腹腔镜气腹，改开腹手术，并及时调整呼吸参数，加大潮气量，增快呼吸频率，在无肺大泡、肺气肿等肺部疾患时，可采取适当过度通气排出体内 CO_2，降低 $PaCO_2$。在血气分析指导下降低 $PaCO_2$，不宜过快降低 $P_{ET}CO_2$，以避免发生"二氧化碳排出综合征"。此外，及时降压、降心率等对症治疗。若高碳酸血症时间持续较长，酸碱平衡严重失调者，可根据情况采用碳酸氢钠、利尿等纠酸治疗；若并发心律失常，则应行抗心律失常的相应治疗；皮下气肿吸收缓慢，应继续在镇静状态下行机控呼吸一段时间，尽量排出体内多余 CO_2后，再评估拔管指征，在必要时可带管入 ICU，待情况平稳后再予拔管。

三、气胸及纵隔气肿

气胸及纵隔气肿较为少见，在腔镜手术围手术期发生率约为 1.9%，但后果严重。

　　气胸多数是由于人工气腹时，高气腹压力使脐带残存结构所致腹腔与胸腔之间薄弱的结构组织再通，或是膈肌裂孔疝存在或因手术操作损伤膈肌等原因均可能导致腹腔气体进入胸腔或是纵隔所致。其次，高龄或是体质消瘦的患者，腹壁筋膜疏松，皮下脂肪组织匮乏，在好发皮下气肿的同时，皮下气体也可经由颈部疏松的组织进入胸腔或是纵隔，导致气胸或纵隔气肿。除此之外，因呼吸参数设置不当，正压通气压力过大而造成的肺大泡破裂，这也是造成气胸的原因之一。值得注意的是，腹腔 CO_2 漏入胸腔所致的气胸与肺大泡破裂所致的气胸，其临床表现和处理方法均有不同。CO_2 漏入胸腔造成的气胸，CO_2 吸收面积增大，吸收显著加快，$PetCO_2$ 升高明显；而肺大泡破裂的气胸，$PetCO_2$ 不升高，甚至有可能减低。这是因为从肺泡进入胸腔的气体是肺泡气，其 CO_2 含量较低，血液不会从胸腔气中吸收 CO_2。处理方面，若是 CO_2 漏入胸腔所致，应立即暂停注气并停止气腹，需要指出的是，因胸膜吸收 CO_2 的速度很快，在停止充气后，漏入胸腔内的 CO_2 在 30～60 分钟内会全部自行吸收，故不需行胸腔引流；而肺大泡破裂引发的气胸，因肺泡破裂口的存在，正压通气的状态下，气体会持续进入胸腔，若不及时处理，易形成张力性气胸，所以应立即行胸腔闭式引流。

　　纵隔气肿的症状则主要取决于积气量的多少，少量纵隔积气可无明显症状，如纵隔中至大量积气则会导致 $PaCO_2$ 持续升高，同时，气体可经颈部皮下疏松筋膜漏进头颈部，导致头、颈部皮下气肿，极度肿胀，触诊捻发感明显。此外，严重的纵隔气肿会压迫胸内大血管，影响回心血量，导致循环障碍，出现心率增快、血压降低甚至休克或心搏骤停。此时，应立即停止手术，穿刺排气。

（吴黄辉　陈宇　陈国忠）

参考文献

［1］　Gan T J, Habib A S, Miller T E, et al. Incidence, patient satisfaction, and perceptions of post-surgical pain: results from a US national survey [J]. Curr Med Res Opin, 2014, 30(1): 149 - 160.

［2］　Lois F, Lavand'homme P, Leonard D, et al. Chronic post-surgical pain after colon surgery in patients included in an enhanced recovery program [J]. Acta Anaesthesiol Scand, 2019, 63(7): 931 - 938.

［3］　Vidal M A, Torres L M. Mild to moderate postoperative pain: the PATHOS survey results for spain versus other European countries [J]. Rev Esp Anestesiol Reanim, 2008, 55(7): 393 - 400.

［4］　Rashiq S, Dick B D. Post-surgical pain syndromes: a review for the non-pain specialist [J]. Can J Anaesth, 2014, 61(2): 123 - 130.

［5］　McMahon A J, Russell I T, Baxter J N, et al. Laparoscopic versus minilaparotomy cholecystectomy: a randomised trial [J]. Lancet, 1994, 343(8890): 135 - 138.

［6］　Gan T J, Diemunsch P, Habib A S, et al. Consensus guidelines for the management of postoperative nausea and vomiting [J]. Anesth Analg, 2014, 118(1): 85 - 113.

［7］　Apfel C C, Heidrich F M, Jukar-Rao S, et al. Evidence-based analysis of risk factors for postoperative nausea and vomiting [J]. Br J Anaesth, 2012, 109(5): 742 - 753.

［8］　Pusch F, Berger A, Wildling E, et al. Preoperative orthostatic dysfunction is associated with an increased incidence of postoperative nausea and vomiting [J]. Anesthesiology, 2002, 96(6): 1381 - 1385.

［9］　Choi J B, Kang K, Song M K, et al. Pain characteristics after total laparoscopic hysterectomy [J]. Int J Med Sci, 2016, 13(8): 562 - 568.

[10] Lamberts M P, Lugtenberg M, Rovers M M, et al. Persistent and de novo symptoms after cholecystectomy: a systematic review of cholecystectomy effectiveness [J]. Surg Endosc, 2013, 27(3): 709-718.

[11] Macrae W A. Chronic pain after surgery [J]. Br J Anaesth, 2001, 87(1): 88-98.

[12] Perkins F M, Kehlet H. Chronic pain as an outcome of surgery. A review of predictive factors [J]. Anesthesiology, 2000, 93(4): 1123-1133.

[13] Blichfeldt-Eckhardt M R, Ording H, Andersen C, et al. Early visceral pain predicts chronic pain after laparoscopic cholecystectomy [J]. Pain, 2014, 155(11): 2400-2407.

[14] Gerbershagen H J, Aduckathil S, van Wijck A J, et al. Pain intensity on the first day after surgery: a prospective cohort study comparing 179 surgical procedures [J]. Anesthesiology, 2013, 118(4): 934-944.

[15] Ekstein P, Szold A, Sagie B, et al. Laparoscopic surgery may be associated with severe pain and high analgesia requirements in the immediate postoperative period [J]. Ann Surg, 2006, 243(1): 41-46.

[16] Fortier J, Chung F, Su J. Unanticipated admission after ambulatory surgery: a prospective study [J]. Can J Anaesth, 1998, 45(7): 612e9.

[17] Gold B S, Kitz D S, Lecky J H, et al. Unanticipated admission to the hospital following ambulatory surgery [J]. JAMA, 1989, 262(21): 3008e10.

[18] Jenkins K, Grady D, Wong J, et al. Post-operative recovery: day surgery patients' preferences [J]. Br J Anaesth, 2001, 86(2): 272e4.

[19] Watcha M F. The cost-effective management of postoperative nausea and vomiting [J]. Anesthesiology, 2000, 92(4): 931-933.

[20] Tateosian V S, Champagne K, Gan T J. What is new in the battle against postoperative nausea and vomiting? [J]. Best Pract Res Clin Anaesthesiol, 2018, 32(2): 137-148.

[21] Kamdar N V, Hoftman N, Rahman S, et al. Opioid-free analgesia in the era of enhanced recovery after surgery and the surgical home: implications for postoperative outcomes and population health [J]. Anesth Analg, 2017, 125(4): 1089-1091.

[22] Lirk P, Rathmell J P. Opioid-free anaesthesia: Con: it is too early to adopt opioid-free anaesthesia today [J]. Eur J Anaesthesiol, 2019, 36(4): 250-254.

[23] Lavand'homme P. Opioid-free anaesthesia: Pro: damned if you don't use opioids during surgery [J]. Eur J Anaesthesiol, 2019.36(4): 247-249.

[24] Szedlák B, Mitre C, Fülesdi B. Preemptive and preventive analgesia - an important element in perioperative pain management [J]. Orv Hetil, 2018, 159(17): 655-660.

[25] 周扬,谢创波,屠伟峰.重视围手术期目标导向全程镇痛推广与普及[J].麻醉安全与质控,2017,1(2): 55-59.

[26] 中华医学会麻醉学分会.成人日间手术后镇痛专家共识(2017)[J].临床麻醉学杂志,2017,33(8): 812-815.

[27] Kaye A D, Garcia A J, Hall O M, et al. Update on the pharmacogenomics of pain management [J]. Pharmgenomics Pers Med, 2019, 12: 125-143.

[28] Babu K M, Brent J, Juurlink D N. Prevention of opioid overdose [J]. N Engl J Med, 2019, 380(23): 2246-2255.

[29] Choudhuri A H, Uppal R. A comparison between intravenous paracetamol plus fentanyl and intravenous fentanyl alone for postoperative analgesia during laparoscopic cholecystectomy [J]. Anesth Essays Res, 2011, 5(2): 196-200.

[30] Salihoglu Z, Yildirim M, Demiroluk S, et al. Evaluation of intravenous paracetamol administration on postoperative pain and recovery characteristics in patients undergoing laparoscopic cholecystectomy [J]. Surg Laparosc Endosc Percutan Tech, 2009, 19(4): 321-323.

[31] Plunkett A, Haley C, McCoart A, et al. A preliminary examination of the comparative efficacy of intravenous vs oral acetaminophen in the treatment of perioperative pain [J]. Pain Med, 2017, 18(12):

2466－2473.

[32] Sandhu T, Paiboonworachat S, Ko-iam W. Effects of preemptive analgesia in laparoscopic cholecystectomy：a double-blind randomized controlled trial [J]. Surg Endosc, 2011, 25(1)：23－27.

[33] Shuying L, Xiao W, Peng L, et al. Preoperative intravenous parecoxib reduces length of stay on ambulatory laparoscopic cholecystectomy [J]. Int J Surg, 2014, 12(5)：464－468.

[34] Ural S G, Yener O, Sahin H, et al. The comparison of analgesic effects of various administration methods of diclofenac sodium, transdermal, oral and intramuscular, in early postoperative period in laparoscopic cholecystectomy operations [J]. Pak J Med Sci, 2014, 30(1)：96－100.

[35] Ahiskalioglu E O, Ahiskalioglu A, Aydin P, et al. Effects of single-dose preemptive intravenous ibuprofen on postoperative opioid consumption and acute pain after laparoscopic cholecystectomy [J]. Medicine, 2017, 96(8)：e6200.

[36] Ekmekçi P, Kazak Bengisun Z, Kazbek B K, et al. The efficacy of adding dexketoprofen trometamol to tramadol with patient controlled analgesia technique in post-laparoscopic cholecystectomy pain treatment [J]. Agri, 2012, 24(2)：63－68.

[37] Abdulla S, Eckhardt R, Netter U, et al. A randomized, double-blind, controlled trial on nonopioid analgesics and opioid consumption for postoperative pain relief after laparoscopic cholecystectomy [J]. Acta Anaesthesiol Belg, 2012, 63(1)：43－50.

[38] Kouroukli I, Zompolas V, Tsekoura V, et al. Comparison between lornoxicam quick-release and parecoxib for post-operative analgesia after laparoscopic cholecystectomy：a prospective randomized, placebo-controlled trial [J]. J Anaesthesiol Clin Pharmacol, 2013, 29(4)：485－490.

[39] Jouguelet-Lacoste J, La Colla L, Schilling D, et al. The use of intravenous infusion or single dose of low-dose ketamine for postoperative analgesia：a review of the current literature [J]. Pain Med, 2015, 16(2)：383－403.

[40] Smith D J, Bouchal R L, deSanctis C A, et al. Properties of the interaction between ketamine and opiate binding sites in vivo and in vitro [J]. Neuropharmacology. 1987, 26(9)：1253－1260.

[41] Pacheco Dda F, Romero T R, Duarte I D. Central antinociception induced by ketamine is mediated by endogenous opioids and μ－and δ－opioid receptors [J]. Brain Res, 2014, 1562：69－75.

[42] Riddell J M, Trummel J M, Onakpoya I J. Low-dose ketamine in painful orthopaedic surgery：a systematic review and meta-analysis [J]. Br J Anaesth, 2019, pii：S0007－0912(19)30499－4.

[43] Behdad S, Ayatollahi V, Yazdi A G, et al. Effect of oral low dose clonidine premedication on postoperative pain in patients undergoing abdominal hysterectomy：a randomized placebo controlled clinical trial [J]. Rev Med Chir Soc Med Nat Iasi, 2013, 117(4)：934－941.

[44] Blaudszun G, Lysakowski C, Elia N, et al. Effect of perioperative systemic α_2 agonists on postoperative morphine consumption and pain intensity：systematic review and meta-analysis of randomized controlled trials [J]. Anesthesiology, 2012, 116(3)：1312－1322.

[45] Lundorf L J, Nedergaard H K, Mller A M. Perioperative dexmedetomidine for acute pain after abdominal surgery in adults [J]. Cochrane Database Syst Rev, 2016, 2：CD010358.

[46] Ge D J, Qi B, Tang G, et al. Intraoperative dexmedetomidine promotes postoperative analgesia and recovery in patients after abdominal hysterectomy：a double-blind, randomized clinical trial [J]. Sci Rep, 2016, 6：21514.

[47] Barazanchi A W H, MacFater W S, Rahiri J L, et al. Evidence-based management of pain after laparoscopic cholecystectomy：a PROSPECT review update [J]. Br J Anaesth, 2018, 121(4)：787－803.

[48] Jokela R M, Ahonen J V, Tallgren M K, et al. The effective analgesic dose of dexamethasone after laparoscopic hysterectomy [J]. Anesth Analg, 2009, 109(2)：607－615.

[49] Bjerregaard L S, Jensen P F, Bigler D R, et al. High-dose methylprednisolone in video-assisted thoracoscopic surgery lobectomy：a randomized controlled trial [J]. Eur J Cardiothorac Surg, 2018, 53 (1)：209－215.

[50] Kranke P, Jokinen J, Pace N L, et al. Continuous intravenous perioperative lidocaine infusion for

postoperative pain and recovery [J]. Cochrane Database Syst Rev, 2015: CD009642.

[51] Anand L K, Sandhu M, Singh J, et al. Evaluation of analgesic efficacy of pregabalin for postoperative pain relief after laparoscopic cholecystectomy: a double blind study [J]. Anaesth Pain Intensive Care, 2017, 21(2): 174 - 180.

[52] Mishra R, Tripathi M, Chandola H C. Comparative clinical study of gabapentin and pregabalin for postoperative analgesia in laparoscopic cholecystectomy [J]. Anesth Essays Res, 2016, 10(2): 201 - 206.

[53] Kochhar A, Chouhan K, Panjiar P, et al. Gabapentinoids as a part of multi-modal drug regime for pain relief following laparoscopic cholecystectomy: a randomized study [J]. Anesth Essays Res, 2017, 11(3): 676 - 680.

[54] Gurunathan U, Rapchuk I L, King G, et al. The effect of pregabalin and celecoxib on the analgesic requirements after laparoscopic cholecystectomy: a randomized controlled trial [J]. J Anesth, 2016, 30 (1): 64 - 71.

[55] Olgun B, Oguz G, Kaya M, et al. The effects of magnesium sulphate on desflurane requirement, early recovery and postoperative analgesia in laparascopic cholecystectomy [J]. Magnes Res, 2012, 25(2): 72 - 78.

[56] Mentes O, Harlak A, Yigit T, et al. Effect of intraoperative magnesium sulphate infusion on pain relief after laparoscopic cholecystectomy [J]. Acta Anaesthesiol Scand, 2008, 52(10): 1353 - 1359.

[57] Saadawy I, Kaki A, Latif A A E, et al. Lidocaine vs. magnesium: effect on analgesia after a laparoscopic cholecystectomy [J]. Acta Anaesthesiol Scand, 2010, 54(5): 549 - 556.

[58] Shahait M, Lee D I. Application of TAP block in laparoscopic urological surgery: current status and future directions [J]. Curr Urol Rep, 2019, 20(5): 20.

[59] Ganapathy S, Sondekoppam R V, Terlecki M, et al. Comparison of efficacy and safety of lateral-to-medial continuous transversus abdominis plane block with thoracic epidural analgesia in patients undergoing abdominal surgery: a randomised, open-label feasibility study [J]. Eur J Anaesthesiol, 2015, 32(11): 797 - 804.

[60] Wahba S S, Kamal S M. Analgesic efficacy and outcome of transversus-abdominis plane block versus low thoracic-epidural analgesia after laparotomy in ischemic heart disease patients [J]. J Anesth, 2014, 28 (4): 517 - 523.

[61] Baeriswyl M, Zeiter F, Piubellini D, et al. The analgesic efficacy of transverse abdominis plane block versus epidural analgesia: a systematic review with meta-analysis [J]. Medicine (Baltimore), 2018, 97 (26): e11261.

[62] Rigg J R, Jamrozik K, Myles P S, et al. Epidural anaesthesia and analgesia and outcome of major surgery: a randomised trial [J]. Lancet, 2002, 359(9314): 1276 - 1282.

[63] Johnson M I. Transcutaneous electrical nerve stimulation (TENS) as an adjunct for pain management in perioperative settings: a critical review [J]. Expert Rev Neurother, 2017, 17(10): 1013 - 1027.

[64] Duparc-Alegria N, Tiberghien K, Abdoul H, et al. Assessment of a short hypnosis in a paediatric operating room in reducing postoperative pain and anxiety: a randomised study [J]. J Clin Nurs, 2018, 27 (1 - 2): 86 - 91.

[65] Batsford S, Ryan C G, Martin D J. Non-pharmacological conservative therapy for phantom limb pain: a systematic review of randomized controlled trials [J]. Physiother Theory Pract, 2017, 33(3): 173 - 183.

[66] Hole J, Hirsch M, Ball E, et al. Music as an aid for postoperative recovery in adults: a systematic review and meta-analysis [J]. Lancet, 2015, 386(10004): 1659 - 1671.

[67] Felix M M D S, Ferreira M B G, Da Cruz L F, et al. Relaxation therapy with guided imagery for postoperative pain management: an integrative review [J]. Pain Manag Nurs, 2019, 20(1): 3 - 9.

[68] Apfel C C, Philip B K, Cakmakkaya O S, et al. Who is at risk for postdischarge nausea and vomiting after ambulatory surgery? [J]. Anesthesiology, 2012, 117(3): 117 - 475 - 486.

[69] Apfel C C, Kranke P, Katz M H, et al. Volatile anaesthetics may be the main cause of early but not delayed postoperative vomiting: a randomized controlled trial of factorial design [J]. Br J Anaesth, 2002,

88(5)：659 - 668.

[70] Apfel C C, Läärä E, Koivuranta M, et al. A simplified risk score for predicting postoperative nausea and vomiting：conclusions from cross-validations between two centers [J]. Anesthesiology, 1999, 91(3)：693 - 700.

[71] Eberhart L H, Geldner G, Kranke P, et al. The development and validation of a risk score to predict the probability of postoperative vomiting in pediatric patients [J]. Anesth Analg, 2004, 99(6)：1630 - 1637.

[72] Sinclair D R, Chung F, Mezei G. Can postoperative nausea and vomiting be predicted? [J]. Anesthesiology, 1999, 91(1)：109 - 118.

[73] Rowley M P, Brown T C. Postoperative vomiting in children [J]. Anaesth Intensive Care, 1982, 10(4)：309 - 313.

[74] Apfel C C, Korttila K, Abdalla M, et al. A factorial trial of six interventions for the prevention of postoperative nausea and vomiting [J]. N Engl J Med, 2004, 350(24)：2441 - 2451.

[75] Tramèr M, Moore A, McQuay H. Meta-analytic comparison of prophylactic antiemetic efficacy for postoperative nausea and vomiting：propofol anaesthesia vs omitting nitrous oxide vs total i.v. anaesthesia with propofol [J]. Br J Anaesth, 1997, 78(3)：256 - 259.

[76] Tramèr M, Moore A, McQuay H. Omitting nitrous oxide in general anaesthesia：meta-analysis of intraoperative awareness and postoperative emesis in randomized controlled trials [J]. Br J Anaesth, 1996, 76(2)：186 - 193.

[77] Cooney M F. Postoperative pain management：clinical practice guidelines. J Perianesth Nurs, 2016, 31 (5)：445 - 451.

[78] Marret E, Kurdi O, Zufferey P, et al. Effects of nonsteroidal antiinflammatory drugs on patient-controlled analgesia morphine side effects：meta-analysis of randomized controlled trials [J]. Anesthesiology, 2005, 102(6)：1249 - 1260.

[79] Elia N, Lysakowski C, Tramèr M R. Does multimodal analgesia with acetaminophen, nonsteroidal anti-inflammatory drugs, or selective cyclooxygenase - 2 inhibitors and patient controlled analgesia morphine offer advantages over morphine alone? Meta-analyses of randomized trials [J]. Anesthesiology, 2005, 103 (6)：1296 - 1304.

[80] Gan T J, Joshi G P, Zhao S Z, et al. Presurgical intravenous parecoxib sodium and follow-up oral valdecoxib for pain management after laparoscopic cholecystectomy surgery reduces opioid requirements and opioid-related adverse effects [J]. Acta Anaesthesiol Scand, 2004, 48(9)：1194 - 1207.

[81] Elia N, Tramèr M R. Ketamine and postoperative pain — a quantitative systematic review of randomised trials [J]. Pain, 2005, 113(1 - 2)：61 - 70.

[82] Goodarzi M, Matar M M, Shafa M, et al. A prospective randomized blinded study of the effect of intravenous fluid therapy on postoperative nausea and vomiting in children undergoing strabismus surgery [J]. Paediatr Anaesth, 2006, 16(1)：49 - 53.

[83] Ryu J, So Y M, Hwang J, et al. Ramosetron versus ondansetron for the prevention of postoperative nausea and vomiting after laparoscopic cholecystectomy [J]. Surg Endosc, 2010, 24(4)：812 - 817.

[84] Rosow C E, Haspel K L, Smith S E, et al. Haloperidol versus ondansetron for prophylaxis of postoperative nausea and vomiting [J]. Anesth Analg, 2008, 106(5)：1407 - 1409.

[85] Birmingham S D, Mecklenburg B W, Lujan E, et al. Dolasetron versus ondansetron as single-agent prophylaxis for patients at increased risk for postoperative nausea and vomiting：a prospective, double-blind, randomized trial [J]. Mil Med, 2006, 171(9)：913 - 916.

[86] Erhan Y, Erhan E, Aydede H, et al. Ondansetron, granisetron, and dexamethasone compared for the prevention of postoperative nausea and vomiting in patients undergoing laparoscopic cholecystectomy：a randomized placebo-controlled study [J]. Surg Endosc, 2008, 22(6)：1487 - 1492.

[87] Kovac A L. Meta-analysis of the use of rescue antiemetics following PONV prophylactic failure with 5 - HT3 antagonist/dexamethasone versus single-agent therapies [J]. Ann Pharmacother, 2006, 40(5)：873 - 887.

[88]　Park S K, Cho E J. A randomized, double-blind trial of palonosetron compared with ondansetron in preventing postoperative nausea and vomiting after gynaecological laparoscopic surgery [J]. J Int Med Res, 2011, 39(2): 399 - 407.

[89]　Bhattacharjee D P, Dawn S, Nayak S, et al. A comparative study between palonosetron and granisetron to prevent postoperative nausea and vomiting after laparoscopic cholecystectomy [J]. J Anaesthesiol Clin Pharmacol, 2010, 26(4): 480 - 483.

[90]　Bajwa S S, Bajwa S K, Kaur J, et al. Palonosetron: a novel approach to control postoperative nausea and vomiting in day care surgery [J]. Saudi J Anaesth, 2011, 5(1): 19 - 24.

[91]　Graczyk S G, McKenzie R, Kallar S, et al. Intravenous dolasetron for the prevention of postoperative nausea and vomiting after outpatient laparoscopic gynecologic surgery [J]. Anesth Analg. 1997, 84(2): 325 - 330.

[92]　Sun R, Klein K W, White P F. The effect of timing of ondansetron administration in outpatients undergoing otolaryngologic surgery [J]. Anesth Analg, 1997, 84(2): 331 - 336.

[93]　Wilson A J, Diemunsch P, Lindeque B G, et al. Single-dose i. v. granisetron in the prevention of postoperative nausea and vomiting [J]. Br J Anaesth, 1996, 76(4): 515 - 518.

[94]　Mikawa K, Takao Y, Nishina K, et al. Optimal dose of granisetron for prophylaxis against postoperative emesis after gynecological surgery [J]. Anesth Analg, 1997, 85(3): 652 - 656.

[95]　D'Angelo R, Philip B, Gan TJ, et al. A randomized, double-blind, close-ranging, pilot study of intravenous granisetron in the prevention of postoperative nausea and vomiting in patients abdominal hysterectomy [J]. Eur J Anaesthesiol, 2005, 22(10): 774 - 779.

[96]　Kovac A L, Eberhart L, Kotarski J, et al. A randomized, double-blind study to evaluate the efficacy and safety of three different doses of palonosetron versus placebo in preventing postoperative nausea and vomiting over a 72-hour period [J]. Anesth Analg, 2008, 107(2): 439 - 444.

[97]　Candiotti K A, Kovac A L, Melson T I, et al. A randomized, double-blind study to evaluate the efficacy and safety of three different doses of palonosetron versus placebo for preventing postoperative nausea and vomiting [J]. Anesth Analg, 2008, 107(2): 445 - 451.

[98]　U.S. Food and Drug Administration. Ondansetron (Zofran) 32 mg, single intravenous (IV) dose: updated safety communication - product removal due to potential for serious cardiac risks 2012[J/OL]. (2012 - 12 - 14)[2020 - 6 - 4]. http: //www.fda.gov/drugs/drugsafety/ucm271913.htm.

[99]　Tramèr M, Moore A, McQuay H. Meta-analytic comparison of prophylactic antiemetic efficacy for postoperative nausea and vomiting: propofol anaesthesia vs omitting nitrous oxide vs total i.v. anaesthesia with propofol [J]. Br J Anaesth, 1997, 78(3): 256 - 259.

[100]　Altorjay A, Melson T, Chinachoit T, et al. Casopitant and ondansetron for postoperative nausea and vomiting prevention in women at high risk for emesis: a phase 3 study [J]. Arch Surg, 2011, 146(2): 201 - 206.

[101]　Singla N K, Singla S K, Chung F, et al. Phase II study to evaluate the safety and efficacy of the oral neurokinin - 1 receptor antagonist casopitant (GW679769) administered with ondansetron for the prevention of postoperative and postdischarge nausea and vomiting in high-risk patients [J]. Anesthesiology, 2010, 113(1): 74 - 82.

[102]　Gan T J, Gu J, Singla N, et al. Rolapitant for the prevention of postoperative nausea and vomiting: a prospective, double-blinded, placebo-controlled randomized trial [J]. Anesth Analg, 2011, 112(4): 804 - 812.

[103]　Henzi I, Walder B, Tramèr M R. Dexamethasone for the prevention of postoperative nausea and vomiting: a quantitative systematic review [J]. Anesth Analg, 2000, 90(1): 186 - 194.

[104]　Wang J J, Ho S T, Lee S C, et al. The use of dexamethasone for preventing postoperative nausea and vomiting in females undergoing thyroidectomy: a dose-ranging study [J]. Anesth Analg, 2000, 91(6): 1404 - 1407.

[105]　Arslan M, Cicek R, Kalender H T, et al. Preventing postoperative nausea and vomiting after

laparoscopic cholecystectomy: a prospective, randomized, double-blind study [J]. Curr Ther Res Clin Exp, 2011, 72(1): 1 - 12.

[106] Arslan M, Demir M E. Prevention of postoperative nausea and vomiting with a small dose of propofol combined with dexamethasone 4 mg or dexamethasone 8 mg in patients undergoing middle ear surgery: a prospective, randomized, double-blind study [J]. Bratisl Lek Listy, 2011, 112(6): 332 - 336.

[107] Feroci F, Rettori M, Borrelli A, et al. Dexamethasone prophylaxis before thyroidectomy to reduce postoperative nausea, pain, and vocal dysfunction: a randomized clinical controlled trial [J]. Head Neck, 2011, 33(6): 840 - 846.

[108] Bilgin T E, Birbicer H, Ozer Z, et al. A comparative study of the antiemetic efficacy of dexamethasone, ondansetron, and metoclopramide in patients undergoing gynecological surgery [J]. Med Sci Monit, 2010, 16(7): CR336 - 341.

[109] Chaparro L E, Gallo T, Gonzalez N J, et al. Effectiveness of combined haloperidol and dexamethasone versus dexamethasone only for postoperative nausea and vomiting in high-risk day surgery patients: a randomized blinded trial [J]. Eur J Anaesthesiol, 2010, 27(2): 192 - 195.

[110] Murphy G S, Szokol J W, Greenberg S B, et al. Preoperative dexamethasone enhances quality of recovery after laparoscopic cholecystectomy: effect on in-hospital and postdischarge recovery outcomes [J]. Anesthesiology, 2011, 114(4): 882 - 890.

[111] Waldron N H, Jones C A, Gan T J, et al. Impact of perioperative dexamethasone on postoperative analgesia and side-effects: systematic review and meta-analysis [J]. Br J Anaesth, 2013, 110(2): 191 - 200.

[112] Percival V G, Riddell J, Corcoran T B. Single dose dexamethasone for postoperative nausea and vomiting — a matched case-control study of postoperative infection risk [J]. Anaesth Intensive Care, 2010, 38(4): 661 - 666.

[113] Ali Khan S, McDonagh D L, Gan T J. Wound complications with dexamethasone for postoperative nausea and vomiting prophylaxis: a moot point? [J]. Anesth Analg, 2013, 116(5): 966 - 968.

[114] Eberhart L H, Graf J, Morin A M, et al. Randomised controlled trial of the effect of oral premedication with dexamethasone on hyperglycaemic response to abdominal hysterectomy [J]. Eur J Anaesthesiol, 2011, 28(3): 195 - 201.

[115] Nazar C E, Lacassie H J, López R A, et al. Dexamethasone for postoperative nausea and vomiting prophylaxis: effect on glycaemia in obese patients with impaired glucose tolerance [J]. Eur J Anaesthesiol, 2009, 26(4): 318 - 321.

[116] Domino K B, Anderson E A, Polissar N L, et al. Comparative efficacy and safety of ondansetron, droperidol, and metoclopramide for preventing postoperative nausea and vomiting: a meta-analysis [J]. Anesth Analg, 1999, 88(6): 1370 - 1379.

[117] Fortney J T, Gan T J, Graczyk S, et al. A comparison of the efficacy, safety, and patient satisfaction of ondansetron versus droperidol as antiemetics for elective outpatient surgical procedures [J]. Anesth Analg, 1998, 86(4): 731 - 738.

[118] Henzi I, Sonderegger J, Tramèr M R. Efficacy, dose-response, and adverse effects of droperidol for prevention of postoperative nausea and vomiting [J]. Can J Anaesth, 2000, 47(6): 537 - 551.

[119] Schaub I, Lysakowski C, Elia N, et al. Low-dose droperidol ($\leqslant$1 mg or $\leqslant$15 μg/kg) for the prevention of postoperative nausea and vomiting in adults: quantitative systematic review of randomised controlled trials [J]. Eur J Anaesthesiol, 2012, 29(6): 286 - 294.

[120] Eberhart L H, Seeling W, Bopp T I, et al. Dimenhydrinate for prevention of post-operative nausea and vomiting in female in-patients [J]. Eur J Anaesthesiol, 1999, 16(5): 284 - 289.

[121] Kothari S N, Boyd W C, Bottcher M L, et al. Antiemetic efficacy of prophylactic dimenhydrinate (Dramamine) vs ondansetron (Zofran): a randomized, prospective trial inpatients undergoing laparoscopic cholecystectomy [J]. Surg Endosc, 2000, 14(10): 926 - 929.

[122] Kranke P, Morin A M, Roewer N, et al. Dimenhydrinate for prophylaxis of postoperative nausea and

vomiting: a metaanalysis of randomized controlled trials [J]. Acta Anaesthesiol Scand, 2002, 46(3): 238 - 244.

[123] Apfel C C, Zhang K, George E, et al. Transdermal scopolamine for the prevention of postoperative nausea and vomiting: a systematic review and meta-analysis [J]. Clin Ther, 2010, 32(12): 1987 - 2002.

[124] White P F, Tang J, Song D, et al. Transdermal scopolamine: an alternative to ondansetron and droperidol for the prevention of postoperative and postdischarge emetic symptoms [J]. Anesth Analg, 2007, 104: 92 - 96.

[125] Gan T J, Glass P S, Howell S T, et al. Determination of plasma concentrations of propofol associated with 50% reduction in postoperative nausea [J]. Anesthesiology, 1997, 87(4): 779 - 784.

[126] Gan T J, Ginsberg B, Glass P S, et al. Opioid-sparing effects of a low-dose infusion of naloxone in patient-administered morphine sulfate [J]. Anesthesiology, 1997, 87(5): 1075 - 1081.

[127] Unlugenc H, Guler T, Gunes Y, et al. Comparative study of the antiemetic efficacy of ondansetron, propofol and midazolam in the early postoperative period [J]. Eur J Anaesthesiol, 2004, 21(1): 60 - 65.

[128] Blaudszun G, Lysakowski C, Elia N, et al. Effect of perioperative systemic α_2 agonists on postoperative morphine consumption and pain intensity: systematic review and meta-analysis of randomized controlled trials [J]. Anesthesiology, 2012, 116(6): 1312 - 1322.

[129] Khademi S, Ghaffarpasand F, Heiran H R, et al. Effects of preoperative gabapentin on postoperative nausea and vomiting after open cholecystectomy: a prospective randomized double-blind placebo-controlled study [J]. Med Princ Pract, 2010, 19(1): 57 - 60.

[130] Pandey C K, Priye S, Ambesh S P, et al. Prophylactic gabapentin for prevention of postoperative nausea and vomiting in patients undergoing laparoscopic cholecystectomy: a randomized, double-blind, placebo-controlled study [J]. J Postgrad Med, 2006, 52(2): 97 - 100.

[131] Koç S, Memis D, Sut N. The preoperative use of gabapentin, dexamethasone, and their combination in varicocele surgery: a randomized controlled trial [J]. Anesth Analg, 2007, 105(4): 1137 - 1142.

[132] Lee Y, Wang J J, Yang Y L, et al. Midazolam vs ondansetron for preventing postoperative nausea and vomiting: a randomised controlled trial [J]. Anaesthesia, 2007, 62(1): 18 - 22.

[133] Lee A P. Microfluidic cellular and molecular detection for Labon-a-Chip applications [J]. Conf Proc IEEE Eng Med Biol Soc, 2009, 2009: 4147 - 4149.

[134] Maharaj C H, Kallam S R, Malik A, et al. Preoperative intravenous fluid therapy decreases postoperative nausea and pain in high risk patients [J]. Anesth Analg, 2005, 100(3): 675 - 682.

[135] Magner J J, McCaul C, Carton E, et al. Effect of intraoperative intravenous crystalloid infusion on postoperative nausea and vomiting after gynaecological laparoscopy: comparison of 30 and 10 mL/kg [J]. Br J Anaesth, 2004, 93(3): 381 - 385.

[136] Gan T J, Ginsberg B, Glass P S, et al. Opioid-sparing effects of a low-dose infusion of naloxone in patient-administered morphine sulfate [J]. Anesthesiology, 1997, 87(5): 1075 - 1081.

[137] Maxwell L G, Kaufmann S C, Bitzer S, et al. The effects of a small-dose naloxone infusion on opioid-induced side effects and analgesia in children and adolescents treated with intravenous patient-controlled analgesia: a double-blind, prospective, randomized, controlled study [J]. Anesth Analg, 2005, 100(4): 953 - 958.

[138] Darvall J N, Handscombe M, Leslie K. Chewing gum for the treatment of postoperative nausea and vomiting: a pilot randomized controlled trial [J]. Br J Anaesth, 2017, 118(1): 83 - 89.

[139] Henzi I, Walder B, Tramèr M R. Dexamethasone for the prevention of postoperative nausea and vomiting: a quantitative systematic review [J]. Anesth Analg, 2000, 90(1): 186 - 194.

[140] Habib A S, El-Moalem H E, Gan T J. The efficacy of the 5 - HT3 receptor antagonists combined with droperidol for PONV prophylaxis is similar to their combination with dexamethasone. A meta-analysis of randomized controlled trials [J]. Can J Anaesth, 2004, 51(4): 311 - 319.

[141] Kazemi-Kjellberg F, Henzi I, Tramèr M R. Treatment of established postoperative nausea and vomiting: a quantitative systemic review [J]. BMC Anesthesiol, 2001, 1: 2.

[142] Habib A S, Gan TJ. The effectiveness of rescue antiemetics after failure of prophylaxis with ondansetron or droperidol: a preliminary report [J]. J Clin Anesth, 2005, 17(1): 62 - 65.

[143] Unlugenc H, Guler T, Gunes Y, et al. Comparative study of the antiemetic efficacy of ondansetron, propofol and midazolam in the early postoperative period [J]. Eur J Anaesthesiol, 2004, 21(1): 60 - 65.

[144] Kovac A L, O'Connor T A, Pearman M H, et al. Efficacy of repeat intravenous dosing of ondansetron in controlling postoperative nausea and vomiting: a randomized, double-blind, placebo-controlled multicenter trial [J]. J Clin Anesth, 1999, 11(6): 453 - 459.

[145] Candiotti K A, Nhuch F, Kamat A, et al. Granisetron versus ondansetron treatment for breakthrough postoperative nausea and vomiting after prophylactic ondansetron failure: a pilot study [J]. Anesth Analg, 2007, 104(6): 1370 - 1373.

[146] Murphy G S, Brull S J. Residual neuromuscular block: lessons unlearned. Part I: definitions, incidence, and adverse physiologic effects of residual neuromuscular block [J]. Anesth Analg, 2010, 111(1): 120 - 128.

[147] Ali H H, Utting J E, Gray T C. Stimulus frequency in the detection of neuromuscular block in humans [J]. Br J Anaesth, 1979, 42: 967 - 978.

[148] Eriksson L I, Sundman E, Olsson R, et al. Functional assessment of the pharynx at rest and during swallowing in partially paralyzed humans: simultaneous videomanometry and mechanomyography of awake human volunteers [J]. Anesthesiology, 1997, 87: 1035 - 1043.

[149] Eriksson L I. Reduced hypoxic chemosensitivity in partially paralysed man. A new property of muscle relaxants? [J]. Acta Anaesthesiol Scand, 1996, 40: 520 - 523.

[150] Wyon N, Joensen H, Yamamoto Y, et al. Carotid body chemoreceptor function is impaired by vecuronium during hypoxia [J]. Anesthesiology, 1998, 89: 1471 - 1479.

[151] Eikermann M, Groeben H, Husling J, et al. Accelerometry of adductor pollicis muscle predicts recovery of inspiratory function from neuromuscular blockade [J]. Anesthesiology, 2003, 98: 1333 - 1337.

[152] Kumar G V, Nair A P, Murthy H S, et al. Residual neuromuscular blockade affects postoperative pulmonary function [J]. Anesthesiology, 2012, 117(6): 1234 - 1244.

[153] Cedborg A I, Sundman E, Bodén K, et al. Pharyngeal function and breathing pattern during partial neuromuscular block in the elderly: effects on airway protection [J]. Anesthesiology, 2014, 120(2): 312 - 325.

[154] Sundman E, Witt H, Olsson R, et al. The incidence and mechanisms of pharyngeal and upper esophageal dysfunction in partially paralyzed humans. Pharyngeal videoradiography and simultaneous manometry after atracurium [J]. Anesthesiology, 2000, 92: 977 - 984.

[155] Cooper A L O, Leigh J M, Tring I C. Admission on the intensive care unit after complications of anaesthetic techniques over 10 years [J]. Anaesthesia, 1989, 44: 953 - 958.

[156] Tiret L, Desmonts J M, Hatton F, et al. Complications associated with anaesthesia: a prospective survey in France [J]. Can J Anaesth, 1986, 33: 336 - 344.

[157] Baillard C, Clec'h C, Catineau J, et al. Postoperative residual neuromuscular block: a survey of management [J]. Br J Anaesth, 2005, 95: 622 - 626.

[158] Murphy G S, Szokol J W, Franklin M, et al. Postanesthesia care unit recovery times and neuromuscular blocking drugs: a prospective study of orthopedic surgical patients randomized to receive pancuronium or rocuronium [J]. Anesth Analg, 2004, 98(1): 193 - 200.

[159] Esteves S, Martins M, Barros F, et al. incidence of postoperative residual neuromuscular blockade in the postanesthesia care unit: an observational multicentre study in Portugal [J]. European Journal of Anaesthesiology, 2013, 30(5): 243.

[160] Debaene B, Plaud B, Dilly M-P, et al. Residual paralysis in the PACU after a single intubating dose of nondepolarizing muscle relaxant with an intermediate duration of action [J]. Anesthesiology, 2003, 98: 1042 - 1048.

[161] Groudine S B, Soto R, Lien C, et al. A randomized, dose-finding, phase II study of the selective

relaxant binding drug, sugammadex, capable of safely reversing profound rocuronium-induced neuromuscular block [J]. Anesth Analg, 2007, 104: 555 - 562.

[162] Brueckmann B, Sasaki N, Grobara P, et al. Effects of sugammadex on incidence of postoperative residual neuromuscular blockade: a randomized, controlled study [J]. Br J Anaesth, 2015, 115: 743 - 751.

[163] Martinez-Ubieto J, Ortega-Lucea S, Pascual-Bellosta A, et al. Prospective study of residual neuromuscular block and postoperative respiratory complications in patients reversed with neostigmine versus sugammadex [J]. Minerva Anestesiol, 2016, 82(7): 735 - 742.

[164] Hristovska A M, Duch P, Allingstrup M, et al. The comparative efficacy and safety of sugammadex and neostigmine in reversing neuromuscular blockade in adults. A Cochrane systematic review with meta-analysis and trial sequential analysis [J]. Anaesthesia, 2018, 73(5): 631 - 641.

[165] Martini C H, Boon M, Bevers R F, et al. Evaluation of surgical conditions during laparoscopic surgery in patients with moderate vs deep neuromuscular block [J]. Br J Anaesth, 2014, 112: 498 - 505.

[166] Bruintjes M H, van Helden E V, Braat A E, et al. Deep neuromuscular block to optimize surgical space conditions during laparoscopic surgery: a systematic review and meta-analysis [J]. Br J Anaesth, 2017, 118: 834 - 842.

[167] Soria A, Motamed C, Gaouar H, et al Severe reaction following sugammadex injection: hypersensitivity? [J]. J Investig Allergol Clin Immunol, 2012, 22(5): 382.

[168] Godai K, Hasegawa-Moriyama M, Kuniyoshi T, et al. Three cases of suspected sugammadex- induced hypersensitivity reactions [J]. Br J Anaesth, 2012, 109(2): 216 - 218.

[169] Tokuwaka J, Takahashi S, Tanaka M. Anaphylaxis after sugammadex administration [J]. Can J Anaesth, 2013, 60(7): 733 - 734.

[170] Asano R, Suzuki Y, Saito S, et al. Massive subcutaneous emphysema extending to the face during total laparoscopic hysterectomy [J]. J Minim Invasive Gynecol, 2019, 26(4): 589 - 590.

[171] Horak S, Blecharz A, Rzempoluch J, et al. Complications of endoscopy in gynecology [J]. Ginekol Pol, 1992, 63: 619 - 622.

[172] Murdock C, Wolff A, Van Geem T. Risk factors for hypercarbia, subcutaneous emphysema, pneumothorax, and pneumomediastinum during laparoscopy [J]. Obstet Gynecol, 2000, 95: 704 - 709.

[173] Waisbren S, Herz B, Ducheine Y, et al. Iatrogenic respiratory acidosis during laparoscopic preperitoneal hernia repair [J]. J Laparoendosc Surg, 1996, 6: 181 - 183.

[174] Tonolini M, Ierardi A M, Varca V, et al. Multidetector CT imaging of complications after laparoscopic ephron-sparing surgery [J]. Insights Imaging, 2015, 6(4): 465 - 478.

[175] Ott D E. Abdominal compliance and laparoscopy: a review [J]. JSLS, 2019, 23(1). pii: e2018.00080.

[176] Murdock C M, Wolff A J, Van Geem T. Risk factors for hypercarbia, subcutaneous emphysema, pneumothorax, and pneumomediastinum during laparoscopy [J]. Obstet Gynecol, 2000, 95: 704 - 709.

[177] Nishimura M, Matsumoto S, Ohara Y, et al. Complications related to the initial trocar insertion of 3 different techniques: a systematic review and meta-analysis [J]. J Minim Invasive Gynecol, 2019, 26(1): 63 - 70.

[178] Lee D W, Kim M J, Lee Y K, et al. Does intra-abdominal pressure affect development of subcutaneous emphysema at gynecologic laparoscopy? [J]. J Minim Invasive Gynecol, 2011, 18: 761 - 765.

[179] Patti L, Haussner W, Wei G, et al. Diffuse subcutaneous emphysema, pneumomediastinum, and pneumothorax following roboticassisted laparoscopic hysterectomy [J]. Case Rep Emerg Med, 2017, 2017: 2674216.

[180] Celik H, Cremins A, Jones K A, et al. Massive subcutaneous emphysema in robotic sacrocolpopexy [J]. JSLS, 2013, 17(2): 245 - 248.

[181] Ott D E. Subcutaneous emphysema-beyond the pneumoperitoneum [J]. JSLS, 2014, 18(1): 1 - 7.

[182] Yu T, Cheng Y, Wang X, et al. Gases for establishing pneumoperitoneum during laparoscopic abdominal surgery [J]. Cochrane Database Syst Rev, 2017, 21, 6: CD009569.

[183] Kuntz C, Wunsch A, Bodeker C. Effect of pressure and gas type on intra-abdominal, subcutaneous, and blood pH in laparoscopy [J]. Surg Endosc, 2000, 14: 367-371.

[184] Kumar C M, Lam J F, Rao D. Unexplained hypercarbia may indicate subcutaneous emphysema during laparoscopy [J]. Anaesth Intensive Care, 2015, 43(2): 272-273.

[185] Abe H, Bandai Y, Ohtomo Y, et al. Extensive subcutaneous emphysema and hypercapnia during laparoscopic cholecystectomy: two case reports [J]. Surg Laparosc Endosc, 1995, 5(3): 183-187.

[186] Murdock C M, Wolff A J, Geem T V. Risk factors for hypercarbia, subcutaneous emphysema, pneumothorax, and pneumomediastinum during laparoscopy [J]. Obstet Gynecol, 2000, 95: 704-709.

第九章
腹腔镜手术 ERAS 管理案例及讨论

第一节　胃癌根治术 ERAS 管理

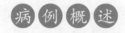

一、病例介绍

1. **一般情况**　男性,56 岁,体重 72 kg,BMI 26.4。主因上腹部隐痛不适 1 个月入院。

2. **现病史**　精神可,体力一般,食量正常,体重无明显变化。

3. **既往病史**　甲状腺功能亢进症病史 20 年,口服甲巯咪唑(10 mg/d)治疗。吸烟 30 年,戒烟 1 年,无嗜酒史。

4. **胃镜检查**　胃体上段溃疡性质待定。

5. **组织活检病理**　胃体中低分化腺癌。

6. **入院诊断**　① 胃癌。② 甲状腺功能亢进症。

7. **手术计划**　腹腔镜下胃癌根治术。

二、围手术期管理经过

1. 术前评估

(1) 并存疾病:合并甲状腺功能亢进症,控制可,继续服用甲巯咪唑。

(2) 气道评估:张口,颈部活动度可,甲颏间距大于 6.5 cm,Mallampatti 评分 2 级。

(3) 心肺功能评估:正常。

（4）代谢水平评估：正常。

（5）药物或食物过敏史：无。

表 9-1 综 合 评 估

评 估 标 准	评 估 结 果
ASA(分级)	2 级
术前疼痛(NRS)	1 分
术前血栓风险(Caprini 评分)	4 分(恶性肿瘤,2 分;41～60 岁,1 分;BMI>25,1 分)
术前营养状态(NRS 2002 评分)	1 分
术前体力情况(ECOG 评分)	1 分(不能从事较重的体力活动)

2. 术前准备

（1）宣教：告知围手术期各项事宜，指导患者填写"自我报告数据"，告知疼痛评估方法。

（2）功能锻炼：深呼吸锻炼，每天吹气球大于 3 次，每次超过 15 分钟；翻身锻炼，爬楼梯 3～4 层，每天超过 1 次；或者每天步行超过 3 000 步。

（3）戒烟、戒酒：患者吸烟史 20 年，戒烟 1 年，无嗜酒史。

（4）术前 2 小时前饮用含糖（14.2%）饮料 355 mL。

3. 术中管理

（1）入手术室后，三方核对患者信息。

（2）连接心电图、无创血压、脉搏血氧饱和度和 Narcotrend 监测。

（3）右美托咪定 1 μg/kg，静脉泵注 10 分钟。

（4）行 Allen 试验，阴性者行桡动脉穿刺置管。

（5）静脉诱导用药：咪达唑仑 2 mg，丙泊酚 TCI 2.5 μg/mL，舒芬太尼 0.5 μg/kg，罗库溴铵 50 mg。

（6）麻醉维持用药：丙泊酚 TCI 2～3.5 μg/mL，瑞芬太尼 0.1～0.2 μg/(kg·min)，右美托咪定 0.4 μg/(kg·h)，间断追加罗库溴铵。

（7）术中保温：放置测温尿管监测术中体温，复温毯和加温液体保温，维持中心体温大于 36℃。

（8）麻醉深度监测：Narcotrend 监测 40～60，监测原始脑电，避免爆发抑制。

（9）呼吸管理：FiO_2 40%，Vt 420 mL，PEEP 6 cmH_2O，$PaCO_2$ 35～45 mmHg。

（10）容量管理：尽量缩短术前禁食禁饮时间。术中晶体液 4 mL/(kg·h)，出血在允许范围则给予胶体液补充失血量，血红蛋白达 70 g/L，则补充红细胞。根据有创测压的数值和麻醉深度监测调整麻醉药物输注，血压维持在±20%以内。

（11）多模式镇痛：① 全身麻醉诱导后静脉注射氟比洛芬酯 100 mg。② 双侧腹横平面阻滞，注射 0.375% 罗哌卡因 30 mL。③ 手术结束前 30 分钟静脉注射羟考酮 7 mg。

④ 关腹时切口局部浸润(0.375% 罗哌卡因 20 mL)。⑤ 术毕予患者静脉自控镇痛(羟考酮 3 mg/次,锁定 10 分钟)。⑥ POD 1~3,氟比洛芬酯 100 mg,2 次/天。

(12) 预防术后恶心和呕吐:诱导时静脉注射地塞米松 8 mg,帕诺洛司琼 0.25 mg。

(13) 肌肉松弛拮抗:手术结束时静脉推注新斯的明 2 mg、阿托品 0.5 mg。

4. 麻醉小结

(1) 手术时长:5.5 小时。

(2) 麻醉药物总量:咪达唑仑 2 mg,右美托咪定 100 μg,舒芬太尼 35 μg,罗库溴铵 90 mg,丙泊酚 2 300 mg,瑞芬太尼 3 mg。

(3) 总入量:2 300 mL(乳酸林格液 1 600 mL,羟乙基淀粉 500 mL,生理盐水 200 mL)。

(4) 总出量:600 mL(尿量 500 mL,出血 100 mL)。

(5) 出手术室时 Steward 评分:6 分。

(6) 出手术室时疼痛评分(NRS):2 分。

5. 术后恢复

(1) 疼痛管理:术后由急性疼痛护士和病房护士进行疼痛评估和管理。疼痛评分及副作用见表 9 - 2。

表 9 - 2　术后镇痛评估及处置情况

术后(天)	NRS(静止)	NRS(活动)	LOS	副作用	按压次数
1	0	3	0	头晕	3
2	0	2	0	无	6
3	0	2	0	无	6

(2) 早期肠内营养:术后 2 小时开始经营养管给予糖盐水,术后 6 小时开始经口进食。护士根据腹胀评分等调整肠内营养的泵速。术后第 2 天肛门排气,第 3 天排便。详细进食情况见表 9 - 3。

表 9 - 3　术后进食及胃肠功能恢复情况

POD 分级	营 养 管	经 口	腹胀评分	肠功能恢复
POD 0	糖盐水 250 mL (术后 2 小时)	糖盐水 100 mL (术后 6 小时)	1	经口:小口慢咽
POD 1	糖盐水 500 mL (20~40 mL/h)	糖盐水 500 mL	0	
POD 2	糖盐水 500 mL+肠内营养制剂 500 mL(40~60 mL/h)	全流食 750 mL	1	肛门排气
POD 3	肠内营养制剂 1 500 mL(60~80 mL/h)	半流食 1 000 mL	0	排便
POD 4	肠内营养制剂 2 000 mL(80~100 mL/h)	半流食 1 500 mL	0	

（3）早期离床活动：术后 7 小时下床活动，术后 0～4 天的活动及睡眠时间见图 9-1。

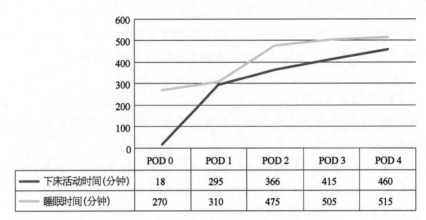

	POD 0	POD 1	POD 2	POD 3	POD 4
—— 下床活动时间(分钟)	18	295	366	415	460
—— 睡眠时间(分钟)	270	310	475	505	515

图 9-1　术后患者离床活动时间及睡眠时间

（4）围手术期管道管理：胃管、尿管、营养管和引流管的置入及拔除时间见表 9-4。尿管和胃管的拔除时间遵循了尽量缩短留置时间的原则。引流管和空肠引流管则是根据具体情况分析确定拔除时间。

表 9-4　围手术期管道置入及拔除情况

项　　目	尿　管	胃　管	引流管	空肠营养管
置入时间	麻醉后	麻醉后	术中	麻醉后
拔除时间	手术结束	术后 4 小时	术后 64 小时	术后第 5 天
肛门排气		术后 40 小时		
排　　便		术后 70 小时		

（5）预防血栓：术后应用间歇加压泵，尽早下床活动。术后 24 小时直至出院皮下注射低分子肝素 2 500 U，每天 1 次。

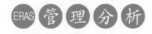

ERAS 管 理 分 析

一、术前管理要素

1. 术前宣教　本院入选 ERAS 路径的择期胃癌手术患者均于入院前行院前检查，由麻醉前门诊评估合格后收治入院。从外科医师接诊患者开始即进行宣教，贯穿患者的整个围手术期。宣教方式为分发宣传册、面对面讲解以及通过 APP 宣教，内容包括术前锻炼方法、术后疼痛评估和营养指导等。

2. 术前状况优化　本例患者合并甲状腺功能亢进症,服用药物控制良好,围手术期管理原则之一就是控制应激水平,避免诱发甲状腺功能亢进症危象。胃癌手术后呼吸系统的并发症高,对患者进行功能锻炼可以降低此类并发症发生率,针对心肺功能的锻炼包括吹气球和爬楼。

3. 术前准备　本例虽为胃癌患者,但不存在梗阻症状,为改善胰岛素抵抗,术前 2 小时之前饮用含糖饮料 355 mL(含糖 50 g)。术前未行机械性肠道准备。

二、术中管理要素

1. 麻醉药物选择　本例为腹腔镜胃癌根治术,手术时间一般大于 3 小时,选择全凭静脉麻醉在降低术后恶心和呕吐发生率方面有一定优势。辅助右美托咪定静脉泵注,可以节余术中阿片类用量,降低相关副作用。采用 Narcotrend 监测麻醉深度,可以避免麻醉过浅或过深。

2. 肌肉松弛管理　本例选择罗库溴铵间断给药维持肌肉松弛,术毕采用新斯的明拮抗,避免了肌肉松弛残余作用。但是术中没有应用神经肌肉功能监测,因此对肌肉松弛管理不够精确。

3. 疼痛管理　贯彻多模式和预防性镇痛的原则,本例是在局部麻醉和 NSAID 类药物的基础上,采用无背景剂量患者自控静脉泵的阿片类药物进行补救镇痛。患者在术后第 1 天活动时有轻度头晕,无其他不良反应。

在预防恶心和呕吐的用药上选择了长效的 5-HT3 受体拮抗剂和地塞米松。这类手术患者发生恶心和呕吐的高峰多在手术当天和术后第 1 天,尤其是第一次下床活动时,告知正确的下床方式也有助于减少恶心和呕吐发生。

4. 液体管理　术前缩短禁食禁饮时间和避免肠道准备可以减少潜在的容量不足。本例患者没有心血管系统疾病等高危因素,利用类似无创心排量监测的目标导向的液体治疗(GDFT)未必获益,从经济的角度考虑,未行这类监测。围手术期容量管理的原则为接近零平衡。

三、术后管理要素

1. 早期下床活动　在完善镇痛的基础上,早期下床活动是促进胃肠功能恢复、减少术后并发症的重要环节。本例患者在术后 7 小时下床活动,从术后第 1 天到出院前活动时间均在 5～7 小时,睡眠时间 4～8 小时,到达了预期目标。

2. 早期经口进食　术后 2 小时后就通过空肠营养管给予肠内营养(糖盐水 250 mL),术后 6 小时嘱患者少量经口饮水(糖盐水 100 mL)。对于经口饮水,我们嘱患者小口慢咽,少量多次,每隔 20 分钟即可进水一次。术后第 1 天,通过空肠营养管给予糖盐水 500 mL,速度控制在 20～40 mL/h,经口饮水 500 mL。术后第 2 天,通过空肠营养管给予稀释的肠内营养制剂 1 000 mL,速度控制在 40～60 mL/h,由于患者当天早上排气,嘱患者经口进全流食 750 mL。术后第三天,通过空肠营养管给予肠内营养制剂 1 500 mL,速度控制在 60～80 mL/h,嘱患者经口进半流食 1 000 mL。术后第 4 天,通过空肠营养管给予肠内营养制剂 2 000 mL,速度控制在 80～100 mL/h,嘱患者经口进半流食 1 500 mL。患者术后未发生明显腹胀,术后第 2 天即排气,术后第三天即排便。

（聂煌　季刚）

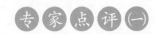

专家点评（一）

虽然微创技术的引入显著减少了胃部手术患者的外在创伤,但鉴于消化道手术的特殊性,仍有不少患者会在术后经历漫长的恢复过程。因此,对于接受此类手术的患者,除了改进外科技术外,还需要围手术期团队采取更具针对性的策略来促进患者加速康复。

此病例为我们分享了空军军医大学附属西京医院在践行腹腔镜胃癌根治术患者 ERAS 路径时的管理经验。这些经验的本质是通过采取一系列优化措施来减轻手术应激、维持机体代谢平衡、促进消化功能恢复及避免肠梗阻等外科并发症,从而降低胃部手术对消化道及全身器官的病理和生理干扰,达到加速患者康复的目的。

根据病例的具体描述,该患者的加速康复可能得益于以下策略:① 术前针对内外科情况进行了细致评估,并在围手术期继续使用抗甲状腺药物。② 术前开展呼吸功能锻炼。③ 缩短了术前禁食时间,并给予碳水化合物饮料改善胰岛素抵抗。④ 使用右美托咪定减轻手术应激。⑤ 维持体温处于正常水平。⑥ 实施以小潮气量为主的肺保护性通气策略。⑦ 维持液体平衡,避免容量过负荷。⑧ 采用包括筋膜间隙阻滞、NSAID 类药物及阿片类药物的多模式镇痛方案。⑨ 给予多种止吐药物预防术后恶心和呕吐。⑩ 术后早期下床活动,并恢复经口进食。

当然,在该病例中仍有一些管理细节值得我们进一步商榷,譬如在持续使用右美托咪定的情况下,如何进一步节俭阿片类药物的用量(尤其是瑞芬太尼);在腹腔镜操作时,是否需要将 $PaCO_2$ 严格控制在 35～45 mmHg 以及有无必要采取深度肌肉松弛策略等。

（复旦大学附属中山医院麻醉科　薛张纲）

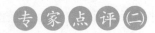

专家点评（二）

消化道手术是最早实施加速康复策略的,开展时间比较长,积累了较为成熟的实践经验,并拥有相应的临床操作共识。本病例为 56 岁的男性胃癌患者,除甲状腺功能亢进症外,其机体其他功能状态良好,麻醉和手术团队做了周密的手术计划,包括术前宣教、甲状腺功能调整、术前功能锻炼、手术前饮用含葡萄糖的液体;在术后也采取了一系列促进康复的措施,如早期下床活动、饮水、血栓预防和液体管理。

本例患者的管理要点有如下不足:① 未记录术后出院时间。② 术前做了血栓风险评估,术后应该再做一次评估,因为该患者接受了超过 45 分钟的腹腔镜手术,理应增加 2 分,这名患者的术后评分应为 6 分。③ 关于空肠营养管的置入值得商榷,这是一例平诊胃癌根治手术,患者没有影响吻合口愈合的异常因素,且术后 4 小时即拔出胃管,开始早期饮水,从减少创伤、术后康复及患者出院后的生活质量考虑(一般空肠营养管要在术后 1 个月左右拔出),不建议此类手术常规置入空肠营养管。

(复旦大学附属中山医院普通外科 楼文晖)

第二节 结肠癌根治术 ERAS 管理

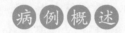

病 例 概 述

一、病例简介

1. 一般情况 女性,85 岁,体重 53 kg,BMI 23.5。主因大便带血半个月入院。

2. 现病史 精神可,体力一般,食量正常,体重减轻 2 kg。无吸烟史,无嗜酒史。

3. 既往病史 高血压 30 年,血压最高达 150/90 mmHg,长期口服硝苯地平 10 mg(每天 2 次)和美托洛尔 25 mg(每天 2 次)。血压控制可。

4. 肠镜检查 距肛门 15~18 cm 见紫红色肿块,表面凹凸不平,可见糜烂、溃疡、污苔,病变约占肠腔周径 1/2,伴肠腔狭窄,肠镜尚可通过。诊断为结肠癌。

5. 病例检查 乙状结肠高分化腺癌。会诊病例检查结果为乙状结肠高-中分化腺癌。

6. 入院诊断 ① 乙状结肠癌。② 高血压。

7. 手术计划 腹腔镜下乙状结肠癌根治术。

二、围手术期管理经过

1. 术前评估

(1) 并存疾病:合并高血压,控制可,术前继续服用硝苯地平、美托洛尔。

（2）气道评估：张口，颈部活动度可，甲颏间距大于 6 cm，Mallampatti 评分 2 级。

（3）心肺功能评估：正常，平常能爬 3 层楼梯。

（4）代谢水平评估：正常。

（5）药物或食物过敏史：无。

表 9-5 综合评估

评估标准	评估结果
ASA 分级	2 级
术前疼痛（NRS）	1 分
术前血栓风险（Caprini 评分）	7 分（恶性肿瘤，2 分；年龄＞74 岁，3 分；腹腔镜手术＞45 分钟，2 分）
术前营养状态（NRS 2002 评分）	1 分
术前体力情况（ECOG 评分）	1 分（不能从事较重的体力活动）

2. 术前准备

（1）宣教：告知围手术期各项事宜，指导患者填写"自我报告数据"，告知疼痛评估方法。

（2）功能锻炼：深呼吸锻炼，每天吹气球大于 3 次，每次超过 15 分钟；翻身锻炼。

（3）术前 2 天开始雾化吸入糜蛋白酶、盐酸氨溴索。

（4）术晨服用日常量硝苯地平、美托洛尔。术日晨饮用含糖（14.2%）饮料 355 mL。

3. 术中管理

（1）入手术室后，三方核对患者信息。

（2）连接心电图、无创血压监测、脉搏血氧饱和度和 Narcotrend 麻醉深度监测。

（3）面罩吸氧，静脉注射盐酸纳布啡 10 mg。

（4）行 Allen 试验，阴性者行桡动脉穿刺置管，开始有创血压监测。

（5）静脉诱导用药：丙泊酚 TCI 从 0.8 μg/mL 开始，逐渐增至 2 μg/mL；舒芬太尼 0.5 μg/kg；罗库溴铵 50 mg。

（6）麻醉维持用药：丙泊酚 TCI 1.6～2.3 μg/mL；瑞芬太尼 0.1～0.2 μg/(kg·min)；间断追加罗库溴铵。

（7）术中保温：放置测温尿管监测术中体温，复温毯和加温液体保温，维持中心体温大于 36℃。

（8）麻醉深度监测：Narcotrend 监测 50～60，监测原始脑电，避免爆发抑制。

（9）呼吸管理：持续监测 $PetCO_2$，FiO_2 50%，Vt 400 mL，PEEP 4 cmH_2O，$PetCO_2$ 30～40 mmHg。

（10）容量管理：尽量缩短术前禁食禁饮时间。术中晶体液 5 mL/(kg·h)，出血在允许范围则给予胶体液补充失血量，血红蛋白达 70 g/L，则补充红细胞。根据有创测压的数值和麻醉深度,监测调整麻醉药物输注,血压维持在±20%以内。

(11) 多模式镇痛:① 术前桡动脉穿刺置管前,静脉注射盐酸纳布啡 10 mg。② 全身麻醉诱导后,静脉注射氟比洛芬酯 50 mg。③ 手术切皮前,外科医师局部浸润 0.375%左旋布比卡因 20 mL。④ 术毕予患者静脉自控镇痛(舒芬太尼 150 μg+盐酸纳布啡 30 mg 与生理盐水配制成 100 mL 溶液,背景剂量 0.6 mL/h,PCA 0.6 mL/次,锁定 15 分钟)。

(12) 预防术后恶心和呕吐:诱导时静脉注射地塞米松 10 mg,术毕静脉注射托烷司琼 2 mg。

4. 麻醉小结

(1) 手术时长:3 小时 10 分钟。

(2) 麻醉药物总量:罗库溴铵 60 mg,丙泊酚 1 800 mg,瑞芬太尼 1.8 mg。

(3) 总入量:1 700 mL(乳酸林格液 1 000 mL,羟乙基淀粉 500 mL,生理盐 200 mL)。

(4) 总出量:300 mL(尿量 100 mL,出血 200 mL)。

(5) 出手术室时 Steward 评分:5 分。

(6) 出手术室时疼痛评分:2 分。

5. 术后恢复

(1) 疼痛管理:患者术后静脉自控镇痛泵。术后第 1 天患者主诉恶心,静息痛 0 分,活动痛 5 分,更改背景剂量为 0;术后第 2 天静息痛 0 分,活动痛 2 分,停止使用镇痛泵。有效 PCA 共 6 次 3.6 mL,总药量共使用 9.2 mL。

(2) POD 0 氟比洛芬酯 100 mg,POD 1~3,氟比洛芬酯 50 mg,每天 1 次。

(3) 营养管理:术后 1 小时开始经静脉滴注糖盐水,术后 2 小时开始经静脉肠外营养,术后第 1 天经口进流食。术后第 2 天肛门排气,术后第 4 天排便。详细进食情况见表 9-6。

表 9-6　术后进食及胃肠功能恢复情况

POD 分级	晶体补液(mL)	肠外营养(静脉,mL)	经口	腹胀评分	肠功能恢复
POD 0	800	2 300		1	
POD 1	500	2 300	全流食	1	
POD 2	500	2 300	全流食	0	肛门排气
POD 3	200	2 300	全流食	0	
POD 4	100	2 300	半流食	0	排便

(4) 早期离床活动:术后 14 小时下床活动,术后第 1 天活动 5 小时,术后第 2~3 天分别活动 3 小时,术后第 4 天活动 5 小时。自述术后 0~2 天睡眠欠佳,白天需补充睡眠 2 小时。活动睡眠情况见图 9-2。

(5) 围手术期管道管理:胃管、尿管、营养管和引流管的置入及拔除时间见表 9-7。

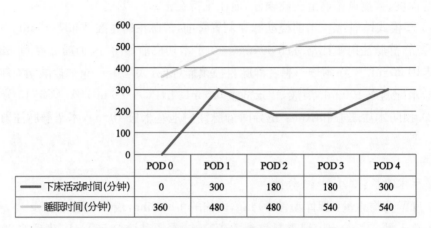

图 9 - 2 术后患者离床活动时间及睡眠时间(单位：分钟)

项　目	POD 0	POD 1	POD 2	POD 3	POD 4
下床活动时间(分钟)	0	300	180	180	300
睡眠时间(分钟)	360	480	480	540	540

表 9 - 7 围手术期管道置入及拔除情况

项　目	尿　管	胃　管	引流管	空肠营养管
置入时间	麻醉后	术中	术中	术中
拔除时间	术后第 1 天	术后	术后第 2 天	术后当天

(6) 预防血栓：术后应用间歇加压泵，尽早下床活动。术后 24 小时直至出院皮下注射低分子肝素 2 500 U，每天 1 次。

6. 出院　患者精神睡眠可，无腹痛腹胀，无恶心和呕吐，二便正常。术后第 5 天出院。

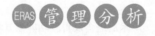

一、术前管理要素

1. 术前宣教　本院入选 ERAS 路径的择期结直肠癌手术患者均于入院前行院前检查，由麻醉前门诊评估合格后收治入院。从外科医师接诊患者开始即进行宣教，贯穿患者的整个围手术期。宣教方式为分发宣传册、面对面讲解以及通过 APP 宣教，内容包括术前锻炼方法、术前用药调整、术后疼痛评估和营养指导等。

2. 术前状况优化　本例患者高龄、患高血压 30 年，服用硝苯地平和美托洛尔控制在 140/90 mmHg 以下。心功能评估，活动耐量大于 4 MET。手术可如期进行，高血压药物服用至术晨。

腹腔镜结乙状结肠癌根治术为截石位，头低，气腹后腹内压增高，进一步影响膈肌运动，术后可能发生肺不张等呼吸系统并发症。术前对患者进行呼吸功能锻炼，同时进行雾化吸入，以期降低术后呼吸系统并发症。

3. 术前准备　为改善胰岛素抵抗，术前 2 小时之前饮用含糖饮料 355 mL（含糖 50 g）。本例为乙状结肠癌根治术，未行肠道准备。若为直肠癌根治术则选择口服聚乙二醇电解质，联合少量磷酸钠盐灌肠剂进行肠道准备。

二、术中管理要素

1. 麻醉药物选择　本例患者为女性，行腹腔镜乙状结肠癌根治术，选择全凭静脉麻醉在降低术后恶心和呕吐发生率方面有一定优势。但老年患者采用全凭静脉麻醉时，建议进行麻醉深度监测，如果仅凭生命体征进行药物剂量调整，很可能造成麻醉药物过量，导致苏醒延迟。本例患者入手术室时较为紧张，故在行有创操作前给予纳布啡 10 mg，待患者入睡后再进行桡动脉穿刺。

2. 肌肉松弛管理　本例选择罗库溴铵间断给药维持肌肉松弛，术毕未行常规拮抗。原因是术中用肌肉松弛剂药量不大，手术结束后 5 分钟，患者自主呼吸恢复，潮气量 300～350 mL，呼吸频率 12 次/分，术后 15 分钟，呼之睁眼，听指令摇头，拔除气管导管，观察 0.5 小时，无舌根后坠，无复视，应答切题，血气结果正常。判断患者没有肌肉松弛残余作用，静脉注射新斯的明和阿托品可能增加恶心、呕吐、口干等不良反应，因此没有拮抗。由于没有神经肌肉功能监测，也可能在手术期间大部分时间肌肉松弛程度为轻-中度，从优化手术条件的角度考虑应该进行神经肌肉功能监测，维持中度以上肌肉松弛条件，术毕拮抗。

3. 疼痛管理　贯彻多模式和预防性镇痛的原则，本例是在局部麻醉和 NSAID 类药物的基础上，采用患者自控静脉镇痛。在预防恶心和呕吐的用药上选择了 5-HT3 受体拮抗剂和地塞米松。患者在术后第 1 天活动时有轻度恶心，后将背景剂量调为 0，无其他不良反应。

4. 液体管理　术前缩短禁食禁饮时间和避免肠道准备可以减少潜在的容量不足。本例患者虽有高血压病史，但心肺功能良好，手术时间不长，利用类似无创心排血量监测的目标导向的液体治疗（GDFT）未必获益，从经济的角度考虑，未行这类监测。围手术期容量管理的原则为接近零平衡。

三、术后管理要素

（1）本例患者在术后 14 小时首次下床活动。术后 1～4 天离床 3～5 小时，与患者高龄、体力有限有关。

（2）导管的拔除在确保安全的基础上，均遵循尽早拔除的原则。

（3）本例患者为血栓高风险人群，应坚持低分子肝素和物理预防。

（赵青川　计根林　聂煌）

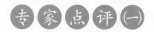

专家点评㈠

自 1997 年 Henrik Kehlet 教授提出 ERAS 理念并在结直肠手术中成功应用以来，层出不穷的基础与临床研究便不断推动着加速康复外科在该领域内迅速发展。如今，ERAS 方案已成为结直肠癌外科治疗的标准规范，并证实可安全适用于所有患者群体。此病例向我们展示的便是一则在高龄老年患者乙状结肠癌根治术中实施 ERAS 路径的案例。

在该病例中，围手术期团队通过一系列涵盖术前、术中及术后的综合措施（如缩短术前禁食时间、避免液体过负荷、肺保护性通气策略、预防术中低体温、多模式镇痛及预防术后恶心和呕吐等）来减轻手术导致的应激反应，避免术后可能发生的器官功能障碍。除上述这些常规策略外，该病例中不乏一些亮点值得我们学习与采纳：① 在术前宣教时指导患者填写"自我报告数据"，发挥患者自身的主观作用。② 虽不是上腹部手术，但术中仍给予胃管持续引流，术毕予以拔除，最大限度减少术后发生呕吐的可能性。③ 术后对患者的疼痛情况及相关药物副作用进行动态监测评估，及时发现问题、解决问题，肃清一切可能影响患者康复的不良因素。

至于该病例的不足之处，主要在于对于这样一名高龄患者，围手术期团队并未针对其年龄因素进行个体化的策略调整。尽管该患者心肺储备功能尚可，但老年患者毕竟是术后认知功能障碍及围手术期卒中的高危人群，围手术期应针对这些情况进行细致的动态评估并采取相应预防措施。此外，对于一名术前 Caprini 评分为高危的截石位手术患者，我们更建议在术中就使用下肢间歇加压装置进行物理预防。

（复旦大学附属中山医院麻醉科　薛张纲）

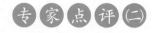

专家点评㈡

近年来，结直肠的发病率在我国明显增加，除了饮食结构的变化以外，老龄化社会的到来也是结直肠癌患者明显增多的一大原因。高龄结直肠癌患者的增多对麻醉科和外科提出了严峻挑战，此类患者合并症多，脏器功能衰退，术后如何实现加速康复，高水平的围手术期管理和术中麻醉管理至关重要。这是一例高龄左半结肠癌的患者，术前合并高血压，其他脏器功能评估基本正常，血栓风险为高危。麻醉及手术团队为患者做了周密的术前准备，包括完善的宣教、术前功能锻炼、药物准备，术后给予患者充分的镇痛、早期肠内营养，预防血栓、下床活动，在无外科并发症的情况下早期拔除了引流管，患者 5 天出院，得到了加速康复的目的。

本病例加速康复实践美中不足之处在于两点：① 术前对血栓性事件评估时应包含出血风险的评估，判断患者是否可用低分子肝素抗凝，在实施预防时，如果患者无出血的高危风险，低分子肝素的抗凝预防应开始于术前 12 小时，而不是术后才开始。术中应给予下肢按摩装置，预防血栓。② 术后患者已经开始经口进食，宜逐渐减少肠外营养制品的输注，逐步增加口服营养的体量，到了第五天，患者已经进食半流质，仍给予 2 300 mL 的肠外营养，措施略显保守。

（复旦大学附属中山医院普通外科　楼文晖）

第三节　胰十二指肠切除术 ERAS 围麻醉期管理方案与单中心实践

随着加速康复外科（ERAS）理念的开展，ERAS 理念已经在普通外科领域内迅速推广。与其他腹部外科相比，ERAS 在胰腺外科领域的发展相对滞后。胰腺手术尤其是胰十二指肠切除术（pancreaticoduodenectomy，PD），是腹部外科乃至大外科手术中难度较高的一类，其操作复杂、手术时间长、吻合口多；尽管近二十年来外科技术的提高和医疗器械的革新，病死率已降至 5% 以下，但并发症发生率仍高达 60% 左右，较高的并发症发生率使 ERAS 理念很难在胰腺外科中得到广泛的应用。此外，胰腺疾病相对胃肠道疾病来讲属于少见病，手术难度大，绝大多数单位年手术例数不足 15 例，手术技术和经验尚未达到成熟。种种制约因素使得 ERAS 理念在胰腺外科中的应用远不及在胃肠领域中的普及。

本文以中华医学会外科学分会与中华医学会麻醉学分会共同撰写的《加速康复外科中国专家共识及路径管理指南（2018 版）》，欧洲 ERAS 学会 2012 年撰写的《胰十二指肠术围手术期管理指南》为依据，借鉴国内外 ERAS 的发展经验，探讨胰十二指肠切除术 ERAS 围麻醉期管理模式。

一、指南推荐胰十二指肠切除术围麻醉期管理方案及证据等级

根 据 GRADE（grading of recommendations，assessment，development and evaluation system）系统评价相关结论的证据级别，结合临床实际起草针对前述问题的推荐意见，评述研究现状（表 9-8）。推荐等级"强"一般指基于高级别证据的建议，临床行为与预期结果间存在一致性；推荐等级"弱"一般指基于低级别证据，临床行为与预期结果间存在不确定性。

表9-8　指南推荐围麻醉期管理方案及证据等级

项　目	总结和建议	证据水平	推荐等级
术前禁食和术前给予碳水化合物	麻醉2小时前摄入清亮液体不增加胃残余量，并推荐择期手术前这样做。麻醉前6小时应禁食固体食物。根据大手术数据的研究推断，术前应给予非糖尿病患者碳水化合物	液体摄入：高 固体食物摄入：低 碳水化合物：低	禁食：强 给予碳水化合物：强
术前戒烟戒酒	对于长期吸烟者，术前戒烟1个月是有益的。对于酗酒者，术前1个月戒酒是有益，并应尽力做到的。对于适用群体，都应戒烟、戒酒	戒烟：中等 戒酒：低	强
麻醉前用药	腹部手术研究的数据表明：术前使用长效镇静剂没有获得临床上的益处，因此不推荐常规应用。短效的抗焦虑药可用于如硬膜外操作时	不使用长效镇静药：中等	弱
血栓预防	低分子肝素的应用减少发生血栓栓塞并发症的风险，应持续应用到出院后4周，但与之同时的硬膜外麻醉应严格遵循相关安全指南	高	强
预防性使用抗菌药物和皮肤准备	预防性使用抗菌药物可防止手术部位感染，应在手术开皮前30～60分钟内单次使用。并根据药物半衰期及手术时间决定术中是否重复给药	高	强
硬膜外镇痛	根据大型开腹手术的研究结果，推荐使用中胸段的硬膜外镇痛。硬膜外镇痛与静脉注射阿片类药物相比，具有良好的镇痛效果，并减少呼吸系统的并发症	镇痛：高 减少呼吸系统并发症：中等 总体发生率：低	强
静脉镇痛	一些证据支持使用静脉镇痛或静脉注射利多卡因来镇痛。但在胰十二指肠手术的应用缺少相关数据	静脉镇痛：很低 静脉注射利多卡因：中等	弱 弱
创口引流和腹横平面阻滞	一些证据支持在腹部手术中使用创口引流和腹横平面阻滞。但结果是相互矛盾和可变的，而且研究主要来自下消化道手术	创口引流：中等 腹横平面阻滞：中等	弱
术后恶心和呕吐	胃肠道手术的文献资料显示，在有术后恶心和呕吐风险的患者中，根据患者术后恶心和呕吐病史、手术类型和麻醉方式，选用不同药理作用的药物是有益的。术中及术后应注意药物的联合应用	低	强
避免低温	用经皮保温来避免术中低温，比如用空气或水循环加温系统	高	强
术后血糖控制	胰岛素抵抗和高血糖与术后并发症和病死率密切相关。在ICU中静脉应用胰岛素治疗可改善预后，但有低血糖的风险。一些ERAS项目可减弱胰岛素抵抗，在没有低血糖风险的情况下促进血糖控制。在不发生低血糖的情况下，应尽量避免高血糖	低	强

（续表）

项　目	总结和建议	证据水平	推荐等级
液体平衡	零平衡，避免水和盐的过量而导致不良后果。在围手术期采用经食管超声监测容量，优化心排血量，可改善预后。平衡液优于0.9%的生理盐水	液体平衡：高 食管超声：中等	强
刺激胃肠蠕动	推荐使用硬膜外镇痛和多模式镇痛及零平衡的液体治疗。口服泻药和术后咀嚼口香糖是安全的，可能会加速胃肠蠕动	口服泻药：很低 咀嚼口香糖：很低	弱

二、本中心胰十二指肠切除术围麻醉期管理方案与现有指南的对比

对胰十二指肠切除术，指南推荐围麻醉期管理与中国医学科学院北京协和医院（以下简称"北京协和医院"）具体方案见表9-9。

表9-9　指南推荐围麻醉期管理与北京协和医院具体方案

项　目	指南总结和建议	北京协和医院具体方案
术前禁食和术前给予碳水化合物	麻醉2小时前摄入清亮液体不增加胃残余量，推荐择期手术前这样做。麻醉前6小时应禁食固体食物。根据大手术数据的研究推断，术前应给予非糖尿病患者碳水化合物	无胃肠道动力障碍者术前禁食4小时，禁水2小时，术前2～4小时口服400 mL麦芽糊精果糖液
术前戒烟戒酒	对于长期吸烟者，术前戒烟1个月是有益的。对于酗酒者，术前1个月戒酒是有益，并应尽力做到。对于适用群体，都应戒烟、戒酒	同指南
麻醉前用药	腹部手术研究的数据表明：术前使用长效镇静剂没有获得临床上的益处，因此不推荐常规应用。短效的抗焦虑药可用于如硬膜外操作时	无
血栓预防	低分子肝素的应用可减少发生血栓栓塞并发症的风险，应持续应用到出院后4周，但硬膜外麻醉应严格遵循相关安全指南	考虑胸段硬膜外麻醉及镇痛，未常规使用
预防性使用抗菌药物和皮肤准备	预防性使用抗菌药物可防止手术部位感染，应在手术开皮前30～60分钟内单次使用。并根据药物半衰期及手术时间决定术中是否重复给药	同指南

（续表）

项　　目	指南总结和建议	北京协和医院具体方案
硬膜外镇痛	根据大型开腹手术的研究结果，推荐使用中胸段的硬膜外镇痛。硬膜外镇痛与静脉注射阿片类药物相比，具有良好的镇痛效果，并减少呼吸系统的并发症	全身麻醉复合胸段硬膜外镇痛（行 T_7 ～ T_9 胸段硬膜外穿刺置管），术中 0.33％罗哌卡因 4～6 mL/h 持续泵入；丙泊酚镇静（靶控输入 2～4 μg/mL，维持脑电双频指数于 50 左右），辅以芬太尼、瑞芬太尼镇痛；吸入 50％O_2＋50％空气；术后：0.2％罗哌卡因患者自控硬膜外镇痛，帕瑞昔布 40 mg（每 12 小时一次）
静脉镇痛	一些证据支持使用静脉镇痛或静脉注射利多卡因来镇痛，但在胰十二指肠手术的应用缺少相关数据	硬膜外镇痛存在禁忌证时采用；同时帕瑞昔布 40 mg（每 12 小时一次）
创口引流和腹横平面阻滞	一些证据支持在腹部手术中使用创口持续浸润和腹横平面阻滞，但结果是相互矛盾和可变的，而且研究主要来自下消化道手术	未采用
术后恶心和呕吐	胃肠道手术的文献资料显示，在有术后恶心和呕吐风险的患者中，根据患者的术后恶心和呕吐病史、手术类型和麻醉方式，选用不同药理作用的药物是有益的。术中及术后应注意药物的联合应用	对于 Apfel 术后恶心和呕吐评分中危患者，诱导前及手术前 30～60 分钟增加一次血清素受体拮抗剂（昂丹司琼／格拉司琼）；对于 Apfel 术后恶心和呕吐评分高危患者，手术结束前 30～60 分钟血清素受体拮抗剂和甲氧氯普胺（胃复安）25～50 mg
避免低温	用经皮保温来避免术中低温，比如用空气或水循环加温系统	入手术室至离开恢复室全程使用温毯机，使用加温冲洗液及静脉输注液体，调整手术室温度，并监测体温，确保核心体温不低于 35.5℃
液体平衡	零平衡，避免水和盐的过量而导致不良后果。在围手术期采用经食管超声监测容量，优化心排量，可改善预后。平衡液优于 0.9％的生理盐水	入手术室后放置动脉导管，监测脉压变异量（PPV）以指导术中输液，如果 PPV 大于 13％或血压低于基础值的 30％，则在 5 分钟内输液泵背景输注 3 mL/kg 乳酸钠林格液／羟乙基淀粉／琥珀酰明胶，如果 PPV 仍＞10％或血压仍低于基础值的 30％，则继续液体冲击，如果冲击 2 次后血压仍低，则使用血管活性药物

三、本中心开腹胰十二指肠切除术实施 ERAS 围麻醉期管理方案与患者转归

针对开腹胰十二指肠肠术，我们课题组收集 2016 年 3 月至 2018 年 4 月我院胰腺外科收治的 39 例开腹胰十二指肠切除术患者的临床资料，其中 19 例采用 ERAS

治疗方案(ERAS组),20例采用常规治疗方案(对照组),具体麻醉与多模式镇痛方案见表9-9。

(一) 术中组织灌注指标及阿片类药物暴露

两组术中血流动力学指标,入手术室血气乳酸浓度,术中输注晶体、异体血红细胞量、异体血浆量和尿量差异均无统计学意义(P 均$>$0.05)。ERAS组术中芬太尼用量、出手术室前血气乳酸浓度均显著低于对照组($P=0.001$ 和 $P=0.002$),术中输注胶体液量显著高于对照组($P=0.008$)(表9-10)。

表9-10 术中组织灌注指标及阿片类药物暴露比较

项 目		ERAS组 (19 例)	对照组 (20 例)	P
术中血流动力学 波动	入手术室收缩压(mmHg)	127±3	124±6	0.634
	最高收缩压(mmHg)	144±4	142±3	0.790
	入手术室心率(次/分)	79±3	79±4	0.926
	最高心率(次/分)	96±5	90±3	0.212
	持续血管活性药支持(例)	8	4	0.176
血气乳酸浓度 (mmol/L)	入手术室	1.4±0.1	1.3±0.1	0.539
	出手术室	1.6±0.2	2.9±0.3	0.002
术中输液量 (mL)	晶体	3 258±292	3 305±194	0.893
	胶体	1 253±170	700±105	0.008
	异体血红细胞	273±92	200±68	0.521
	异体血浆	116±41	80±39	0.535
	总入量	4 900±453	4 285±295	0.259
术中尿量(mL)		895±115	762±94	0.377
术中芬太尼用量(mg)		234±35	450±44	0.001

(二) 术后早期外周炎性指标

两组患者术前外周血血红蛋白浓度、白细胞数量、中性粒细胞数量及血糖差异均无统计学意义($P>$0.05),术后第1天两组患者外周血血红蛋白浓度均有所下降,白细胞数量、中性粒细胞数量及血糖均上升,而 ERAS组白细胞数量($P=0.01$)、中性粒细胞数量($P=0.03$)及血糖($P=0.03$)均显著低于对照组。术后第5天 ERAS组血红蛋白浓度略高于对照组,白细胞、中性粒细胞及血糖略低于对照组,但差异无统计学意义(图9-3)。

(三) 术后镇痛、早期恢复指标、住院时间及费用

ERAS组术后静息视觉模拟疼痛评分(visual analogue score,VAS)与对照组无显著差异,而术后第1天和第2天活动 VAS 评分显著低于对照组($P=0.01$ 和 $P=0.03$),ERAS组患者术后阿片药用量显著低于对照组($P<0.001$)。两组患者术后镇静评分相似,而 ERAS组患者术后恶心评分($P=0.021$)、呕吐次数($P=0.012$)及镇痛满意度($P=0.01$)均显著优于对照组。ERAS组患者术后拔除导尿管、胃管时间,首次下床活动、排气时间均显著短于对照组($P<0.05$)。ERAS组总住院时间显著低于对照组($P=0.02$),住

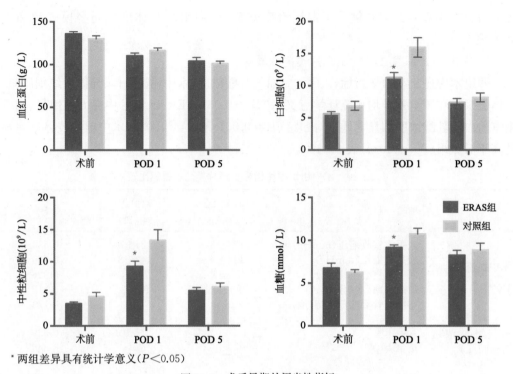

* 两组差异具有统计学意义（$P<0.05$）

图 9-3　术后早期外周炎性指标

院费用也低于对照组，但差异无统计学意义（表 9-11）。

表 9-11　术后镇痛、早期恢复指标、住院时间及费用比较

项　　目	ERAS组	对照组	P 值
术后镇痛 VAS 评分			
术后第 1 天静息 VAS 评分	2.1±0.3	1.8±0.3	0.547
术后第 2 天静息 VAS 评分	0.8±0.2	1.3±0.3	0.121
术后第 1 天活动 VAS 评分	3.1±0.1	3.9±0.3	0.014
术后第 2 天活动 VAS 评分	2.4±0.3	3.3±0.3	0.030
镇静评分	0.1±0.1	0.3±0.1	0.323
恶心评分	0.2±0.1	0.7±0.2	0.021
呕吐次数	0.1±0.1	0.6±0.2	0.012
满意度	0.1±0.2	0.6±0.1	0.001
术后阿片药用量（mg）	14.2±5.5	166.0±22.3	<0.001
术后恢复指标			
拔除气管导管时间（天）	1.0±0.0	1.1±0.1	0.336
导尿管拔除时间（天）	1.2±0.1	1.9±0.2	0.004
胃管拔除时间（天）	1.3±0.2	3.1±0.3	<0.001
首次下床活动时间（天）	1.3±0.1	2.0±0.2	0.004
首次排气时间（天）	2.6±0.2	3.8±0.5	0.036

（续表）

项　　目	ERAS组	对照组	P 值
ICU 停留时间（天）	1.1 ± 0.1	1.0 ± 0.2	0.447
总住院时间（天）	20.5 ± 1.2	25.4 ± 1.6	0.021
总住院费用（元）	$70\,800\pm3\,310$	$76\,381\pm9\,351$	0.585

四、讨论

（一）硬膜外复合全身麻醉及术后硬膜外镇痛的利与弊

促进术后早期康复的手术麻醉及多模式镇痛策略已经成功用于多种外科手术。近年 Lassen 等发表了胰十二指肠切除术的 ERAS 指南，但是因为手术复杂、创伤大、并发症高、住院时间长等原因，导致其中多项内容仍存争议。本中心团队结合 Lassen 等的指南及循证医学证据，制订并实施适应本中心现阶段胰十二指肠切除术的手术麻醉及多模式镇痛策略。

本中心数据表明，ERAS组患者术中、术后均常规应用硬膜外镇痛，芬太尼用量较对照组显著减少，降低了患者围手术期阿片类药物暴露风险。有研究显示，围手术期阿片类药物用量是术后 30 天再住院率的独立预测因素，长时间、大剂量使用阿片类药物会增加术后再住院风险。同时，有研究发现，阿片类药物剂量增加可缩短术后无复发生存期与总生存期。以硬膜外镇痛为主的多模式镇痛方案可以通过降低患者阿片类药物暴露，达到减少术后恶心和呕吐并加速胃肠道功能恢复的目的，从而改善患者预后。

在结直肠手术后，通过使用患者自控硬膜外镇痛（patient controlled epidural analgesia, PCEA）可明确降低术后阿片类药物暴露量，降低肠梗阻、肺部感染、深静脉血栓等发生率，从而缩短住院时间。但在胰十二指肠手术中应用硬膜外麻醉和镇痛尚存争议，Lee 等认为 PCEA 失败率高，镇痛效果差，并不优于患者自控静脉镇痛（patient controlled intravenous analgesia, PCIA）。而 Partelli 等的研究显示，PCEA 可安全应用于胰十二指肠手术患者。本中心，ERAS组均采用术中及术后硬膜外镇痛，未出现 PCEA 镇痛失败的情况，同时患者术后疼痛评分更低、阿片类药物用量更少、恶心和呕吐发生率更低，术后镇痛满意度评分更高。上述数据说明，在保证穿刺成功的前提下，PCEA 在胰十二指肠切除术中应用安全有效。

然而，硬膜外复合全身麻醉及硬膜外镇痛带来的低血压不容忽视。本中心虽未达到统计学意义，但 ERAS组中需要血管活性药物的支持率明显高于普通全身麻醉组。此外，术后早期停用硬膜外镇痛的原因与病房发生低血压有关。如何避免术后低血压同时兼顾有效的术后镇痛，术后硬膜外镇痛的浓度仍旧需要进一步摸索。

（二）目标导向液体治疗的实现

目标导向液体治疗是否可以通过 PPV、动脉血气乳酸结果而非经食管超声监测来实现？

本中心 ERAS 组患者术中输注胶体液量显著高于对照组($P=0.008$)，术中需要升压药的比例也高于对照组，但 ERAS 组患者术后乳酸浓度更低($P=0.002$)；而患者术中总输液量、失血量、尿量在两组间并无显著性差异。这与 Daudel 等的研究结论相同，硬膜外镇痛会导致外周血管阻力降低、心排血量增加，但硬膜外镇痛导致的血流动力学波动与无硬膜外镇痛组并无显著性差异。通过调整输液策略、升压药以及目标导向液体疗法，有效避免了患者血流动力学波动，可以保证重要脏器灌注指标优于对照组。同时，本中心发现术中硬膜外麻醉并不会因为血管扩张而导致出血量的增加，这与 Moslemi 等的研究结论一致。与经食管超声监测相比，PPV、动脉血气乳酸结果更多地反映了组织微循环的灌注结果，且简便易行，利于推广。

（三）通过 ERAS 方案患者可能有哪些获益

微创手术是 ERAS 理念下减少创伤和应激的一个重要措施。与传统手术相比，微创手术能够显著降低术后机体应激反应，减少术后肠麻痹和肺功能障碍，减轻心脏负担，降低术后并发症的发生率，缩短住院时间。科学技术的进步推动了治疗的微创化，腹腔镜及达·芬奇外科手术机器人系统已经广泛应用于各科疾病的手术中。本中心胰腺外科团队首次将微创技术应用于胰腺外科 ERAS 研究中，实验组患者中 46 例(72%)患者接受了腹腔镜胰十二指肠切除术，其中 30 例完成了完全腹腔镜胰十二指肠切除术，6 例完成了腹腔镜辅助的胰十二指肠切除术，10 例腹腔镜中转开腹手术，腹腔镜手术病例数明显高于对照组(15 例)，在腹腔镜手术组中，手术时间要长于开腹组，术中出血量、术后住院天数及住院费用方面均显著优于开腹手术组，充分体现了腹腔镜的微创技术优势，腹腔镜微创技术的推广极大推动了 ERAS 理念的开展。但术后总体并发症发生率方面未见显著差异。

传统的围麻醉期禁食禁饮方案会增加患者手术应激、胰岛素抵抗，进而导致术后并发症增加和住院时间延长。在术前 2～3 小时给予高碳水化合物饮料，可缓解患者术前焦虑，减轻术后炎症反应。围手术期体温保护可降低术后凝血功能异常、认知功能障碍等相关问题。本中心通过术前营养支持、非传统肠道准备、术中及术后硬膜外镇痛、围手术期体温保护等综合措施，使得 ERAS 组患者术后应激指标如白细胞、中性粒细胞计数、血糖水平均显著低于对照组。近期研究显示，选择性留置胃管、术后第 1 天拔除尿管均能改善患者术后康复。虽然本中心拔除尿管和胃管时间组间比较无统计学意义，但 ERAS 组患者的拔除时间均短于对照组。两组拔除气管导管时间及 ICU 停留时间无统计学差异，这可能与本中心两组患者 ICU 停留时间多数仅为 1 天相关。ERAS 组患者术后康复的相关指标，包括术后下床活动时间、排气时间、住院时间均较对照组缩短，治疗费用也更低。

（裴丽坚　孙扬　黄宇光）

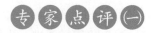

专家点评(一)

胰十二指肠切除术(pancreaticoduodenectomy，PD)作为腹部外科较为复杂的术式之一,由于 PD 创伤大、时间长、围手术期并发症发生率高,实施 ERAS 是否安全、可行、有效,值得研究和探讨。本研究通过术前准备、术中及术后硬膜外镇痛、目标导向液体治疗、围手术期体温保护等 ERAS 麻醉管理实施方案,使得患者应急指标及术后疼痛评分降低,阿片类药物用量减少,有助于早期下床活动,缩短住院时间,降低住院费用。

缩短住院时间是 ERAS 实施的一个重要目标,但不是唯一目标,PD 实施 ERAS 还要关注减少并发症发生、提高器官功能、改善预后,由于患者原有合并症、手术质量和围手术期管理水平等多因素都会影响 PD 术后恢复,现有研究大多提示,实施 ERAS 对患者的并发症发生率、病死率、再手术及再入院率无明显影响,ERAS 对患者术后的长期预后存在争议,应在未来的研究中加以明确。

另外本研究均属于回顾性病例对照研究,样本量较小,含有混杂偏倚、选择偏倚在内等多种偏倚,会影响这些研究结论的可靠性。随着国内 PD 手术专家共识的推广,在开展 ERAS 相关临床研究时,应更多关注手术并发症及患者远期预后影响。

总之,本研究证实对 PD 手术患者实施麻醉 ERAS 方案是安全可行的,且有助于早期康复并缩短住院时间,但有关 PD 的 ERAS 治疗远期效果需要 RCT 提供的进一步证据。

(郑州大学附属郑州中心医院麻醉与围手术期医学科 王琰)

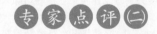

专家点评(二)

胰十二指肠切除术(pancreaticoduodenectomy, PD)因其手术复杂、涉及器官多,手术时间长,术中有胰肠、胆肠、胃肠甚至肠-肠吻合口,术后有出血、胆瘘、胰瘘、肠瘘、感染、胃瘫等并发症。

随着 ERAS 理念在国内外的广泛开展以及在肝胆胰围手术期应用的专家共识发布,现多中心已经将 ERAS 应用 PD 中。该研究中参考《加速康复外科中国专家共识及路径管理指南(2018 版)》中的麻醉实施方案并根据本中心经验做部分调整。分析术中组织灌注相关指标、阿片类药物用量、术后早期外周炎性指标、术后镇痛、早期恢复指标、住院时间、住院费用等指标,总结 PD 术中应用硬膜外复合全身麻醉及术后硬膜外镇痛利弊及 ERAS 所带来获益。给其他中心 PD 的 ERAS 顺利实施提供循证依据。

但 ERAS 的评估不仅包括镇痛,早期活动,缩短住院时间,降低住院费用、拔管时间等指标评估。仍需要评估术后并发症、术后饮食、血栓预防等,尤其是术后随访,患者术后生活质量感受等。同时本研究针对对照组中与 ERAS 组不同之处应详细说明。同时随着腹腔镜技术的开展,LPD 现已经广泛应用各大的胰腺中心,腹腔镜微创手术具备创伤小、减少应激等特点,是 ERAS 的核心部分。若能将 LDP 的 ERAS 应用经验加入比较,更具有说服力;同时,本研究为单中心、小样本的回顾性研究,如纳入多中心研究,会为目前的 PD

的 ERAS 临床实践提供更充分证据。

（郑州大学附属郑州中心医院肝胆胰外科　段希斌）

参考文献

［1］Das B C, Khan A S, Elahi N E, et al. Morbidity and mortality after pancreatoduodenectomy：a five year experience in bangabandhu sheikh mujib medical university［J］. Mymensingh Medical Journal，2017，26（1）：145 - 153.

［2］Kristoffer L, Marielle M E C, Karem S, et al. Guidelines for perioperative care for pancreaticoduodenectomy：Enhanced Recovery After Surgery（ERAS®）Society recommendations［J］. Clinical Nutrition, 2012, 31：817 - 830.

［3］Du K N, Feng L, Newhouse A, et al. Effects of intraoperative opioid use on recurrence-free and overall survival in patients with esophageal adenocarcinoma and squamous cell carcinoma［J］. Anesth Analg, 2018, 127：210 - 216.

［4］Daudel F, Ertmer C, Stubbe H D, et al. Hemodynamic effects of thoracic epidural analgesia in ovine hyperdynamic endotoxemia［J］.Reg Anesth Pain Med, 2007, 32：311 - 316.

［5］Radovanovic D, Radovanovic Z, Skoric-Jokic S, et al. Thoracic epidural versus intravenous patient-controlled analgesia after open colorectal cancer surgery［J］. Acta clinica Croatia, 2017, 56：244 - 254.

［6］Long D R, Lihn A L, Friedrich S, et al. Association between intraoperative opioid administration and 30-day readmission：a pre-specified analysis of registry data from a healthcare network in New England［J］. Br J Anaesth, 2018, 120：1090 - 1102.

［7］汪一,韩显林,陈伟,等.不同麻醉与多模式镇痛方案在开腹胰十二指肠切除术加速康复外科中的应用［J］.协和医学,2018,6：539 - 545.

［8］戴梦华,王顺达,邢聘,等.加速康复外科理念在胰十二指肠切除术围手术期管理中的可行性［J］.协和医学,2018,6：533 - 538.

［9］陈凛,陈亚尽,董海龙.加速康复外科中国专家共识及路径管理指南（2018 版）［J］.中国实用外科杂志,2018,1：1 - 20.

［10］Mezhir J J. Management of complications following pancreatic resection：an evidence-baced approach［J］.J Surg Oncol, 2013, 107：58 - 66.

第四节　腹腔镜右半肝脏切除术 ERAS 管理

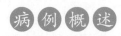

一、病例介绍

1. 一般情况　男性,49 岁,身高 179 cm,体重 70 kg,BMI 21.8。主因"纳差、乏力 1 月余"入院。

2. 现病史　患者 1 个月前无明显诱因感乏力,无发热、恶心、呕吐、头晕、头痛等不适,未在意,症状逐渐加重,伴恶心、体重下降。半个月体重下降 3～5 kg,无呕吐,无皮肤颜色发黄,无尿色发黄,无腹痛、腹泻、胸痛、心悸、胸闷等不适,今为求治,于我院就诊。门诊行彩超检查,结果显示肝右叶不均质回声(考虑占位性病变),肝门处淋巴结可见,门静脉内径增宽,脾大;以"肝占位"为诊断收住院,神志清,精神可,饮食睡眠可,大小便无异常,近期体重下降 3～5 kg。

3. 既往病史　2 个月前体检发现血糖增高,空腹血糖 9.4 mmol/L,餐后血糖 14.0 mmol/L,未系统诊治。否认传染病史,否认"高血压、心脏病"病史,否认手术外伤史,无输血或献血史,无药物及食物过敏史。

4. 个人史　无寄生虫疫水接触史;无吸烟史;无饮酒史;无其他不良嗜好,无工业毒物接触史,无粉尘接触史,无放射性物质接触史。

5. 家族史　父亲有"2 型糖尿病"病史,母亲死于肺癌,兄弟姐妹 5 人均有"2 型糖尿病"病史,无与患者类似疾病,无家族遗传倾向疾病。

6. 体格检查　T 36.8℃,P 76 次/分,R 20 次/分,BP 124/68 mmHg。患者发育正常,营养良好,神志清楚,精神佳,查体合作。全身皮肤黏膜无黄染,巩膜无黄染,睑结膜无苍白,听诊双肺呼吸音清,未闻及干湿啰音,心律齐,未闻及心脏杂音。腹部未触及包块,无压痛,无反跳痛,肝脏、脾脏肋缘下未触及,Murphy 征阴性,肝区叩击痛阴性,脾区及肾区均无叩击痛,腹部叩诊鼓音,移动浊音阴性,肠鸣音 4 次/分。

7. 实验室及影像学检查

(1) 心电图:窦性心律 75 次/分,ST - T 改变。

(2) 血常规:白细胞 7.27×10^9/L,血红蛋白 131 g/L,血小板 238×10^9/L;肝功能(丙氨酸氨基转移酶 56 U/L,天门冬氨酸氨基转移酶 55 U/L,碱性磷酸酶 340 U/L,谷氨酰转肽酶 282 U/L,总胆红素 23.7 μmol/L,直接胆红素 11.5 μmol/L,白蛋白 36.3 g/L);肿瘤标志物:AFP 阴性。乙型肝炎病毒 DNA 定量:3.58E+0.5 U/mL。

(3) 胸部 X 线片、电解质、凝血功能正常。

(4) 心脏彩超:三尖瓣少量反流,左心室舒张功能减低,左心室收缩功能正常,EF:65%。颈部血管彩超:双侧颈总动脉局部内-中膜增厚。腹部彩超:肝右叶不均质回声(考虑占位性病变),肝门处淋巴结可见,门静脉内径增宽,脾大。

8. CT　肝右后叶巨大占位(13 cm×13 cm),建议结合临床并进一步 MRI 检查。

9. MRI　肝右后叶巨大占位,考虑肝癌。

10. 术前诊断　① 肝占位(原发性肝癌)。② 慢性乙型肝炎后肝硬化。③ 2 型糖尿病。

11. 手术计划　腹腔镜右半肝脏切除术。

二、麻醉及手术过程

1. 术前访视　患者头颈活动度好,张口度>3 指,甲颏距离 6 cm,Mallampati 分级 Ⅰ级,心肺功能基本正常,代谢当量 10 MET。肝脏基本功能评估:肝功能 Child - Pugh A 级。

肝脏储备功能评估：吲哚菁绿(ICG)：10.0%(ICG R15≥14%是肝脏切除术后肝功能不全的危险因素)。剩余肝体积评估：患者标准肝体积 1 383 cm³，术前肝体积 2 496 cm³，不含肿瘤的正常肝脏体积 1 209 cm³，肿瘤体积 1 287 cm³，预留肝体积 563 cm³(右半肝脏切除)，预留肝体积/标准肝体积＝563/1 383×100%＝40.7%(对于明显肝实质损伤患者，保留功能性肝脏体积应≥40%标准肝体积)。ASA Ⅱ 级，无手术麻醉禁忌证。嘱术前禁食 6 小时，术前 2 小时饮清水 250～300 mL。

2. 麻醉过程　患者入手术室前调整室温 24℃，入手术室后常规心电监护(NIBP 130/80 mmHg，HR 68 次/分，SpO_2 99%)，局部麻醉下左侧桡动脉置管测压，开放外周静脉和右颈内静脉通路，术中持续监测中心静脉压(CVP)、有创动脉血压(ABP)和动脉脉压变异度(PPV)。

3. 麻醉诱导　给氧去氮 3 分钟(氧流量 8 L/min)，依次静脉注射咪达唑仑 2 mg、舒芬太尼 35 μg、依托咪酯 20 mg、罗库溴铵 50 mg，气管插管后机控呼吸，机械通气设置吸入氧浓度(FiO_2)为 0.7，潮气量 8 mL/kg，呼吸频率 12 次/分，吸呼比 1∶2，并监测呼气末 CO_2 浓度($FetCO_2$)。麻醉诱导后，经鼻放置体温探头，暖风机调至 38℃暖风保温，应用术中间歇性充气压缩泵预防血栓。留置尿管，不放置胃管。然后患者左侧卧位，在超声引导下经右侧胸 T_6～T_8 节段行椎旁神经阻滞，分别给予 0.4%罗哌卡因 15 mL。

4. 麻醉维持　丙泊酚 TCI 靶控 1.5～2.5 μg/mL，七氟醚吸入，瑞芬太尼 0.1～0.2 μg/(kg·min)，罗库溴铵 3 mg/(kg·h)。使用 Narcotrend 麻醉深度监测，调整指数范围 38～46。根据患者生命体征变化及脑电监测调整麻醉药泵注速度，并进行神经肌肉功能监测，肌肉松弛深度(PTC 1～2)。

5. 手术过程　手术开始前 30 分钟给予抗生素，气腹后取头高脚低 15°～20°，气腹压力维持在 10～12 mmHg；术中根据 $PetCO_2$ 来适当调整呼吸参数，使 $PaCO_2$ 维持在 35～45 mmHg，体温维持在 36～37℃。手术探查腹腔：肝脏体积有所增大，表面弥漫大小不等结节，呈肝硬化样表现。于肝右叶可触及一约 15 cm×14 cm×13 cm 大小肿物，考虑肝恶性肿瘤。决定右半肝脏切除，切肝前控制液体量 3 mL/(kg·h)，加深麻醉并泵注硝酸甘油 0.2 μg/(kg·min)，控制 CVP 在 0～5 cmH₂O。患者 ABP 下降至 90/40 mmHg 时，应用去甲肾上腺素 0.05～0.1 μg/(kg·min)维持血压在 110/60 mmHg 左右。肝脏切除中，出血量约 800 mL。监测动脉血气分析：pH 7.50，$PaCO_2$ 54 mmHg，PaO_2 147 mmHg，SO_2 99.1%，Hb 9.1 g/dL，K^+ 4.0 mmol/L，BE −3.2 mmHg，输悬浮红细胞 2 U。创面止血完成后，采用目标导向液体治疗，快速输注晶体液和胶体液使 CVP 恢复到 10 cmH₂O 左右，PPV<13%，共输注乳酸钠林格液 1 500 mL、羟乙基淀粉 500 mL。手术时间超过 3 小时追加一组抗生素。手术结束前 30 分钟停用七氟烷，手术结束前 15 分钟根据麻醉深度监测逐渐减少丙泊酚的用量；腹腔内操作结束后停用丙泊酚及罗库溴铵，在手术结束前 2～3 分钟停用瑞芬太尼。手术时间为 370 分钟，尿量 1 000 mL，肝脏创面留置一根腹腔引流管。

6. 术中强化预防呕吐治疗　患者诱导后给予 8 mg 地塞米松静脉推注，手术结束前

30 分钟给予 5-HT$_3$受体拮抗剂(托烷司琼 5 mg)静脉推注。

7. 术后镇痛　术前经右侧 T$_6$～T$_8$椎旁神经阻滞,术中给予 NSAID 氟比洛芬酯注射液 1 mg/kg,术后留置静脉自控镇痛泵(PCIA 泵),配制方法为羟考酮 30 mg＋氟比洛芬酯 200 mg 加入生理盐水至 100 mL,维持剂量 2 mL/h,单次自控剂量 2 mL,锁定时间 20 分钟。

三、术后转归

手术结束后静脉注射舒更葡糖钠(布瑞亭)4 mg/kg,5 分钟后神经肌肉功能监测 TOFr(T$_4$/T$_1$)恢复到 0.9,患者自主呼吸恢复,自主潮气量＞6 mL/kg,呼吸频率＜30 次/分,循环功能稳定(无收缩血管药物支持),拔除气管导管,连接术后 PCIA 泵,送入 PACU,进行吸氧和心电监护。拔管及恢复期血流动力学未见明显波动,查动脉血气分析: pH 7.45,PaCO$_2$ 43.9 mmHg,PaO$_2$ 87 mmHg,SO$_2$ 96.1％,Hb 11.1 g/dL,K$^+$ 4.1 mmol/L,BE ＋1.2 mmHg。待患者循环平稳,意识完全清醒,呼吸和氧合恢复至术前基础水平,从 PACU 转回病房。术后 24 小时 VAS 评分 2 分,48 小时 VAS 评分 2 分,术毕 6 小时拔除尿管,8 小时下床活动,术后第 5 天拔除腹腔引流管,第 16 天出院。

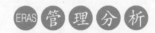

ERAS 管理分析

肝脏手术的 ERAS 同时涉及外科、麻醉、护理等多学科的管理,必须由外科医师、麻醉医师、护理人员、患者及家属多方面密切配合才能顺利进行。腹腔镜肝脏切除术具有创伤小、全身反应轻、术后恢复快等优势,尤其适合术后加速康复的管理。从麻醉管理的角度,促进术后加速康复的主要因素为术中麻醉药物剂量的控制,避免术后苏醒延迟、呼吸抑制、恶心和呕吐等不良反应,以及完善的术后镇痛。ERAS 方案大致可分为术前准备、术中处理、术后措施 3 个重要部分。

一、术前准备

完善的术前准备可使患者具有充分的心理准备和良好的生理条件,包括术前评估、宣教、指导禁食禁饮时间、预防性应用抗菌药物及抗血栓治疗、个体化的血压和血糖控制及相应的管理方案等。

1. 术前评估　对患者麻醉和手术的风险及耐受性,针对伴随疾患及可能的并发症的全面评估。心肺功能和肝脏基本功能评估直接关系到术中的稳定及术后的康复,是初步确定患者是否具备进入 ERAS 相关路径的基础和条件。

术前麻醉访视时,麻醉医师应仔细询问患者病史(包括伴随疾病、手术史、过敏史等),

进行 ASA 分级、气道等的评估。心肺功能：以改良心脏风险指数（revised cardiac risk index，RCRI）及代谢当量（metabolic equivalent，MET）评价围手术期严重心脏并发症的风险，结合动态心电图和心脏超声检查可提供全面的评估。该病例患者除糖尿病史外，无心肺脑部疾病，心肺功能基本正常，代谢当量 10 MET；无抽烟饮酒史，头颈活动度好，张口度＞3 指，甲颏距离 6 cm，Mallampati 分级 I 级，术前心电图、心脏彩超基本正常，ASA Ⅱ级，在访视中详细向患者讲解采用的麻醉方式、麻醉中可能出现的相关并发症，以及解决方案、术后的镇痛策略、康复各阶段可能出现的问题及应对策略等，解答患者的术前疑虑，减少术前紧张焦虑。

2. 肝功能评估　肝脏手术麻醉除了对心肺功能的评估，还需综合考虑肝功能、肝硬化程度、肝储备功能等情况。应特别关注患者的凝血功能、有无合并低蛋白血症、血胆红素水平等指标，以指导麻醉方案的设计和管理。麻醉方法及药物的选用应选择直接对肝脏毒性和血流的影响较小的药物。肝功能评估目前主要采用 Child - Pugh 分级。

表 9 - 12　Child - Pugh 分级

临床生化指标	1 分	2 分	3 分
肝性脑病	无	1～2	3～4
腹水	无	轻度	中、重度
总胆红素（μmol/L）	＜34	34～51	＞51
白蛋白（g/L）	＞35	28～35	＜28
凝血酶原时间延长（秒）	＜4	4～6	＞6

注：A 级：5～6 分，手术危险度小，预后最好，1～2 年存活率 85%～100%；B 级：7～9 分，手术危险度中等，1～2 年存活率 60%～80%；C 级：≥10 分，手术危险度较大，预后最差，1～2 年存活率 35%～45%。

该病例患者肝脏基本功能评估：总胆红素、白蛋白及凝血功能正常，无腹水，肝性脑病，肝功能 Child - Pugh A 级；肝脏储备功能评估：吲哚菁绿（ICG）：10.0%（ICG R15≥14% 是肝脏切除术后肝功能不全的危险因素）。剩余肝体积评估：患者标准肝体积：1 383 cm³，术前肝体积：2 496 cm³，不含肿瘤的正常肝脏体积：1 209 cm³，肿瘤体积 1 287 cm³，预留肝体积：563 cm³（右半肝脏切除），预留肝体积/标准肝体积=563/1 383×100%=40.7%（对于明显肝实质损伤患者，保留功能性肝脏体积应≥40%标准肝体积）。肝脏储备功能良好，可行手术切除治疗。

3. 术前麻醉用药　该患者术前无紧张焦虑情况，为避免影响术后快速苏醒，未给予术前用药。对于老年患者术前更应慎用抗胆碱药物及苯二氮䓬类药物，以降低术后谵妄的风险。

4. 术前禁食　过度且长时间禁食、禁水并不能促进排空胃内容物，反而会引起患者强烈不适感，增强手术应激，促进术后炎症因子和相关激素释放，加重术后胰岛素抵抗。对于肝脏手术的患者，胰岛素抵抗会严重影响肝细胞再生和肝功能恢复，因此术前饮糖水可以提高机体对胰岛素的敏感性，改善术后胰岛素抵抗。由于此患者合并糖尿病，术前访视时特别强调禁食 6 小时,术前 2 小时饮清水 250~300 mL。

5. 预防性使用抗菌药物 由于肝脏切除中涉及胆管切开,肝脏手术切口为Ⅱ类切口,术前需预防性使用抗菌药物。使用原则:① 预防用药应同时包括针对需氧菌及厌氧菌。② 应在切开皮肤前 30 分钟至 1 小时输注完毕。③ 单一剂量与多剂量方案具有同样的效果,如果手术时间>3 小时或术中出血量>1 000 mL,可在术中重复使用 1 次。

6. 预防性抗血栓治疗 大范围肝脏切除被认为是术后发生静脉栓塞的独立危险因素,而肝脏恶性肿瘤也是静脉血栓栓塞症的危险因素。此患者应用弹力袜和术中间歇性充气压缩泵等机械抗血栓措施,以减少远期静脉血栓的发生。

二、术中管理

1. 预防低体温 麻醉中由于体温调节中枢受到药物影响,常出现低体温(体温<36℃),可导致机体血液重新分配,皮肤血管收缩,免疫力下降,最终增加伤口感染风险。此外术中低体温损伤心功能,可增加出血风险和输血发生率,增加肝脏切除的危险性,并且影响麻醉苏醒。因此避免术中低体温的出现对于加速康复尤为重要,此病例患者主要采用保持手术室内温度及暖风机调至 38℃暖风保温。

2. 麻醉方法及药物 麻醉和手术对肝脏的影响取决于采用的麻醉方法、具体的手术方式以及肝脏疾病的严重程度。此外围手术期事件如低血压、使用对肝脏有毒性的药物等均会加重术中肝损伤。因此麻醉过程中首要问题是避免肝门、腔静脉阻断时血流动力学的剧烈波动,所以腹腔镜肝脏手术常规需要建立有创动脉血压监测,为预防术中大出血,应建立适合快速补液及输血的中心静脉通路并监测中心静脉压。

肝脏手术患者大多存在肝功能的异常,该病例患者存在肝硬化及转氨酶升高,而且手术时间较长,单纯全身麻醉术中使用较多阿片类药物容易引起苏醒延迟及延迟性呼吸抑制,不利于患者加速康复。目前多推荐全身麻醉联合区域阻滞,以减少全身麻醉药物尤其阿片类药物的剂量。但肝脏手术患者围手术期存在凝血功能异常的风险,椎管内阻滞可能引起硬膜外血肿,需要谨慎使用。

此外麻醉药物尽可能选用对肝脏功能影响较小的麻醉药物,推荐使用无肝脏毒性、不经过肝脏代谢的中短效麻醉药、镇痛药和肌肉松弛药,此例患者术中维持选择了短效的瑞芬太尼、罗库溴铵(布瑞亭)快速拮抗,以及代谢终产物无肝毒性的七氟烷,保证在手术结束后患者快速苏醒,无麻醉药物残留效应,为术后加速康复创造条件。同时术中采用脑电监测(narcotrend)指导麻醉深度维持,避免麻醉过深或麻醉过浅导致的术中知晓,又可以准确判断术后唤醒的时机。

3. 深度肌肉松弛及拮抗 腹腔镜肝脏切除术手术时间较长,术中过高气腹压力可能抑制腹腔内脏器血流灌注,造成内脏缺血;其次,高气腹压力还可能导致回心血量明显下降,带来心血管风险。另外,高气腹压力还伴随高碳酸血症和呼吸性酸中毒、气体栓塞风险,以及增加术后疼痛发生率。目前多推荐在腹腔镜手术过程中使用深度肌肉松弛以将低气腹压力(≤12 mmHg)，可改善手术视野显露，减少术后疼痛。因此，在腹腔镜手术中尤其强调肌肉松弛药的使用和术后逆转。肝功能障碍患者最为明显的是肌肉松弛药作用时间延长，通过神经肌肉功能监测可以避免麻醉肌肉松弛药残余引起不良后果。另外新型特异性拮抗剂舒更葡糖钠注射液(布瑞亭)可在短时间内完全逆转甾体类肌肉松弛药罗库溴铵的神经肌肉阻滞作用，促进术后肌肉松弛的恢复，减少术后肌肉松弛残留，此例患者在手术结束后静脉注射布瑞亭 4 mg/kg，5 分钟左右 TOFr 就恢复到 0.9。给予布瑞亭不需要伍用抗胆碱药物，避免抗胆碱药物可能引起的不良反应。但应注意肝功能不全患者使用布瑞亭后肌肉松弛药作用，延长消除时间，因此严重肝功能障碍的患者需慎用。

4. 气道管理及肺保护性通气策略　腹腔镜手术时，CO_2 气腹以及特殊体位可能影响呼气末二氧化碳分压($PetCO_2$)评价动脉血二氧化碳分压($PaCO_2$)的准确性，正常情况下两者之间相差 3~6 mmHg，即 $PetCO_2$ 小于 $PaCO_2$ 3~6 mmHg。此例手术在气腹后也多次测定动脉血气，调整通气频率使 $PaCO_2$ 维持在 35~45 mmHg，避免高碳酸血症。采用低潮气量(6~8 mL/kg)，PEEP 5~8 cmH_2O，$FiO_2 < 60\%$，吸呼比为 1:(2.0~2.5)。在手术结束、拔管前实施间断性肺复张性通气为防止肺不张。

5. 低中心静脉压　低中心静脉压策略(low central venous pressure, LCVP)是指通过各种技术手段将 CVP 维持在 0~5 cmH_2O 或低于基础值的 40%，同时维持动脉收缩压≥90 mmHg 的一项麻醉技术。在肝脏切除术中，如果门静脉入肝血流不变，较高的 CVP 可导致肝脏充血、肝静脉管壁压力差增加、静脉扩张，进而增加失血量。因此，维持 LCVP 可使下腔静脉及其分支静脉张力降低，静脉塌陷，有助于手术过程中肝脏的游离及减少出血，使术野更清晰，缩短手术时间和术后 ICU 时间，促进患者康复。

主要方法是麻醉开始即应用限制性补液方案，切肝的关键时段调节合适的麻醉深度、应用适量的心血管活性药物、配合体位调节等，但 LCVP 技术可导致血流动力学不稳定，有研究提出可利用米力农增强心肌收缩力和血管扩张的作用，快速实现 LCVP 的目标和血流动力学稳定。手术中无须全程实施 LCVP，仅在切肝的关键步骤实施；之后须适当增加前负荷，提高 CVP。

6. 术中液体及循环管理　容量管理的目标为保证组织灌注的同时避免液体超负荷，围手术期容量负荷过重可致肠道水肿，胃肠功能恢复延迟。由于肝脏手术的复杂性，肝脏切除范围、失血量和手术持续时间个体差异较大，建议根据患者具体液体损失量和各项临床指标制订个体化目标导向性补液治疗(goal directed fluid therapy, GDFT)。麻醉中常用临床监测指标包括：动脉压波形分析(arterial pulse pressure waveform analysis, APPWA)、每搏量(stroke volume, SV)、每搏量变异度(stroke volume variation, SVV)、脉压变异率(pulse pressure variation, PPV)等，避免输液过度及不足，必要时可采用食管超声评估心室容量。

但目标导向液体治疗目前应用多限于肝脏切除后的液体复苏期，肝脏切除前实现 LCVP，减少出血，多采用限制性补液，此例患者在肝脏切除前给予晶体液 3 mL/(kg·h)，并泵注硝酸甘油 0.2 $\mu g/(kg \cdot min)$，控制 CVP 在 3 cmH_2O 左右，血压逐渐下降。防止术中低血压引起相关急性心肌损伤、急性肾损伤，持续泵入缩血管药物去甲肾上腺素，维持术中血压不低于术前基线血压 20%。肝脏切除中，出血量控制在 800 mL，创面止血完成后，快速输注晶体液约 1 500 mL、胶体液 500 mL，使 CVP 恢复到 10 cmH_2O 左右，PPV<13%。

三、术后管理

1. *术后疼痛管理*　肝脏手术后的急性疼痛主要包括由外科手术切口造成的机械伤害性刺激、肋间神经的离断以及邻近切口组织的炎症反应所引起的切口痛，还有术中肝脏的缺血/再灌注损伤、腹腔脏器的牵拉和术后剩余肝脏的炎症反应以及引流管的刺激所引起的内脏痛等。

传统的 PCA 镇痛方法可有效缓解术后疼痛，但肝脏手术创伤较大，需要大量的阿片类药物才能抑制兴奋性神经递质的释放，减弱伤害性神经元的敏感性达到减轻疼痛刺激的目的，而肝脏手术患者往往合并一定程度的肝功能损害，术后对药物的代谢以及敏感度均会发生改变，蓄积的阿片类药物会导致嗜睡、呼吸抑制、恶心、呕吐、皮肤瘙痒等并发症发生率增高，影响患者早期下床活动。为有效控制运动痛，加速患者术后早期恢复，目前推荐采用多模式镇痛(multimodal analgesia, MMA)方案，镇痛方法包括椎旁神经阻滞、竖脊肌平面阻滞、腹横筋膜平面阻滞和局部切口浸润镇痛，同时复合患者自控静脉镇痛联合 NSAID。

通过非甾体抗炎药联合区域神经阻滞不仅可以阻断外周伤害性刺激的传入，同时降低中枢神经系统中 COX-2 的表达水平，减少中枢痛觉敏化的发生，充分改善患者的预后。此例患者 PCA 自控静脉泵优化阿片类药物的选择，使用 μ、κ 双受体激动的阿片类药物羟考酮可有效减轻手术导致的内脏痛，引起肠麻痹及术后恶心、呕吐相对较少，同时复合 NSAID 减轻炎性痛。虽然硬膜外阻滞被认为有较好的镇痛效果，但考虑肝脏手术后凝血酶原延长会推迟硬膜外阻滞导管拔除时间，所以本例患者选择椎旁神经阻滞镇痛，在 $T_6 \sim T_8$ 椎旁间隙处阻滞该侧脊神经，对同侧感觉、运动及交感神经的阻滞效果与硬膜外镇痛相似，同时超声引导下的椎旁阻滞有着更少的并发症，可以有效减少 PCIA 泵阿片类药物的总量。该患者术后 24 小时 VAS 评分 3 分，48 小时 VAS 评分 2 分，确保有效镇痛，促进术后的加速康复、早期下地活动。

2. *术后恶心和呕吐的预防与治疗*　术后恶心和呕吐（postoperative nausea and vomiting，PONV）的风险因素包括年龄（<50 岁）、女性、非吸烟者、晕动病或 PONV 史，以及术后给予阿片类药物。提倡使用 5-HT_3 受体拮抗剂复合小剂量地塞米松（4~8 mg）可以有效减轻术后恶心、呕吐。除此之外，术中、术后阿片类药物用量最小化及避免液体超负荷也可降低 PONV 的风险。

3. *术后早期下床活动*　早期下床活动可促进呼吸、胃肠、肌肉骨骼等多系统功能恢复,有利于预防肺部感染、压疮和下肢深静脉血栓形成。推荐术后清醒即可半卧位或适量在床活动,之后逐步下床活动。本例患者实现术后 8 小时下床活动,得益于术前宣教、术后快速苏醒、良好镇痛,以及早期拔除鼻胃管、尿管和腹腔引流管等各种导管,特别是患者自信的基础之上。

减少手术应激是 ERAS 理念的核心原则,也是患者术后康复得以加速的基础,在将 ERAS 理念用于腹腔镜肝脏切除术时,必须全面考虑肝脏手术的复杂性和腹腔镜手术的特点,减少手术应激的基本原则为精准、微创及损伤控制。需要多学科的合作,其中麻醉优化至关重要,良好的麻醉深度控制、术后良好镇痛等,都可以有效减少手术应激的危害,加速患者术后康复。

(储勤军　王琰)

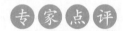

本例 ERAS 路径下实施腹腔镜肝脏切除术是一个较成功的临床案例,ERAS 理念贯穿整个围手术期,方案设计合理,针对患者基础情况和手术特点等具体问题,采用缩短禁饮时间、限制性补液联合目标导向性液体管理、肺保护性通气策略、预防性镇痛联合多模式镇痛、深度肌肉松弛管理、布瑞亭快速拮抗、术中保温、应用弹力袜、尽早无管化等综合措施,使患者顺利渡过围手术期,并能早期下床、加速康复,充分贯彻了 ERAS 的核心理念。

需进一步优化的方面:

(1) 肝病患者术前常并存营养不良,建议术前常规评估营养状态,如存在营养风险应补充营养优化方案,利于术后康复。

(2) 术前禁食 6 小时,应给予胃黏膜保护,预防应激性黏膜病变。

(3) 术前体检显示血糖升高,有 2 型糖尿病家族史,未提及是否检查糖化血红蛋白,术前无规范治疗,围手术期亦未监测血糖。腹腔镜右半肝脏切除术的手术应激和患者基础疾病,术中血糖可能异常升高,影响预后;术前应积极调控空腹血糖 <8 mmol/L,术中血糖 <10 mmol/L。

(4) 切肝时采用限制性输液维持低 CVP 阶段,应重点关注血乳酸或中心静脉氧饱和度等反映微循环灌注指标,确保有效循环血容量稳定并避免组织缺氧,本病例未体现。

(5) 术中采用小潮气量的肺保护通气策略,气腹状态下还要保持 $PaCO_2$ 在 35～45 mmHg,临床上似不易实现;腹腔镜手术可以应用小潮气量肺保护通气联合允许性高碳酸血症策略,术中维持合适气道压(本例未描述)应更有优势。

(6) 患者术前 Hb 131 g/L,术中出血约 800 mL 后 Hb 降至 91 g/L,输红细胞 2U 后 Hb 降至 111 g/L。患者基础情况良好且无心肺功能异常,根据围手术期输血指南和 ASA

输血指南,本例属酌情输血范围,非必须输血;该患者适于术前自体血储存,可在术前 3 天采自体血,术中回输,应更有利于术后康复。

(解放军联勤保障部队第九〇〇医院 杨菲)

第五节 腹腔镜胆道手术 ERAS 管理

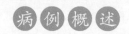

一、病例介绍

1. 一般情况 女性,82 岁,身高 157 cm,体重 53 kg,BMI 21.5。主因"持续性右上腹疼痛、发热 10 小时,加重伴寒战 20 分钟"入院。

2. 现病史 患者 1 个月前无明显诱因感乏力,无发热、恶心、呕吐、头晕、头痛等不适,未在意,症状逐渐加重,伴恶心,半个月体重下降 3～5 kg,无呕吐,无皮肤颜色发黄,无尿色发黄,10 小时前无明显诱因出现右上腹持续性疼痛不适,呈持续性钝痛,无放射痛,伴尿黄,无血尿、尿痛不适,伴发热(38.3℃),无寒战、腹泻、便血等症状。曾至当地医院诊断为"胆囊结石伴急性胆囊炎",给予抗炎治疗效果欠佳(具体治疗方案不详),上述症状无明显缓解,于 20 分钟前患者腹痛进行性加重,伴寒战,为求进一步诊治,急来我院。经门诊医师详细询问病史及查体后,以"胆囊炎"收住我科。自发病来,神志清,精神一般,饮食、睡眠差,大便正常,体重无明显变化。

3. 既往病史 高血压病史 10 余年,最高 160/90 mmHg,平时口服坎地沙坦,血压控制可;心律不齐病史 5 年,未系统诊治。无糖尿病、心脏病等慢性病史,无乙型肝炎、结核病等传染病史,预防接种史随社会进行,无外伤手术史,无输血或献血史,否认食物及药物过敏史。

4. 体格检查 T 38.5℃,P 122 次/分,R 20 次/分,BP 170/100 mmHg;发育正常,营养良好,急性病容,表情痛苦,体位自动,神志清,精神差,查体合作。全身皮肤黏膜和巩膜无黄染,睑结膜无苍白,听诊双肺呼吸音清,未闻及干湿啰音,心律齐,未闻及心脏杂音。腹平坦,无腹壁静脉曲张,未见胃肠型及蠕动波;腹软,未触及包块,右上腹压痛、反跳痛明显,伴局部腹肌紧张,肝脾肋缘下均未触及,Murphy 征阳性,肝区叩击痛阳性,脾区及肾区均无叩击痛,腹部叩诊鼓音,无移动性浊音,肠鸣音 4 次/分。

5. 实验室及影像学检查

(1) 心电图:① 窦性心律(HR 72 次/分)。② 前壁 R 波递增不良(请结合临床)。

③ 前侧壁 ST－T 改变。

(2) 胸片：① 双肺渗出。② 双肺门增大。③ 心脏增大,主动脉结钙化。④ 双侧膈面及肋膈角模糊。

(3) 心脏彩超：主动脉瓣、二尖瓣、三尖瓣少量反流,左心室舒张功能减低,左心室收缩功能正常。

(4) 血常规：① 白细胞 $14.08 \times 10^9/L$,中性粒细胞计数 $12.93 \times 10^9/L$,中性粒细胞百分比 91.8%,C 反应蛋白 28.74 mg/L。② 生化结果：天门冬氨酸氨基转移酶 45 U/L,谷氨酰转肽酶 121 U/L,总胆红素 42.4 μmol/L,直接胆红素 9.4 μmol/L,葡萄糖 8.02 mmol/L,总胆固醇 5.35 mmol/L,钠 135.3 mmol/L,低密度脂蛋白 3.55 mmol/L,乳酸脱氢酶 466 U/L,肌酸激酶同工酶 31 U/L,α 羟丁酸脱氢酶 316 U/L,D-二聚体测定 5.52 mg/L,凝血功能正常。

(5) CT：① 右肺及左肺下叶散在纤维灶,右肺上叶钙化灶。② 右肺下叶脊柱旁炎性改变并小结节,建议 1 年内随诊观察。③ 主动脉及冠状动脉硬化,心脏增大。④ 胆囊多发结石,壁增厚,胆囊窝周围渗出并局部积液,考虑胆囊炎。⑤ 肝右叶钙化灶,肝右叶低密度影,考虑囊肿。⑥ 子宫内多发钙化灶。

6. 术前诊断 ① 胆总管结石伴急性胆管炎。② 胆囊结石并急性胆囊炎。③ 冠状动脉粥样硬化性心脏病。④ 高血压 2 级。

7. 手术计划 腹腔镜下胆囊切除＋胆总管切开取石＋术中胆道镜取石＋T 管引流术。

二、麻醉及手术过程

1. 术前访视 患者高龄,头颈活动度好,张口度＞3 指,甲颏距离 6 cm,Mallampati 分级 I 级,心功能 II 级,代谢当量 6～7 MET。查动脉血气分析：pH 7.49,$PaCO_2$ 29.1 mmHg,PaO_2 82 mmHg,SO_2 97.1%,Hb 11.8 g/dL,K^+ 2.2 mmol/L,谷氨酸 7.1 mmol/L,BE －1.2 mmHg。术前给予氯化钾口服纠正至 3.1 mmol/L。ASA III 级,术前禁食 6 小时,术前 2 小时饮 250 mL 碳水化合物。

2. 麻醉过程 患者入手术室前调整室温 24℃,入手术室常规心电监护,体温监测,暖风机保温 36℃,无创血压：157/80 mmHg,心率：110 次/分,SpO_2 95%,局部麻醉下左侧桡动脉置管测压,开放外周静脉和右颈内静脉通路,术中持续监测中心静脉压(CVP)、有创动脉血压(ABP)和动脉脉压变异度(PPV)。

3. 麻醉诱导 给氧去氮 3 分钟(氧流量 8 L/min),依次静脉注射咪依托咪酯 16 mg、罗库溴铵 35 mg、舒芬太尼 25 μg,气管插管后机控呼吸,机械通气设置 FiO_2 0.7,潮气量 8 mL/kg,呼吸频率 12 次/分,吸呼比 1：2,并监测 $PetCO_2$。麻醉诱导后,患者血压下降至 80/43 mmHg,给予去甲肾上腺素 4 μg,静脉注射并泵入去甲肾上腺素 0.06 μg/(kg·min),血压维持在 120/55 mmHg,经鼻放置体温探头,暖风机调至 38℃暖风保温,应用术中间歇性充气压缩泵预防血栓,留置尿管,不放置胃管。随后在超声引导下经双侧 $T_6\sim T_8$ 节段,行竖脊肌平面阻滞,分别给予 0.3%罗哌卡因 15 mL。

4. **手术过程** 手术开始前 30 分钟给予抗生素,气腹后取头高脚低 15°～20°,气腹压力维持在 10～12 mmHg;术中根据 $PetCO_2$ 来适当调整呼吸参数,使 $PaCO_2$ 维持在 35～45 mmHg,体温维持在 36～37℃。术中麻醉维持:持续泵注右美托咪啶 0.4 $\mu g/(kg \cdot h)$,丙泊酚 TCI 靶控 1.5～2 $\mu g/mL$,瑞芬太尼 0.1～0.2 $\mu g/(kg \cdot min)$,使用 narcotrend 监测麻醉深度,维持麻醉深度在 $D_0\sim D_2$。根据患者生命体征变化及脑电监测调整麻醉药泵注速度,并进行神经肌肉功能监测,肌肉松弛深度 TOF 为 0。术中分离胆囊三角,游离胆囊管,自胆囊床切除胆囊,解剖胆总管,纵行打开胆总管,可见脓性胆汁流出,以胆道镜探查胆总管,胆管壁充血水肿呈炎性外观伴絮状物,给予应用取石篮网取出绿豆状结石数枚,肝总管及左右肝管及肝内胆管均通畅无结石。于胆总管内置 20 号 T 形管,于胆囊床置一外科引流管逐层关腹。患者有创动脉血压维持在 120～130 mmHg/50～60 mmHg,心率 80～90 次/分,气腹压力维持在 10～12 mmHg,手术 2 小时查动脉血气分析:pH 7.31,$PaCO_2$ 55.4 mmHg,PaO_2 106 mmHg,SO_2 96.1%,Hb 11.1 g/dL,K^+ 3.5 mmol/L,BE -2 mmHg。调整呼吸频率 14 次/分,使 $PetCO_2$ 维持在 45 mmHg 左右。手术时间超过 3 小时追加一组抗生素。手术结束前 15 分钟根据麻醉深度监测逐渐减少丙泊酚的用量;腹腔内操作结束后停用丙泊酚及右美托咪啶,在手术缝皮时停用瑞芬太尼,手术时间 250 分钟,出血量约 80 mL,根据 CVP 和 PPV 指导补液共输注乳酸钠林格液 1 500 mL,尿量 700 mL。

5. **预防呕吐** 患者诱导后 5 mg 地塞米松静脉推注,手术结束前 30 分钟托烷司琼静脉推注 5 mg。

6. **术后镇痛** 术前经右侧 $T_6\sim T_8$ 竖脊肌平面阻滞,术中非甾体抗炎药(NSAID)氟比洛芬酯注射液 1 mg/kg,术后留置静脉自控镇痛泵(PCIA 泵),配制方法为羟考酮 20 mg＋氟比洛芬酯 200 mg 加入生理盐水至 100 mL,维持剂量 2 mL/h,单次自控剂量 2 mL,锁定时间 20 分钟。

三、术后转归

手术结束后静脉注射舒更葡糖钠 2 mg/kg,以拮抗肌肉松弛药物的残留作用,2 分钟后神经肌肉功能监测 $TOFr(T_4/T_1)$ 恢复到 0.9,患者自主呼吸恢复,6 分钟后意识完全恢复,潮气量＞6 mL/kg,呼吸频率＜30 次/分,最大吸力压＜－20 cmH_2O,循环功能稳定(无收缩血管药物支持),拔除气管导管,连接术后静脉自控镇痛泵(PCIA),送入麻醉恢复室,进行心电监护和吸氧。拔管及恢复期血流动力学未见明显波动。观察 1 小时,患者循环平稳,意识完全清醒,血压 150/70 mmHg,心率 91 次/分,SpO_2 94%～96%,从 PACU 转入普通病房。术后疼痛评估,24 小时 VAS 评分 2 分,48 小时 VAS 评分 1 分。术后 8 小时下床活动,第 10 天出院。

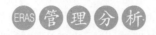

近年来,因胆石症而需要外科手术的老年患者明显增多。老年患者器官退行性变致心血管储备功能减退、代偿能力减弱,对麻醉耐受差,对麻醉药物敏感性大,小剂量即可出现较为显著的循环抑制作用,使麻醉中血流动力学波动较大,致组织灌注不足和心脑血管意外等麻醉相关风险,并影响术后苏醒质量,给加速康复带来巨大挑战。老年患者的麻醉管理技术主要有以下几点:① 充分的术前评估。② 短效的麻醉药物使用及麻醉深度的监测。③ 肺保护通气策略。④ 血压调控避免围手术期低血压。⑤ 目标导向容量管理避免液体过负荷。⑥ 多模式镇痛。⑦ 术中保温。⑧ 防止术后谵妄的发生。⑨ 预防恶心和呕吐。ERAS方案大致可分为术前准备、术中处理、术后措施3个重要部分。

一、术前准备

1. 术前宣传教育及评估　老年患者术前访视与评估是实施麻醉加速康复至关重要的一环。胆道外科手术大多较为复杂,多数患者术前对手术麻醉及术后疼痛有恐惧心理。在麻醉术前访视告知患者麻醉和手术过程及 ERAS 围手术期处理措施的目的和主要项目,鼓励患者术后早期进食、早期活动、宣传疼痛控制等相关知识,减轻其恐惧、焦虑情绪,有助于患者在术后配合医疗护理工作以促进术后康复。

老年患者术前评估,其目的是客观评价老年患者对麻醉手术的耐受力及其风险,应从代谢当量水平、营养状况、是否可疑困难气道、精神/认知状况、言语交流能力、肢体运动状况、是否急症手术、近期急性气道疾患、过敏史、卒中病史、心脏疾病病史、肺脏病史、内分泌疾病病史、用药史(包括抗凝药物等)、头颈部放疗史、既往外科病史等对患者进行评估,以全面掌握患者的身体状态。MET 活动当量评分大于 4 分可作为是否是能耐受手术的粗略评价标准。本例患者 82 岁,既往高血压,冠心病史,术前血压控制较好,心功能Ⅱ级,代谢当量 6～7 MET,血气分析:氧分压正常提示该患者肺功能尚可。头颈活动度好,张口度＞3 指,甲颏距离 6 cm,Mallampati 分级Ⅰ级,ASAⅢ级。

2. 术前麻醉用药　对于老年患者术前应慎用抗胆碱药物及苯二氮䓬类药物,以降低术后谵妄的风险。为避免影响术后快速苏醒,该患者术前未给予任何用药。

3. 术前胃肠道准备　本病例老年患者伴有高血压,冠状动脉粥样硬化、狭窄,围手术期容易发生缺血事件,因而在术前避免低血压、低血容量尤为重要。术前长期禁食或禁饮并不能降低误吸风险,还可导致胰岛素抵抗,负氮平衡,降低患者生活质量,延长住院时间。多项研究表明,对于无糖尿病史的患者,麻醉诱导前 2 小时给予碳水化合物饮品可增加胰岛素分泌,缓解胰岛素抵抗,减轻创伤应激反应,还可以减少患者术前口渴、饥饿及烦躁等症状,降低术后高血糖及并发症的发生率。因此,术前访视时特别强调患者术前 2 小时饮碳水化合物 250 mL。

4. 术前预防性抗生素应用 肝胆外科手术为Ⅱ类切口,术前须预防性应用抗生素。预防性抗生素的使用可防止手术部位感染,本病例在切皮前 30 分钟给予抗生素,手术时间超过 3 小时重复使用一次抗生素。

5. 预防性抗血栓栓塞 胆道外科手术复杂、时间长,长时间卧床使深静脉血栓形成和肺动脉栓塞风险增加,本例患者术中应用间歇性充气压缩泵预防血栓。

二、术中管理

1. 麻醉诱导与监测 本病例老年患者在全身麻醉诱导时出现血流动力学的波动,主要是麻醉药物扩血管和心肌抑制作用。另外,患者术前常规需禁食禁饮,血容量相对或绝对不足,诱导后,老年患者血管弹性、自主神经反射及心功能储备功能降低,易出现低血压,且此患者合并高血压、冠心病等疾病,为避免低血压导致的心脑血管并发症,诱导时应从小剂量逐渐滴定给予,直至达到合适的麻醉镇静深度,麻醉镇静深度监测有助于更好地判定麻醉药物的准确用量。此外除常规监测心电图、血氧饱和度、无创动脉血压外,还建立了有创动脉血压监测可以更及时的反应血压的波动。

2. 麻醉维持 由于胆道疾病患者常合并肝功能不全、梗阻性黄疸等情况,应尽量选择对肝功能影响小、不需经胆汁代谢的药物,可采用全身麻醉、区域阻滞或联合麻醉方式,提供良好手术显露条件及有效减少手术应激,达到促进患者术后康复的目的。对于老年患者麻醉药物的选择,最近研究显示,吸入麻醉药对认知的改变可能会诱发潜在的大脑神经源性炎症反应,引起术后认知功能的改变。静脉麻醉在术后认识保护方面具有优势,但高龄患者(>75 岁)对药物的耐受性和需要量均降低,尤其对中枢性抑制药(如全身麻醉药、镇静催眠药及阿片类镇痛药)均很敏感,最好给予短效镇静镇痛药物维持麻醉,以避免中长效麻醉药物残余效应对患者苏醒期呼吸功能的影响。所以本例患者麻醉维持选择了丙泊酚、瑞芬太尼、罗库溴铵。

其次对术中血压的控制。有研究显示,如果围手术期老年患者的血压比正常血压低 20% 以上,卒中的发生概率将会出现显著上升。一些老年患者出现术后的认知改变,可能与围手术期没有很好地调控血压有关。因此,老年患者术中血压应该维持在一个狭窄的范围内,这样对大脑、肾脏、心脏,均有很好的保护作用。所以本例患者在全身麻醉诱导后给予去甲肾上腺素泵入以严格控制术中血压。

3. 麻醉深度监测 对于老年患者,通常麻醉深度容易过深导致术中循环不稳定,术后谵妄、POCD,甚至远期病死率增加,因此本病例术中应用脑电监测(narcotrend)指导麻醉深度维持在 $D_0 \sim D_2$。

4. 呼吸管理 由于老年患者肺的易损性和二氧化碳气腹的影响,全身麻醉手术中不适当的通气策略会造成术中呼吸机相关的肺损伤(肺不张、气压伤等)和术后肺部并发症的增加,针对此例老年患者腹腔镜手术,采用了术中肺保护性机械通气策略:低潮气量

$(6\sim 8$ mL/kg$)$,中度呼气末正压(PEEP)$5\sim 8$ cmH_2O,尽可能避免长时间高浓度氧(FiO_2 70%),在手术结束、拔管前实施间断性肺复张性通气以防止吸收性肺不张。

5. 神经肌肉功能监测和术后残余肌肉松弛作用的预防　腹腔镜手术建议采用深度肌肉松弛,以改善显露、降低人工气腹压力、减少并发症,术中进行神经肌肉功能监测,避免肌肉松弛药过量,并有助于指导气管拔管,新型氨基甾类肌肉松弛药特异性拮抗剂布瑞亭可在短时间内完全逆转甾体类肌肉松弛药的神经肌肉阻滞作用,促进术后肌肉松弛的恢复,减少术后肌肉松弛残留。但随着年龄增大,布瑞亭逆转罗库溴铵肌肉松弛作用的时间会延长,与老年患者心排血量降低,血循环时间延长,肌肉血流量减少,分布容积增加,导致布瑞亭作用起效减慢,或随着增龄乙酰胆碱受体生物特征的改变,减慢罗库溴铵从神经肌肉接头受体处释放有关。

6. 术中预防低体温　术中低体温会影响患者体内的药理学及药物代谢动力学,增加术中出血风险,影响麻醉复苏,增加术后切口感染、心脏并发症等。此病例患者术中密切监测体温,通过手术室温度调节、暖风机、使用温热盐水冲洗腹腔等措施,保持体温$\geq 36℃$。

7. 液体治疗　胆道外科患者具有病程长、长期摄入量不足、营养状况差、既往多次腹部手术史等特点,合并梗阻性黄疸时常有肝功能异常及水、电解质紊乱,且手术时间常较长,液体治疗既应避免因低血容量导致的组织灌注不足和器官功能损害,也应注意容量负荷过多所致的组织水肿。老年患者由于全身血容量降低,心肺肾功能减退以及静脉血管张力在麻醉状态下的易丧失性,围手术期容易为了维持循环稳定而导致液体输注过负荷,影响术后恢复。因此对于本例老年患者,采用目标导向液体治疗,在监测 CVP、PPV、尿量的指导下使用血管活性药物或补液,使心脏前负荷、后负荷、血管张力达到最优水平,保证重要脏器的灌注和氧供。一般腔镜手术术中维持的液体输注量不超过 $3\sim 5$ mL/(kg·h)。对于麻醉诱导引起的血管扩张及低血压,使用去甲肾上腺素 0.05 μg/(kg·min),维持一定的血管张力可以达到用最小的液体量满足心脏前负荷的需求。

三、术后管理

1. 术后疼痛管理　胆道疾病患者常经历长期慢性疼痛困扰,且术后易出现中重度疼痛。术后良好控制疼痛可促进患者早期进食、早期活动,加快术后康复。以往胆道手术多采用硬膜外阻滞镇痛,但由于硬膜外阻滞具有呼吸抑制、低血压、神经损伤、硬膜外血肿和全脊麻等风险,尤其是老年患者低血压的风险较高,本例手术采用竖脊肌平面阻滞镇痛,使用 0.33% 罗哌卡因透过肋间内肌和肋间外肌,经过肋横突孔阻滞胸脊神经背侧支和腹侧支的起始部位来达到相应镇痛效果,有一部分局部麻醉药物可以到达椎旁区域达到抑制内脏痛的效果。

竖脊肌平面阻滞镇痛作为一种新型的神经阻滞技术,一是安全性较高,相对于传统椎管内阻滞和胸椎旁阻滞,注药点较为表浅,不靠近重要脏器及血管,发生气胸、血肿、神经损伤等并发症的风险较低,对凝血功能要求也较低;二是操作简单,超声定位下肌肉层次和横突的影像学特征明显,容易分辨,注药后方便观察;三是阻滞范围广,单点阻滞的范围可自同侧胸骨旁至后背中线区域,且覆盖节段广。

另外,本例手术 PCA 自控静脉泵优化阿片类药物的选择,使用 μ、κ 双受体激动的阿片类药物羟考酮可有效减轻手术导致的内脏痛,引起肠麻痹及术后恶心、呕吐相对较少,同时复合 NSAID 药物减轻炎性痛。患者术后疼痛评估 24 小时 VAS 评分 2 分,48 小时 VAS 评分 1 分,表明镇痛效果良好。

2. 术后恶心、呕吐的预防与治疗　术后恶心和呕吐是胆道外科术后常见不良反应。使用 5 - HT3 受体拮抗剂复合小剂量地塞米松(4~8 mg)可有效减轻术后恶心、呕吐。除此之外,术中、术后阿片类药物用量最小化及避免液体超负荷,也可降低 PONV 的风险。

3. 术后苏醒延迟及谵妄　老年患者术后苏醒延迟及谵妄的发生率较高,苏醒延迟可能的原因包括:① 术中镇静过度。② 术中导致的低体温状态。③ 术中脑损伤或者急性卒中事件。④ 术中使用中长效镇静药物。⑤ 术中循环不稳定,特别是低血压。⑥ 术前合并代谢及内分泌疾病诱发的术后苏醒延迟。⑦ 内镜二氧化碳气腹手术后可能的二氧化碳潴留。⑧ 血气及电解质、血糖检查对于快速诊断苏醒延迟病因可提供帮助。

发生严重的谵妄会影响患者的术后康复,且增加患者围手术期并发症、病死率,严重影响患者远期的生活质量。术后谵妄病因复杂,高龄是最常见的易感因素,70 岁以上患者术后谵妄的发生率明显增加,其原因主要和围手术期全身麻醉药物使用、手术应激创伤、术后并发症及多重用药特别是精神类药物(如苯二氮䓬类、抗胆碱能类或抗组胺类药物)等因素有关。有研究认为术中静脉持续输注右美托咪定 0.2~0.7 $\mu g/(kg \cdot h)$,可显著降低老年患者术后谵妄的发生率或缩短谵妄持续时间。本例患者通过术前宣教、合理的术中麻醉药物应用、维持术中血压稳定以及完善的术后镇痛,避免了术后苏醒延迟及谵妄的发生。

综上所述,麻醉医师在高龄患者胆道手术加速康复过程中发挥着举足轻重的作用,通过优化围手术期麻醉管理,提供最佳手术条件、最小化疼痛和保障围麻醉期患者生命安全,实现麻醉更安全、苏醒更迅速、不良反应和术后并发症更少的术后加速康复目标。

(储勤军　王琰)

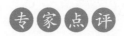

专　家　点　评

本病例为老年女性患者,因急性胆总管结石伴急性化脓性胆管炎、急性胆囊炎入院。入院后按 ERAS 要求麻醉管理,其优缺点如下。

一、优点

(1) 能开展术前访视、术前评估及术前宣教,为实施 ERAS 奠定基础。

（2）术前禁食、禁水时间缩短，有利于术中补液控制及术后康复。

（3）采用精准麻醉管理，如麻醉诱导、麻醉维持、麻醉深度监测、呼吸管理、神经肌肉功能监测、预防低体温等措施，减少了术中应激反应。

（4）术中采用目标导向液体管理方式，有效控制术中液体补充量，减少了术后胃肠道水肿，有利胃肠道功能恢复。

（5）围手术期采用多模式镇痛是减少术后应激反应最重要环节，本例采用竖脊肌平面阻滞镇痛，安全性较高、操作简单、阻滞范围广、镇痛效果好。术后采用 PCA 自控静脉泵是目前镇痛通用方法。

二、不足之处

（1）本例为重症及高龄患者，缺乏血栓风险评估及预防。

（2）胆道感染，应治疗性而非预防性应用抗生素。

（3）患者术前疼痛明显，术前应予镇痛以减少术后疼痛敏化。

（4）术后镇痛优化有待商榷。本例以 PCA 自控静脉泵镇痛为主，缺少切口浸润镇痛，自控静脉泵选用 κ 受体激动剂对控制内脏痛效果更确切。

（5）术后早期运动、进食实施管理不到位。术后早期运动、早期进食是镇痛与康复效果的检验。本例术后 8 小时下床活动，但运动状况、运动及饮食恢复情况并未进行管理。

（6）术后住院时间偏长。缩短术后住院时间是 ERAS 最重要疗效指标，本例术后 10 天出院，说明 ERAS 措施还有待进一步优化。

（解放军联勤保障部队第九〇〇医院　涂小煌　陈永标）

第六节　扩张型心肌病行腹腔镜下肾切除术 ERAS 管理

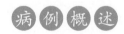

一、病例介绍

1. 一般情况　男性，48 岁，身高 170 cm，体重 80 kg。腰腹部不适 1 个月，体检发现右肾肿物 7 个月。

2. 现病史　患者 7 个月前因扩张型心肌病于当地住院期间，因腰腹部不适，检查发现右肾肿物（大小 2 cm），当时未引起重视，未行系统诊治。1 个月前劳累或弯腰后出现后背疼痛。

无尿频、尿急、尿痛等症状。无发热、头晕昏迷、恶心和呕吐,饮食睡眠可,体重无明显变化。

3. 既往病史　① 传染病史:否认肝炎结核病病史。② 疾病史:扩张型心肌病(DCM)7 年,否认高血压、糖尿病病史。③ 手术外伤史:左侧肘部神经修补术 20 年。④ 否认过敏史,吸烟 3 年。

4. 体格检查　由于 DCM 无特异的实验室检查,应根据多项检查结果进行综合判断。

(1) X 线检查:心脏扩大为突出表现,以左心室扩大为主,可伴有四腔心扩大。

(2) 心电图:不同程度的房室传导阻滞,右束支传导阻滞常见;广泛 ST - T 改变;由于心肌纤维化可出现病理性 Q 波(图 9 - 4)。

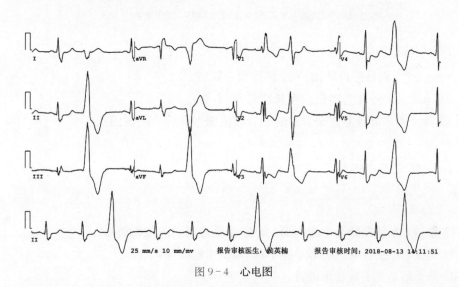

图 9 - 4　心电图

(3) 超声心动图:左心室明显扩大,左心室流出道扩张,室间隔及左心室后壁搏动幅度减弱,二尖瓣及三尖瓣相对关闭不全(图 9 - 5)。

超声描述:
二维测值(mm):主动脉内径:25-33-28 左房内径:45(58×50)升主动脉:28 室间隔厚度:10 左室舒末内径:67 左室缩末内径:53 左室后壁厚度:10 右室内径:27 肺动脉内径:24 Doppler测值:各瓣口前向血流峰速度(m/s)二尖瓣:E峰0.5A峰0.8 三尖瓣:E峰0.5A峰0.4 主动脉瓣:0.9
心功能测值:左室舒末容积EDV:271(ml)左室缩末容积ESV:165(ml)每搏量SV:106(ml)射血分数EF:39% 左心显著增大,左室呈球形扩张,左室各壁心肌轻度增厚,向心运动普遍减低,二尖瓣瓣叶形态未见异常,活动幅度减低,多普勒探及轻度返流。三尖瓣探及微量返流,返流峰速小于2.8m/s。下腔静脉内径及随呼吸变化率正常。心包腔内未见液性暗区。

超声提示:
符合扩张型心肌病改变 左心增大 左室心肌轻度肥厚 二尖瓣返流(轻度) 左室整体收缩功能减低

图 9 - 5　超声心动图

(4) 同位素检查:同位素心肌灌注显影,主要表现有心腔扩大,心肌显影呈弥漫性稀疏。

(5) 肺呼吸音清晰,心音正常。

5. 辅助检查 肾脏增强 CT 和双侧肾血管造影均提示右肾肿瘤(图 9 - 6)。

检查方法及部位：：肾脏
动静脉CTAV(64排)
检查所见：
双侧肾动脉显影良好，走行正常，管腔内未见充盈缺损；右肾可见无强化囊性病变，右肾下极可见类圆形肿块影，长径约3.6cm，肿块下极可见滋养血管影。下腔静脉显影良好，双侧肾静脉管腔通畅，左侧肾静脉起始部管腔纤细，余未见异常改变。

检查结论：
肾脏动静脉CTAV未见异常。右肾占位病变，恶性不除外。右肾囊肿。

图 9 - 6 双侧肾动静脉血管造影

6. 诊断   ① 右肾恶性肿瘤。② 扩张型心肌病。

7. 手术计划   经腹腔镜根治性肾切除术(右侧)。

8. 麻醉方式   静吸复合全身麻醉联合腹横肌平面(TAP)阻滞法。

二、麻醉及手术过程

1. 术前准备

(1) 宣教：术前充分与患者沟通、交流，帮助患者消除焦虑清晰。

(2) 优化：停止吸烟、饮酒，早睡早起，增强术前锻炼。

(3) 肠道准备：不做肠道准备。

(4) 饮食准备：禁食 6 小时，禁水 2 小时，术前一晚口服 10% 葡萄糖溶液 100 mL，术前 2 小时口服 10% 葡萄糖溶液 500 mL。

(5) 抗生素静脉滴注：在切开皮肤前 30 分钟至 1 小时输注完毕。

(6) 气道 Mallampati 分级 I 级。

2. 麻醉过程

(1) 入手术室常规监测，左手桡动脉穿刺置管：血压 120/61 mmHg，HR 68 次/分；缓慢静脉滴注盐酸右美托咪啶 40 μg 镇静。连接无创心排量监测：CO 5.4 L/min；每搏变异度(SVV)11%。连接脑电双频指数(BIS)，维持麻醉深度 45~60。

(2) 利用超声进行快速的双下肢深静脉检查，预防围手术期血栓形成。

(3) 麻醉诱导：① 面罩充分吸氧。② 静脉注射利多卡因 50 mg、咪达唑仑 1 mg、依托咪酯 12 mg、舒芬太尼 25 μg、顺式阿曲库铵 12 mg。③ 2% 利多卡因喷喉。④ 可视喉镜下气管插管，潮气量 6~8 mL/kg，呼吸频率 12 次/分，呼吸比 1：2，维持 $PetCO_2$ 35~45 mmHg。术中用 1%~2% 七氟烷维持麻醉，间断给予舒芬太尼和顺式阿曲库铵。

(4) TAP 阻滞：超声探头于腋中线髂嵴上方显示腹外斜肌、腹内斜肌和腹横肌。通过采用平面内技术，当穿刺针通过腹外斜肌和腹内斜肌达到腹横肌平面后，注射 0.33% 罗哌卡因 30 mL,阻滞成功 30 分钟后开始手术,局部麻醉药形成的低回声区清晰可见。

（5）超声引导下行右侧颈内静脉穿刺置管,实施中心静脉压（CVP）监测：CVP 16 mmHg。

（6）血压维持：若血压低于基础值 20%,给予肾上腺素 20 μg/mL（0～25 mL/h）,去甲肾上腺素 100 μg/mL（0～8 mL/h）。麻醉诱导后 25 分钟,在摆放体位过程中,IBP 68/45 mmHg,升压方法可选择：适当扩容、多巴酚丁胺、去甲肾上腺素或 0.5 g $CaCl_2$ 缓慢静脉注射。

（7）术中输液：采用目标导向液体治疗的方法,监测 SVV,实时调整入液量,保证其在正常生理范围内,以维持器官灌注及组织氧供。

（8）术中用保温毯为患者保温。

（9）不留导尿管。尿管会增加患者不适,增加泌尿感染的风险,推迟患者下床活动时间。不留引流管,术中完善止血过程,降低术后出血风险,长期留置增加感染风险,延迟下床活动。

（10）保护患者胃肠道功能,避免胃肠道反应。手术结束前 5 分钟,停止吸入七氟烷。

（11）防止术后恶心和呕吐：麻醉诱导后给予地塞米松 5 mg,手术结束前 30 分钟静脉注射盐酸托烷司琼 5 mg。

三、术后转归

在手术结束后,患者带管进入麻醉恢复室,监护吸氧,待恢复拔管指征后,气管拔管,继续监护 20 分钟后送回病房,并注意以下问题：

（1）术后镇痛：氟比洛芬酯 50 mg,每天两次,静脉注射,连续使用 3 天。患者 VAS 评分≥4 分时,给予补救药物盐酸羟考酮注射液 2 mg 静脉注射。

（2）术后 1 天下床活动。

（3）术后及时检测并控制血糖。

（4）术后营养支持。

（5）防止深静脉血栓：给予双下肢间歇式压力泵。

（周永健　曹学照）

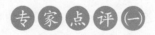

专 家 点 评 (一)

ERAS 的核心是减少患者围手术期的应激反应。腹腔镜手术凭借创伤小、疼痛程度轻、肺功能影响小和苏醒迅速等优点,加速了患者康复,已广泛应用于胃肠科、妇产科、泌尿外科和血管外科等领域。由于腹腔镜手术操作需在气腹状态下,对患者的特殊体位要求很高,这很可能会导致病理和生理改变,使术中的麻醉管理更加复杂。气腹主要引起呼吸系统并发症,如CO_2皮下气肿、气胸、支气管插管（误入支气管）和气栓,除此之外,气腹时,CO_2吸收也会引起高碳酸血症、心律失常、迷走神经张力反射性增加等血流动力学的问题,需要麻醉医师进行积极防治。

在外科手术操作中,满意的肌肉松弛度对改善术野是必不可少的。当外科医师必须在由肌肉包围的狭窄空间中操作时,例如在腹膜后腹腔镜手术的情况下,手术条件的改善可能更加重要。有研究表明,在腹膜后腹腔镜手术中,深度肌肉松弛可以降低气腹压力,从而增加腹壁与腹腔脏器之间的空间,利于手术操作,抑制患者术后炎症反应,降低疼痛评分以及减少阿片类药物用量。

本次手术中,需要注意体位变换对血流动力学的影响,注意血栓的预防。术前利用床旁超声检查主要部位是否发生血栓,如双侧颈动脉、双侧下肢股-腘静脉等,围手术期使用间歇式压力泵以及术后使用低分子肝素预防深静脉血栓的形成。由于患者有扩张性心肌病,应注意维持心率的稳定,预防并及时纠正心律失常,术前认真细致地改善心脏功能；需要持续监测中心静脉压,维持前负荷,降低后负荷,增强心肌收缩力,预防心力衰竭。

（中国医科大学附属第一医院麻醉科　马虹）

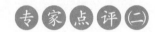

专家点评（二）

扩张型心肌病(dilated cardiomyopathy, DCM)是一种原因未明的原发性心肌疾病。本病的特征为左心室或右心室或双侧心室扩大,多伴有心室收缩功能减退,伴或不伴充血性心力衰竭。患者心脏体积增大,重量较正常心脏增加$25\%\sim50\%$。室性或房性心律失常多见。病情呈进行性加重,死亡可发生于疾病的任何阶段。

本病例除常规全身麻醉注意事项,应着重注意增加心肌收缩力,预防心律失常和心力衰竭。本手术的方式为经腹腔镜根治性肾切除术（右侧）,与以往的开腹手术相比,腹腔镜手术有很多优点,如创伤小、疼痛轻、对肺功能影响小等。但气腹和CO_2的吸收同时会对呼吸系统、循环系统带来很多影响。对高风险心脏病患者,尤其要注意血流动力学的改变。

传统意义上认为,患者术前应该禁食12小时,禁水4小时。ERAS实践证实择期手术术前禁食固体食物6小时,禁液体2小时是安全可行的,能够加速患者康复。术前服用葡萄糖,不仅可以为患者补充能量,提升心理状态,同时也可促进胰岛素的释放,减少患者术后的胰岛素抵抗。

液体管理方式采用了目标导向液体治疗方法(goal-directed fluid therapy, GDFT),ERAS液体管理目标为尽量减少机体体液量的改变。容量不足可导致机体灌注不足和器官功能障碍,而水钠潴留则会带来很多并发症。因此,术中应用平衡液维持出入量平衡,避免输液过度及不足,辅助应用血管收缩药物以防止术中低血压,降低低血压引起的急性心肌损伤、急性肾损伤及术后肠梗阻的发生率。

术后镇痛采取区域麻醉技术联合多模式镇痛方法的使用,患者术后疼痛的程度较传统的开放手术大为减轻,这位患者术后加速康复奠定基础。常用的区域神经阻滞包括腹横肌平面阻滞和腹直肌后鞘阻滞。对于腔镜手术,建议围手术期使用非阿片类药物为主的多模式镇痛。本次手术麻醉方法选择静吸复合麻醉联合腹横肌平面阻滞法。

(中国医科大学附属第一医院麻醉科 曹学照)

第七节 成人嗜铬细胞瘤手术 ERAS 管理

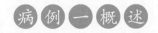

病 例 一 概 述

一、病例介绍

1. 一般情况 女性,41 岁,身高 158 cm,体重 47 kg。因阵发性心悸、头痛 6 年,再发加重 2 年入住我院内分泌科。患者劳累及情绪刺激后发作性心悸、头痛、恶心和呕吐 6 年,发作时就诊外院测收缩压最高 220 mmHg,腹部超声显示右肾上腺 68 mm 实性占位,患者近两年出现活动后胸闷、喘憋,并逐渐加重,现夜间平卧存在阵发性呼吸困难,需高枕卧位。

2. 入院生命体征 脉搏 96 次/分,血压 205/118 mmHg。

3. 体格检查 双下肢凹陷性水肿,心脏听诊未闻及杂音,缓慢走 300 m 即感胸闷、喘憋。

4. 实验室检查 24 小时尿儿茶酚胺去甲肾上腺素 243.41 mg/24 h,多巴胺 41.86 mg/24 h,肾上腺素 2.62 mg/24 h;NT-proBNP 1 872 pg/mL;HbA$_{1c}$ 8.9%。

5. 影像学检查 腹部 CT 显示右肾上腺肿物(6.3 cm×4.7 cm)。超声心动图显示左心室局部室壁运动异常,左心室肥厚,心包积液及双侧胸腔积液,冠脉 CTA 未见明显冠脉狭窄。

患者目前嗜铬细胞瘤诊断明确,同时伴有儿茶酚胺心肌病,内分泌科组织多科会诊。多学科团队认为,患者嗜铬细胞瘤合并儿茶酚胺心肌病,手术指征明确,需术前充分药物准备,扩张收缩血管床,改善并部分逆转儿茶酚胺心肌病,而后再行手术切除嗜铬细胞瘤。患者入院后酚苄明 5 mg bid 7 天→10 mg bid 14 天→15 mg bid 7 天,同时在酚苄明口服 1 周后开始美托洛尔治疗(12.5 mg bid),并应用胰岛素控制血糖。患者体重增加 5 kg,略感鼻塞,夜间平卧困难及下肢水肿缓解,6 分钟可攀爬 2 层楼,脉搏 85 次/分,血压 92/63 mmHg,卧立位试验阳性,血细胞比容由 41％下降至 35％。复查 FBG 6.1 mmol/L,NT-proBNP 489 pg/mL。复查超声心动图未见室壁运动异常,左心室肥厚,心包积液及双侧胸腔积液消失。

内分泌科再次组织多科会诊,多学科团队考虑患者经术前充分药物准备及优化后,目前儿茶酚胺心肌病已大部分缓解,拟于全身麻醉下行经腹腔镜嗜铬细胞瘤切除术(右侧)。

二、麻醉及手术过程

1. 术前访视　术前 1 天,麻醉医师对患者进行术前访视,再次评估患者药物准备情况,了解患者目前心功能及血糖控制水平,了解肿瘤的位置、大小、数量、与周围血管及其他脏器的关系等。同时嘱患者术前禁食 6 小时,禁水 2 小时,术前一晚 10％葡萄糖溶液100 mL 口服,术前 2 小时 10％葡萄糖溶液 100 mL 口服。

2. 麻醉方案

(1) 入手术室常规监测,静脉注射咪达唑仑 1 mg 镇静,左手桡动脉穿刺置管：IBP 98/71 mmHg,HR 75 次/分,监测 PPV。

(2) 麻醉诱导：① 面罩充分去氮给氧。② 静脉注射丙泊酚 50 mg、依托咪酯 20 mg、芬太尼 100 mg、罗库溴铵 50 mg。③ 2％利多卡因喷喉。④ 直接喉镜下轻柔气管插管。

(3) 肺保护性通气策略：潮气量 6～8 mL/kg,呼吸频率 12 次/分,吸呼比 1：2,滴定呼气末正压以达最小驱动压。维持呼气末二氧化碳分压 35～45 mmHg。手术结束前,维持麻醉深度情况下充分吸痰及手动膨肺。

(4) 麻醉维持：1％～2％七氟醚复合 50％笑气＋50％氧气吸入麻醉,静脉注射瑞芬太尼 TCI 2～3 ng/mL 及间断芬太尼镇痛维持麻醉。静脉注射氢化可的松 100 mg,预防术后肾上腺功能减退。

(5) 超声引导下中心静脉穿刺置管(右侧颈内静脉),行 CVP 监测。并间断进行血气分析。

(6) 循环维持：术中建立气腹及手术操作挤压瘤体时,患者心律、血压波动较大,间断性给予酚妥拉明及艾司洛尔静脉推注,以及硝酸甘油静脉泵注维持术中心率血压于术前基础水平。结扎肾上腺静脉后立即停止所有降压药物泵注,并换去甲肾上腺素 0.02～0.1 μg/(kg·min)静脉泵入,维持血压于术前基础水平。

(7) 术中输液：术中使用血细胞回收装置回收手术出血,并于术毕回输自体血红细胞134 mL。术中采用目标导向液体治疗的方法,在监测血流动力学的同时对输液进行指导。监测动脉脉压变异度,指导补液方案,以维持器官灌注及组织氧供。在肿瘤切除前补充多余丢失量的液体(500～1 000 mL),预防肿瘤切除后的血压降低。

(8) 血糖维持：患者切除嗜铬细胞瘤后监测血糖,未见明显反应性低血糖。

(9) 体温保护：术中用保温毯为患者保温。

（10）多模式镇痛：静脉注射手术切皮前与氟比洛芬酯 50 mg 超前镇痛，术毕手术切口局部浸润注射罗哌卡因。

三、术后转归

术毕患者麻醉状态下转运至 ICU，于 ICU 逐渐减停去甲肾上腺素泵注，并于术后第 2 天早 7 点拔除气管导管，转回普通病房，患者恢复良好，于术后第 5 天康复出院。

（汪一）

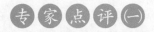

手术切除肿瘤目前是治疗嗜铬细胞瘤的一线方案，但此类患者易出现围手术期血流动力学不稳定，甚至致死性并发症，风险较高。多学科协作是改善临床预后的重要保障，也是 ERAS 策略的要求。本例患者的诊治过程中的每一步都恰到好处地体现了这一点。

本例患者的另一个引人注目的特点是合并了"儿茶酚胺性心肌病"。该合并症病因不明确，诊断标准为：① 存在嗜铬细胞瘤或副神经节瘤。② 患者存在急性胸痛或需住院的心力衰竭。③ 心肌酶检查、ECG，超声心动图显示存在心肌缺血、左心室收缩功能异常的证据。④ 不存在冠状动脉阻塞性疾病。大多数患者的心功能在术前药物准备后 6 周至 16 个月后可完全或部分逆转。该患者术前准备后心功能大为改善，为降低术中及术后风险提供了保证。

术中监测方面，除此例患者采用的有创动脉压、动脉脉压变异度监测外，如有条件，建议采取置入肺动脉导管或经食管超声心动等方式监测围手术期心脏功能变化，并及时发现心肌缺血。

本例患者术后被密切关注并处理的问题包括：血流动力学不稳定、低血糖、肾上腺皮质功能低下，这些都是嗜铬细胞瘤术后常见的并发症。

此外，就 ERAS 而言，此类患者并没有什么特别之处，包括：尽量减少术前禁食禁饮时间、多模式镇痛及术后早期拔除各种管路等。

（中国医学科学院北京协和医院麻醉科 虞雪融）

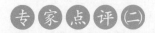

嗜铬细胞瘤是一种难以处理的罕见疾病。在未经治疗或未被发现的患者中，25%～50%的院内死亡都发生于麻醉诱导期间或因其他疾病而接受的手术操作期间。围手术期不良事件的重要危险因素包括瘤体较大、术前儿茶酚胺水平增加数倍和手术持续时间较长。该病例患者症状典型，伴儿茶酚胺心肌病和血糖升高，肿瘤体积大。儿茶酚胺分泌过量可造成容量不足、直立性低血压、器官或肢体缺血、主动脉夹层、心绞痛、心肌梗死、急性或慢性心肌病、充血性心力衰竭和心律失常。在中国医学科学院北京协和医院，类似病例常规开展多学科讨论，包括泌尿外科、麻醉科和内分泌科等专业。

术前定性定位诊断确诊后，要控制高血压和逆转容量不足，包括 α 受体阻滞剂和 β 受体阻滞剂联用、钙通道阻滞剂以及甲基酪氨酸，以最大限度降低儿茶酚胺释放的影响，这种术前药物治疗通常要 2～4 周。旨在达到以下目标：坐位血压为 120/80 mmHg 左右，直立位 SBP≥90 mmHg，且坐位心率为 60～70 次/分，直立位心率为 70～80 次/分；体重增加；微循环改善（手足温暖、鼻塞）；网织红细胞下降；心脏功能明显改善。不能在使用 α 受体阻滞剂之前开始 β-肾上腺素受体拮抗药治疗，因为在 α-肾上腺素能刺激未受到对抗的情况下，阻滞血管扩张的外周 β-肾上腺素能受体将导致血压进一步升高，儿茶酚胺心肌病的患者可能会发生左心心力衰竭和肺水肿。对于不耐受 β 受体阻滞剂，且发生了嗜铬细胞瘤相关性心律失常的患者镁剂有用。

在手术中，触碰挤压和分离肿瘤、夹闭回流静脉及隔离肿瘤血供时，会出现严重阵发性高血压和心律失常，也见于气管内插管和腹部充入 CO_2 时。瘤体切除后，患者可能会因为内源性儿茶酚胺水平骤降、α-肾上腺素能受体长期下调、存在 α 受体阻滞药物以及血管内容量不足，加上手术中严重失血等，会发生严重低血压，患者要转至 ICU 病房密切监测循环趋于稳定。

术后的注意事项还包括：可能会发生低血糖和肾上腺皮质功能低减。通过这些完整的诊断和术前药物准备、引入 ERAS 理念、术中精确操作，大多数 T_1 期患者在术后 12～24 小时下床活动，24 小时后拔除引流管，能实现早期出院。这样不仅节约了医疗成本，而且患者创伤减轻、早期拔管、疼痛评分下降，医疗花费也明显下降。

（中国医学科学院北京协和医院泌尿外科　邓建华）

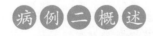

病 例 二 概 述

一、病例介绍

1. 一般情况　男性，46 岁，身高 175 cm，体重 75 kg。主诉腹胀、乏力、脐周疼痛 3 天，呈阵发性疼痛加重伴黑蒙，双侧肾上腺及后腹膜包块 2 年。

2. 现病史　入院前 2 年因体质量下降行常规 B 超检查发现肾上腺及后腹膜包块，血压波动 130～180 mmHg/53～90 mmHg，无尿频、尿急、尿痛等症状。现为求手术治疗入院。病来无发热、头晕昏迷、恶心和呕吐，饮食睡眠可，体重无明显变化。

3. 既往病史　高血压病史 2 年,最高血压 220/130 mmHg,服用氯沙坦联合硝苯地平降压(具体剂量不详),血压控制在 140/90 mmHg 左右。患者发现血糖升高约 1 年,测空腹血糖 8.2 mmol/L,未测量餐后血糖。无手术外伤史,否认过敏史、传染病史和肝炎结核病病史。

4. 体格检查　肺呼吸音清晰,心音正常,气道 Mallampati 分级Ⅰ级。心脏未闻及杂音,未见异常体征。

5. 实验室检查　入院后查血皮质醇 37 μg/L,尿 17-羟皮质类固醇 64.12 μmol/24 h,尿 17-酮皮质类固醇 80 μmol/24 h,肾素-血管紧张素-醛固酮全套未见异常,尿儿茶酚胺阴性。

6. 辅助检查　肾上腺 CT 及 CT 动脉血管造影(CTA)、CT 静脉血管造影(CTV):右肾上腺占位性病变,约 5.8 cm×5.5 cm,伴邻近血管受累。腹部 CT:右侧肾上腺占位性病变。

7. 诊断　① 嗜铬细胞瘤。② 高血压 3 级(极高危组)。

8. 手术计划　经腹腔镜嗜铬细胞瘤切除术(右侧)。

9. 麻醉方式　静吸复合全身麻醉联合胸椎旁神经阻滞法。

二、麻醉及手术过程

1. 术前准备

(1) 术前访视:需要对肿瘤进行相关性评估,关注其阵发性头痛、出汗、心动过速的病史,以及患者有无其他症状,如直立性低血压、视乳头水肿、视物模糊、多尿、多饮等。根据实验室检查结果,确定该患者肿瘤分泌的主要激素是去甲肾上腺素,因此围手术期调控血流动力学的药物首选去甲肾上腺素。术前关注影像学检查结果,了解肿瘤的位置、大小、数量、与周围血管及其他脏器的关系等。术前充分与患者沟通和交流;术前服用的降压药可能会导致直立性低血压、鼻塞、明显疲劳感等副作用,应充分告知患者,帮助患者消除焦虑情绪。告知患者术前避免服用引起儿茶酚胺释放的药物,消化过程中产生大量酪胺的食物,做好充分的术前准备。

(2) 血压控制:术前 14 天开始使用 α-肾上腺素受体拮抗药酚苄明 10 mg,每天 2 次,口服;服用药物到第 5 天时,开始使用 β 受体阻断剂普萘洛尔 20 mg,每天 3 次,口服。在服用酚苄明第 3 天开始高钠饮食(>5 000 mg/d),目的是减轻 α-肾上腺素能受体阻滞相关的直立性低血压,恢复血管内容量。

(3) 控制血糖,使高代谢症群及糖代谢异常得到改善。

(4) 术前给予输液治疗。

(5) 预康复策略

1) 运动疗法:通常于术前 4~8 周开始,每周至少运动 3 次,考虑到嗜铬细胞瘤的患者剧烈运动易引发血流动力学波动,为患者酌情调理运动方案。

2）营养干预：在控制饮食的前提下，口服降糖药和胰岛素，使血糖处于正常范围内，改善高代谢状态，恢复血管内容量。

3）心理干预：减轻患者术前的焦虑和抑郁水平，可行心理咨询、放松训练等。

（6）优化：停止吸烟、饮酒，早睡早起。

（7）肠道准备：不做肠道准备。

（8）饮食准备：禁食 6 小时，禁水 2 小时，术前一晚 10％葡萄糖溶液 100 mL 口服，术前 2 小时 10％葡萄糖溶液 500 mL 口服。

（9）抗生素静脉滴注：在切开皮肤前 30 分钟至 1 小时输注完毕。

2. 麻醉方案

（1）入手术室常规监测，左手桡动脉穿刺置管：IBP 135/71 mmHg，HR 75 次/分；盐酸右美托咪啶 50 μg 静脉滴注镇静。连接无创心排量（CO）监测：5.4 L/min；每搏变异度（SVV）19％。连接 BIS 监测，围手术期维持麻醉深度 45～60。

（2）麻醉诱导：① 面罩充分吸氧。② 静脉注射咪达唑仑 1 mg、依托咪酯 18 mg、舒芬太尼 35 μg、顺式阿曲库铵 16 mg。③ 2％利多卡因喷喉。④ 可视喉镜下气管插管，潮气量 6～8 mL/kg，呼吸频率 12 次/分，呼吸比 1：2，维持 $PetCO_2$ 35～45 mmHg。1％～2％七氟烷和瑞芬太尼 1 μg/kg 维持麻醉。静脉注射氢化可的松 100 mg，预防术后肾上腺功能减退。

（3）椎旁神经阻滞：患者左侧卧位，弓背，低头，超声引导下确定胸椎棘突 T_9 与 T_{11} 双穿刺点，常规消毒，在超声实时引导下，经局部麻醉（1％利多卡因）后，行右侧椎旁间隙穿刺，穿刺针与矢状面呈 10°进针，由头侧向尾侧方向进针，回抽无血、无气后注射 0.5％罗哌卡因 15 mL，15 分钟后观察阻滞平面。

（4）超声引导下中心静脉穿刺置管（右侧颈内静脉），行 CVP 监测。

（5）血压维持：术中操作不断对瘤体挤压、推动，血压波动较大，间断性给予酚妥拉明及艾司洛尔静脉推注。CVP 维持在 10～14 cmH_2O，肿瘤切除后以去甲肾上腺素 0.02～0.06 μg/(kg·min)静脉泵入，维持血流动力学稳定。

（6）术中输液：术中采用目标导向液体治疗的方法，在监测血流动力学的同时对输液进行指导。监测 TEE，通过对前负荷、心肌收缩力、后负荷的综合分析，指导补液方案，以维持器官灌注及组织氧供。在肿瘤切除前可以补充多余丢失量的液体（500～1 000 mL），预防肿瘤切除后的血压降低。

（7）术中用保温毯为患者保温。

（8）不留导尿管，尿管会增加患者不适，增加泌尿感染的风险，推迟患者下床活动的时间。

（9）不留引流管，术中完善止血过程，降低术后出血风险，长期留置引流管会增加感染风险，延迟下床活动。

腔镜下行后腹膜肿瘤切除术，术中见门静脉后方一个直径 5.6 cm×6.0 cm 大小肿块，质硬，包膜完整，伴前哨淋巴结肿大。切除包块并送病理检查，结果显示后腹膜肿块嗜铬细胞瘤,潜在恶性,瘤旁肾上腺细胞未见萎缩,前哨淋巴结反应性增生。

三、术后转归

在手术结束后,患者带管进入麻醉恢复室,监护吸氧,待恢复拔管指征后,气管拔管,继续监护 15 分钟后送回病房,鉴于此类肿瘤的病理学和生理学特点,术后仍需要严密监护:对持续血流动力学不稳定的患者,应实时监测动脉血压及血糖;对术后苏醒较差的患者,则需监测电解质及相关激素水平;对高龄、术前准备不充分、术中循环波动大的患者,若患者术后苏醒质量不佳,尤应注意是否存在脑血管意外,可先通过体格检查排除,必要时行头颅 CT 或 MRI 等影像学检查。术后转归应注意以下几点:

(1) 术后多模式镇痛:患者 VAS 评分≥4 分时,给予补救药物氟比洛芬酯 50 mg 静脉注射。若仍不能有效缓解疼痛,给予羟考酮 2～4 mg 静脉注射。

(2) 预防肾上腺功能减退:静脉给予氢化可的松 100 mg,每 8 小时 1 次,每天 3 次;氢化可的松可维持 3 天,逐渐减量至维持剂量。

(3) 在充分镇痛的基础上,早期下床活动,避免长期卧床。长期卧床不仅增加下肢静脉血栓形成的风险,还会产生胰岛素抵抗、肌蛋白丢失、肺功能损害及组织氧合不全等。

(4) 防止术后恶心和呕吐:盐酸托烷司琼 5 mg 缓慢静脉注射。

(5) 营养支持:嗜铬细胞瘤手术对胃肠功能无明显影响,应鼓励患者尽早进食以促进胃肠功能恢复,可进行早期肠内营养支持,为患者提供全面充足的营养,增强对手术创伤的耐受力,促进早日康复。

(6) 防治术后并发症:反射性低血糖的发生概率为 4%,主要发生在术后早期,该患者有 2 型糖尿病病史,术后 48 小时严密监测患者血糖水平,及时根据血糖情况调整胰岛素和口服降糖药的用量。

(赵楠溪 曹学照)

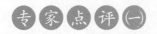

专 家 点 评 (一)

嗜铬细胞瘤是分泌儿茶酚胺的神经内分泌肿瘤,围手术期病死率高。近年来随着 ERAS 理念的推广,注重术前准备、术中管理、术后监护治疗各环节的管理,加速了患者术后康复。ERAS 的核心是减少手术应激及并发症,节约医疗资源和成本,提高患者满意度。腹腔镜手术由于创伤小、恢复早、住院时间短,是嗜铬细胞瘤切除术的首选手术方式。对于肿瘤直径小于 6 cm、重量小于 100 g 的肿瘤,经腹或经腹膜后腔镜切除术是金标准。开放手术可用于肿瘤体积较大,肾上腺以外的肿瘤。

嗜铬细胞瘤的体积大小,儿茶酚胺的释放水平,术前高血压的控制程度等均为此类患者围手术期血流动力学不稳定的危险因素。术前准备包括药物准备和饮食准备。所有患者在术前均应该进行适当的术前药物治疗，阻断儿茶酚胺的不良作用。联合应用 α-肾上腺素受体拮抗药及 β-肾上腺素受体拮抗药是最常用的方法，α-肾上腺素受体拮抗药首选酚苄明，该药物作用时间较长，血压控制平稳；在患者的血压得到控制之后，β-肾上腺素受体拮抗药推荐用于伴有心动过速、控制稳定的儿茶酚胺心肌病或有心肌缺血病史的患者。禁止在 α-肾上腺素受体拮抗药之前使用 β-肾上腺素受体拮抗药，因为这可能会导致急性肺水肿和左心心力衰竭的发生。以分泌多巴胺为主，血压正常的患者，术前是否常规使用降压药尚无定论。

（中国医科大学附属第一医院麻醉科　曹学照）

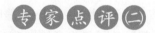

专家点评（二）

　　嗜铬细胞瘤患者术前准备充分的标准如下：① 坐位血压应低于 120/80 mmHg，立位收缩压高于 90 mmHg；坐位心率为 60～70 次/分，立位心率为 70～80 次/分；以上目标值可根据患者的年龄及合并的基础疾病做出适当调整。② 术前 1 周心电图无 ST-T 段改变，室性期前收缩＜1 次/5 min。③ 血管扩张，血容量恢复：血细胞比容降低，体重增加，肢端皮肤温暖，出汗减少，有鼻塞症状，微循环改善。④ 高代谢症群及糖代谢异常得到改善。

　　麻醉重点在于减少诱导和肿瘤操作时发生高血压危象的风险。血压升高大多与术前紧张、诱导期用药情况、动静脉穿刺、气管插管、术中手术操作、患者本身缺氧或二氧化碳蓄积有关。当血压升高超过原先水平的 1/3 或达到 200 mmHg 时，除了分析和排除诱因外，应采取降压措施，可用酚妥拉明、硝普钠、硝酸甘油、尼卡地平等。低血压大多在肿瘤切除后出现，是由儿茶酚胺水平迅速降低、外周血管扩张、血容量不足导致的。此外，麻醉药及硬膜外阻滞的影响、心功能代偿功能不全、严重心律失常、肾上腺素受体拮抗药的应用均可诱发或加重低血压。儿茶酚胺可以分解糖原，抑制胰岛 β 细胞分泌胰岛素，从而导致切除肿瘤前血糖升高。在术后的几个小时内可并发心慌、大汗、低血压甚至严重的低血糖休克，这与嗜铬细胞瘤切除后，糖原、脂肪的分解减少以及胰岛素的分泌升高有关。此外，术中低温可导致儿茶酚胺浓度的变化，随体温下降到 32℃ 时儿茶酚胺水平升高，当进一步降低至 24℃ 时儿茶酚胺恢复到基础水平，术中可以采用加温毯或体外加温设备对患者进行体温管理。

　　ERAS 的疼痛管理包括预防性镇痛和多模式镇痛。本病例术后镇痛采取区域麻醉技术联合多模式镇痛方法的使用，患者术后疼痛的程度较传统的开放手术大为减轻，这为患者术后加速康复奠定基础。常用的区域神经阻滞包括腹横肌平面阻滞、腹直肌后鞘阻滞、椎旁神经阻滞，多模式镇痛方案以非阿片类药物或者技术为主。

（中国医科大学附属第一医院麻醉科　王俊）

第八节　腹腔镜前列腺癌手术 ERAS 管理

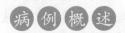

一、病例介绍

1. 一般情况　男性,71 岁,身高 168 cm,体重 67 kg。PSA 升高 2 年,外院穿刺示前列腺癌。

2. 现病史　因胃疼逐天加重难以忍受于当地医院就诊,检查发现下壁心肌梗死,行经皮冠脉支架植入术,长期服用阿司匹林,术前已停药 1 周。

3. 既往病史　① 高血压病史 20 年,口服苯磺酸左旋氨氯地片(10 mg qd)治疗。② 糖尿病病史 20 年,口服阿卡波糖(5 mg qd)、二甲双胍(0.5 g qd)、格列吡嗪(5 mg qd)治疗。③ 心肌梗死病史 1.5 年。

4. 手术计划　全身麻醉行下"腹腔镜下前列腺癌根治术"。

二、麻醉方法与监测

(1) 入手术室后行右颈内静脉穿刺、左桡动脉穿刺,行有创血压、ECG、HR、SpO_2 和 BIS 监测。

(2) 左桡动脉连接 FloTrac/Vigileo 系统(美国)监测心排血量(CO)、每搏量(SV)、每搏变异度(SVV)、每搏量指数(SVI)、心指数(CI)、血管阻力(SVR)。

(3) 麻醉诱导:静脉注射依托咪酯 0.2 mg/kg、舒芬太尼 0.3 μg/kg、罗库溴铵 0.8 mg/kg,患者意识消失,BIS<40 后立即进行可视喉镜气管插管。

(4) 麻醉诱导后手术开始前,以 0.25% 罗哌卡因各 20 mL 行双侧超声引导下腹横肌平面阻滞。

(5) 麻醉维持:丙泊酚 TCI 0.5～1 μg/mL,瑞芬太尼 1 ng/mL,七氟烷吸入浓度 0.5%～2.0%,维持 BIS 为 40～50。术中间断行动脉血气分析、血色素、血糖及血乳酸浓度的测定。

(6) 术中机械通气均为容量控制通气模式,采用小潮气量通气 6～8 mL/kg,呼吸频率调节范围为 14～20 次/分,根据神经肌肉功能监测将肌肉松弛程度均维持在深度肌肉阻滞状态:TOF=0 且 PTC<3。

(7) 术中行深度肌肉松弛肺保护性通气,患者术中加用不同程度的 PEEP,最佳 PEEP 根据 P-V 曲线上低位拐点(lower inflection point,LIP)增加 2 cmH$_2$O,同时每半小时或呼吸管路断开时进行一次肺复张,肺复张手法采用容量控制法:以 4 mL/kg 的间隔,逐渐增加潮气量,直至气道压达 30～40 cmH$_2$O,保持 3～5 次呼吸。通过调整通气参数,维持气道峰压(airway pressure,Ppeak)≤30 cmH$_2$O。

(8) 术中依据 SVV、CO、MAP 等高级血流动力学指标行个体化目标导向液体治疗。

(9) 常规进行体温监测,采用覆盖保温毯、液体加温等措施使患者术中体温≥36.0℃。

(10) 术中使用弹力袜防止静脉血栓形成。

三、围手术期疼痛管理

(1) 腹腔镜前列腺癌根治术虽属微创手术,切口小,但腹腔内创面较大,仍存在一定程度的术后疼痛,且疼痛由切口痛、炎性痛和主要的内脏痛共同构成。

(2) 该患者采用多模式镇痛:手术切片前给予氟比洛芬酯作为预防性镇痛;麻醉诱导后,手术开始前给予双侧腹横肌筋膜阻滞;术后 2 天留置舒芬太尼或羟考酮的静脉镇痛泵。

四、PONV 的处理

围手术期减少和避免使用可能引起呕吐的药物。手术开始前预防性使用止呕药,如托烷司琼、地塞米松等;患者出手术室时加用一次止呕药。

五、术后转归

(1) 在手术结束后,患者进入 PACU,继续维持较大分钟通气量的机械通气,并将患者置于仰卧头略高位,以尽可能较快地排出 CO$_2$。

(2) 待患者呼气末 CO$_2$降至正常以后,给予舒更葡糖钠 160 mg,2 分钟后患者自主呼吸恢复良好,带管脱氧呼吸空气 5 分钟,维持 PetCO$_2$ 35 mmHg,SpO$_2$ 96%,RR 18 次/分,BP 152/99 mmHg,HR 67 次/分,顺利拔管后安返病房。

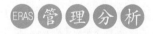

ERAS 管理分析

一、深度肌肉松弛理念的应用

腹腔镜手术的麻醉管理有别于一般手术,目前主流观点提倡的低气腹压力、深度肌肉松弛是腹腔镜手术全身麻醉的发展趋势,这是因为在腹腔镜手术中采用深度肌肉松弛可优化手术视野、降低气腹压力,为外科手术创造更好的条件;低气腹压力减少腹内脏器的缺血-再灌注损伤和全身炎性反应以及对腹壁的压力伤,加快患者的康复进程;术毕常规采用舒更葡糖钠拮抗,则可以缩短患者的恢复时间。

　　随着腹腔镜手术的技术进展及普遍应用,新型肌肉松弛拮抗剂舒更葡糖钠与罗库溴铵构成的更优肌肉松弛管理理念,不仅推动着麻醉深度肌肉松弛时代的发展,也优化了腹腔镜微创手术的临床路径和麻醉管理路径,大大减轻了患者心理和生理的创伤应激反应,加速机体组织与器官功能的恢复,促进 ERAS 临床实践的开展。

二、术前管理要素

术前细致访视,评价身体状态及并存疾病,特别心肺功能及神经系统的功能状态。

　　(1) 前列腺腹腔镜手术多在仰卧头低位下进行,可导致中心静脉压上升和心排血量高。正常情况下,机体会通过减压反射使外周血管扩张,心率下降,从而缓解头低位所导致的血流动力学变化。

　　(2) 全身麻醉可不同程度地抑制减压反射,如果患者术前合并心脏疾患,这种体位有可能会导致心肌氧供需失衡。此外,头低位还会影响脑循环,尤其是那些颅内顺应性下降的患者。

　　(3) 头低位可能会导致脑静脉血流回流受阻,特别是与气腹所产生的高碳酸血症并存时,会使颅内压进一步增高,从而增加了脑水肿的发生风险。

三、术中呼吸管理

　　(1) 在全身麻醉气管插管行正压机械通气的条件下进行手术。

　　(2) 术中发生高碳酸血症的可能性很高,应要时做血气分析,做好麻醉机呼吸参数的调节。通常压力控制的模式更易保持良好的通气状态。

　　(3) 必要时与外科医师协商,减少患者体位改变的程度或减少气腹的压力。

　　(4) 实施手法复张肺保护性通气策略,可以改善腹腔镜前列腺癌根治术患者术中肺功能。

四、术中液体管理

　　(1) 腹部大手术患者不恰当的围手术期液体管理和可能的组织灌注不足和/或水肿,与术后并发症的发展密切相关,尤其是对于老年患者。

　　(2) 运用高级血流动力学指标指导术中个体化目标导向液体治疗,客观地监测与评估机体容量状态,才能得出合理的液体治疗方案,从而达到优化术中患者容量管理的目的。

五、围手术期视力损害

（1）保持长时间头低脚高位（Trendelenburg 体位）导致眼内压（intraocular pressure，IOP）升高是术后视力损害的高危因素之一。

（2）老年患者合并眼部及循环系统等疾病的概率较高，围手术期发生视力损害的风险更大。

（3）术前应充分评估相关风险，特别对高龄、青光眼、糖尿病、动脉粥样硬化等患者应请眼科医师术前会诊。

（4）从 IOP 变化考虑围手术期管理中应维持血流动力学平稳，液体出入量平衡，合理调整呼吸机模式。

（5）外科医师应在不影响手术进行的前提下，尽量缩短人工气腹头低位手术时间及降低气腹压力。

（6）麻醉恢复期间应加强对眼科状况的观察，将围手术期视力损害风险降到最低。

六、拔管

（1）除常规拔管标准外，在头低位、折刀位长时间手术的患者，拔管需特别谨慎。

（2）如果患者发生水肿、静脉充血以及头颈部青紫，需推迟拔管时间，直至患者意识良好。待肌力完全恢复、胸-腹式呼吸协调，方可安全拔除气管插管。

（3）如发现有球结膜及眼皮水肿，需将患者置于头高位，有助于减轻潜在的脑水肿并有利于患者的恢复。

七、术后管理

1. 早期进食和饮水　研究表明术后早期适量饮水可防止围手术期发生低血糖，降低胰岛素抵抗的风险，增加舒适感。

2. 早期活动　通过术前、术中对患者术后如何有效实施早期下床活动进行有计划的干预，最终会减轻患者焦虑、恐惧等负面情绪，提高患者术后依从性。

3. 早期拔出尿管　通过积极与患者交流缓解患者恐惧心理，间断夹闭尿管，锻炼患者加快排尿能力，早期拔出尿管，增加患者舒适感，减少尿路感染风险。

ERAS 相关路径的实施，有利于提高腹腔镜前列腺癌患者围手术期的安全性及满意度，并贯穿于术前、术中、术后的每个环节。总之，以"罗库溴铵＋舒更葡糖钠的更优肌肉松弛管理"新理念和多模式镇痛为主的 ERAS 理念的应用，可促进腹腔镜前列腺癌根治术患者的恢复速度，降低术后肺部并发症，减轻术后疼痛及减少不良反应的发生，值得临床推广使用。

（徐亚军）

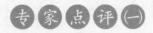

专家点评 (一)

　　腹腔镜或机器人辅助腹腔镜下行前列腺癌根治术的比例逐年升高,相比开腹手术,腔镜手术带来的创伤和出血明显减少,本例即是这样一例典型病例。麻醉医师在围手术期很好地践行了多项 ERAS 措施,无疑促进了这例患者的术后康复。

　　针对这类存在心血管病史的患者,如何在术前对其优化,包括血压、血糖的控制,PCI 后抗血小板药物的调控都关系到患者围手术期心血管不良事件的发生率。本例患者在术前停阿司匹林 1 周,是考虑到支架已置入 1.5 年,权衡前列腺手术高出血风险所做的决定,术后应在无出血风险时尽早恢复抗血小板治疗。这类手术的特点是气腹以及极度头低位可能带来对生理的不利影响,麻醉医师关注了气腹压力导致的高碳酸血症,并与外科医师沟通进行了处理。保护性肺通气策略中也包括吸入空氧混合气体,从本例的血气分析结果可选择纯氧吸入,如果改用空氧混合更合适。在术中监测方面,如果已经采用 Vigileo 监测,又行中心静脉置管是否必要值得商榷。神经肌肉功能监测及舒更葡糖钠拮抗无疑提高了围手术期安全,深度肌肉松弛是否会对这类患者带来获益有待进一步研究。采用腹横平面阻滞及 NSAID 类药物行多模式镇痛适合此类手术,阿片类药物可作为补救用药而无须常规应用。

(空军军医大学西京医院麻醉与围手术期医学科　陈敏)

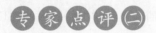

专家点评 (二)

　　前列腺癌根治术是泌尿外科常见但是有难度的手术方式。腹腔镜技术在前列腺癌根治术中有着巨大优势,比如创伤小、视野好以及吻合确实等。但是手术时间长、气腹以及头低脚高位等给患者生理带来严重干扰,对 ERAS 的追求有很大影响。从泌尿外科围手术期管理角度,有很多细节需要注意,从而促进术后患者加速康复。术前无须进行常规的肠道准备,术前 2 小时口服适量碳水化合物。术前进手术室前使用弹力袜防止下肢静脉血栓形成。术中彻底止血防止术后出血,尽量缩短手术时间,长时间头高脚底体位会使患者出现脑水肿、球结膜水肿。术后 6～8 小时下床活动,促进肠道尽早恢复。术后镇痛至关重要,但是要防止镇痛药物抑制肠道的蠕动。围手术期液体管理对患者术后的加速康复有重要影响。切忌大量补液,造成组织水肿以及低钠血症等。但也要避免血容量不足。还要早日拔除腹腔引流管和尿管。总之,以先进的麻醉管理为主的 ERAS 理念,可促进腹腔镜前列腺癌根治术患者加速康复,值得临床推广应用。

(空军军医大学西京医院泌尿外科　杨晓剑)

第九节 机器人辅助腹腔镜膀胱根治性切除手术 ERAS 管理

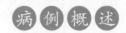

一、病例介绍

1. 一般情况　男性，66 岁，体重 65 kg。因"膀胱电切术后 1 年，发现血尿 15 天"收院。

2. 现病史　患者一般情况尚可，ASA Ⅱ级，T 36.2℃，BP 156/84 mmHg，P 68 次/分，RR 18 次/分。

3. 既往病史　高血压病史 6 年，最高 180/100 mmHg。

4. 术前检查　① 血液、尿常规及生化检查无异常。② 腹部 CT 显示膀胱右侧壁肿瘤性病变。③ 膀胱镜活检病理结果提示（膀胱右壁）组织内见恶性肿瘤侵犯。④ Holter 显示：窦性心律，心率 43～103 次/分，偶发-频发房室期前收缩，全程 377 次，未见明显 ST－T 改变。⑤ 超声心动图提示心脏形态结构及瓣膜活动未见明显异常。

5. 临床诊断　膀胱癌。

6. 手术计划　拟行机器人辅助腹腔镜下膀胱根治性切除和回肠代膀胱术。

二、麻醉及手术过程

1. 麻醉经过　常规监测 BP、P、ECG 及 SpO_2，左上肢建立 16 G 静脉通路。取右侧卧位，在超声引导下行骶管阻滞，注射 0.4％罗哌卡因 25 mL，20 分钟测得阻滞平面在 T_8 水平。局部麻醉下左桡动脉穿刺置管，连接换能器行直接动脉血压（ABP）监测，连接 FloTrac/Vigleo 监测仪。麻醉选择静脉注射舒芬太尼 35 μg、依托咪酯 20 mg、罗库溴铵 50 mg 快速诱导，经口气管内插管（ID 7.0 mm，深度 21 cm）。瑞芬太尼 0.05～0.1 μg/（kg·min）静脉持续泵注，1.5％～2.5％七氟烷吸入维持麻醉，间断静脉注射罗库溴铵，机械通气（Vt 500 mL、f 11 次/分、I/E 1∶2、Paw 15 cmH_2O）。经右颈内静脉穿刺置管监测中心静脉压（CVP）。术中间断监测血气。给予甲氧明 1.5～4.0 μg/（kg·min）静脉泵注，ABP 维持在 130/80 mmHg 左右，HR 65 次/分左右。气腹建立之后，气腹压力调整为 12 mmHg。

2. 手术过程　取头低 25° Tredelenburg 体位。术中间断进行血气监测，调整呼吸参数。手术时间 5 小时，失血量 400 mL，尿量 700 mL，共输注平衡盐液 1 500 mL，羟乙基淀粉 500 mL。

三、术后转归

手术结束之后 15 分钟患者苏醒，拔除气管导管。测阻滞平面为 T_{12} 左右。术后患者转入普通病房，行心电、无创血压、血氧、呼吸监护，并于术后当天晚上肛门排气，第 2 天即可下床活动。该患者静卧休息时的疼痛 VAS 评分为 10 分，翻身、行走时的疼痛 VAS 评分为 30 分。术后 48 小时撤除镇痛泵。术后未出现并发症，术后第 8 天出院。

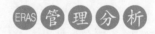

ERAS 是将术中麻醉管理、术后疼痛控制、外科手术方式、人文关怀等多方面治疗和护理的手段进行改进组合，贯穿至整个围手术期。围手术期一系列因素均可能对患者的康复产生影响，麻醉医师可以参与的内容很多，包括术前准备、术中管理、术后镇痛以及胃肠道功能的恢复。

一、术前优化

恰当地评估患者病情，缩短术前禁食禁饮时间，制订合适的麻醉方案，减少手术给患者带来的各种不良刺激和感受，减轻疼痛，尽快恢复胃肠道功能，从而显著改善患者术后康复速度。术前评估的目的在于了解患者身体状况，评估麻醉风险，做好预案，选择合适的麻醉方式。术前评估患者后，总结患者有如下特点：此患者为高龄患者，诊断考虑为恶性肿瘤，属于限期手术，患者有高血压病史，血压控制不佳，接受全身麻醉有一定的风险，但风险在可控范围。

麻醉前 2～3 小时口服富含复合碳水化合物的清液，可减少口渴、焦虑、术后胰岛素抵抗、蛋白质丢失和炎症反应。碳水化合物的摄入也可以提高术后肌肉力量，促进肠道功能的早期恢复，并减少住院时间。因此该患者在入手术室前 2 小时口服了 250 mL 左右低聚糖饮料。

对于麻醉方式的选择，全身麻醉是这类患者的常规选择，椎管内麻醉有其优点亦有明显缺陷。而联合这两种麻醉方式，可以获得明显的优势：首先，减少阿片类药物的用量，减少术后呼吸抑制的风险，也有利于肠道功能恢复；其次椎管内麻醉可以切断肾上腺交感神经传入，有效地削弱炎性与疼痛所致应激反应，同时阻滞了交感神经对心脏及肠道血管的作用，降低心肌氧耗，也有助于肠道吻合口的愈合。与此同时，阻滞平面过高会随之降低并伴低血压,血流动力学不稳。

二、术中管理

此类手术的麻醉管理重点是完善的镇痛、充分的肌肉松弛与适当的容量管理。

本例患者选择的是全身麻醉复合骶管阻滞麻醉。全身麻醉诱导药物选择依托咪酯保证循环稳定,但需注意依托咪酯有抑制肾上腺皮质功能的副作用,且可能导致糖代谢紊乱。全身麻醉复合骶管阻滞麻醉,较之单纯的全身麻醉,阿片类药物用量减少,这对胃肠道功能的恢复有明显优势。另一方面,近年来不断有研究指出,阿片类药物可作用于中枢阿片受体,参与免疫调节的神经机制,导致细胞免疫和体液免疫抑制,甚至继而增加肿瘤复发和转移的风险。从这个角度看,采用全身麻醉复合椎管内麻醉可能降低恶性肿瘤的复发。

膀胱的神经支配包括起源于腰髓的侧角细胞(T_{12},$L_1 \sim L_2$)的交感神经、起源于骶髓($S_2 \sim S_4$)的躯体运动神经元,以及接受来自膀胱壁内感受器张力刺激的痛觉感受器和本体觉感受器的感觉神经,经过骶段($S_2 \sim S_4$)和盆腔内脏神经的反射传向中枢。单次脊椎麻醉作用时间较短,硬膜外麻醉的平面往往是节段性,无法覆盖整个膀胱根治手术的创伤范围,因此我们选用了超声引导的骶管阻滞。成人的骶管骶裂孔变异较大,盲法穿刺往往存在困难。在超声可视化的技术帮助下,骶管阻滞变得容易实现。骶管阻滞麻醉直接作用于脊神经根,通过阻断肾上腺交感神经传入以及肾素-血管紧张素-醛固酮系统的激活,同时阻滞交感肾上腺髓质的传出神经冲动,使肾上腺素和去甲肾上腺素的分泌减少,降低外周与中枢敏感化,从而有效地削弱炎性与疼痛所致应激反应。骶管麻醉阻滞了交感神经对肠道血管的作用,从而增加了黏膜的血流量,因此可能降低吻合口愈合不良的发生率,缩短术后肠麻痹时间。但同时也需要注意,肠道的交感神经被阻滞会使副交感神经兴奋,导致肠道兴奋性增高,这使重新塑形在技术上变得困难。罂粟碱、大剂量抗胆碱药或胰高血糖素可以解决这个问题。

腹腔镜手术特别是盆腔手术,要求精准掌握肌肉松弛程度。腹腔镜手术需要清晰的术野,如果肌肉松弛程度不够,就会增加气腹压力以扩大手术视野,但气腹压力高会对患者的腹腔脏器血供产生不同程度的影响,不利于患者术后恢复。这与 ERAS 的理念背道而驰。而且深度肌肉松弛可以减少手术带来的疼痛,利于患者加速康复。因此,《肌肉松弛药合理应用的专家共识(2017)》建议腹腔镜手术患者术中应达深度肌肉松弛。腹腔镜手术时应达到深度肌肉松弛,可以确保腹内压<12 mmHg,以减少腹内脏器的缺血-再灌注损伤和全身炎性反应以及对腹壁的压力伤,同时有利于术野的显露和操作,缩短手术时间。深度肌肉松弛带来的肌肉松弛残留问题,可以被舒更葡糖钠解决。舒更葡糖钠作为新型肌肉松弛拮抗剂,可以快速拮抗任意程度的肌肉松弛,以剂量依赖的形式拮抗罗库溴铵和维库溴铵的肌肉松弛作用,可有效避免由于肌肉松弛残留造成的危害。

深度肌肉松弛的解决之道并不只有上述一种途径。有学者用超声评估小儿骶管阻滞的局部麻醉药的扩散情况,最高可以扩散至 T_4 水平。本例患者在骶管阻滞注药后 20 分钟测得平面为 T_8 水平。椎管内麻醉本身可以带来肌肉松弛的效果,再加上一定量的肌肉松弛剂也可以实现良好的腹部肌肉松弛效果。一些全身麻醉复合椎管内麻醉的研究表明,椎管内麻醉可减少全身麻醉药物包括阿片类药物和肌肉松弛剂的用量,缩短苏醒时间和减轻恶心和呕吐等并发症。两者复合麻醉可减少全身麻醉药物残留,减轻术后呼吸抑制,对于易发生术后肺部并发症的高危患者(如肥胖患者、老年患者)尤其有利。

麻醉管理的另一个重点容量管理。传统的术中输液包括累计丢失量、生理需要量、继续丢失量以及麻醉后补偿性的扩容。术前禁食以及肠道准备被认为是术前累计丢失量的主要原因。膀胱癌根治术患者因为涉及肠道代膀胱,肠道准备相对充分,这也是与其他普通外科手术施行 ERAS 的不同之处。肠道准备方案:患者术前 1 天流质饮食,口服抗生素,术前一晚全肠道灌洗加清洁灌肠。随着年龄的增加,动脉血管硬化以及静脉系统的自主调节能力减弱,降低了血管系统对容量的调节能力,加之心脏代偿能力下降,在麻醉状态尤其是全身麻醉复合硬膜外麻醉下易导致心脏前负荷降低并伴低血压。

传统的输液观念认为,膀胱癌根治术手术时间长、创面大,且存在第三间隙的转移,加上麻醉导致的血管扩张和心排血量减少,术中需大量补液。随着手术技术的进步,特别是达·芬奇外科手术机器人系统的引入,膀胱癌根治术手术时间大大缩短,而且由于视野清晰、操作精细,出血量往往较传统的膀胱癌手术大大减少,一般不需要输血。本例患者出血量约为 300 mL。如果仍然采用开放性的输液策略,虽然可以保障术中血流动力学稳定,常会导致容量超负荷。越来越多的研究证明,液体过载会增加心肺并发症,增加肠道水肿,不利于吻合口愈合,甚至出现吻合口瘘。于是有些学者便提出了限制性输液的概念,目的是限制液体输入的总量和速度,避免液体超负荷带来的上述并发症。与开放性输液相比,由于限制性输液能减少液体潴留,改善组织氧合,减轻病灶水肿,术后首次排气、排便、术后住院时间等缩短,特别降低了组织延期愈合以及心血管方面并发症的风险,有利于患者康复。限制性输液令人担心的是其心脏、肾脏等重要器官的灌注不足,氧供与氧耗失衡,使患者围手术期并发症增加。虽然有研究证实开放性输液不能减少围手术期肾功能不全发生率,但限制性输液确实会增加血肌酐水平。因此,应用 FloTrac/Vigleo 监测系统进行目标导向性液体治疗是有必要的。FloTrac/Vigleo 监测系统是采用外周动脉连续心排血量技术,并结合患者的性别、年龄、身高和体重,获得 CO、CI、SVV 等相关参数,可有效评价有效循环量。国外有学者推荐将 SVV 作为容量监测指标,以 SVV 为评价指标,其灵敏度为 77%~82%,特异度为 43%~88%。

对于长期高血压患者,维持血流动力学的稳定是高质量麻醉的关键。该患者有多年的高血压病史,长期处于高灌注压状态,而加速康复也要求患者在围手术期有稳定的循环。对于该患者,维持血流动力学稳定的难点在于有多个因素影响循环稳定:高龄导致的心血管自我调节功能减退;全身麻醉药中静脉麻醉药如丙泊酚会降低外周血管阻力;椎管内麻醉会扩张外周血管,抑制交感神经;避免采用开放性的输液策略以减少术后并发症等。循环维持选择强心药物还是缩血管药物,该患者因为其心脏收缩功能尚可,所以使用缩血管药物维持循环可能是更明智的选择。该患者术中使用甲氧明持续泵注维持血压，术中血压波动在较理想范围。

另外，体温管理也是关注点之一。CO_2 气腹是目前腔镜手术常用的气腹建立方式。常规建立气腹的 CO_2 温度是 21℃。当不加温的 CO_2 通过调节阀从高压到低压，随着气体扩散，患者的体温也会下降。随着手术时间的延长，患者体温下降更明显。不加温的 CO_2 可导致腹膜刺激、组织损伤、氧耗增加，损害机体的热平衡，从而引发低体温。所以腹腔镜下膀胱癌根治患者需要常规行体温监测，并及时采取加温措施，如输注加温液体、采用 Warmtouch 加温等，防止低体温的发生。

三、术后管理

对于该病例患者，术后管理的核心是高质量的镇痛和预防肠梗阻的发生。由于膀胱癌根治术涉及的镇痛范围比较广，提供完善硬膜外镇痛可导致外周血管扩张和直立性低血压、妨碍患者的活动和延长住院时间，行膀胱癌根治术患者不推荐使用硬膜外镇痛。本患者使用羟考酮行患者自控静脉镇痛（PCA）。羟考酮作用于 μ 受体和 κ 受体，对内脏痛有比较好的效果，适合腔镜手术患者。而良好的骶管阻滞效果，可以减少阿片类药物的使用，降低呼吸抑制风险，减少尿潴留的发生，也减轻疼痛引起的交感兴奋，降低心肌氧耗，减少脑血管意外的发生；由于低浓度罗哌卡因感觉运动分离的特点，患者可以早期下床，有助于减少肺部并发症，且有助于胃肠道功能恢复，避免肠道梗阻的发生。另外有研究表明，膀胱癌患者术后嚼口香糖也有利于胃肠道功能恢复。

综上所述，腹腔镜下膀胱癌根治术患者术前充分评估，尽量缩短禁食禁饮时间，采用全身麻醉复合椎管内麻醉和目标导向性限制性输液策略，其间选用缩血管药物维持循环，防止低体温的发生，术后充分的镇痛，早期下床活动，有利于胃肠道功能恢复，符合加速康复外科理念。

（周志强　罗放）

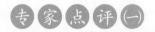

专 家 点 评 (一)

这是一个非常经典的病例，麻醉医师在围手术期管理中很好地贯彻了 ERAS 理念。首先，病例选择恰当。一些传统复杂、长时间的定型手术，在现代外科技术快速发展的情况下发生了很大变化，如机器人辅助下腹腔镜的前列腺、全膀胱、食管、胰十二指肠、妇科宫颈癌行广泛切除等，手术给患者带来的创伤显著减少，为加速康复创造了先决条件，在此情况下，麻醉医师认真贯彻实施 ERAS 理念，更是锦上添花，使得患者受益良多。其次，麻醉医师在本病例中 ERAS 理念贯彻非常到位，从术前、术中到术后，贯穿整个围手术期，各种措施得当,包括术前认真的评估准备、麻醉前 2 小时前摄入适量轻饮料、超声引导下骶管阻滞的应用、术后疼痛的管理等,最终获得了良好的效果,值得学习和推广。

在 ERAS 实施过程中,有两点不成熟的看法或疑惑与作者和读者共享:

(1) 关于术前 2 小时禁饮,究竟有多大的作用? 是"量"起作用还是"质"起作用,抑或两者均有? 如果在麻醉实施前先输注适量液体,能不能起到相似作用?

(2) 目标导向液体管理很重要,但是现有监测指标显然并不能实现真正的精准,尤其精准标准是什么? 能转换成精准液体量吗? 也许多输几百或少输几百毫升液体都能达到既定"目标","干"与"湿"如何定义? "适度"又如何界定? 希望不久的将来能见到更多、更有力的临床证据,使得临床麻醉做得更精准。

(空军军医大学西京医院麻醉与围手术期医学科　朱正华)

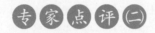

专家点评(二)

膀胱癌根治术是泌尿外科最复杂和最难管理的手术。手术耗时长、术中易出血和术后并发症多使围手术期的管理极为重要。本病例从麻醉管理角度出发,在机器人辅助腹腔镜膀胱根治术 ERAS 管理方面,分别从术前、术中和术后进行阐述。有一些临床麻醉方面的认识和建议对于膀胱癌根治术术后加速康复是非常有意义的,值得平常的临床工作中借鉴。全身麻醉的同时给予骶管麻醉是否真的有临床意义值得商榷。首先,膀胱癌根治术最大的特点是手术时间长,因此缩短手术时间包括麻醉时间是至关重要的。合并骶管麻醉,麻醉过程是不是增加了麻醉的时间? 其次,机器人膀胱根治术麻醉最关键的是保持良好的肌肉松弛,尤其是肠道的松弛,而膀胱区的阻滞其实并不重要。恰恰全身麻醉时保持肌肉松弛是非常良好的,而骶管麻醉尤其是对于肠道的松弛并不理想。还有一点病例中没有提到的,有些麻醉药物有一定的利尿作用,如右美托咪定。手术过程中,有时要夹闭双侧输尿管,如果尿液增多,而远端又夹闭,有时会形成人为的肾后性梗阻,会出现急性肾功能衰竭。所以麻醉时应避免使用右美托咪定一类的麻醉药。良好的麻醉过程是手术成功的关键,也是获得术后 ERAS 的关键。

(空军军医大学西京医院泌尿外科　杨晓剑)

参考文献

[1] Buffi N, Mottrie A, Lughezzani G, et al. Surgery illustrated-Surgical Atlas. Robotic radical cystectomy in the male [J]. BJU International, 2009, 104(5): 726 - 745.

[2] Mottrie A, Buffi N, Lughezzani G, et al. Female robotic radical cystectomy [J]. BJU International, 2009, 104(7): 1024 - 1035.

[3] Nakamura H, Taniguchi Y. Operation-assisted robot. da Vinci(lung) [J]. Kyobu geka The Japanese Journal of Thoracic Surgery, 2014, 67(8): 741 - 746.

[4] Menon M, Tewari A. Robotic radical prostatectomy and the Vattikuti Urology Institute technique: an interim analysis of results and technical points [J]. Urology, 2003, 61(4 Suppl 1): 15 - 20.

[5] Yu Z, Zhuang C L, Ye X Z, et al. Fast-track surgery in gastrectomy for gastric cancer: a systematic review and meta-analysis [J]. Langenbeck's Archives of Surgery/Deutsche Gesellschaft fur Chirurgie, 2014, 399(1): 85 - 92.

[6] Gustafsson U O, Scott M J, Schwenk W, et al. Guidelines for perioperative care in elective colonic surgery: Enhanced Recovery After Surgery(ERAS)Society recommendations [J]. World Journal of Surgery, 2013, 37(2): 259 - 284.

[7] Bilku D K, Dennison A R, Hall T C, et al. Role of preoperative carbohydrate loading: a systematic review [J]. Annals of the Royal College of Surgeons of England, 2014, 96(1): 15 - 22.

[8] Hueter L, Schwarzkopf K, Simon M, et al. Pretreatment with sufentanil reduces myoclonus after etomidate [J]. Acta Anaesthesiologica Scandinavica, 2003, 47(4): 482 - 484.

[9] Schwarzkopf K R, Hueter L, Simon M, et al. Midazolam pretreatment reduces etomidate-induced myoclonic movements [J]. Anaesthesia and Intensive Care, 2003, 31(1): 18 - 20.

[10] Droney J, Ross J, Gretton S, et al. Constipation in cancer patients on morphine [J]. Supportive Care in Cancer, 2008, 16(5): 453 - 459.

[11] Chen W K, Ren L, Wei Y, et al. General anesthesia combined with epidural anesthesia ameliorates the effect of fast-track surgery by mitigating immunosuppression and facilitating intestinal functional recovery in colon cancer patients [J]. International Journal of Colorectal Disease, 2015, 30(4): 475 - 481.

[12] Vallejo R, de Leon-Casasola O, Benyamin R. Opioid therapy and immunosuppression: a review [J]. American Journal of Therapeutics, 2004, 11(5): 354 - 365.

[13] Gupta K, Kshirsagar S, Chang L, et al. Morphine stimulates angiogenesis by activating proangiogenic and survival-promoting signaling and promotes breast tumor growth [J]. Cancer Research, 2002, 62(15): 4491 - 4498.

[14] Snyder G L, Greenberg S. Effect of anaesthetic technique and other perioperative factors on cancer recurrence [J]. British Journal of Anaesthesia, 2010, 105(2): 106 - 115.

[15] Singleton P A, Mirzapoiazova T, Hasina R, et al. Increased mu-opioid receptor expression in metastatic lung cancer [J]. British Journal of Anaesthesia, 2014, 113(Suppl 1): i103 - i108.

[16] Klein S M, Bergh A, Steele S M, et al. Thoracic paravertebral block for breast surgery [J]. Anesthesia and Analgesia, 2000, 90(6): 1402 - 1405.

[17] Fassoulaki A, Patris K, Sarantopoulos C, et al. The analgesic effect of gabapentin and mexiletine after breast surgery for cancer [J]. Anesthesia and Analgesia, 2002, 95(4): 985 - 991, table of contents.

[18] Kaneda T, Shimizu K, Nakajyo S, et al. The difference in the inhibitory mechanisms of papaverine on vascular and intestinal smooth muscles [J]. European Journal of Pharmacology, 1998, 355(2 - 3): 149 - 157.

[19] Santamaria L, de Miguel E. Localization of glucagon receptors in intestinal and vascular smooth muscle fibers in the dog. Use of autoradiographic technics [J]. Revista Espanola De Las Enfermedades Del Aparato Digestivo, 1985, 67(4): 301 - 308.

[20] Lundblad M, Eksborg S, Lonnqvist P A. Secondary spread of caudal block as assessed by ultrasonography [J]. British Journal of Anaesthesia, 2012, 108(4): 675 - 681.

[21] Shir Y, Raja S N, Frank S M. The effect of epidural versus general anesthesia on postoperative pain and analgesic requirements in patients undergoing radical prostatectomy [J]. Anesthesiology, 1994, 80(1): 49 - 56.

[22] Ganapathy S, McCartney C J, Beattie W S, et al. Best evidence in anesthetic practice: prevention: epidural anesthesia and analgesia does not reduce 30-day all-cause mortality and major morbidity after abdominal surgery [J]. Canadian Journal of Anaesthesia = Journal Canadien d'Anesthesie, 2003, 50(2): 143 - 146.

[23] Harman D. Aging: overview [J]. Annals of the New York Academy of Sciences 2001, 928: 1 - 21.

[24] Johnston W E. PRO: fluid restriction in cardiac patients for noncardiac surgery is beneficial [J].

Anesthesia and Analgesia, 2006, 102(2): 340 - 343.

[25] Holte K, Sharrock N E, Kehlet H. Pathophysiology and clinical implications of perioperative fluid excess [J]. British Journal of Anaesthesia, 2002, 89(4): 622 - 632.

[26] Wang G B, Zhou X Y, Yuan T, et al. Significance of serum connective tissue growth factor in patients with hepatocellular carcinoma and relationship with angiogenesis [J]. World Journal of Surgery, 2010, 34 (10): 2411 - 2417.

[27] Walsh S R, Tang T Y, Farooq N, et al. Perioperative fluid restriction reduces complications after major gastrointestinal surgery [J]. Surgery, 2008, 143(4): 466 - 468.

[28] McArdle G T, McAuley D F, McKinley A, et al. Preliminary results of a prospective randomized trial of restrictive versus standard fluid regime in elective open abdominal aortic aneurysm repair [J]. Annals of surgery, 2009, 250(1): 28 - 34.

[29] Gonzalez-Fajardo J A, Mengibar L, Brizuela J A, et al. Effect of postoperative restrictive fluid therapy in the recovery of patients with abdominal vascular surgery [J]. European Journal Of Vascular And Endovascular Surgery, 2009, 37(5): 538 - 543.

[30] Nisanevich V, Felsenstein I, Almogy G, et al. Effect of intraoperative fluid management on outcome after intraabdominal surgery [J]. Anesthesiology, 2005, 103(1): 25 - 32.

[31] Lobo S M, Ronchi L S, Oliveira N E, et al. Restrictive strategy of intraoperative fluid maintenance during optimization of oxygen delivery decreases major complications after high-risk surgery [J]. Critical Care, 2011, 15(5): R226.

[32] Futier E, Constantin J M, Petit A, et al. Conservative vs restrictive individualized goal-directed fluid replacement strategy in major abdominal surgery: a prospective randomized trial [J]. Archives of Surgery, 2010, 145(12): 1193 - 1200.

[33] Lobo D N. Randomized clinical trial of fluid and salt restriction compared with a controlled liberal regimen in elective gastrointestinal surgery [J]. The British Journal of Surgery, 2013, 100(13): 1746 - 1747.

[34] Mayer J, Boldt J, Poland R, et al. Continuous arterial pressure waveform-based cardiac output using the FloTrac/Vigileo: a review and meta-analysis [J]. Journal of Cardiothoracic And Vascular Anesthesia, 2009, 23(3): 401 - 406.

[35] Challand C, Struthers R, Sneyd J R, et al. Randomized controlled trial of intraoperative goal-directed fluid therapy in aerobically fit and unfit patients having major colorectal surgery [J]. British Journal of Anaesthesia, 2012, 108(1): 53 - 62.

[36] Cannesson M, Musard H, Desebbe O, et al. The ability of stroke volume variations obtained with Vigileo/FloTrac system to monitor fluid responsiveness in mechanically ventilated patients [J]. Anesthesia and Analgesia, 2009, 108(2): 513 - 517.

[37] Lahner D, Kabon B, Marschalek C, et al. Evaluation of stroke volume variation obtained by arterial pulse contour analysis to predict fluid responsiveness intraoperatively [J]. British Journal of Anaesthesia, 2009, 103(3): 346 - 351.

[38] Hazebroek E J, Schreve M A, Visser P, et al. Impact of temperature and humidity of carbon dioxide pneumoperitoneum on body temperature and peritoneal morphology [J]. Journal of Laparoendoscopic & Advanced Surgical Techniques Part A, 2002, 12(5): 355 - 364.

[39] Uzunkoy A, Ozgonul A, Ceylan E, et al. The effects of isothermic and hypothermic carbon dioxide pneumoperitoneum on respiratory function test results [J]. Journal of Hepato-Biliary-Pancreatic Surgery, 2006, 13(6): 567 - 570.

[40] Collins J W, Adding C, Hosseini A, et al. Introducing an enhanced recovery programme to an established totally intracorporeal robot-assisted radical cystectomy service [J]. Scandinavian Journal of Urology, 2016, 50(1): 39 - 46.

[41] Choi H, Kang S H, Yoon D K, et al. Chewing gum has a stimulatory effect on bowel motility in patients after open or robotic radical cystectomy for bladder cancer: a prospective randomized comparative study [J]. Urology, 2011, 77(4): 884 - 890.

第十节 子宫手术 ERAS 管理

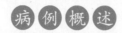

本节介绍一个通过多学科协作的 ERAS 路径进行治疗的腹腔镜下子宫内膜癌全面分期手术病例的围手术期管理。在本病例中，多学科协作的 ERAS 路径旨在解决不同的因素，如术前宣教、减轻应激反应、减少并发症、降低成本、缩短住院时间和降低发病率。

一、病例介绍

1. 现病史 女性，57 岁，教师。ECOG 评分：0 分。主诉：绝经后阴道不规则流血 1 月余。患者绝经两年余，自述 1 个月前开始无明显诱因出现阴道流血，血量少于月经量，色暗红，无凝血块，伴有轻微下腹部疼痛，无明显加重缓解因素，不影响活动。无头晕、乏力、恶心和呕吐等，无心慌气短，无发热，伴尿频，无尿急、尿痛。曾就诊于当地某医院，行彩超检查提示：子宫肌瘤，宫颈积液，宫腔积液。未予治疗。遂就诊于我院，行刮宫术，术后病理回报：子宫内膜样腺癌。门诊以"子宫内膜癌"收入院，患病以来精神状态尚可，饮食正常，睡眠欠佳，大便正常，尿频，自述体重无明显改变。

2. 既往病史 患者既往体格健康，否认高血压、糖尿病、心脏病、肾病病史，否认肝炎、结核等传染性疾病病史，否认外伤史、手术史、输血史，否认吸烟、嗜酒，否认药物过敏史。月经史：初潮 13 岁，周期 5/30 天，经量中等，绝经年龄：55 岁，孕 3 产 1。

3. 体格检查 入院时监测生命体征，T 36.5℃，P 78 次/分，呼吸 18 次/分，无创血压（non-invasive blood pressure，NIBP）129/89 mmHg。身高 152 cm，体重 54.5 kg，BMI 23.6。体格检查无著特征。

4. 影像学检查

（1）盆腔超声显示：子宫增大，子宫肌瘤，宫腔内低回声斑块，考虑子宫内膜癌。

（2）液基薄层细胞检测（thinprep cytology test，TCT）检查显示：轻度炎症。

（3）人乳头状瘤病毒（human papillomavirus，HPV）检查显示：阴性。

（4）核磁共振成像（magnetic resonance imaging，MRI）检查显示：① 宫腔内异常信号影，建议结合镜检。② 子宫多发肌瘤。③ 盆腔少量积液。

5. 实验室检查 血常规、尿液分析、尿沉渣试验、凝血象、生化系列、肝炎系列、梅毒、艾滋抗体等各项实验室检查未见异常。

二、麻醉及手术过程

(一) 麻醉过程

1. 术前访视

(1) 常规访视：术前一天访视时详细了解患者的现病史、既往病史、手术史、麻醉史、用药史、过敏史等，均未见特殊。气道评估无气管插管困难相关风险。肿瘤大小对邻近脏器膀胱有轻度压迫，无血管压迫，界限不清晰。ASA 分级 Ⅰ 级。无手术及麻醉禁忌证。拟行全身麻醉复合腹横肌平面阻滞麻醉(transversus abdominis plane block，TAPB)。

(2) ERAS 方案访视：患者一般情况良好。无吸烟、嗜酒等不良嗜好。未见困难气道征象。术前静脉血栓栓塞症(venous thromboembolism，VTE)的危险评估：Caprini 评分记 5 分(年龄 41～60 岁，1 分；腹腔镜手术＞45 分钟，2 分；恶性肿瘤，2 分)，判断该患者VTE 的风险等级为高危。一般情况良好，无低蛋白血症，无血糖异常，无贫血，近半年无明显体重下降。术前营养风险筛查(nutritional risk screening 2002，NRS 2002)评分 0分，无须进行营养支持治疗。初步确定该患者具备实施 ERAS 相关路径的基础和条件。

(3) ERAS 宣教：利用展板、宣传手册及面对面交流形式，由病房医师、麻醉医师及护士，分别向患者和家属介绍病情、讲解手术方案及麻醉方案、术中术后可能出现的并发症及应对措施、术前和术后护理要点等，使患者和家属了解手术、麻醉及护理的相关内容，了解 ERAS 的相关知识，以减轻患者对手术和麻醉的恐惧心理，减轻其生理和心理应激反应，指导患者术后尽早经口进饮进食，尽早活动，尽早下床。护理人员指导患者对疼痛程度进行正确地评分。告知患者对术后疼痛及其他不适的处理措施，告知患者如何预防术后并发症、加快术后恢复的方法和意义。

对患者和家属讲解 ERAS 方案的具体实施方法及其意义，使患者和家属充分理解并积极配合，以便 ERAS 方案顺利进行，并鼓励他们积极主动地参与到 ERAS 的整个实施过程。

术前向妇科 ERAS 小组成员了解并确认 ERAS 方案各个项目的术前具体实施的情况。不行常规机械性肠道准备，不口服泻药，不做灌肠。患者术前宫腔镜检查提示：子宫内膜腺癌，拟行腹腔镜下子宫内膜癌分期手术。

2. 术前禁食、禁饮情况　嘱患者术前一天晚餐可食用少量清淡半流质食物。嘱患者术前一天晚 20：00 饮用麦芽糊精溶液 800 mL；手术当天早 9：30 饮用麦芽糊精溶液 300 mL。术前禁饮 2 小时。

3. 麻醉过程

(1) 入手术室的生命体征监测：患者入手术室后，开放上肢静脉通道，连接监测仪进行心电图、无创血压、外周血氧饱和度监测。连接医用物理升降温仪保持体温。全身麻醉插管前监测腋下体温，全身麻醉插管后监测鼻咽腔体温。术中使鼻咽腔体温维持在36.0℃以上。术中连续监测血压、心率等，每 3 分钟进行一次无创血压监测，并连续记录

心率。入室心电图正常窦性，NIBP 143/93 mmHg，HR 73 次/分，SpO_2 98%，腋下体温
34.3℃，脑电双频谱指数(bi-spectral index，BIS)97。

(2) 麻醉诱导、插管：用 100% 纯氧(6 L/min)吸氧去氮 3 分钟。麻醉前给予盐酸戊
乙奎醚 0.5 mg、地塞米松磷酸钠注射液 5 mg、氟比洛芬酯 50 mg，静脉泵注右美托咪定
20 μg(泵注时间大于 10 分钟)。全身麻醉诱导：利多卡因 1 mg/kg、依托咪酯 0.3 mg/kg、
瑞芬太尼 1 μg/kg(泵注时间大于 1 分钟)、顺阿曲库铵 0.2 mg/kg。待意识消失、呼吸停
止、肌肉松弛满意时可视喉镜下行气管内插管。插管后 NIBP 114/72 mmHg，HR 55
次/分。

(3) 超声引导下行 TAPB：全身麻醉气管插管后，在超声引导下进行双侧 TAPB。采
用线性阵列超声探头(5～10 MHz)，患者取仰卧位，超声探头置于腋中线，与侧腹壁呈横
向平面。随后，在超声引导下采用平面内进针至腹内斜肌与腹横肌筋膜之间，仔细回吸以
排除穿刺入血管的可能性。左右两侧分别给予 0.375% 罗哌卡因复合 1% 利多卡因混合
液 20 mL，致使腹横肌平面膨胀，形成一个低回声的空间，两侧共计用药 40 mL。

(4) 麻醉维持：全身麻醉插管后，连接麻醉机，行机械通气。参数设置：潮气量
360 mL，呼吸频率 14 次/分，吸呼比 1:2，空气流量 1.0 L/min，氧流量 1.0 L/min，氧气浓
度 50%，开气腹前维持术中气道峰压(peak)14 mmHg，平台压(plat)11 mmHg，术中患者
采取头低足高位，$PetCO_2$ 28 cmH_2O，气腹形成后气道峰压(peak)24 mmHg，平台压
(plat)20 mmHg，$PetCO_2$ 38 cmH_2O，SpO_2 100%，鼻咽腔温度 37.6℃。

麻醉维持药物：丙泊酚注射液复合瑞芬太尼。术中依据 BIS 值调整麻醉药物的速
度，维持 BIS 在 40～60。调整使循环指标保持在 ±20% 的基线值水平。

手术开皮时患者 NIBP 108/64 mmHg，HR 70 次/分，无明显变化，术中气腹压力
15 mmHg，术中血压、心率未见明显波动，手术结束前 30 分钟左右静脉注射盐酸格拉司
琼 3 mg。手术结束前 10 分钟减少麻醉药用量，减浅麻醉，直至停药。患者自主呼吸恢复
后静脉推注硫酸阿托品注射液 0.5 mg，当心率升至约 90 次/分时，甲硫酸新斯的明注射液
1 mg 拮抗残余肌肉松弛药作用。待患者潮气量及呼吸频率满意，完全清醒时，拔除气管
内导管。此时患者 NIBP 116/75 mmHg，HR 82 次/分，SpO_2 100%，腋下温度 36.7℃。
术中循环指标平稳。手术历时 120 分钟(12:30～14:30)，麻醉时间 170 分钟(11:50～
14:40)。麻醉药用量共计：丙泊酚注射液 275 mg，注射用盐酸瑞芬太尼 415 μg。共用
CO_2 气体 610 L，术中补液量共计 1 000 mL，尿量 100 mL。

(二) 手术过程

患者全身麻醉下，膀胱截石位，术区常规消毒铺巾，待麻醉满意后，腹部消毒穿刺，气
腹形成顺利，置镜探查，见腹膜、肝大、网膜及肠管表面光滑，盆底组织粘连，分离后见子宫
稍大，表面可见数枚子宫肌瘤，大小不等，双侧卵巢常大，灰白色，光滑。双输卵管未见异
常。遂行腹腔镜下次广泛子宫切除术，双附件切除术，盆腔淋巴结清扫术，腹主动脉旁淋
巴结取样术，粘连松解术，经腹腹腔引流术。举宫杯上举子宫，超声刀钳断左侧子宫圆韧
带，同法处理对侧。超声刀高位钳断左侧卵巢动静脉，同法处理对侧。暴露右髂血管区，

自髂总动脉分叉上 3 cm,下至旋髂深静脉,内至髂内动脉,外至腰大肌内侧缘外 2 cm,底至闭孔神经下 1 cm,依次清扫髂总、髂外、股深、闭孔淋巴结,同法处理对侧。打开肠系膜下动脉水平后腹膜,切除腹主动脉与下腔静脉之间腹主动脉旁淋巴结。打开子宫直肠窝,下推直肠至宫颈下 2 cm,打开直肠侧窝,暴露骶韧带,距宫颈约 2 cm 分次钳断左骶韧带浅层、深层,同法处理对侧。打开膀胱子宫反折腹膜,下推膀胱至宫颈外口水平,于右侧输尿管外子宫动脉起始部,钳断右子宫动静脉,同法处理对侧。钳断右侧膀胱膀胱宫颈韧带,同法处理对侧。继续下推膀胱至宫颈下 2 cm,距宫颈 2 cm 钳断右侧主韧带,同法处理对侧。距阴道侧壁 2 cm 钳断右侧阴道旁组织至阴道壁,同法处理对侧。距宫颈外口 2 cm 环切阴道壁,经阴道取出子宫及双附件。双附件送检术中快速病理,结果回报"双附件良性"。止血,查无出血,盐水冲洗盆腹腔,停气腹,撤镜。经阴道可吸收线连续缝合阴道断端,腹腔内放置引流管 1 根,远端经腹壁引出体外,腹腔内留置雷替曲塞 1 支,双侧闭孔窝填塞明胶海绵,喷涂止血材料。手术经过顺利,术中失血 50 mL,尿量 100 mL,术后患者安返病房。

三、术后转归

(一) 术后麻醉恢复室

手术结束后,患者进入术后麻醉恢复室(postanesthesia care unit,PACU),监测疼痛管理、清醒程度和生命体征,观察时长 25 分钟。NIBP 142/82 mmHg,HR 78 次/分,SpO_2 100%,无寒战,神志清楚,可正确回答问题,四肢可正常活动,无术后恶心和呕吐(postoperative nausea and vomiting,PONV),视觉模拟疼评分(visual analogue scale,VAS)1~2 分,Ramsey 评分 2 分,改良 Aldrete 评分 10 分,送回病房。

(二) 术后镇痛

术后回病房,病房给予注射用盐酸丙帕他莫 1.0 g,加入 0.9%氯化钠注射液中,必要时,静脉滴注。注射用帕瑞昔布钠 40 mg,每 12 小时一次,静脉推注。术后患者自控静脉镇痛(patient control intravenous analgesia,PCIA):枸橼酸舒芬太尼注射液补充镇痛 bolus 2 μg,锁时 15 分钟,无背景输注量。术后恢复室、2 小时、4 小时、8 小时、24 小时、48 小时记录疼痛评分,VAS 评分分别为 2 分、2 分、2 分、1 分、1 分、0 分。术后两天,患者共使用镇痛泵两次。第一次在术后 12 小时,VAS 评分为 3 分时,患者自控给药,电子镇痛泵输注 bolus 剂量 2 μg,自述 10 分钟后疼痛缓解;第二次使用在术后 65 小时(术后第二天 8:00),VAS 评分为 2 分,自述 10 分钟后疼痛缓解。

(三) 术后恶心和呕吐

该患者术中应用地塞米松磷酸钠注射液复合盐酸格拉司琼注射液双联止吐药物,术后 16 小时(术后第一天 7:00)出现轻微恶心症状,未吐,持续 1 小时左右,未给予处理。

(四) 术后饮食补液

患者术后 1 小时(15:30)完全清醒,并尝试第一次饮水,每次 10~20 mL,间隔 30 分钟以上。患者自述感觉良好，于术后 2 小时(16:30)饮用能量合剂(麦芽糊精溶液)，并于术后 6 小时(20:30)进半流食，无恶心和呕吐。患者术后第一天晨起开始正常饮水、进半流食，无恶心和呕吐。

(五) 围手术期血糖监测

围手术期血糖值不超过 10.0 mmol/L 对于患者的切口愈合，一年期并发症及生存率均具有意义。术前患者血糖值：4.5 mmol/L，无糖尿病病史。术中测指尖血糖一次，血糖值为 8.2 mmol/L，术后每天 6:00 测指尖血糖一次，所测得血糖值均未超过 10.0 mmol/L。

(六) 术后抗凝治疗

术后 Caprini 评分：5 分，于术后第一天和第二天 9:00 皮下注射低分子量肝素钙 5 000 U 行抗凝治疗，术后当天(15:30)及术后第一天(8:30)使用间歇性充气压缩泵按压双下肢 1 小时。

(七) 术后早期活动

患者术后当晚翻身 7~8 次；术后 18 小时(术后第一天 8:30)拔除尿管，术后 19 小时(术后第一天 9:30)下床活动，行走约 800 m，术后 12 小时(术后第一天 2:30)排气；术后 41 小时(术后第二天 8:00)拔除腹腔引流管，患者间断下床活动，共步行约 3 000 m。

(八) 出院随访

1. 出院后 48 小时电话随访　患者已逐渐恢复固体饮食；无须静脉补液；无须口服镇痛药物止痛；体温正常；伤口愈合良好，无感染迹象；轻度日常活动不受限。

2. 患者出院后 7 天随访　正常饮食、活动，伤口愈合良好，未出现任何不适；向患者和家属告知术后病理结果，告知进一步治疗方案。

3. 出院后 30 天随访　正常饮食、活动。复查超声结果显示：膀胱充盈良好，未见异常，子宫缺如，未探查到双附件，盆腔内无异常包块影，盆腔少量积液。血常规、凝血象、生化系列无异常。无并发症和再次住院事件。

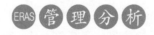

ERAS 管理分析

子宫内膜癌是发生于子宫内膜的一组上皮性恶性肿瘤，好发于围绝经期和绝经后女性，是最常见的女性生殖系统肿瘤之一。2015 年美国子宫内膜癌的新发病例高达 5 万例，自 2008 年以后，我国子宫内膜癌的发病率已跃居女性生殖道恶性肿瘤的第一位。虽然子宫内膜癌的发病率呈上升趋势，但大多数确诊为早期疾病的患者手术后预后良好。有关子宫内膜癌的治疗的进展不多，但争议一直存在。2019 年指南指出，该病手术前无分期，需要手术后分期。子宫内膜癌发现大多为早期，手术是其基本的治疗方式。随着技术的进步，越来越多的手术采用微创腹腔镜的方式。

为了减轻手术创伤对患者造成的生理及心理应激反应、减少并发症、降低住院成本、缩短住院时间和降低再住院率,早在 1997 年丹麦 Henrik Kehlet 教授提出了 ERAS 的理念。

ERAS 是基于一系列循证医学证据提出的关于围手术期处理的一系列优化措施,该患者 ERAS 的成功实施有赖于妇科、麻醉科、护理学科等多个学科的密切合作,严格参考可供临床遵循的规范和流程。同时,在充分结合我院实际条件以及患者身体情况、经济实力等因素后,在标准化的同时,做到个体化、最优化,使患者实际获益。

一、术前宣教

术前对患者的宣教,是 ERAS 的重要组成部分。多数患者由于对麻醉和手术安全性的未知,害怕术后疼痛,担忧疾病转归等因素,会产生紧张、焦虑甚至恐惧等负面情绪,甚至出现循环波动等生理表现,这些都影响手术的顺利进行,影响着患者的术后康复。为了减少术前焦虑、紧张等情绪对患者生理及心理的应激,术前一天妇科医师、麻醉医师、护士相约与该患者进行了沟通。我们向患者及其家属详细地介绍了麻醉方案,告知采取全身麻醉复合神经阻滞的麻醉方式,介绍了这种复合麻醉方式的优势,使患者能更好地配合,以减轻患者对麻醉的恐惧心理,减轻其心理和生理应激。

麻醉护理人员对患者进行了疼痛控制、术后经口进食、早期活动等的宣教。教患者对疼痛的程度如何识别,如何进行疼痛程度的量化,我们在围手术期采取了怎样的多模式的镇痛措施。将 VAS 评分在 0～10 分疼痛的评估向患者解释其意义。介绍了术后早期经口进食、早期活动的重要意义。麻醉护理人员会按时到病房访视,术后有任何不适,可以随时拨打 24 小时镇痛小组电话。

二、营养支持及围手术期血糖监测

患者无胃食管反流、无胃排空延迟、血糖正常,营养状态良好,结合病史及体格检查,无须进行术前营养支持治疗。一项前瞻性队列研究显示,葡萄糖利用率每降低 1 mg/(kg·min)[葡萄糖利用率低于 4.93 mg/(kg·min)]即可判断为胰岛素抵抗,主要并发症的总体发生率就会增加,包括死亡、主动脉内球囊泵的需要、血液透析、中风或感染。也有研究表明,随着胰岛素敏感性的降低,严重感染的风险显著升高(OR 4.98)。胰岛素抵抗还会导致术后高血糖,而正常血糖每升高 40 个点,术后感染的风险就会增加 30%(<110 mg/dL)。确定围手术期血糖范围不超过 10.0 mmol/L,这对患者切口愈合,远期复发率及生存率均有意义。

该患者术前未长时间禁食,术前饮食同其平日饮食习惯。术前一天流食,术前 6 小时禁食固体食物、2 小时禁食清流质食物,术前 2 小时摄入麦芽糖糊精溶液。我们使用的口服补充剂是麦芽糖糊精溶液。晚上剂量的碳水化合物意味着产生糖原储备。而早晨剂量意味着改变糖原储存,缓解患者术前口渴、紧张及焦虑情绪,减轻围手术期胰岛素抵抗,减少术后恶心、呕吐及其他并发症的发生,增加机体能量储备。

三、术前禁食禁饮和肠道准备

以往认为，长时间禁食禁饮可以确保避免反流、误吸，但 ERAS 理念指出，长时间的禁食禁饮会导致患者处于应激状态，造成胰岛素抵抗，机械性肠道准备不仅造成明显的不舒适感，还有可能导致水电解质平衡失调，使患者术前就已经处于疲惫不堪状态。

麻醉学会建议在麻醉前 2 小时内摄入清亮液体，6 小时前摄入固体。麻醉诱导前 2～3 小时饮用的等渗碳水化合物饮料可减少术后胰岛素抵抗的发生，减少术后氮、蛋白的损失，维持瘦体重。这种做法也与显著缩短住院时间有关。

该患者术前未进行清洁灌肠，未口服导泄药物及抗生素，避免了常规机械性肠道准备导致的患者焦虑、脱水及电解质紊乱，减少了对患者的生理和心理的应激反应。

四、感染防治

子宫内膜癌手术为清洁-污染切口，预防性使用抗菌药物有助于减少外科手术部位感染（surgical site infection，SSI）。因此，按照原则选择抗生素，本病例中选择注射用盐酸头孢替安 2 g，于切皮前 30 分钟至 1 小时内，加入 0.9％氯化钠注射液中静脉滴注。另外，术区备皮，皮肤消毒，腹腔冲洗等过程均无疏漏。

五、疼痛管理

近年来，越来越多的证据表明，阿片类药物对肿瘤细胞的生物学行为、肿瘤进展、抗肿瘤免疫等产生影响，存在抑制肿瘤患者免疫功能的风险，可能影响肿瘤患者的转归，所以 TAPB 的使用大大减少围手术期阿片类药物的用量，术后镇痛方案也采用定时给予非甾体抗炎药物（NSAID）为主，患者自控静脉镇痛泵中阿片类药物为辅的多模式镇痛方式，这也降低了阿片类药物的副作用，如恶心、肠蠕动减弱等。

多模式镇痛疼痛管理（multi-modal analgesia，MMA）和 ERAS 的管理路径已成为减少阿片类药物使用和减少相关副作用、改善预后的标准方法。MMA 被认为是 ERAS 路径的重要组成部分。一直被证明可以最大限度地减少阿片类药物的消耗和相关副作用。减少阿片类药物的摄入与肠功能的早期恢复和较短的住院时间有关。

右美托咪定是一种具有中枢作用的选择性 α_2-肾上腺素能受体激动剂，具有一定的辅助镇静、镇痛作用。可减少肾上腺素的释放，减弱交感肾上腺对手术刺激的反应，维持术中血流动力学稳定。右美托咪定可以减少早期术后疼痛评分和阿片类药物的消耗。联合静脉利多卡因 1.5 mg/kg，降低插管反应，稳定循环。术前氟比洛芬酯 50 mg，起到预防镇痛的作用。地塞米松磷酸钠注射液 5 mg，具有预防恶心和呕吐和加强镇痛的双重作用。

在腹部手术中，TAPB 是一种较好的减少术中阿片类药物的应用、减轻术后疼痛的技术。TAPB 是阻滞位于腹内斜肌与腹横肌之间的神经筋膜平面上的 $T_7 \sim L_1$ 脊神经前支，阻滞正中及下腹壁。公认的 TAPB 适应证广泛。在有抗凝血或凝血缺陷的患者中，也报道了这种阻滞的安全性。大量相关数据表明，超声引导下腹部区域镇痛效果最佳，为围手术期镇痛提供了有效手段。TAPB 被认为是腹部手术阿片类药物节约方案的黄金标准。

六、麻醉深度监测

术中采用脑电双频指数(bi-spectral index，BIS)进行麻醉深度监测，避免麻醉过浅导致患者术中知晓，或麻醉过深导致苏醒延迟及麻醉药品不良反应增加。维持脑电双频指数 BIS 在 $40 \sim 60$。术中丙泊酚注射液持续量为 $3 \, mg/(kg \cdot h)$，注射用瑞芬太尼持续量为 $0.1 \, \mu g/(kg \cdot min)$，仅在外科经阴取出子宫时，因 TAP 无法阻滞阴部神经，导致 BIS 值激增，最高达 72。快速加深麻醉，待阴部处理结束后，调节麻醉药用量恢复如前。

七、保护性通气策略

妇科腹腔镜手术多在头低臀高截石位下进行，加上二氧化碳气腹等因素，造成膈肌上移，肺功能残气量减低，气道压升高。采用肺保护性通气策略，$6 \sim 8 \, mL/kg$ 潮气量，吸入气体中的氧浓度分数$<60\%$，呼吸频率 13 次/分，必要时使用 PEEP $5 \, cmH_2O$，维持动脉血二氧化碳分介于 $35 \sim 45 \, mmHg$，必要时允许性高碳酸血症。在气腹关闭后患者苏醒前逐渐加大肺通气以纠正 $PetCO_2$。使用肺功能保护通气策略可减少术后呼吸系统并发症。

八、液体管理

液体管理是 ERAS 路径的重要组成部分。一个把围手术期液体管理作为独立预测改善预后的因素的研究发现，术后当天每额外增加 1 L 的静脉输液，就增加 16% 术后延迟恢复的风险，术后并发症的风险增加了 32%。因此，最佳液体管理应从术前开始，并持续到术中和术后阶段。术前，鼓励患者在麻醉诱导前 2 小时补充水分，并加入含碳水化合物的清液。术中，液体治疗以个体化的方法维持零平衡的限制性输液目标。虽然一些患者可能受益于目标导向液体治疗，但有研究认为对术中液体管理采用限制性的零平衡方法可能是更合理的。术后，尽早开始经口摄入饮食和停止静脉输液。

该患者术前未长时间禁食，于术前 $2 \sim 3$ 小时口服麦芽糖糊精溶液 300 mL，未进行灌肠及导泄。结合平均动脉压及脉压变异度(pulse pressure variation，PPV)值$\leqslant 10$，监测尿量以指导输液。但由于腹腔镜手术中的头低臀高截石位以及气腹可干扰血流动力学监测结果的判断，因此该类手术中补液量常少于开腹手术。并且目前的文献资料对于术中使用胶体液或晶体液的术后转归并无定论，在考虑到该患者术中出血量少的情况下，本次术中输液仅输注晶体液 1 000 mL。

九、围手术期深静脉血栓的预防

患者年龄 57 岁，为妇科恶性肿瘤，拟行腹腔镜子宫内膜癌全面分期手术，该手术时长超过 60 分钟。Caprini 评分 5 分（年龄 40～59 岁，1 分；腹腔镜手术＞45 分钟，2 分；恶性肿瘤，2 分），深静脉血栓形成风险高。我们在术前 2 小时皮下注射注射用低分子量肝素钙 5 000 U，术后当天和术后第一天使用间歇性充气压缩泵 1 小时，促进下肢静脉回流。术后第一天开始到出院每天皮下注射注射用低分子量肝素钙 5 000 U。

十、体温管理

体温是重要的生命体征，维持正常体温是维持机体内稳态的一个重要措施。术中体温下降时，尤其是当体温低于 36℃时，麻醉药物的代谢速度会减慢，造成苏醒延迟，切口感染发生率也将增加，且心脏并发症及出血并发症增加。在苏醒期间，低体温患者发生寒战的概率增加，氧耗量将增加。无低体温的患者疼痛评分也更低。我们术中使用医用物理升降温仪保温，冲洗液选择温盐水，输注液体均经温箱预先加热后输注，持续监测鼻咽体温，维持在 37.4～37.7℃。体温监测无明显波动。

十一、恶心、呕吐的预防

PONV 的病因是多因素的，包括三方面因素：患者自身因素、手术因素和麻醉因素。该患者存在的自身的高危因素包括：女性患者，非吸烟者，且手术结束前行腹腔内化疗药物雷替曲塞灌注；手术因素包括：腹腔镜气腹、手术时间长；患者自身的因素无法避免，手术方面采用尽量低的气腹压力。麻醉因素包括麻醉方法和麻醉药物。我们采用静脉全身麻醉联合 TAPB，减少了阿片类药物的用量，避免了具有高危风险的吸入麻醉药物的应用，使用了具有镇吐作用的静脉麻醉药丙泊酚注射液。该患者具有两种以上 PONV 高风险因素，因此，我们采用了多模式的镇吐方案，联合应用药物和非药物方法。术中尽量减少高危因素，避免使用吸入性麻醉剂、使用静脉麻醉药丙泊酚注射液诱导和维持，与吸入麻醉药相比，丙泊酚注射液可降低术后 6 小时内恶心、呕吐的发生率。联合应用区域神经阻滞 TAPB，并控制血压波动范围。在术后完全清醒后即开始少量饮水，防止在麻醉药物完全代谢前加重胃肠道负担。

十二、引流管和其他管路的管理

该患者行下腹部手术，未放置鼻胃管。术中行经阴取出子宫，腹腔与阴道相通，存在腹腔污染的可能性，外科为保险起见留置腹腔引流。患者术后自引流管流出引流液共

70 mL 左右,颜色清亮,下床活动后无引流量及引流性质改变,遂在术后 41 小时拔除腹腔引流管。长期留置尿管给患者造成巨大的不适感,影响患者术后活动的同时增加了尿路感染的风险,延长住院时间。该病例中患者经阴道取出子宫,需要排空膀胱避免影响子宫取出,此过程中对膀胱的压迫也有术后膀胱功能障碍的风险,另外留置导尿可用于术中监测尿量指导补液,故实施留置导尿。但在排除尿潴留可能后,在术后 18 小时拔除尿管。

十三、早期活动

早期拔除尿管避免了因下床活动携带不便,减少了患者的顾虑。及时补充能量合剂确保了患者的营养供应,患者术后 6 小时即开始进行床上翻身,术后 19 小时尝试下床在病房、走廊内走动,步行约 800 m。预防性、按时、多模式的镇痛明显地减少了阿片类药物的使用,保证镇痛效果,使患者克服了对下地活动会引起疼痛的恐惧,早期下床活动,预防下肢深静脉血栓,降低了发生呼吸系统并发症的风险,大大促进了消化系统功能的恢复,加快了排气速度,术后仅 12 小时便恢复了排气功能。

患者于术后第二天晚出院,根据 ERAS 康复评价指标,符合出院条件:恢复了固体饮食,停止一切静脉输液治疗,口服止痛药物即可满足疼痛管理,可以自由活动至卫生间如厕。

由于患者住院时间较短,尿管拔除时间以及腹腔引流管拔出时间都较早,患者下床活动时间较早,这些管理方法在带给患者加速康复的同时,也增加了术后并发症,如出血、尿潴留、胃肠功能障碍等的风险。为尽量避免术后并发症的发生,向患者及家属详细交代出院后的注意事项。患者经阴取出子宫,阴道断端愈合情况仍需关注,嘱患者出院后坚持阴道上药,1 个月内避免深蹲等增加气腹压力的动作,禁止性生活、盆浴、游泳 3 个月。

患者住院天数为 4 天,与未使用 ERAS 管理的患者住院天数 6～7 天相比较,住院时间明显缩短,这有赖于简洁的术前准备,如无须肠道准备,无须长时间禁食禁饮。同时,术后患者尽早拔除各管路,尽早恢复饮食,尽早下床活动等,都使患者的各项身体功能尽快地恢复如前,所以,住院天数相应减少,加快了病房的周转率,同时也减少了患者在院时间,利于患者更早地回归正常的家庭环境,加速康复。

按照 ERAS 协议管理的患者,更早地独立,不需要一对一的护理。此外,术后并发症的减少和患者提前出院减少了护理投入,降低了诊疗的成本。实施 ERAS 的潜在好处还包括由于早期康复而提高患者满意度,患者早日康复,提前回归工作中所创造的社会价值。

(王国年)

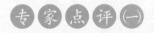
专家点评(一)

子宫内膜癌是妇科常见的恶性肿瘤,开放性手术方式和传统围手术期管理模式下患者术后恢复往往较慢，微创腹腔镜子宫内膜癌根治技术的日益成熟和普及，为在该类患者推行 ERAS 方案奠定了很好的基础。该病例患者围手术期管理充分体现了 ERAS 理念。

良好的术前宣教，对于恶性肿瘤患者非常重要，有助于缓解患者精神压力，增加患者的配合度和依从性。术前准备上摒弃了过去常规使用的肠道准备措施，大大减少了不必要的刺激和对机体生理功能的干扰。缩短禁食时间，大手术前给予碳水化合物，能有效减轻术后胰岛素抵抗，改善机体应激反应。除了精准的麻醉深度管理、循环和液体管理、体温管理外，该病例患者在围手术期抗应激反应上做了很多细致的考虑，如插管时静脉输注利多卡因降低插管反应，术中输注右美托咪定辅助镇静镇痛，减少肾上腺素释放，联合 NSAID 和腹壁神经阻滞多模式镇痛，通过这些综合措施，大大减少了围手术期阿片的用量，在实现良好抗应激反应同时避免了过于依赖阿片类药物而引起的不良反应。该病例患者手术时间偏长，术中积极采用了保护性肺通气策略，有利于减少术后肺不张。由于该病例患者深静脉血栓形成风险高，因此采取了药物和非药物的深静脉血栓预防措施。各种引流管的管理也根据大手术特点做了调整，在保证安全的前提下做到了尽早拔出。大手术后实现早期下床活动往往面临很多实际困难，通过上述系列措施，该病例患者做到了术后 19 小时下床。住院时间为 4 天，较过去未使用 ERAS 管理的患者住院时间大大缩短。

从该病例的成功实施来看，大手术并非 ERAS 禁区，通过多学科合作，在围手术期管理上做了一系方案改良和流程优化，也能取得良好效果。

（华中科技大学同济医学院附属同济医院　梅伟）

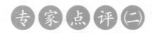

专 家 点 评 (二)

ERAS 最初诞生于结直肠外科，后范围逐渐扩展到了妇科领域。本病例就是一例 ERAS 应用于腹腔镜下子宫内膜癌全面分期手术的例子。

在妇科恶性肿瘤中，子宫内膜癌是非常常见的。手术作为子宫内膜癌的主要治疗手段，让很多患者心生惧怕。我们这个病例中，由病房医师、麻醉医师及护士，分别向患者和家属开展术前宣教，使其了解手术、麻醉及护理的相关内容，了解 ERAS 的相关知识，以减轻患者对手术和麻醉的恐惧心理，减轻其生理和心理应激反应。多学科合作，进行术中、术后的各种管理，如术中麻醉的管理，术后疼痛的管理，液体的管理，术前术后饮食的管理等等。通过这样的方式，使患者和家属充分理解并积极配合，以便 ERAS 方案顺利进行，并鼓励他们积极主动地参与到 ERAS 的整个实施过程。

ERAS 在妇科的应用，通过一系列多学科合作的优化有效的干预措施，极大地减少了患者围手术期的身心应激，取得了良好的效果，值得广泛的推广。

（华中科技大学同济医学院附属同济医院　高庆蕾）

参考文献

［1］ Nelson G，Bakkum-Gamez J，Kalogera E，et al. Guidelines for perioperative care in gynecologic/oncology：enhanced recovery after surgery（ERAS）society recommendations－2019 update［J］. Int J Gynecol Cancer，2019.

［2］ Moningi S，Patki A，Padhy N，et al. Enhanced recovery after surgery：an anesthesiologist's perspective［J］. J Anesthesiol Clin Pharmacol，2019，35(Suppl 1)：S5－S13.

［3］ 梁廷波.加速康复外科理论与实践[M].北京：人民卫生出版社,2018：23.

［4］ 杨曦,马珂,吴成.子宫内膜癌的流行病学及高危因素[J].实用妇产科杂志,2015,31(7)：485－488.

［5］ Zhu A C，Agarwala A，Bao X. Perioperative fluid management in the enhanced recovery after surgery（ERAS）pathway［J］. Clin Colon Rectal Surg，2019，32(2)：114－120.

［6］ Elhassan A，Elhassan I，Elhassan A，et al. Essential elements for enhanced recovery after intra-abdominal surgery［J］. Curr Pain Headache Rep，2019，23(3)：21.

［7］ Ni Eochagain A，Burns D，Riedel B，et al. The effect of anaesthetic technique during primary breast cancer surgery on neutrophil-lymphocyte ratio，platelet-lymphocyte ratio and return to intended oncological therapy［J］. Anaesthesia，2018，73(5)：603－611.

［8］ Soffin E M，Wetmore D S，Beckman J D，et al. Opioid-free anesthesia within an enhanced recovery after surgery pathway for minimally invasive lumbar spine surgery：a retrospective matched cohort study［J］. Neurosurg Focus，2019，46(4)：E8.

［9］ Mishra M，Mishra S P，Singh S P. Ultrasound-guided transversus abdominis plane block：what are the benefits of adding dexmedetomidine to ropivacaine?［J］. Saudi J Anesth，2017，11(1)：58－61.

［10］ Ali A，Abdullah T，Sabanci P A，et al. Comparison of ability of pulse pressure variation to predict fluid responsiveness in prone and supine position：an observational study［J］. J Clin Monit Comput，2019，33(4)：573－580.

［11］ 梁廷波.加速康复外科理论与实践[M].北京：人民卫生出版社,2018：234.

［12］ Nikodemski T，Biskup A，Taszarek A，et al. Implementation of an enhanced recovery after surgery（ERAS）protocol in a gynaecology department — the follow-up at 1 year［J］. Contemp Oncol (Pozn)，2017，21(3)：240－243.

第十一节　卵巢手术 ERAS 管理

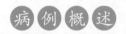

病　例　概　述

　　卵巢肿瘤原则上需手术治疗,现在普遍采用微创的腹腔镜手术,虽然手术切口小,但患者术后疼痛的问题依然存在,可能造成术后痛苦、焦虑,生活质量下降。ERAS 通过多学科协作,制订一系列完善的围手术期优化措施,最大限度减少患者心理、生理应激反应,以期在患者术后早期恢复其生理功能,投入正常生活,并减少其再入院率。目前,ERAS已在结直肠外科、心胸外科、泌尿外科等多领域应用,并取得了良好效果。

　　这是一个通过多学科协作的 ERAS 路径进行治疗的腹腔镜下卵巢部分切除术的病

例。通过 ERAS 理念的加入，使患者在围手术期尽可能无痛、安全、舒适。

一、病例介绍

1. 现病史　女性，45 岁，工人。ECOG 评分：0 分。主诉：腹痛两月余。该患者两月前无明显诱因出现腹痛伴月经周期改变，月经期后出现月经淋漓不尽，持续 1 月余，量少，色暗红，无明显加重缓解因素，不影响活动。无头晕、乏力、恶心和呕吐等，无心慌气短，无发热，伴尿频，无尿急、尿痛，无腰背部疼痛。遂于我院行彩超检查显示：左侧附件区混合回声占位大小约 50 mm×44 mm 大小（考虑畸胎瘤可能），宫颈多发纳囊，子宫体、右附件区未见明显占位。未予任何治疗。患者为求进一步治疗，门诊以"卵巢肿物"收入院。病程中饮食、睡眠尚可，二便无特殊，体重无明显变化。

2. 既往病史　既往体格健康，曾行乳腺纤维瘤切除术。否认高血压、糖尿病、心脏病、肾病病史。否认肝炎、肺结核等传染性疾病病史。否认外伤史、输血史。否认吸烟、嗜酒。否认药物过敏史。月经史：初潮 16 岁，周期 7/23 天，月经规律，经量中等，色深红，偶有血块无痛经。孕 2 产 1。

3. 体格检查　入院时监测生命体征，体温 36.2℃，脉搏 80 次/分，呼吸 18 次/分，NIBP 111/75 mmHg。身高 163 cm，体重 53.5 kg，BMI 20.14。体格检查无显著特征。

4. 影像学检查　盆腔超声显示：左侧附件区混合回声占位，大小约 50 mm×44 mm（考虑畸胎瘤可能），宫颈多发纳囊，子宫体、右附件区未见明显占位。

5. 实验室检查　血常规、尿液分析、尿沉渣试验、凝血象、生化系列、肝炎系列、梅毒、艾滋抗体等各项实验室检查未见异常。

二、麻醉及手术过程

（一）麻醉过程

1. 术前访视

（1）常规访视：术前一天访视时详细了解患者的现病史、既往病史、手术史、麻醉史、用药史、过敏史等，均未见特殊。患者一般情况良好，无营养不良，无慢性基础疾病，无贫血，无嗜烟、酗酒史，检查气道情况，无气管插管困难相关风险。肿瘤大小对邻近脏器、血管无压迫，界限清晰。ASA 分级Ⅰ级。麻醉方法拟定为全身麻醉复合超声引导下腹横肌平面阻滞（transversus abdominis plane block，TAPB）联合麻醉。

（2）ERAS 方案访视：患者无吸烟、嗜酒等不良嗜好，无经常服用的药物。术前静脉血栓栓塞症（venous thromboembolism，VTE）的危险性评估：Caprini 评分 3 分（年龄 41~60 岁，1 分；腹腔镜手术>45 分钟，2 分）。VTE 的风险等级属于中危，计划使用间歇气囊压迫（intermittent pneumatic compression，IPC）。患者一般状态佳，术前营养风险筛查（nutritional risk screening 2002，NRS 2002）评分 0 分，无须进行营养支持治疗。

（3）ERAS 宣教：术前一日由主管医师、麻醉医师以及护士采用口头、文字、展板、宣传手册等多种形式共同完成理想的术前宣教，向患者和家属介绍 ERAS 预期目的、围手术期处理流程、麻醉方案及护理要点、患者需要配合完成的步骤等内容，并给每位患者发放宣传手册。护理人员向患者讲解视觉模拟评分法（visual analogue scale，VAS）的使用方法及意义，告知患者对术后疼痛和其他不适的预防措施和管理措施，减轻患者对疼痛的恐惧。告知患者如何进行术前准备、术前术后护理等不同于常规认知的护理方法及其意义。

向妇科 ERAS 小组成员了解 ERAS 方案各个项目的术前具体实施的情况。不行常规机械性肠道准备、不口服泻药、不做灌肠。术前考虑为卵巢良性畸胎瘤肿物，拟于第 2 天行腹腔镜下左卵巢囊肿剥除术。

2. 术前禁食、禁饮情况　嘱患者术前一天晚可进食少量清淡半流质食物；20:00 服用麦芽糊精溶液 800 mL；术晨 9:00 服用麦芽糊精溶液 300 mL。

3. 麻醉过程

（1）入手术室的生命体征监测：患者入手术室后，开放上肢静脉通道，连接监测仪，进行心电图、无创血压、外周血氧饱和度监测，监测各项生命体征。入手术室为正常窦性心电图。NIBP 128/79 mmHg，HR 73 次/分，SpO$_2$ 100%，脑电双频谱指数（bi-spectral index，BIS）94。术中连续监测血压、脉搏。每 3 分钟进行一次无创血压监测，并连续记录心率。连接医用物理升降温仪保持体温，腋下温度 36.7℃。全身麻醉插管前监测腋下体温，全身麻醉插管后监测鼻咽腔体温。术中使鼻咽腔体温维持在 36.0℃ 以上。

（2）麻醉诱导、插管：用 100% 纯氧（6 L/min）吸氧去氮 3 分钟。麻醉前给予盐酸戊乙奎醚 0.5 mg，地塞米松磷酸钠注射液 5 mg，氟比洛芬酯 50 mg，静脉泵注右美托咪定 20 μg（泵注时间大于 10 分钟）。全身麻醉诱导：利多卡因 1 mg/kg，依托咪酯 0.3 mg/kg，瑞芬太尼 1 μg/kg（泵注时间大于 1 分钟），顺阿曲库铵 0.2 mg/kg。待意识消失、肌肉松弛满意时行气管内插管。插管后 NIBP 103/68 mmHg，HR 66 次/分。

（3）超声引导下行 TAPB：全身麻醉气管插管后，在超声引导下进行双侧 TAPB。采用线性阵列超声探头（5～10 MHz），患者仰卧位，超声探头置于腋中线，与侧腹壁呈横向平面。随后，在超声引导下采用平面内进针至腹内斜肌与腹横肌筋膜之间，仔细回吸以排除穿刺入血管的可能性。左右两侧分别给予 0.375% 罗哌卡因复合 1% 利多卡因混合液 20 mL，致使腹横肌平面膨胀，形成一个低回声的空间，两侧共计用药 40 mL。

（4）麻醉维持：全身麻醉插管后，连接麻醉机，行机械通气。参数设置：潮气量 420 mL，呼吸频率 14 次/分，吸呼比 1:2，空气流量 0.8 L/min，氧流量 0.6 L/min，氧气浓度 49%，气道峰压（peak）10 mmHg，平台压（plat）8 mmHg，PetCO$_2$ 28 cmH$_2$O，SpO$_2$ 100%。

麻醉维持药物：丙泊酚注射液复合瑞芬太尼。术中依据 BIS 值调整麻醉药物的速度，维持 BIS 在 40～60。调整使循环指标保持在 ±20% 的基线值水平，必要时使用血管活性药物。

手术开皮时患者 NIBP 103/71 mmHg，HR 65 次/分，无明显变化，术中采取臀高头低截石位,气腹压力 12 mmHg,气腹后气道峰压 20 mmHg,平台压 18 mmHg。术中生命体征平稳,血压、心率未见明显波动,鼻腔温度维持在 37.1～37.3℃。手术结束前 30 分钟给予格拉司琼 3 mg、氟比洛芬酯 50 mg。手术结束前 10 分钟减少麻醉药用量,减浅麻醉,直至停药。患者自主呼吸恢复后静脉推注硫酸阿托品注射液 0.5 mg,当心率升至约 90 次/分时,静脉推注甲硫酸新斯的明注射液 1 mg 拮抗残余肌肉松弛药作用。待患者潮气量满意,呼吸频率满意,完全清醒时,拔除气管内导管。此时患者 NIBP 126/77 mmHg,HR 79 次/分,SpO$_2$ 100％,腋下体温 36.7℃。手术历时 70 分钟(11:40～12:50),麻醉时间 115 分钟(11:05～13:00)。麻醉药用量共计:丙泊酚 263 mg,瑞芬太尼 350 μg。气腹时间 50 分钟,气腹 CO$_2$ 气体量共用 93 L。术中补液量晶体共计 500 mL,未补充胶体。出血量 20 mL,尿量 200 mL。

(二) 手术过程

患者全身麻醉后,取膀胱截石位。术区常规消毒铺巾,待麻醉效果满意后,脐部消毒,一次性套管自脐穿刺置入。顺套管置镜可见大网膜,已达腹腔。连接二氧化碳充气管道,气腹形成顺利。置镜探查,见腹膜、肝、大网膜、肠管表面光滑,盆底组织粘连,分离粘连后见子宫常大,表面光滑。右侧卵巢大小 30 mm×30 mm×20 mm,灰白色,光滑。左侧卵巢增大,大小 50 mm×50 mm×40 mm,囊实混合性,白色,表面欠光滑。双输卵管未见异常。遂行腹腔镜下左侧卵巢囊肿剥除术＋粘连松解术。直视下做二、三、四穿刺口。松解粘连,剪刀剪开左卵巢皮质,暴露卵巢囊肿,弯钳分离,完整剥离左卵巢肿物。腹腔内置入取物袋,将标本完整置入取物袋内,自左侧下腹穿刺口取出。囊肿内可见白色油脂及毛发,另可见少量骨质,符合畸胎瘤形态。囊皮送检术中快速病理,结果显示“(左卵巢)良性畸胎瘤”,可吸收线间断缝合再塑左侧卵巢。止血,查无出血,蒸馏水冲洗盆腹腔。腹腔内局部喷涂防粘连剂及止血材料。停气腹,撤镜。可吸收线关腹。手术经过顺利,术中出血 20 mL,无皮下气肿。术后患者安返病房。

三、术后转归

(一) 术后麻醉恢复室

手术结束后,患者进入术后麻醉恢复室(postanesthesia care unit,PACU),监测疼痛程度、清醒程度和生命体征,观察时长为 25 分钟。测得 NIBP 113/77 mmHg,HR 88 次/分,SpO$_2$ 100％,Ramsey 评分 2 分,腋下体温 36.6℃,无寒战,但患者自觉寒冷,遂给予温毯机行体表加温治疗,5 分钟后患者自述寒冷缓解,神志清楚,可正确回答问题,四肢可正常活动,无恶心和呕吐,VAS 1 分,改良 Aldrete 评分 10 分,送入病房。

(二) 术后镇痛

送回病房,按时给予注射用盐酸丙帕他莫 1 g,静脉滴注,一次。氟比洛芬酯 50 mg,每 12 小时一次。按需术后患者自控静脉镇痛泵(patient control intravenous analgesia,PCIA):舒芬太尼补充镇痛 bolus 2 μg,锁时 15 分钟,背景输注量 0。术后 2 小时、4 小时、

8 小时、12 小时、24 小时、48 小时评估疼痛程度,VAS 评分分别为 2 分、2 分、3 分、3 分、2 分、0 分。在术后 4 小时及术后 8 小时,患者自觉下腹部疼痛,VAS 评分为 3 分,患者自控给药,电子镇痛泵输注 bolus 剂量 2 μg,自述 10 分钟左右疼痛缓解,VAS 评分约为 1 分。术后 24 小时、48 小时评估疼痛程度,VAS 评分分别为 2 分、0 分,按时给予 NSAID,无其他特殊处置。

(三) 术后恶心、呕吐

该患者术中应用地塞米松磷酸钠注射液复合盐酸格拉司琼注射液双联止吐药物。术后出现短暂的轻度恶心症状,持续约 1 小时左右,未给予处理。

(四) 术后饮食补液

术后当天完全清醒后,约术后 0.5 小时(13:30)患者第一次尝试饮水,每次 20~30 mL,间隔 30 分钟以上,无不适后于术后 4 小时(17:00)饮用麦芽糊精溶液,并于术后 6 小时(19:00)进半流食,无恶心和呕吐。患者术后第一天晨起开始正常饮水、进半流食,无恶心和呕吐。

(五) 围手术期血糖监测

围手术期血糖值不超过 10.0 mmol/L 对于患者的切口愈合,1 年期并发症及生存率均具有意义。术前患者血糖值:5.6 mmol/L,无糖尿病病史。术中测指尖血糖一次,血糖值为 8.0 mmol/L。术后所测得血糖值均未超过 10.0 mmol/L。

(六) 术后抗凝治疗

术后 Caprini 评分:3 分,未使用药物抗凝治疗,术后当天(14:00~15:00)及术后第一天(9:00~10:00)使用间歇性充气压缩泵进行双下肢加压 1 小时,促进下肢静脉回流。

(七) 术后早期活动

患者术后当晚床上翻身 3~4 次;术后当天 17:00 排气(术后 4 小时),术后第一天 8:00 撤尿管(术后 19 小时),术后第一天 10:00(术后 21 小时)后下床活动,在病房及走廊中行走共计约 1 000 m。术后第二天间歇性爬楼梯 11 楼,并行走 1 500 m,停止一切静脉输液治疗,VAS 评分 0~1 分,患者具备出院指证。

(八) 出院随访

患者恢复半流质饮食,无须静脉补液,无须镇痛药物,体温正常,伤口愈合良好,无感染迹象,可自由活动,予以出院。向患者及家属详细交代出院注意事项:坚持阴道上药,1 个月内避免深蹲等增加气腹压力的动作,禁止性生活、盆浴、游泳 3 个月。

患者出院后 7 天随访:正常饮食、活动,伤口愈合良好,未出现任何不适。

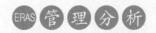

卵巢畸胎瘤是常见的生殖细胞肿瘤,根据病理组织学类型可分为成熟性畸胎瘤、未成

熟畸胎瘤和卵巢甲状腺肿等。成熟性畸胎瘤约占卵巢肿瘤的 20%，其中最常见的是成熟性囊性畸胎瘤，又称皮样囊肿。未成熟畸胎瘤具有恶性生物学行为。成熟性囊性畸胎瘤临床症状无特异性，主要表现是盆腔包块。卵巢畸胎瘤患者应选择手术治疗。

为减少手术本身所带来的并发症，体现微创理念并带给患者更多的人文关怀，妇科腹腔镜手术技术的发展至今日益完善与成熟，它力求以最小的组织器官创伤，最轻的全身炎症反应，最理想的瘢痕愈合，保持最佳的内环境稳定状态，达到最好的医疗效果。其微创外科理念是医学界新潮流所提倡的 ERAS 主要依托的技术手段。ERAS 理念最早由丹麦哥本哈根大学的 Kehlet 教授于 1997 年提出，其基于在结直肠手术中的临床实践，通过优化一系列围手术期处理措施如取消机械性肠道准备、完善的围手术期镇痛、早期下床活动、早期恢复饮食等，减少患者心理和生理应激反应，促进术后康复、缩短住院时间，减少住院费用，取得了显著成效[3]。近年来，ERAS 理念在我国得到迅速普及和应用，但在妇科手术中，目前只有初步的临床实践和经验，本病例在参考了国内外临床研究文献并结合其他学科 ERAS 指南的情况下进行，以期推动 ERAS 理念在我国妇科手术领域规范、有序地开展。

一、术前宣教

妇科医师向患者及家属介绍了病情，告知卵巢畸胎瘤属于多为良性疾病，手术效果较好，复发及恶变率低。根据病史及术前检查，考虑可以行微创腹腔镜手术。妇科微创腹腔镜手术是一种安全、有效、耐受性好的手术方法，具有手术时间短、创伤小、周转快等优点。但术后仍可能出现包括切口、内脏、肩部疼痛、CO_2 气腹刺激恶心和呕吐等这些不良反应。为了最大限度地减少这些不适，增加围手术期的舒适性，决定对其采取一系列的优化措施，进行加强康复管理[4]。

麻醉医师术前详细了解病情。该患者一般状况良好，无并存疾病。向患者和家属详细地介绍了麻醉方案，告知采取全身麻醉复合神经阻滞的麻醉方式，介绍了这种复合麻醉方式的优势，使患者和家属对麻醉的某些具体细节有了一定程度的了解，便于患者能更好地配合，以减轻患者对麻醉的恐惧心理，减轻其心理和生理应激。并利用宣传手册，用通俗的语言对患者及其家属讲解 ERAS 管理的理念、ERAS 管理所采取的一系列措施及围手术期的流程，讲明区别于传统的围手术期护理的理念。ERAS 具有颠覆既往认知的全新的围手术期管理思路，并具有循证医学支持。使其充分理解并配合，使 ERAS 方案顺利进行，并鼓励他们积极参与。

二、术前营养评估

术前营养不良和体重减轻会对各种范围手术的术后结果产生负面影响，体重损失明显的患者出现更多的整体并发症以及更长的住院时间[5]。本病例患者无营养不良，半年内无明显体重减轻,无须营养支持。

三、围手术期饮食与液体管理

1. 围手术期饮食管理　传统观点认为,择期手术患者应禁食 12 小时、禁饮 4 小时,以使胃充分排空、避免反流误吸发生。但有研究表明,术前长时间禁食会加重手术应激反应、增加术后胰岛素抵抗、加速蛋白质分解并损伤胃肠功能,还会导致患者口渴、饥饿、头痛和焦虑等。麻醉诱导前 2 小时饮用清流质液体并不增加胃内容量、误吸风险,且能刺激胃排空。目前,美国麻醉医师协会推荐术前 2 小时禁清饮料,术前 6 小时禁食淀粉类固体食物,油炸、脂肪及肉类食物需要 8 小时以上。ERAS 路径提倡术后尽早进食,目的不仅是提供营养底物滋养肠黏膜、促进胃肠功能恢复,同时还可降低机体高分解代谢和胰岛素抵抗,减少炎症介质释放,促进合成代谢和机体恢复。欧洲临床营养和代谢协会推荐早期经口喂养作为术后患者营养的首选方式。

在本病例中嘱患者术前 6 小时禁食,术前 2 小时禁饮,并于术前 2 小时口服麦芽糊精溶液饮料 300 mL,缓解其术前口渴、紧张及焦虑情绪,减轻围手术期胰岛素抵抗,减少术后恶心、呕吐及其他并发症的发生。由于该患者术前未长时间禁饮食,术中结合循环稳定、尿量及出血等情况,综合考虑,给予患者输注 500 mL 平衡盐溶液,术中未使用血管活性药。术毕 30 分钟,患者完全清醒,即刻饮水,20~30 mL/次,间隔时间 30 分钟,术后 4 小时开始饮用麦芽糊精溶液饮料,术后 6 小时开始进半流食。并于术后 24 小时撤除静脉管路。围手术期中,患者自述感觉良好,未出现明显的口渴、饥饿、焦虑等情况。

2. 液体管理　术前液体管理的目标是让患者在入手术室时无明显脱水,血容量基本正常,需避免从静脉留置针中补充大量液体。术中液体治疗的目标是避免输液不足引起的隐匿性低血容量和组织低灌注,以及输液过多引起的心功能不全和组织水肿,保证组织灌注满意、电解质正常、酸碱平衡、内环境稳定、器官功能正常。因此,术中应根据患者的血压、呼吸频率、心率和血氧饱和度调整补液量及补液速度以维持体液等容量。对于术中区域阻滞引起血管扩张导致的低血压,可使用血管活性药物(麻黄碱)进行纠正,避免盲目补液。腹腔镜手术中的臀高头低位以及气腹可干扰血流动力学监测结果的判断,该类手术中补液量常少于开腹手术。术后患者静脉液体输注也应在 48 小时内停止。应注意术前术后饮食与围手术期液体管理密切相关,ERAS 理念提倡最大限度减少禁饮食时间,这便减少了围手术期液体的用量,并促进了患者术后胃肠功能的快速恢复。

四、术前禁食禁饮和肠道准备

根据 ERAS 的建议,只有在特殊需要的情况下,才使用机械肠道准备,由于术前机械性肠道准备,即口服泻剂或清洁灌肠,可导致患者焦虑、脱水及电解质紊乱。在妇科良性疾病手术中,应取消常规肠道准备;当预计有肠道损伤可能时,如深部浸润型子宫内膜异位症、晚期卵巢恶性肿瘤、病变可能侵及肠管,或患者存在长期便秘时,可给予短期肠道准备,建议同时口服广谱抗生素。该患者为良性卵巢肿瘤,无特殊情况,手术范围小,因此术前不行胃肠道准备、不口服泻药、不做灌肠。

五、术前镇静药物的使用

术前 12 小时内应避免使用长效镇静药物,因其可延迟术后快速苏醒;对于存在严重焦虑症状的患者,可使用短效镇静药物,但需注意短效镇静药物作用时间可持续至术后 4 小时,可影响患者早期进食及活动。该患者未表现出严重焦虑情绪,因此术前未使用镇静药物。

六、预防性抗凝治疗

该患者为良性卵巢肿瘤,其 VTE 风险评分 Caprini 评分 3 分,属中高危,于术后当天(14:00~15:00)及术后第一天(9:00~10:00)腿部使用 IPC。

鼓励患者早期活动,术后当晚翻身 3~4 次;术后第一天 10:00 下地活动(术后 21 小时),步行约 1 000 m;术后第二天,患者间断下床活动,因术后复查彩超需要,间歇性行走 11 层楼。

七、各种管路的管理

由于术前机械肠道准备可引起术前脱水、电解质紊乱,影响患者的睡眠,造成患者的不舒适感觉。且该患者为良性卵巢肿瘤,手术范围较小,因此术前未行机械性肠道准备。

越来越多的证据表明,鼻胃管的使用并非必要,因为鼻胃管易引起患者的恶性呕吐,有诱发吸入性肺炎的风险,增加患者的应激反应。因此,未放置鼻胃管。

同样,该患者术中止血充分,冲洗彻底,未见活动性出血及渗血,考虑肿物剥离完整,卵巢再造良好,创口小,未留置腹腔引流。

由于留置导尿管可影响患者术后活动,增加下尿路感染风险,因此该患者于术后 19 小时即拔除尿管。

八、疼痛管理

对患者围手术期疼痛管理是 ERAS 方案的核心要素之一,在外科患者术后康复、缩短住院时间和改善术后生活质量方面发挥重要作用。按照 ERAS 指南推荐的疼痛管理,在时间上,从术前疼痛宣教和药物的预防、术中和术后采用多模式镇痛疼痛管理(multimodal analgesia，MMA)镇痛和按时镇痛方案到出院后口服镇痛药物镇痛；在镇痛方式上，采用术前预防性镇痛、术中 MMA 到术后的按时镇痛方式，并结合个体化追加镇痛方案；在药物的选择上，从术前的 α_2-肾上腺素能受体激动剂、长效糖皮质激素、NSAID 和阿片类镇痛药[9]；在方法上，从镇痛药物到神经阻滞的非药物镇痛方法，对患者的围手术期疼痛进行了全面的管理。

麻醉维持是在 TAPB 基础上，辅以小剂量的短效阿片类镇痛药瑞芬太尼。为避免患者外周及中枢敏化，减轻患者术后疼痛，采用多模式按时镇痛加预防性镇痛，术前静脉给予氟比洛芬酯 50 mg，并在手术结束前给予负荷剂量的氟比洛芬酯 50 mg 进行预防性镇痛，术毕回病房后也立即给予对乙酰氨基酚的前体药物丙帕他莫，选择性 COX-2 抑制剂帕瑞昔布按时给药，避免血药浓度下降造成患者镇痛中断，结合 PCIA 小剂量舒芬太尼补充镇痛。如此完善的 MMA，取得良好的术后镇痛效果，有利于术后早期活动；同时，大大减少了阿片类镇痛药物的应用。

阿片类药物可影响患者的术后转归，包括术后肠功能的早期恢复、住院时间。与 ERAS 组比较，在非 ERAS 组的患者行宫腔镜和腹腔镜手术附件及盆腔手术中阿片类药物的平均使用量有统计学意义上的增加。非 ERAS 组患者可能对术后疼痛的预期有所不同，由于规定的处方量多，非 ERAS 组患者可能认为他们需要更多的阿片类药物。本病例由于应用全身麻醉联合 TAPB 复合麻醉，使阿片类药物的用量大大减少，因此术后快速复苏，术后 0.5 小时即可经口摄入进饮，术后排气时间在术后 4 小时，加快了术后康复进程。

本病例麻醉的选择采用全身麻醉复合超声引导下 TAPB 联合麻醉。在手术开始前建立 TAPB，可以提供术中至术后的镇痛。于麻醉诱导前静脉滴注右美托咪啶 20 µg，使患者处于轻度镇静状态。并静脉注射地塞米松 5 mg 复合利多卡因 100 mg，减轻患者的插管反应，加强术中的镇痛效果，并有预防 PONV 的作用，减轻患者的应激反应。术前和术中应用非甾体抗炎药氟比洛芬酯被多种指南推荐为 MMA 的基础用药，可以减少阿片类药物的需求量，减少其相关副作用。PCIA 属于系统性镇痛，具有快速、稳定的镇痛作用，并具有个体化的效果。在本病例中，起到补充加强 NSAID 的镇痛作用，利于患者早期下床活动，减少术后深静脉血栓形成，减少呼吸道感染的作用。联合围手术期的不用作用机制的药物，比单一的药物和方法产生更好的减轻应激反应、减少并发症及副作用的作用。本病例中采用的多种方法和多种药物的联合应用，减少阿片类药物和镇静药物的用量，使术后快速复苏；也可加强术后早期的镇痛作用，使术后胃肠功能恢复时间较短。

九、术中低体温预防

术中体温持续监测，并采用主动保暖措施，保证核心体温大于 36℃。妇科手术中，鼻咽部是测量中心体温的理想部位。该患者术中采用物理升降温仪进行保温，静脉补液前对液体适当加温,手术结束后继续行保温措施,保证患者离开手术室时体温大于 36℃。患者在恢复室恢复期间,自觉发冷,未出现寒战,恢复室护士使用加盖棉被、使用温毯机为患者加温,5 分钟后患者自觉寒冷感觉缓解,无其他不适主诉,送回病房。

十、术后恶心、呕吐(PONV)的预防

控制 PONV 对于患者恢复经口饮食很重要。妇科肿瘤患者的 PONV 风险较高,部分原因是患者和手术风险因素。根据最新的 PONV 管理指南,推荐采用多模式止吐预防方案。

早期(小于 24 小时)进食加速了胃肠功能的恢复,缩短了住院时间。并发症和病死率也随着早期进食而降低。ERAS 指南支持患者早期进食,然而,实施者同时要认识到早期进食患者恶心、呕吐的风险将增加[5]。因此,应进行预防性 PONV 治疗。该患者具备 PONV 的危险因素,包括女性、年龄 50 岁以下、非吸烟者。手术因素包括:腹腔镜气腹,妇科腹腔镜手术患者是 PONV 的高危人群。其术后一个 24 小时内 PONV 的发生率接近 70%。PONV 是导致手术患者不适和延迟出院的第一大因素。患者自身的因素无法避免,手术方面采用尽量低的气腹压力。为预防 PONV 的发生,麻醉过程中使用丙泊酚维持降低了 PONV 的发生率,TAPB 的使用降低了丙泊酚、瑞芬太尼及术后镇痛药物的用量。格拉司琼属 $5-HT_3$ 受体拮抗剂,具有中枢及外周的双重抑制呕吐作用。糖皮质激素预防恶心、呕吐的机制尚不明确,但文献报道地塞米松可减轻 PONV 的发生风险,另外,地塞米松还与住院时间缩短有关,且未增加术后相关的感染率。该患者术中应用地塞米松复合格拉司琼双联止吐药物,该患仅在术后第一天出现短暂的轻微恶心,未出现呕吐等表现。术后镇痛以 NSAID 类药物为主,帕瑞昔布 40 mg,静脉推注,每 12 小时一次。辅以阿片类镇痛药物舒芬太尼作为补充,舒芬太尼仅给予 2 次,每次 2 μg。阿片类镇痛药物的使用量明显减少。

十一、住院天数及费用

患者术后第二天复查彩超后未见明显的盆腔积液潴留,已拔除各管路,术后第二天恢复固体饮食,且活动量足以保证患者自行如厕,拟行出院。住院天数为 4 天,住院时间明显缩短,加快了病房床位的周转率,每位患者所均摊的病房维护产生的间接费用,如电费,供暖费,空调费等均降低,同时也减少了患者在院时间,患者能够更早地回归正常生活并投入社会工作当中,这对患者的身心都产生了巨大的益处,同时降低了医疗费用,为社会创造了更多价值。在国际经济困难的时候,实行 ERAS 管理节省了大量成本。这是一种创新的方法,既能优化稀缺的医疗资源,又能改善患者的住院体验。然后可以将资金重新分配给其他医院和社区服务机构,从而改善社会整体医疗环境。

（王国年）

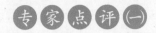

总体来讲,这是一例非常经典的妇科腔镜手术 ERAS 案例。

术前加强宣教,增进了患者对医疗过程的了解,提高了患者配合度。根据指南简化术前肠道准备过程,缩短术前禁食时间,进行碳水化合物补充,这些措施有利于减少对患者自然生理状态的干扰,减轻术前患者的焦虑和应激。

术中管理体现了精准麻醉的理念,从麻醉深度的控制,循环和容量的管理,体温的管理多个方面入手,将患者的各项生理指标维持在自然生理状态。特别是采用了多模式预防性镇痛策略,联合 NSAID 类药物和区域阻滞技术,以节约阿片用量和减少阿片相关不良反应,其中 NSAID 类药物主要针对二氧化碳气腹引起的内脏痛,TAPB 主要针对腹腔镜切口躯体痛,保证了充分的围手术期抗应激反应和术后镇痛效果,为术后加速康复和早期下床活动创造条件。

女性患者接收腹腔镜手术具有较高的 PONV 风险,本例采用了积极的 PONV 预防措施,包括麻醉诱导前给予地塞米松,使用全凭静脉麻醉,术毕使用格拉司琼,以及采用低阿片多模式镇痛策略,取得了良好的 PONV 预防效果,为术后早期经口补液和进食创造了条件。

积极的术后深部血栓预防措施和血糖管理,为进一步减少术后并发症提供保障。

从外科的角度来讲,采用腹腔镜手术减少组织创伤和出血(出血 20 mL),熟练操作缩短手术时间(气腹时间 50 分钟),无管化或尽早去管化管理(胃管、腹腔引流管和尿管)大大减轻了患者的不适,是加速术后康复的基础。

该病例患者围手术期管理充分体现了 ERAS 的理念,体现了外科和麻醉科的密切配合,通过对术前准备、术中和术后管理上多个细节的改进和流程优化,取得了非常显著的成效,实现了理想的应激控制,达到了促进术后康复、提高医疗质量和节约医疗资源的效果。

另外值得注意的是,二氧化碳气腹建立后,通气参数调整和 $PetCO_2$ 动态变化值得关注。腔镜手术肺不张发生率较高,该病例患者术中通气参数上可以考虑加用 PEEP 以期减少围手术期肺不张。

(华中科技大学同济医学院附属同济医院   梅伟)

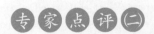

这是一个通过多学科协作的 ERAS 路径进行治疗的腹腔镜下卵巢良性囊肿剥除术的

病例。腹腔镜下卵巢囊肿剥除术在妇科是非常常见的手术方式,手术相对简单易行,安全有效且有较好的耐受性。

整个治疗过程都围绕 ERAS 展开,通过多学科协作,各个学科的 ERAS 小组成员各司其职,向患者及家属充分宣教 ERAS 的实践过程,使其充分地理解与配合,优化围手术期处理的临床路径,减少围手术期应激反应及术后并发症,最终使患者在围手术期尽可能无痛、安全、舒适,加速患者的康复。

ERAS 不仅仅能让患者获益,减少其身心应激创伤的同时,也减少了住院时间,减少了疾病带来的经济支出。另一方面,加快了床位周转率,患者更早的投入社会,也创造了更大的社会价值。

(华中科技大学同济医学院附属同济医院　高庆蕾)

参考文献

［1］ 梁廷波.加速康复外科理论与实践［M］.北京：人民卫生出版社；2018.

［2］ 孙金,周颖,陶胜男,等.肿瘤标志物检测对鉴别卵巢畸胎瘤的临床意义［J］.现代肿瘤医学,2019,27(10)：1800-1804.

［3］ Moningi S, Patki A, Padhy N, et al. Enhanced recovery after surgery：an anesthesiologist's perspective ［J］. J Anesthesiol Clin Pharmacol., 2019, 35(Suppl 1)：S5-S13.

［4］ Xue Y, Yuan H, Chen Y. Effects of dexmedetomidine as an adjunct in transversus abdominis plane block during gynecological laparoscopy ［J］. Exp Ther Med, 2018, 16(2)：1131-1136.

［5］ Bisch S, Nelson G, Altman A. Impact of nutrition on enhanced recovery after surgery（ERAS）in gynecologic oncology ［J］. Nutrients, 2019.

［6］ Pache B, Grass F, Hubner M, et al. Prevalence and consequences of preoperative weight loss in gynecologic surgery ［J］. Nutrients, 2019.

［7］ 刘海元,任远,孙大为.妇科加速康复外科管理路径［J］.协和医学杂志,2018,9(6)：27-33.

［8］ Nelson G, Bakkum-Gamez J, Kalogera E, et al. Guidelines for perioperative care in gynecologic/oncology：enhanced recovery after surgery（ERAS）society recommendations-2019 update ［J］. Int J Gynecol Cancer, 2019.

［9］ Soffin E M, Wetmore D S, Beckman J D, et al. Opioid-free anesthesia within an enhanced recovery after surgery pathway for minimally invasive lumbar spine surgery：a retrospective matched cohort study ［J］. Neurosurg Focus, 2019, 46(4)：E8.

［10］ Movilla P R, Kokroko J A, Kotlyar A G, et al. Postoperative opioid use using enhanced recovery after surgery guidelines for benign gynecologic procedures ［J］. J Minim Invasive Gynecol, 2019.

［11］ Grant M C, Gibbons M M, Ko C Y, et al. Evidence review conducted for the AHRQ Safety Program for Improving Surgical Care and Recovery：focus on anesthesiology for gynecologic surgery ［J］. Reg Anesth Pain Med, 2019.

［12］ Bustos F P, Coobs B R, Moskal J T. A retrospective analysis of the use of intravenous dexamethasone for postoperative nausea and vomiting in total joint replacement ［J］. Arthroplast Today, 2019, 5(2)：211-215.

［13］ Relph S, Bell A, Sivashanmugarajan V, et al. Cost effectiveness of enhanced recovery after surgery programme for vaginal hysterectomy：a comparison of pre and post-implementation expenditures ［J］. Int J Health Plann Manage, 2014, 29(4)：399-406.

第十二节 腹腔镜袖状胃切除术 ERAS 管理

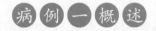

一、病例介绍

1. 现病史 男性,30 岁。体重 125 kg,BMI 43.8。因单纯性肥胖入院,拟行腹腔镜袖状胃切除术。除病态肥胖外,该患者还伴有非酒精性脂肪性肝病、脂代谢紊乱、高尿酸血症、糖耐量异常、阻塞性睡眠呼吸暂停(obstructive sleep apnea,OSA)、肥胖低通气综合征(obesity hypoventilation syndrome,OHS)以及心功能不全等多种肥胖相关疾病。

2. 既往病史 自 2015 年 5 月起,该患者多次因失代偿性心力衰竭于我院心内科住院治疗,回顾此期间的超声心动图:患者的心房和心室不断增大,并伴有左心室射血分数(left ventricular ejection fraction,LVEF)的下降(从 62% 将至 46%)及肺动脉压力的增高。此次入院前 10 天,该患者再次入住我院心内科控制心力衰竭,其间经多学科会诊后,各方一致认为减重手术是逆转该患者频发心力衰竭的最有效措施。

3. 入院评估 该患者当前精神状况良好,心力衰竭症状趋于稳定,血管紧张素转化酶抑制剂(angiotensin-converting enzyme inhibitors,ACEI)、β 受体阻滞剂、螺内酯、呋塞米等药物持续治疗中。体格检查未见显著心力衰竭体征,美国纽约心脏病协会(New York Heart Association,NYHA)心功能分级 Ⅱ 级,体能活动状态 >4 个代谢当量(metablic equivalent,MET)。实验室检查基本正常。

4. 影像学检查

(1)胸片:心影显著增大,心胸比 73%。

(2)超声心动图:① 双房和左心室增大伴左心室整体收缩活动减弱(左心房内径 50 mm、左心室舒张末内径 62 mm、左心室收缩末内径 49 mm、右心房上下径 72 mm)。② 轻度二尖瓣反流,轻度肺动脉高压(肺动脉收缩压 47 mmHg)伴中度三尖瓣反流。③ LVEF:42%。

5. 手术计划 术前,减重麻醉团队对该患者进行评估后认为:患者虽近期发生失代偿性心力衰竭,但经药物治疗后其心力衰竭症状控制稳定、体能状况良好,考虑到减重手术对改善其心力衰竭病情具有积极意义,同意即日手术。

二、麻醉及手术过程

1. 术前准备　患者入手术室后予面罩吸氧,行右颈内静脉及左桡动脉穿刺置管。连接Ⅱ/Ⅴ双导联心电图、脉搏血氧饱和度(SpO_2)及有创动脉血压。将患者置于斜坡位,在受压点处放置衬垫,连接下肢间歇加压装置预防深静脉血栓形成。

2. 麻醉过程管理

(1) 选择气管内插管全身麻醉。常规静脉诱导(丙泊酚、瑞芬太尼、舒芬太尼及罗库溴铵)并予以充分的给氧去氮,待药物效应室浓度到达高峰后,在可视喉镜暴露下顺利插入7.5 mm气管导管,确认导管位置后连接麻醉机行辅助通气。

(2) 麻醉维持以吸入麻醉为主,地氟醚维持于0.8～1.0最低肺泡有效浓度(MAC),同时按需追加阿片类药物与肌肉松弛药。术中间断行动脉血气分析、血色素、血糖及血乳酸浓度的测定,未见有显著异常。

3. 手术过程

(1) 手术过程顺利,共历时1小时45分钟,术中出血约50 mL。术中补液2 000 mL,尿量200 mL。

(2) 术毕,患者转运至麻醉恢复室(postanesthesia care unit, PACU)进行苏醒,待神经肌肉阻断药的作用完全逆转后拔除气管导管。拔管后在PACU中观察1小时,Aldrete评分>9分后转送至外科重症监护室(surgery intensive care unit, SICU)继续监护治疗。

三、术后转归

患者转入SICU后3小时突发胸闷气急、端坐呼吸,咳粉红色泡沫样痰,双肺听诊布满湿啰音。SICU考虑患者发生急性左心力衰竭,立即予强心、利尿、扩血管及机械通气等对症支持治疗。治疗期间,患者发生心搏骤停,经多轮复苏成功后,SICU决定为其实施体外膜肺氧合技术(extracorporeal membrane oxygenation, ECMO)以减轻心肺负担。ECMO建立成功后,患者呼吸循环状态逐渐趋于稳定。

ECMO上机11天后,患者各项生理指标基本恢复正常,予以撤机。术后第22天转回普通病房。术后第48天康复出院。

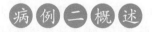

病 例 二 概 述

一、病例介绍

1. 现病史　男性,26岁。因单纯性肥胖入院,拟行腹腔镜袖状胃切除术。患者近3

个月夜间睡眠时打鼾明显,会憋醒,不能平卧,且稍活动后即感全身乏力不适,但否认任何系统性疾病史。

2. 入院时生命体征 体温 36.2℃,脉搏 80 次/分,呼吸 20 次/分,血压 220/120 mmHg。

3. 体型检查 身高 180 cm,体重 163 kg,BMI 50.3。体格检查除发现双下肢凹陷性水肿外,未见其他阳性体征。患者运动耐量较差,6 分钟登楼试验仅能攀升 2 层楼面。

4. 其他检查 实验室检查基本正常。血气分析(吸空气时):pH 7.44,PaO_2 72 mmHg,$PaCO_2$ 40 mmHg,BE 2.8。胸片:心影明显增大。肺功能:重度限制性通气功能障碍。多导睡眠图:轻度 OSA 及中度夜间睡眠低氧血症(但事实上患者一夜无眠,实际结果应更为严重)。心电图:窦性心律,左心室肥大伴 ST - T 改变。超声心动图:① 左心房内径增大(48 mm),左心室内径增大(舒张末内径 70 mm、收缩末内径 57 mm),左心室壁厚度正常上限,静息状态下左心室各节段收缩活动减弱。② 轻度二尖瓣反流,主动脉窦部及升主动脉增宽。③ 右心房内径增大(上下径 72 mm),右心室内径增大(左右径 52 mm),右心室收缩活动减弱,三尖瓣环收缩期位移(TAPSE)约 14 mm,重度肺动脉高压(肺动脉收缩压 72 mmHg)伴中度三尖瓣反流。④ 心包腔内中等量积液。⑤ LVEF:30%。

5. 手术计划 鉴于术前检查所出现的严重问题,内分泌科随即组织相关科室进行会诊,多学科团队认为:该患者虽符合减重手术指针,但其当前还合并有 OSA、高血压、新发失代偿性 LVEF 降低型心力衰竭(NYHA Ⅲ级)等严重肥胖并发症,这些因素均可导致肥胖患者围手术期死亡风险显著增加,权衡利弊,建议推迟减重手术以允许患者获得充分的内科优化治疗。具体措施如下:① 饮食控制,尽可能地减轻术前体重。② 接受规范的抗心力衰竭药物治疗(ACEI、β 受体阻滞剂、螺内酯、呋塞米等)。③ 使用持续气道正压(continuous positive airway pressure,CPAP)改善通气。④ 使用激励性肺量计行呼吸功能锻炼。

1 个月后,患者再次入住我院评估内科治疗成效,此时其心力衰竭症状与体征已较前明显改善:夜间可平卧,无憋醒,体力活动后乏力不适症状消失;体重下降约 11 kg,BMI 下降至 46.9;血压 170/100 mmHg,无双下肢凹陷性水肿;运动耐量恢复,6 分钟登楼试验可攀爬 5 层楼面。复查超声心动图(表 9 - 13):① 左心房内径增大,左心室内径增大,左心室壁厚度稍增厚,静息状态下左心室整体收缩活动减弱。② 轻度二尖瓣反流,主动脉窦部及升主动脉增宽。③ 右心房内径正常,右心室内径正常,右心室收缩活动未见异常,TAPSE 约 20 mm,轻度肺动脉高压伴轻度三尖瓣反流。④ 心包腔内未见明显积液。⑤ LVEF:39%。针对上述转变,多学科团队再次评估患者后认为:经合理的内科治疗优化,患者目前暂无降低围手术期风险的可逆因素,可以考虑手术,术前继续维持当前治疗并给予低分子肝素(low molecular weight heparins,LMWH)预防深静脉血栓形成。

表 9-13　内科优化治疗前后超声心动图测量数据对比

名　称	测　量　值		参考值
	优化前	优化后	
主动脉根部内径	41	39	20～37 mm
左心房内径	48	50	19～40 mm
左心室舒张末内径	70	70	35～56 mm
左心室收缩末内径	57	54	23～35 mm
室间隔厚度	11	13	6～11 mm
右心房内径	72	42	29～45 mm
右心室内径	52	30	27～33 mm
TAPSE	14	20	20～30 mm
肺动脉收缩压	70	40	<40 mmHg
LVEF	30	39	≥50%

二、麻醉及手术过程

1. 术前准备　术前1天，麻醉医师对患者进行术前访视，再次对内科共存疾病及围手术期相关问题（譬如气道处理、术后恶心和呕吐、静脉血栓栓塞症等）进行仔细评估。同时将术前注意事项告知患者：① 麻醉前6小时起禁食固体食物，手术前夜及麻醉前2小时口服碳水化合物饮品；② 术晨停用ACEI类药物及利尿剂，β受体阻滞剂继续服用；③ 术前1小时口服普瑞巴林150 mg；④ 将CPAP面罩带入手术室。

2. 麻醉过程管理

（1）麻醉方式选择气管内插管全身麻醉联合躯干神经阻滞。患者入手术室后，在超声引导下完成动静脉穿刺，置入斜坡枕使其处于嗅物位，同时放置衬垫避免神经损伤。诱导前连接好下肢间歇充气加压泵与电阻抗断层扫描仪（electrical impedance tomography，EIT）。

（2）使用CPAP联合呼气末正压通气（positive end expiratory pressure，PEEP）对患者进行预给氧，通气参数与术前方案一致。常规静脉诱导（丙泊酚、瑞芬太尼及罗库溴铵），在可视喉镜下完成气管插管，插管后立即实施肺复张手法并连接麻醉机行辅助通气。手术开始前行双侧腹横肌平面与腹直肌后鞘阻滞，并给予对乙酰氨基酚与帕瑞昔布行预防性镇痛。

（3）术中，除美国麻醉医师协会（American Society of Anesthesiologist，ASA）标准监测外，还辅以有创动脉血压、Vegileo/FloTrac连续心排量、EIT、肌肉松弛等特殊监测，并间断行血气分析、血色素、血糖及血乳酸水平的测定。

（4）麻醉维持采用节俭阿片类药物的管理策略：以吸入麻醉为主（地氟醚0.8～

1.0 MAC），同时持续静脉输注氯胺酮[负荷剂量 0.5 mg/kg，维持剂量 0.3 mg/(kg·h)]、右美托咪定[0.3 μg/(kg·h)]及利多卡因[1.5 mg/(kg·h)]抑制应激反应（上述药物剂量均以去脂体重进行计算）。除裁胃时给予芬太尼 50 μg 外，维持过程中未再追加任何阿片类药物。

（5）实施基于每搏量（stroke volume，SV）与每搏量变异度（stroke volume variation，SVV）的围手术期液体管理流程，泵注多巴酚丁胺 1.5～3.0 μg/(kg·min)避免心肌抑制，血压维持于 120～140 mmHg/60～90 mmHg。

（6）启用肺保护性通气策略对患者进行呼吸管理，具体措施有：① 设定 8 mL/kg 理想体重的潮气量。② 调整呼吸频率，尽可能地将 $PaCO_2$ 维持在正常范围。③ 避免吸入氧浓度（FiO_2）＞80%。④ 根据 EIT 监测结果设置 PEEP。⑤ 每隔 1 小时行肺复张操作。术中血气分析（FiO_2 52%）：pH 7.33，PaO_2 233 mmHg，$PaCO_2$ 48 mmHg，BE −1.1，乳酸 1.5 mmol/L。

（7）除上述管理措施外，术中还实施了下列举措：持续泵注肌肉松弛药以维持强直后计数（post-tetanic count，PTC）0～2 的深度肌肉松弛水平；给予地塞米松、氟哌利多、托烷司琼及东莨菪碱贴片预防术后恶心和呕吐（postoperative nausea and vomiting，PONV）；使用下肢充气加压装置预防深静脉血栓形成。

3. 手术过程

（1）手术过程顺利，共历时 1 小时 34 分钟。术中出血 50 mL，补液 1 300 mL，尿量 180 mL。术毕前给予羟考酮 5 mg 完善镇痛。将患者置于头高位苏醒，拔管前先完成气道内吸引，之后再次实施肺复张手法并维持 PEEP 进行通气，待患者完全清醒且神经肌肉阻断药的作用完全逆转后拔除气管导管。

（2）拔管后，将患者转运至 PACU 进行术后监护。抬高床头 30°并使用 CPAP 进行氧疗，在无刺激状态下，患者未发生上呼吸道梗阻及临床低氧血症，出手术室时血气分析（FiO_2：40%）：pH 7.35，PaO_2 142 mmHg，$PaCO_2$ 39 mmHg，BE −2.5，乳酸 1.8 mmol/L。配置羟考酮静脉镇痛泵为患者提供术后镇痛：不设置背景剂量，单次剂量 2 mg，锁定时间 6 分钟，出手术室时患者疼痛视觉模拟评分（visual analogue scale，VAS）0 分。

三、术后转归

患者转入 SICU 继续监护治疗，其间未发生任何呼吸及心血管系统不良事件。术后第 3 天转回普通病房，术后第 7 天康复出院。

ERAS 管 理 分 析

自促进患者康复（enhanced recovery after surgery，ERAS）方案在结直肠手术中大获

成功后,许多相似策略便被引入减重手术的管理模式并付诸实践。然而,减重手术患者复杂的内科病情不时动摇着医护人员为其实施 ERAS 路径的决心。对于这些似乎并不非常"健康"的患者,我们又该如何在 ERAS 理念指导下做好围手术期管理呢?

本文所涉及的两例减重手术患者均是合并有严重的失代偿性心力衰竭及其他多种肥胖相关疾病的病态肥胖患者。稍有不同的是,病例 1 中的患者既往便合并心力衰竭病史,此次经内科治疗后症状稳定方才 1 周,而病例 2 中的患者则是初次诊断为新发心力衰竭。对于这两位患者,在实施 ERAS 方案时,除了要遵循共性化的策略之外,更重要的是进行个体化的调整:即针对心力衰竭的术前评估与决策。

心力衰竭是指由于任何心脏结构或功能异常导致心室充盈或射血能力受损的一组复杂临床综合征,为各种心脏疾病的严重或终末阶段。当面对此类患者时,我们应遵循以下原则进行评估:了解外科手术的紧迫性;区分患者心脏情况"稳定"或"不稳定";明确患者围手术期发生心脏事件的风险;评估患者的运动耐量;寻找造成心力衰竭恶化的可能因素及是否可以用微创手段改善心功能,降低术后风险。

病例一中的患者术前刚发生慢性失代偿性心力衰竭,若要进行择期手术(即减重手术),应药物控制心力衰竭并稳定至少 1 个月后方可实施。虽从长期来看,减重术后患者的心功能可以得到明显的改善,但手术本身是导致心功能恶化的原因之一。多学科会诊时没有深入挖掘患者心功能持续恶化的原因(譬如:① 饮食控制不理想。② 睡眠呼吸暂停与低通气综合征没有得到足够的重视,没有及时使用 CPAP 改善患者的睡眠质量,缓解低氧血症与二氧化碳潴留),最终导致了术后心脏不良事件的发生。病例二同样是病态肥胖患者,慢性失代偿性心力衰竭同时伴有高血压与睡眠呼吸暂停综合征。多学科团队吸取以往的教训,采用了更为科学和理性的策略,具体措施包括药物控制、CPAP 支持、饮食控制及呼吸功能锻炼。最终,患者心功能与组织氧合明显改善,体重指数也有所降低,减重手术的安全性大大提高,术后顺利康复出院。

此外,除了术前评估与优化外,在病例二中,我们还引入了许多针对减重手术患者的 ERAS 要素促进患者积极康复。主要措施有:① 缩短禁食时间并给予碳水化合物饮品改善能量代谢。② 采用节俭阿片类药物的麻醉与镇痛策略,尽可能减少对呼吸驱动的影响。③ 实施目标导向的液体管理流程,避免容量过负荷。④ 细致的气道与呼吸管理,包括全面的气道评估、适宜的插管体位、肺保护性通气策略、滴定 PEEP 及使用 CPAP 行预给氧及术后氧疗。⑤ 腹腔镜操作时维持深度肌肉松弛水平。⑥ 积极采取措施预防深静脉血栓形成。⑦ 给予多模式的镇吐方案。

虽然肥胖所引起的病理生理改变以及肥胖相关的共存疾病常给临床医师带来诸多挑战,但减重管理团队所使用的特别干预措施将是决定肥胖患者结局的重要因素。如何让一名肥胖患者安全舒适地"减重降糖、如释重负",这不仅是一门课题,更是一门艺术。

(范羽　周获　仓静　薛张纲)

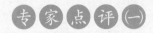

专家点评(一)

　　本节中,作者非常巧妙地运用两例腹腔镜袖状胃切除术案例,不仅向读者阐明如何在 ERAS 理念指导下,对并存多种合并症的减重手术患者进行术前评估与决策,还详细介绍了该类手术实施 ERAS 时的具体措施,强调除遵循共性化的策略,更要进行个体化的调整。

　　文中所涉及的两例减重手术患者,均是合并有严重失代偿性心力衰竭及其他多种肥胖相关疾病的病态肥胖患者,全身情况较差。如何在 ERAS 理念指导下做好该类患者的术前评估,充分优化患者术前状态,降低围手术期风险,给麻醉医师带来较大挑战。如第一个病例,由于围手术期心功能恶化心的风险评估及防范不充分(多学科会诊时没有深入挖掘患者心功能持续恶化的原因),导致术后心脏不良事件,未实现 ERAS。但在第二个病例,作者团队很好地吸取了前一病例的教训,采用了更为科学和理性的策略,充分评估和优化了患者术前状态,直至达到术前暂无降低围手术期风险的可逆因素,进而使患者术后加速康复出院。

　　本案例也是麻醉医师参与围手术期管理的很好例证。随着麻醉学向围手术期医学的转变,对麻醉科医师提出了更高的要求,麻醉医师需将专业知识不断拓展,更多时地参与患者的围手术期管理,推动 ERAS 理念的实施。

(四川大学华西医院麻醉科　姜春玲)

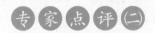

专家点评(二)

　　这是两例我们在减重手术开展工作中经常会遇到的减重患者,相似的病情,结局却有差异。第一例患者在治疗过程中稍显仓促,减重手术患者跟普通的手术患者还是存在非常多的差异,单是高 BMI 患者带来的呼吸和心脏的问题,都给医师带来不小的挑战,如果仓促应战,后期必定会出现很多难以预料的问题,所以减重手术患者围手术期的治疗尤其重要。

　　ERAS 路径在减重手术中开展未来一定会成为主流模式,包括减重手术日间病房管理模式,不过减重手术患者个体差异大相径庭,围手术区基于指南采取不同的策略是我们开展好 ERAS 路径的关键。2019 版中国减重手术指南里面把 MDT 作为可选方案,另外特别指出了围手术期 OSAHS 管理、饮食和营养管理,以及血糖、血压、血脂的管理均需参考相关指南进行调控,待患者情况稳定后再进行手术。围手术期如果患者饮食和营养管理,药物调控没有达到指南的要求通常需要 MDT 门诊进行相关治疗方案的确定,1～2 个月后评估身体状况,再制订手术方案。

对于基础疾病较多的减重手术患者,术前如何有效地将患者各种情况控制在比较稳定的状态是我们开展 ERAS 路径的基础。通过治疗流程的优化,MDT 的协助配合,在短时间内将患者各类代谢相关问题调整到最佳的状态还是能够到达的。希望未来 ERAS 理念在减重手术的开展中能大放异彩。

(四川大学华西医院胃肠外科　陈亿)

第十三节　小儿腹腔镜手术 ERAS 管理

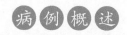

一、病例介绍

1. 一般情况　患儿,男性,5 岁,主因发现左上腹包块 1 天入院。
2. 既往病史　既往无哮喘及先心病史,否认食物及药物过敏史。
3. 查体　身高 125 cm,体重 25 kg,发育良好,心肺无阳性体征,左上腹可触及一大小约 20 cm×15 cm 包块,无触痛,质韧,边界清。
4. 腹部超声　① 左上腹部(腹膜外)异常包块(缘于左侧肾上腺可能,左肾占位待排)左肾受压积水。② 肝、胆、胰、脾、右肾未见占位性病变。
5. 实验室检查　未见明显异常。
6. 初步诊断　左肾肿瘤。
7. 手术计划　腹腔镜左肾肿瘤切除术。

二、麻醉及手术过程

1. 术前访视　术前一天浏览病历后,至病房访视患儿。再次详细询问病史,患儿近期饮食正常,无上呼吸道感染史。查体:除外科情况外,无阳性体征。患儿通气及插管条件良好。向患儿父母详细交代麻醉过程,简要介绍麻醉相关风险,及麻醉应急预案;交代术前禁食、禁饮要求,签署麻醉知情同意书。宽慰患儿家长,缓解其焦虑情绪。与患儿交流其感兴趣话题,增加熟悉度及亲切感。
2. 麻醉过程　术日,患儿于病房建立静脉液路,术前半小时输注抗生素后,由手术室护士带患儿及父母入手术室准备间。提前为患儿准备了儿童玩具以分散患儿注意力,缓解焦虑情绪。静脉给予咪达唑仑 0.1 mg/kg,镇静、抗焦虑,待患儿安静配合,由术前访视的麻醉医师、外科医师、手术室护士共同接患儿入手术室。

3. 麻醉过程 入手术室后常规连接监测,泵注右美托咪定 0.4 μg/(kg·h),先后给予地塞米松 2.5 mg,酮咯酸氨丁三醇 12.5 mg,丙泊酚 50 mg,待患儿入睡后,紧闭面罩吸氧,给予顺式阿曲库铵 5 mg,枸橼酸舒芬太尼 10 μg,插管前给予瑞芬太尼 50 μg,可视喉镜下行气管插管。静脉持续泵注丙泊酚 4～5 mg/(kg·h),瑞芬太尼 0.1～0.2 μg/(kg·min),右美托咪定 0.4 μg/(kg·h),七氟烷 2% 持续吸入。

麻醉诱导结束后行超声引导下左侧腰方肌阻滞(外侧入路),给予 0.2% 罗哌卡因 10 mL。手术结束前半小时停用七氟烷,冲洗呼吸回路,缝皮前给予静脉地佐辛 3 mg,曲马多 50 mg。行腹腔镜左肾肿瘤根治性切除术,手术持续 2.5 小时,术中失血 20 mL,尿量 150 mL。术中总入量 500 mL(钠钾镁钙葡萄糖注射液)。

三、术后转归

(1) 术后 15 分钟自主呼吸恢复良好,未苏醒,送至麻醉恢复室。入恢复室 10 分钟后苏醒,拔出气管插管。继续观察 30 分钟,患儿安静无哭闹,送回病房。

(2) 术后 2 小时,12 小时随访患儿,未诉明显疼痛,VAS 评分 2 分,术后 24 小时随访患儿,患儿 VAS 评分 2 分,访视前 4 小时,病房给予酮咯酸氨丁三醇 12.5 mg。

(3) 术后第 1 天拔出尿管,由于患儿未排气,给予胃肠外营养。

(4) 术后第 2 天,患儿排气,准予进食。口服镇痛药。未诉明显疼痛。

(5) 术后第 3 天,换药,切口愈合良好,无渗液、渗血,无明显引流,予拔出引流管。

(6) 术后第 4 天出院。交代注意事项,伤口护理及拆线、复诊时间。

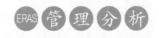

ERAS 管理分析

(1) 术前访视至关重要,缓解患儿及其父母紧张焦虑情绪,建立信任关系,签署麻醉知情同意书。交代术前禁食禁饮。

(2) 麻醉前父母陪同入手术准备间,静脉给予抗焦虑药物,待患儿安静配合后入手术室。

(3) 麻醉中给予右美托咪定,减少患儿术后躁动的发生。

(4) 麻醉前给予小剂量地塞米松,减轻术后恶心和呕吐。

(5) 术前给予非甾体抗炎药,超前镇痛。

(6) 麻醉方法采用全身麻醉联合区域阻滞,减少患儿全身麻醉药的暴露,减少阿片类药物用量,进而减少相关并发症。

(7) 术后镇痛采用多模式镇痛,减轻患儿痛苦,加速患儿康复。

(8) 早期拔除尿管、引流管。

(9) 确定患儿恢复良好的前提下,尽早让患儿出院,并详细交代注意事项及复诊拆线时间。

(高金贵)

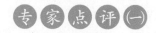

专家点评(一)

儿科患者围手术期的管理和成人有着很大的不同,临床工作中,不能简单地将儿科患者看成是"小号"的成人。除了生理发育的差别外,儿童术前的焦虑往往被忽略。而过度的术前焦虑往往会导致患儿术后各种不良行为学的改变。因此对于不同年龄阶段的患儿采用不同的方法来降低患儿术前的焦虑状态无疑对患儿的术后早期康复,有着不可忽略的积极作用。本案例中,麻醉医师在术前通过对患儿家属的沟通,教育以及跟患儿的耐心交流都可以降低患儿术前对手术、麻醉的恐惧和焦虑。术前再结合一些药物的辅助(咪唑安定,右美托咪定等)进一步降低患儿术前的焦虑,对于麻醉和手术的顺利开展以及患儿术后的早期康复有着积极的作用。

小儿术后疼痛是每一位儿科麻醉医师需要关注但却常常被忽略的问题。研究表明,30%以上的儿童在术后感受到中到重度的疼痛。特别是婴幼儿,由于不能进行有效的语言表达,术后疼痛往往被忽视。很多麻醉医师因为担心阿片类镇痛药物可能会造成患儿术后的呼吸抑制,因此术中阿片类的药物的使用非常谨慎,从而造成患儿术后疼痛的不能得到很好的控制。急性疼痛管理对于儿童的早期康复有着至关重要的作用。目前国际上儿科术中以及术后镇痛的方法为多模式镇痛,包括阿片类,非阿片类药物的联合使用以及复合多种形式的神经阻滞或者区域阻滞,从而达到在减少阿片类药物使用的同时,给患儿提供更加完善的镇痛。本案例中,作者联合使用的多种镇痛药物,同时复合了腰方肌阻滞,很好地控制了患儿术后的疼痛,对与患儿能早期康复起到了积极的作用。

但是本案例中,作者还可以在该类患儿的麻醉过程中使用 BIS 监测,维持术中适当的麻醉深度。因为在本病例的麻醉过程中,作者联合使用了异丙酚,右美托咪定以及七氟醚,而且还复合了神经阻滞,有可能存在麻醉过深的情况。

另外对于儿科患者的麻醉,对于患儿术中体温的监测以及管理也是每一位儿科麻醉医师需要关注的。避免患儿在术中出现低体温或者高热。本病例并未对患儿的体温管理进行相应的描述和处理。

最后,儿科患者的药物使用应该严格遵循药典。尽量避免超说明书用药。关于地佐辛对于18岁以下的儿童的应用的安全性和有效性并未确定。因此建议选择其他药物进行术后镇痛。

(四川大学华西医院麻醉科 杜彬)

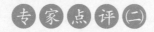

专家点评（二）

　　肾错构瘤因组织成分包括脂肪组织、平滑肌、血管，又称为肾血管平滑肌脂肪瘤。经典的手术方法是经腹或经腰开放手术肾错构瘤剜出或肾部分切除。随着儿童麻醉技术、腹腔镜技术的提高、腹腔镜能量系统的普及，很多单位开展腹腔镜手术治疗肾错构瘤。

　　手术的难点和对策：① 肿瘤的大小；肿瘤位于肾脏的一侧还是内生于肾脏；肿瘤位于肾脏的背侧还是腹侧，决定手术是经腹腔镜还是经后腹腔镜入路，经后腹腔镜入路对腹腔干扰小，术后胃肠道功能恢复更快。② 腹腔气压维持在 8～10 mmHg，不宜过大，影响患儿通气。③ 肿瘤组织较脆，易出血，需要提前合血，建立深静脉置管，静脉双通道，关注术中出血情况，必要时输血。④ 肾蒂血管需要提前解剖暴露，已备阻断，使用超声刀剜出肿瘤或部分切除肾脏，如果出血可用 Ligasure 或双极电凝止血。⑤ 可以选用倒刺线缝合肾脏创面，如无倒刺线也可用可吸收线配合合成夹缝合关闭创面。⑥ 术后多模式镇痛、伤口浸润罗哌卡因，到达术后无痛。⑦ 一般无须安置胃管，尿管术后 1 天拔除，引流管根据引流量 24～48 小时拔除。

　　总之由于儿童腹腔操作空间小，组织娇嫩、血容量小、腹腔镜手术还是存在一定难度和风险，需要充分术前准备，由具有相当开放手术经验和腹腔镜手术经验的医师谨慎开展。

　　该病例麻醉术前准备是比较充分的，围手术期镇痛非常到位，由于手术很顺利，术中出血很少，对患儿循环系统的影响较小，患儿生命体征在整个手术过程中是比较稳定的。但是考虑到腹腔镜错构瘤手术有一定出血风险，还是建议今后术前建立静脉双通道，以策安全。

（四川大学华西医院小儿外科　黄一东）

参考文献

［1］　Ljungqvist O, Scott M, Fearon K C. Enhanced recovery after surgery: a review [J]. JAMA Surg, 2017, 152(3): 292 - 298.

［2］　Rove K O, Brockel M A, Saltzman A F, et al. Prospective study of enhanced recovery after surgery protocol in children undergoing reconstructive operations [J]. J Pediatr Urol, 2018, 14(3): 252.e1 - e9.

［3］　Kain Z N, Caldwell-Andrews A A, Maranets I, et al. Preoperative anxiety and emergence delirium and postoperative maladaptive behaviors [J]. Anesth Analg, 2004, 99(6): 1648 - 1654.

［4］　Smith I, Kranke P, Murat I, et al. Perioperative fasting in adults and children: guidelines from the European Society of Anaesthesiology [J]. Eur J Anaesthesiol, 2011, 28(8): 556 - 569.

［5］　American Society of Anesthesiologists. Practice guidelines for preoperative fasting and the use of Pharmacologic agents to reduce the risk of pulmonary aspiration: application to healthy patients undergoing elective procedures [J]. Anesthesiology, 2011, 114(3): 495 - 511.

［6］　von Ungern-Sternberg B S, Boda K, Chambers N A, et al. Risk assessment for respiratory complications in paediatric anaesthesia: a prospective cohort study [J]. Lancet, 2010, 376(9743): 773 - 783.

[7] Megan A B, David M P, Vijaya M, et al. Anesthesia in the pediatric patient [J].Urol Clin North Am, 2018, 45(4): 551 - 560.

[8] Taenzer A H, Walker B J, Bosenberg A T, et al. Asleep versus awake: does it matter? Pediatric regional block complications by patient state: a report from the Pediatric Regional Anesthesia Network [J]. Reg Anesth Pain Med, 2014, 39(4): 279 - 283.

[9] Ivani G, Suresh S, Ecoffey C, et al. The European Society of Regional Anaesthesia and Pain Therapy and the American Society of Regional Anesthesia and Pain Medicine Joint Committee Practice Advisory on Controversial Topics in Pediatric Regional Anesthesia [J]. Reg Anesth Pain Med, 2015, 40 (5): 526 - 532.

[10] Leeds I L, Boss E F, George J A, et al. Preparing enhanced recovery after surgery for implementation in pediatric populations [J]. J Pediatr Surg, 2016, 51: 2126 - 2129.

[11] Short H L, Heiss K F, Burch K, et al. Implementation of an enhanced recovery protocol in pediatric colorectal surgery [J]. J Pediatr Surg, 2018, 53.